MANUAL WASHINGTON®
DE CALIDAD EN LA ATENCIÓN
Y SEGURIDAD DEL PACIENTE

MANUAL WASHINGTON®
DE CALIDAD EN LA ATENCIÓN
Y SEGURIDAD DEL PACIENTE

Editores

Emily Fondahn, M.D.
Assistant Professor of Medicine
Associate Program Director, Internal Medicine Residency
BJH Patient Safety and Quality Physician Liaison
Division of Medical Education
Washington University School of Medicine
St. Louis, Missouri

Michael Lane, M.D., M.P.H.S.
Assistant Professor of Medicine
Division of Infectious Diseases
Washington University School of Medicine
Outcomes Physician, Center for Clinical Excellence
BJC HealthCare
St. Louis, Missouri

Andrea Vannucci, M.D., D.E.A.A.
Associate Professor
Patient Safety Officer
Department of Anesthesiology
Washington University School of Medicine
St. Louis, Missouri

Editor de la serie

Thomas M. De Fer, M.D.
Professor of Medicine
Director, Internal Medicine Clerkship and the ACES Program
Division of Medical Education
Washington University School of Medicine
St. Louis, Missouri

. Wolters Kluwer

Philadelphia • Baltimore • New York • London
Buenos Aires • Hong Kong • Sydney • Tokyo

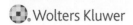
Wolters Kluwer

Av. Carrilet, 3, 9.ª planta – Edificio D
Ciutat de la Justícia
08902 L'Hospitalet de Llobregat
Barcelona (España)
Tel.: 93 344 47 18
Fax: 93 344 47 16
mail: consultas@wolterskluwer.com

Revisión científica
Dr. Jorge Luis de la Fuente Mercado
Médico Especialista en Calidad de la Atención Clínica
Gestor de Calidad y Seguridad del Paciente
Hospital Universitario "Dr. José Eleuterio González"
Universidad Autónoma de Nuevo León
Monterrey, Nuevo León, México

Dra. María Cristina Cometto
Doctora en Ciencias de la Salud. Licenciada en Enfermería
Profesora Titular de la Universidad Nacional de Córdoba

Traducción
Mayra Lerma
Traductora médica

Dirección editorial: Carlos Mendoza
Editora de desarrollo: Núria Llavina
Gerente de mercadotecnia: Juan Carlos García
Cuidado de la edición y composición: Servei Gràfic NJR, S.L.U.
Diseño de portada: Sonia Bocharán
Crédito de la imagen: iStock.com/KatarzynaBialasiewicz; iStock.com/megaflopp; iStock.com/Dutko; iStock.com/Henrik Dolle
Impresión: R.R. Donnelley Shenzhen/Impreso en China

Se han adoptado las medidas oportunas para confirmar la exactitud de la información presentada y describir la práctica más aceptada. No obstante, los autores, los redactores y el editor no son responsables de los errores u omisiones del texto ni de las consecuencias que se deriven de la aplicación de la información que incluye, y no dan ninguna garantía, explícita o implícita, sobre la actualidad, integridad o exactitud del contenido de la publicación. Esta publicación contiene información general relacionada con tratamientos y asistencia médica que no debería utilizarse en pacientes individuales sin antes contar con el consejo de un profesional médico, ya que los tratamientos clínicos que se describen no pueden considerarse recomendaciones absolutas y universales.

El editor ha hecho todo lo posible para confirmar y respetar la procedencia del material que se reproduce en este libro y su copyright. En caso de error u omisión, se enmendará en cuanto sea posible. Algunos fármacos y productos sanitarios que se presentan en esta publicación sólo tienen la aprobación de la Food and Drug Administration (FDA) para un uso limitado al ámbito experimental. Compete al profesional sanitario averiguar la situación de cada fármaco o producto sanitario que pretenda utilizar en su práctica clínica, por lo que aconsejamos la consulta con las autoridades sanitarias competentes.

Dedicamos este trabajo a nuestros pacientes.
Gracias por permitirnos cuidar de ustedes y por inspirarnos
para trabajar constantemente en la mejora de la atención
sanitaria para todos.

En lo que respecta a Kate Mitchell, una profesional
muy competente y una colega dedicada,
sus pacientes, compañeros, amigos y familiares
la extrañarán profundamente.

Colaboradores

Kathleen S. Bandt, M.D.
Resident
Department of Neurological Surgery
Washington University School of Medicine
St. Louis, Missouri

Andrew Bierhals, M.D., M.P.H.
Assistant Professor
Mallinckrodt Institute of Radiology
Washington University School of Medicine
St. Louis, Missouri

Melvin Blanchard, M.D., F.A.C.P.
Associate Professor
Chief, Division of Medical Education
Director, Internal Medicine Residency Program
Department of Medicine
Washington University School of Medicine
St. Louis, Missouri

Bernard C. Camins, M.D., M.Sc.
Associate Professor
Division of Infectious Diseases
University of Alabama at Birmingham
Birmingham, Alabama

Adam Carlisle, M.D.
Resident
Division of Medical Education
Department of Internal Medicine
Washington University School of Medicine
St. Louis, Missouri

Christopher Carpenter, M.D., M.Sc.
Associate Professor
Division of Emergency Medicine
Washington University School of Medicine
St. Louis, Missouri

Laura F. Cavallone, M.D.
Assistant Professor
Department of Anesthesiology
Washington University School of Medicine
St. Louis, Missouri

Thomas Ciesielski, M.D.
Patient Safety and Quality Fellow
Instructor of Medicine
Division of Medical Education
Department of Internal Medicine
Washington University School of Medicine
St. Louis, Missouri

Rosalyn Corcoran, R.N.
Director, Patient Safety and Clinical Performance Improvement
Barnes Jewish Hospital
St. Louis, Missouri

Thomas M. De Fer, M.D.
Professor of Medicine
Director, Internal Medicine Clerkship and the ACES Program
Division of Medical Education
Washington University School of Medicine
St. Louis, Missouri

Tina Doshi, M.D.
Resident
Department of Anesthesiology
Washington University School of Medicine
St. Louis, Missouri

James R. Duncan, M.D., Ph.D.
Professor
Chief Quality and Safety Officer
Mallinckrodt Institute of Radiology
Washington University School of Medicine
St. Louis, Missouri

Charles S. Eby, M.D.
Professor
Department of Pathology and Immunology
Washington University School of Medicine
St. Louis, Missouri

Alex S. Evers, M.D.
Henry E. Mallinckrodt Professor and Chairman
Department of Anesthesiology
Washington University School of Medicine
St. Louis, Missouri

James J. Fehr, M.D.
Professor
Director of Saigh Pediatric Simulation Center
Washington University School of Medicine
St. Louis, Missouri

Emily Fondahn, M.D.
Assistant Professor of Medicine
Associate Program Director, Internal Medicine Residency
BJH Patient Safety and Quality Physician Liaison
Division of Medical Education
Washington University School of Medicine
St. Louis, Missouri

Victoria J. Fraser, M.D.
Adolphus Busch Professor and Chairman
Department of Medicine
Washington University School of Medicine
St. Louis, Missouri

Hiram Gay, M.D.
Associate Professor of Radiation Oncology
Radiation Oncology–Clinical Divisions
Washington University School of Medicine
St. Louis, Missouri

Anne L. Glowinski, M.D., M.P.E.
Professor
Department of Psychiatry
Washington University School of Medicine
St. Louis, Missouri

Matthew I. Goldsmith, M.D.
Associate Professor
Division of Pediatric Critical Care Medicine
Washington University School of Medicine
St. Louis, Missouri

Richard T. Griffey, M.D., M.P.H.
Associate Professor
Division of Emergency Medicine
Washington University School of Medicine
St. Louis, Missouri

Katherine E. Henderson, M.D.
Assistant Chief Medical Officer
Director, Graduate Medical Education & Medical Staff Services
Barnes-Jewish Hospital
St. Louis, Missouri

Laureen L. Hill, M.D., M.B.A.
Professor and Chair
Department of Anesthesiology
Emory University School of Medicine
Atlanta, Georgia

Bryan Kane, M.D.
Director of Research and Assistant Program Director
Department of Emergency Medicine
Lehigh Valley Hospital and Health Network
Allentown, Pennsylvania

Ivan Kangrga, M.D., Ph.D.
Professor
Department of Anesthesiology
Washington University School of Medicine
St. Louis, Missouri

Kara Kniska, Pharm.D.
St. Louis Children's Hospital
St. Louis, Missouri

Nikoleta S. Kolovos, M.D.
Assistant Professor
Department of Pediatrics
Washington University School of Medicine
Medical Director
Pediatric Intensive Care Unit
St. Louis Children's Hospital
St. Louis, Missouri

Gokul Kumar, M.D., M.B.A.
Clinical Instructor
Chief Resident
Department of Ophthalmology and Visual Sciences
Washington University School of Medicine
St. Louis, Missouri

Michael Lane, M.D., M.P.H.S.
Assistant Professor of Medicine
Division of Infectious Diseases
Washington University School of Medicine
Outcomes Physician, Center for Clinical Excellence
BJC HealthCare
St. Louis, Missouri

Rachael A. Lee, M.D.
Fellow
Division of Infectious Diseases
University of Alabama at Birmingham
Birmingham, Alabama

Stephen Y. Liang, M.D.
Assistant Professor
Divisions of Infectious Diseases and Emergency Medicine
Washington University School of Medicine
St. Louis, Missouri

Ellen M. Lockhart, M.D.
Vice Chairman and Professor
Department of Anesthesiology
Washington University School of Medicine
St. Louis, Missouri

George A. Macones, M.D.
Professor and Chair
Department of Obstetrics and Gynecology
Washington University School of Medicine
St. Louis, Missouri

Robert J. Mahoney, M.D.
Assistant Professor
Division of Hospitalist Medicine
Department of Medicine
Washington University School of Medicine
St. Louis, Missouri

Jonas Marschall, M.D.
Adjunct Assistant Professor
Division of Infectious Diseases
Washington University School of Medicine
St. Louis, Missouri

Kate Mitchell, R.N.C., W.H.N.P.*
Patient Safety Coordinator
Department of Obstetrics and Gynecology
Washington University in St. Louis
St. Louis, Missouri

Denise M. Murphy, R.N., B.S.N., M.P.H., C.I.C.
Vice President, Quality and Patient Safety
Main Line Health
Bryn Mawr, Pennsylvania

Sasa Mutic, Ph.D.
Professor of Radiation Oncology
Radiation Oncology–Physics Division
Washington University School of Medicine
St. Louis, Missouri

Elna Nagasako, M.D., Ph.D., M.P.H.
Instructor of Medicine
Division of General Medical Sciences
Department of Medicine
Washington University School of Medicine
St. Louis, Missouri

Aaron J. Norris, M.D., Ph.D.
Resident
Department of Anesthesiology
Washington University School of Medicine
St. Louis, Missouri

Brian Nussenbaum, M.D., F.A.C.S.
Christy J. and Richard S. Hawes III Professor
Vice Chair for Clinical Affairs
Division Chief, Head and Neck Surgery
Patient Safety Officer
Department of Otolaryngology–Head and Neck Surgery
Washington University School of Medicine
St. Louis, Missouri

---

*fallecida.

Robert F. Poirier, M.D.
Assistant Professor
Division of Emergency Medicine
Washington University School of Medicine
St. Louis, Missouri

Myra Rubio, M.D.
Associate Professor
Division of Hospital Medicine
Department of Medicine
Washington University School of Medicine
St. Louis, Missouri

Ahmed S. Said, M.D., Ph.D.
Instructor
Division of Pediatric Critical Care Medicine
Washington University School of Medicine
St. Louis, Missouri

Paul Santiago, M.D.
Associate Professor
Patient Safety Officer
Department of Neurological Surgery
Washington University School of Medicine
St. Louis, Missouri

Richard A. Santos, M.D., Ph.D.
Assistant Professor
Division of Hospital Medicine
Department of Medicine
Washington University School of Medicine
St. Louis, Missouri

Ryan Schneider, A.C.N.P.-B.C.
Patient Safety and Quality Coordinator for Emergency Medicine
Division of Emergency Medicine
Washington University School of Medicine
St. Louis, Missouri

Noah Schoenberg, M.D.
Division of Hospital Medicine
Department of Medicine
Washington University School of Medicine
St. Louis, Missouri

Douglas J. E. Schuerer, M.D., F.A.C.S.
Director of Trauma
Associate Professor
Director, Surgical Critical Care Fellowship
Section of Acute and Critical Care Surgery
Washington University School of Medicine
St. Louis, Missouri

Anshuman Sharma, M.D., M.B.A.
Professor
Division of Anesthesiology
Washington University School of Medicine
St. Louis, Missouri

Binjon Sriratana, M.D.
Resident
Department of Anesthesiology
Washington University School of Medicine
St. Louis, Missouri

Michael Stock, M.D.
Resident
Department of Ophthalmology and Visual Sciences
Washington University School of Medicine
St. Louis, Missouri

Melissa Sum, M.D.
Resident
Division of Medical Education
Department of Medicine
Washington University School of Medicine
St. Louis, Missouri

Mary Taylor, J.D.
Director, Patient Safety, Washington University Physicians
Washington University School of Medicine
St. Louis, Missouri

Sergio E. Trevino, M.D.
Fellow
Division of Infectious Diseases
Department of Medicine
Washington University School of Medicine
St. Louis, Missouri

Andrea Vannucci, M.D., D.E.A.A.
Associate Professor
Patient Safety Officer
Department of Anesthesiology
Washington University School of Medicine
St. Louis, Missouri

Peter Vila, M.D.
Resident
Department of Otolaryngology–Head and Neck Surgery
Washington University School of Medicine
St. Louis, Missouri

David Vollman, M.D., M.B.A.
Assistant Professor
Department of Ophthalmology and Visual Sciences
Washington University School of Medicine
St. Louis, Missouri

Jason C. Wagner, M.D.
Assistant Professor
Associate Residency Program Director
Director of Augmented Learning
Washington University School of Medicine
St. Louis, Missouri

Michael H. Wall, M.D., F.C.C.M.
JJ Buckley Professor and Chairman
Department of Anesthesiology
University of Minnesota
Minneapolis, Minnesota

Amy D. Waterman, Ph.D.
Associate Professor
Division of Nephrology
David Geffen School of Medicine at UCLA
Los Angeles, California

Charl de Wet, M.D.
Associate Professor
Medical Director, Cardiothoracic Intensive Care Unit
Washington University School of Medicine
St. Louis, Missouri

Keith F. Woeltje, M.D., Ph.D.
Director, Healthcare Informatics
BJC Center for Clinical Excellence
Professor of Medicine
Division of Infectious Diseases
Department of Medicine
Washington University School of Medicine
St. Louis, Missouri

Laurie Wolf, M.S., C.P.E.
Performance Improvement Engineer
Barnes-Jewish Hospital
St. Louis, Missouri

Feliciano B. Yu Jr., M.D., M.S.H.I., M.S.P.H.
Associate Professor
Chief Medical Information Officer, St. Louis Children's Hospital
Washington University School of Medicine
St. Louis Children's Hospital
St. Louis, Missouri

Prefacio

Los proveedores de la atención sanitaria de todo el mundo están dedicados a la mejora de la salud y de la vida de sus pacientes. En ocasiones, a pesar de todos nuestros esfuerzos, no somos capaces de lograr estos objetivos. A veces, incluso podemos hacer daño a los pacientes. Durante demasiado tiempo estos errores y equivocaciones se han ocultado a otros profesionales de la atención sanitaria, a los hospitales, a los pacientes y al público. Las iniciativas para la seguridad de los pacientes y la mejora de la calidad se han esforzado por favorecer la optimización de los sistemas y procesos, prevenir los errores y promover la transparencia en caso de daño.

Esperamos que este manual proporcione una amplia visión sobre los fundamentos de la seguridad del paciente y la mejora de la calidad, así como una panorámica de cómo se aplican estos principios en el marco clínico. Cada capítulo del manual se inicia con una viñeta clínica y preguntas de discusión destinadas a demostrar la manera en que los principios de seguridad del paciente y de mejora de la calidad se aplican en el entorno clínico. También presentamos una lista de recursos adicionales al final de cada capítulo, los cuales proporcionan más información sobre temas particulares. Este manual es un esfuerzo conjunto de muchos profesores pertenecientes a diversos departamentos de la Washington University. Esta cooperación entre profesionales con diferentes prioridades y antecedentes en su carrera apoya el principio de que, en los sistemas modernos de atención sanitaria, la efectividad en la seguridad del paciente y en la mejora de la calidad requiere un método implementado por un equipo multidisciplinar. Este manual se diseñó como un recurso para cualquier persona que trabaje en la atención sanitaria, aplicable tanto para aquellos noveles en la seguridad y la mejora de la calidad, como para las personas con años de experiencia. El manual puede llevarse en el bolsillo de una bata de laboratorio. Nuestra esperanza es que se convertirá en una herramienta indispensable que apoyará a los proveedores sanitarios en la adquisición del conocimiento y las capacidades para desarrollar un método proactivo en la seguridad del paciente y la mejora de la calidad.

Deseamos expresar nuestro agradecimiento a muchas personas por la creación del primer *Manual Washington® de calidad en la atención y seguridad del paciente*. Primero, a la Dra. Victoria Fraser y al Dr. Alex Evers, los jefes de nuestros departamentos, quienes nos motivan para proporcionar una atención excelente a nuestros pacientes y nos sirven como modelos ejemplares para nuestro desempeño. Al Dr. Melvin Blanchard, Dr. William Powderly y Dr. René Tempelhoff, nuestros respectivos jefes de división, quienes han sido esenciales para nuestro éxito. Al Dr. Tom De Fer, el editor de la serie, quien proporcionó gran visión y orientación desde la concepción del manual hasta el producto final. Katie Sharp nos ha ayudado a seguir por el buen camino, a cumplir con nuestras fechas límite y ha sido un maravilloso recurso.

Por último, nos gustaría darle las gracias a nuestras familias. Emily: «a Andy y Caroline Rowe por su paciencia mientras pasaba muchas noches editando los capítulos, y al Dr. Dean Fondahn, quien me enseñó lo que significa ser un gran médico». Mike: «a Laura, Sara y Alex Lane por su apoyo y comprensión durante los muchos días y noches que pasé lejos de ellos tratando de mejorar las vidas de otros; y a mis padres, Hal y Julie, quienes fueron los modelos a seguir en cuanto a los ideales de rectitud y justicia». Andrea: «a mi esposa y colega Laura, quien ha reconstruido la vida de nuestra familia en St. Louis; a mis alentadores y visionarios padres, Ornella y Rodolfo, quienes, hace muchos años, en Italia, me compraron mi primer *Manual Washington®*; y a mi hermano Enrico y mis hijos Bianca, Pietro y Angelica por las muchas ideas que me proporcionan».

Emily Fondahn, Mike Lane y Andrea Vannucci

Nota del presidente

Colegas, con sumo placer publicamos nuestra primera edición del *Manual Washington*® *de calidad en la atención y seguridad del paciente*. Durante mucho tiempo, la serie del *Manual Washington*® se ha centrado en proporcionar actualizaciones regulares para los estudiantes de medicina, los médicos residentes, los becarios y los médicos en prácticas de medicina interna y de diversas subespecialidades.

Este nuevo manual proporciona acceso a importante información práctica sobre métodos, herramientas y destrezas para la seguridad del paciente y la mejora de la calidad, para el personal médico, estudiantes de medicina y otros profesionales sanitarios. La seguridad del paciente y la mejora de la calidad son conocimientos esenciales para todos los proveedores médicos. La literatura sobre estas dos áreas se ha incrementado de forma espectacular en las últimas décadas, y se encuentra disponible en muchos formatos y formas de acceso. Este manual proporciona información clave sobre seguridad del paciente y mejora de la calidad de un modo conciso, de manera que los profesionales sanitarios puedan aumentar su comprensión sobre los principios básicos de ambos dominios, así como desarrollar habilidades adicionales para poder aplicar los principios de estos temas en su práctica médica cotidiana.

Este manual también sirve como un recurso útil para abordar las iniciativas de educación médica de posgrado que requieren programas de formación médica para desarrollar y proporcionar experiencias curriculares y de la vida real relacionadas con la seguridad del paciente y la mejora de la calidad, asegurando de esta forma que generaciones futuras de proveedores médicos dispongan de capacidades en estos campos primordiales. Esperamos con interés sus comentarios.

Atentamente,
Victoria Fraser, M.D.
Adolphus Busch Professor and Chairman
Department of Medicine
Washington University School of Medicine
St. Louis, Missouri

Índice de capítulos

1 Introducción a la seguridad del paciente y la mejora de la calidad   1

Thomas Ciesielski y Victoria J. Fraser

SECCIÓN 1 • CALIDAD   10

2 Introducción a la mejora de la calidad   10

Adam Carlisle y Melvin Blanchard

3 Creación de alta fiabilidad en el sistema de atención sanitaria   24

Ellen M. Lockhart, Laureen L. Hill y Alex S. Evers

9 Infecciones asociadas a la atención sanitaria 92

Rachael A. Lee y Bernard C. Camins

10 Codificación y documentación 108

Melissa Sum y Robert J. Mahoney

SECCIÓN 2 • SEGURIDAD DEL PACIENTE 115

11 Introducción a la seguridad del paciente 115

Noah Schoenberg, Emily Fondahn y Michael Lane

12 Cultura de la seguridad 123

Richard A. Santos y Myra Rubio

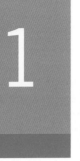

1

Introducción a la seguridad del paciente y la mejora de la calidad

Thomas Ciesielski y Victoria J. Fraser

INTRODUCCIÓN

«Lo primero es no hacer daño» debería ser el fundamento básico para todas las interacciones entre pacientes y médicos, profesionales de la atención sanitaria y organizaciones sanitarias. Durante el siglo pasado, la ciencia de la medicina progresó de manera exponencial con la evolución de la tecnología, los dispositivos y los fármacos nuevos, y con la subespecialización de la atención. El sistema sanitario, cada vez más complejo, se encamina hacia una atención fragmentada y un incremento en el riesgo de errores médicos que pueden dar lugar al daño a los pacientes. La magnitud de este daño pasó al primer plano de la atención en EE.UU. en 1999, cuando el Institute of Medicine (IOM) de EE.UU. publicó el informe pionero, *To Err is Human: Building a Safer Health System (Errar es humano: la creación de un sistema sanitario más seguro)*, que subrayaba el riesgo y el impacto de los errores médicos. El informe estimaba que se producían entre 44 000 y 98 000 muertes cada año debidas a errores prevenibles. Si estas estimaciones son realmente precisas, los errores médicos supondrían la octava causa principal de muerte.[1] Un estudio más reciente, que utilizaba las estimaciones de la herramienta *Global Trigger Tool* del Institute for Healthcare Improvement (IHI), estimó que se producen entre 210 000 y 400 000 muertes de pacientes debidas a errores médicos prevenibles.[2] Estos dos cálculos varían ampliamente, y es probable que nunca se llegue a conocer el número real de muertes de pacientes debidas a errores médicos. No obstante, es evidente que demasiados pacientes sufren daños por errores médicos, y que son necesarias mejoras en el sistema de atención sanitaria.

En 2001 surgió un informe igualmente importante, *Crossing the Quality Chasm: A new Health System for the 21st Century (Superar la brecha de calidad: un nuevo sistema de salud para el siglo XXI)*, donde el IOM observaba que la atención sanitaria necesitaba cambios significativos y analizaba recomendaciones específicas para mejorar la calidad de dicha atención.[3] El argumento que presentaba *Crossing the Quality Chasm* era que «la atención proporcionada no es [...] la atención que deberíamos recibir [...] y la atención sanitaria [...] daña con excesiva frecuencia y falla permanentemente en la provisión de sus beneficios potenciales».[3] Los autores establecieron objetivos para desarrollar un sistema de atención sanitaria para el siglo XXI y plantearon seis propósitos para la atención sanitaria (tabla 1-1).[3]

Estos dos informes ayudaron a establecer las bases para promover los nuevos campos de seguridad del paciente y la mejora de la calidad (MC) en facultades de medicina, hospitales y sistemas de atención sanitaria. Aunque con frecuencia se habla al mismo tiempo de seguridad del paciente y MC, en realidad se trata de dos campos diferentes. La manera más directa de pensar en estas dos disciplinas es como en medicina: la seguridad del paciente es la rama de diagnóstico, donde se determina cuáles fueron los errores y qué contribuyó a que estos sucedieran; y la MC es la rama de tratamiento que repara el sistema para evitar que los errores vuelvan a presentarse.[4] Los informes del IOM desafiaron a las directivas de los hospitales y a los profesionales sanitarios a que desarrollaran nuevos programas educativos para asegurar que la seguridad y la calidad se conviertan en una prioridad para el sistema de atención sanitaria, como un todo.

TABLA 1-1	Los seis objetivos del Institute of Medicine para la atención sanitaria de calidad
Objetivo	Definición
Segura	Los sistemas de atención sanitaria nunca dañan a los pacientes
Efectiva	El uso de evidencia científica guía la evaluación y las decisiones del tratamiento
Centrada en el paciente	Se provee al paciente de control sobre la atención suministrada, lo cual requiere una asociación que facilite la toma de decisiones compartida
Oportuna	Los pacientes se evalúan y se tratan con rapidez después de que se identifique una necesidad
Eficiente	La atención minimiza el despilfarro y usa los recursos de manera costo-efectiva
Equitativa	La atención minimiza la disparidad entre niveles socioeconómicos

(Datos de: Institute of Medicine. *Crossing the Quality Chasm: A New Health System for the 21st Century.* Washington, DC: The National Academies Press; 2001.)

SEGURIDAD DEL PACIENTE

La «seguridad del paciente» es, en sí misma, un término impreciso. *To Err is Human (Errar es humano)* definió la seguridad del paciente como «estar libre de lesión accidental».[1] Con esta base, primeras figuras del pensamiento como Linda Emanuel, Don Berwick y Lucian Leape definieron más claramente el campo de la seguridad del paciente como «una disciplina en las profesiones de la atención sanitaria que aplica métodos de la ciencia de la seguridad con el fin de lograr un sistema fiable de administración de la atención sanitaria [...]y un atributo de los sistemas de atención sanitaria que minimiza la incidencia y el impacto de los eventos adversos, y que se maximiza a partir de tales eventos».[5] Este manual introducirá las metodologías de la ciencia de la seguridad, y analizará las estrategias para mitigar los errores y la manera en que los sistemas de atención sanitaria pueden aprender de los errores que se presentan.

MEJORA DE LA CALIDAD

La calidad y la MC son términos amplios que deben comprenderse en el contexto de la atención sanitaria. La calidad se define, *grosso modo,* como «[el] grado en el cual los servicios sanitarios para los individuos y la población aumentan la probabilidad de obtener los resultados de salud deseados que sean consistentes con el conocimiento profesional actual».[6] Por tanto, el sistema de atención sanitaria y los resultados están estrechamente relacionados. Dada la amplia definición de calidad del IOM, la U.S. Health Resources and Services Administration (HRSA) mejoró la definición para incluir la manera en que una organización opera en la actualidad y su rendimiento medido según la eficiencia, el resultado de la atención y la satisfacción del paciente. La MC implica lograr un mejor rendimiento mediante cambios en el sistema/el funcionamiento actual; en consecuencia, la calidad está asociada al sistema y, para que esta mejore, el sistema actual debe cambiar.[7] Para ello, según la HRSA, el programa de MC debe incluir las cuatro áreas siguientes:

1. El trabajo de la MC se realiza en sistemas y procesos.
2. Concentrarse en el paciente.
3. Centrarse en formar parte de un equipo.
4. Centrarse en el uso de datos.[7]

La sección de la MC de este manual se centrará en la forma en que los hospitales pueden convertirse en organizaciones altamente fiables, en las metodologías de MC y en el futuro de la MC para los sistemas de atención sanitaria.

HISTORIA DE LA SEGURIDAD DEL PACIENTE Y LA MEJORA DE LA CALIDAD

Aunque con frecuencia el desarrollo de muchas iniciativas de la seguridad del paciente y la mejora de la calidad están vinculadas al informe *To Err is Human*,[8] otros eventos notables, que anteceden al informe, han influido en la evolución de los movimientos en pro de la seguridad del paciente y la calidad en la atención sanitaria. El caso de Libby Zion es uno de los sucesos que tuvo un profundo impacto en la formación médica y la capacitación del personal institucional. Libby Zion fue una estudiante universitaria de primer año, de 18 años de edad, que en 1984 fue admitida en uno de los principales hospitales universitarios de Nueva York con fiebre, agitación y movimientos espasmódicos de las extremidades. Murió en el hospital unas 8 h después de presentarse en el servicio de urgencias. Es probable que muriera debido a un síndrome serotoninérgico que no fue identificado por el interno ni por el médico residente de segundo año que la atendieron. Su padre, Sidney Zion, realizó una feroz campaña para que se efectuaran cambios en la formación médica con el fin de mejorar la seguridad del paciente. Este caso fue uno de los primeros en llamar la atención nacional y en poner de relieve los errores que ocurren en el hospital. El litigio subsiguiente derivado de este caso llevó a la creación de la Comisión Bell, cuyo informe abogaba por la restricción de la jornada laboral de los residentes, el cual finalmente condujo a las restricciones nacionales de su horario laboral.[9,10] Otros casos importantes que influyeron en el movimiento de la seguridad del paciente y la MC fueron los de Betsy Lehman y Josie King. En 1994, Betsy Lehman, una periodista del *Boston Globe,* murió después de recibir una sobredosis masiva de ciclofosfamida mientras seguía un tratamiento contra el cáncer de mama en el Dana-Farber Cancer Institute. El error en el fármaco pasó inadvertido para múltiples proveedores y diversos departamentos antes de llegar a la paciente.[11] Como resultado de su muerte, en 2004 la Commonwealth of Massachusetts fundó el Betsy Lehman Center for Patient Safety and Medical Error Reduction, que se centra en mejorar la seguridad de los pacientes a través de la educación y la legislación.[12] En 2001, Josie King, una niña de 18 meses de edad admitida en el Johns Hopkins Medical Center, murió por una combinación de errores médicos evitables. Después de su muerte, la madre de Josie, Sorrel King, creó la Josie King Foundation, que ha fomentado el avance de la seguridad del paciente a través de la legislación, la formación de grupos en pro de la seguridad del paciente y la colaboración con las instituciones.[13]

Además de los informes del IOM, muchos otros desarrollos importantes han fomentado la actividad de múltiples organizaciones diferentes para mejorar la seguridad y la calidad.

- **2001:** la Agency for Healthcare Research and Quality (AHRQ) recibió 50 millones de dólares como fondos del Congreso para financiar la investigación sobre la seguridad de los pacientes.
- **2002:** la Joint Commission (JC, antes JCAHO) publicó sus propios objetivos de seguridad y el National Quality Forum (NQF) comenzó a publicar su lista de eventos graves declarables (EGD), la cual se denomina comúnmente «lista de eventos que nunca debieron producirse (*never events*)».
- **2003:** Minnesota se convirtió en el primer estado que creó un sistema de declaración de errores a nivel estatal. Posteriormente, 26 estados más han desarrollado sistemas similares.
- **2004:** el gobierno de EE.UU. creó la Office of the National Coordinator for Health Information Technology (ONCHIT) y la Organización Mundial de la Salud (OMS) desarrolló una organización de seguridad de los pacientes.
- **2005:** el Institute for Healthcare Improvement (IHI) lanzó su primera campaña nacional para mejorar la seguridad de los pacientes y el Congreso autorizó la creación de organizaciones para la seguridad del paciente (la implementación se retrasó hasta 2008).

- **2008:** Medicare lanzó la iniciativa «los errores no se pagan».
- **2009:** el Congreso de EE.UU. aprobó un fondo de 19 000 millones de dólares para la implementación de registros de salud electrónicos,[8] lo cual formaba parte del paquete de estímulo federal.
- **2010:** el Acta de atención costeable (*Affordable Care Act*) fue puesta en vigor por la asamblea legislativa de los EE.UU. y contiene cláusulas sobre la seguridad de los pacientes y la calidad, específicamente destinadas a reducir las rehospitalizaciones, y fue seguida por la instauración de las políticas en los Centers for Medicare and Medicaid Services (CMS) para reducir las rehospitalizaciones debidas a cuatro diagnósticos principales: infarto agudo de miocardio (IAM), insuficiencia cardíaca congestiva (ICC), neumonía y enfermedad pulmonar obstructiva crónica (EPOC).[14,15]

APRENDER DE LA INDUSTRIA

Por desgracia, en general la implementación de herramientas para la MC en medicina ha sido tardía en comparación con otras industrias como la aeronáutica y la química. El hecho de que muchos de los objetivos del IOM aún no se hayan alcanzado significa que los profesionales de la atención sanitaria deben tomar prestadas las herramientas y los conceptos que se emplean en la industria con el objetivo de crear un entorno más seguro para los pacientes. Un parangón de seguridad es la industria aeronáutica, y se puede aprender mucho de ella para conseguir que la atención sanitaria sea más segura.

La seguridad en la industria aeronáutica se basa en un método multifactorial, el cual incluye un sistema minucioso de informes, programas para establecer y lograr el cumplimiento de las políticas, la investigación de accidentes, la investigación para procurar nuevas mejorías, la capacitación de equipos, el uso de simuladores, y el desarrollo de procedimientos operativos estandarizados, manuales y listas de verificación.[1,8,16] El exhaustivo sistema *Aviation Safety Reporting System* (ASRS) es un sistema voluntario diseñado para evaluar las cuasi colisiones y otros incidentes, y transmitir con rapidez la información sobre estos fallos a la industria y a la Federal Aviation Administration (FAA).[1,8] Otro importante componente de la seguridad en la aviación es el uso de listas de verificación. El desarrollo de estas listas en la aeronáutica se remonta al vuelo de prueba de un Boeing Modelo 299 del Ejército, que era una nave de gran tamaño y complicada de pilotar. El 30 de octubre de 1935, uno de los primeros vuelos de prueba acabó en tragedia cuando, poco después del despegue, el avión se detuvo y se estrelló, matando a dos de los cinco miembros de la tripulación que iban a bordo. Tras la revisión, se atribuyó el accidente a un error del piloto. Se consideró que la aeronave era demasiado difícil de pilotar y el accidente casi arruinó a la compañía Boeing. No obstante, algunos tenaces pilotos de pruebas del Ejército crearon tarjetas con pequeñas listas de verificación que documentaban los pasos esenciales para rodar por la pista, despegar y aterrizar. Los posteriores vuelos de prueba del Modelo 299, donde se usaron estas listas de verificación, presentaron un registro de seguridad impecable, lo cual hizo del avión Boeing una opción viable para la milicia. Después de la mejora en la seguridad con las listas de verificación, el Ejército adquirió cerca de 13 000 aviones Modelo 299 y le cambió el nombre al bombardero B-17, el cual jugó un papel significativo en la Segunda Guerra Mundial.[17] Las listas son aún un factor esencial en la seguridad de la aviación, y en la actualidad se emplean cotidianamente.

La fabricación de productos químicos es otra industria potencialmente peligrosa que se ha mantenido a la vanguardia de la seguridad y la calidad. La DuPont Company, uno de los principales fabricantes de sustancias químicas y materiales del mundo, ha fomentado una cultura de la seguridad dentro de la compañía desde principios del siglo XIX, lo cual le ha reportado un nivel de seguridad sobresaliente.[1] DuPont ha establecido una cultura de seguridad entre sus valores fundamentales, que deben cumplir todos los empleados. Además, la compañía cuenta con un sistema no punitivo de informe de incidentes, de manera que los empleados pueden informar sobre problemas de seguridad, cuasi errores e incidentes.[1] Este sistema de informes permite a la compañía investigar y aprender de los cuasi errores sin que los empleados teman una sanción. Aplicar las lecciones aprendidas gracias a estas industrias será un factor fundamental para mejorar la seguridad y para que la calidad de la atención sanitaria avance.

TRANSFORMACIÓN DE LA MEDICINA EN ORGANIZACIONES ALTAMENTE FIABLES

Las industrias descritas anteriormente son empresas de alto riesgo, donde están en juego grandes intereses, que han mejorado sus registros de seguridad de manera que se las describe como organizaciones altamente fiables (OAF).[18] Las OAF comparten las siguientes características:

- Concienciación constante de todos los miembros de la organización sobre el riesgo de errores.
- Predisposición para delegar la toma de decisiones a expertos capacitados y para actuar con rapidez frente a errores.
- La organización no está dispuesta a buscar una justificación de los errores.
- La organización invertirá en métodos mediante los cuales los empleados puedan aprender de la experiencia.[19]

El objetivo de las áreas de seguridad del paciente y la MC es transformar la atención sanitaria en una OAF, concentrándose en garantizar resultados predecibles y efectivos en una industria que está expuesta a los errores y el daño.[19] La teoría de fondo de las OAF ya se ha aplicado en medicina con resultados significativos. El doctor Peter Pronovost, un líder en la seguridad del paciente, usó las cinco características de las OAF para diseñar su estudio fundamental y así reducir las infecciones sanguíneas asociadas a catéteres en la UCI. Las cinco características que Pronovost empleó incluyen las siguientes:

- Identificar las intervenciones basadas en la evidencia que mejorarán el resultado en la salud.
- Seleccionar una intervención que tendrá el mayor impacto sobre los resultados de salud deseados y convertir estas intervenciones en conductas.
- Medir la eficiencia de la base.
- Desarrollar mediciones para evaluar la intervención.
- Finalmente, garantizar que los pacientes reciben intervenciones basadas en la evidencia.[18]

Ciertas especialidades, incluida la anestesiología, la medicina transfusional y la prevención de infecciones, han aplicado los principios de las OAF para mejorar la atención de los pacientes.

Una característica importante para una organización segura es la creación de una «cultura justa». La cultura justa permite que los empleados o el personal de primera línea se sientan cómodos revelando los errores, incluso los propios. El informe inicial de una cultura justa en medicina se llevó a cabo en la medicina transfusional y se publicó después de *To Err is Human* y *Crossing the Quality Chasm*.[1,3] La cultura justa tiene en cuenta los fallos del sistema, pero no tolera ni la negligencia ni el descuido consciente de las directrices de seguridad establecidas, ni tampoco las conductas temerarias.[20] Crear una cultura justa es un paso importante en la creación de un sistema seguro de atención sanitaria.

IDENTIFICACIÓN Y CLASIFICACIÓN DE LOS ERRORES

Uno de los primeros pasos para mejorar la seguridad y la calidad en los entornos de atención sanitaria es comprender la epidemiología y la causalidad de los eventos de seguridad, y clasificar de modo apropiado dichos eventos. Las primeras iniciativas de seguridad de los pacientes establecieron definiciones y terminología estándares para los errores y los eventos adversos para que se usaran en la supervisión, los informes y la investigación. Los errores médicos son eventos que producen un resultado negativo o que tienen el potencial para producirlo.[21] Un evento adverso se define como una lesión o complicación accidental debida a un tratamiento o a una atención médica que afecta al paciente. Un cuasi error es un error médico que se identificó y detectó antes de que alcanzara o dañara al paciente.[22] La clasificación e identificación de errores, eventos adversos y cuasi errores permite que el sistema de atención sanitaria analice los eventos, realice un seguimiento de tendencias e introduzca mejoras para evitar futuros errores.

Los errores pueden ser activos o latentes. Los errores activos ocurren en relación muy estrecha con la actividad, y, por lo general, sus efectos se observan de inmediato, como el error de un piloto que provoca un accidente aéreo. Los errores latentes no se suelen presentar en gran proximidad con la actividad, por lo cual sus efectos son retardados. Los errores latentes son mucho más difíciles de detectar y mitigar, ya que sus efectos se manifiestan distantes de la acción.[23] Se han descrito tipos adicionales de errores en la atención sanitaria. Los errores de diagnóstico incluyen retrasos en el diagnóstico, el no usar las pruebas indicadas o la actuación inadecuada basándose en los resultados. Los errores de tratamiento pueden relacionarse con procedimientos, con la administración del tratamiento, con errores de dosificación, retrasos en la intervención según los resultados de las pruebas o retrasos a la hora de proporcionar la atención. Los errores preventivos resultan del fracaso al proporcionar la profilaxis apropiada o al realizar el seguimiento. También hay una categoría general para otros tipos de errores, la cual incluye los errores en la comunicación, los fallos de equipo/dispositivos y los fallos del sistema.[1]

La JC creó una lista de eventos centinela, que son eventos que nunca deberían ocurrir y deben investigarse para evitar que vuelvan a presentarse. Algunos ejemplos de eventos centinela incluyen la muerte o la lesión permanente debida a un error en los fármacos, una cirugía o un procedimiento en el sitio equivocado, reacciones hemolíticas transfusionales producidas por la incompatibilidad de grupos sanguíneos y la retención accidental de objetos quirúrgicos. También hay listas específicas de eventos centinela para la atención hospitalaria, la ambulatoria, la atención sanitaria conductual, los hospitales de acceso crítico, la medicina de laboratorio, la cirugía en el consultorio, la atención a largo plazo, y los cuidados específicos para una enfermedad.[24] La JC permite que los sistemas de atención sanitaria individuales definan sus propios eventos centinela adicionales y que informen de ello de manera voluntaria a la JC.[25] Tras producirse un evento centinela, es imperativo realizar un análisis de causa raíz para comprender el origen del error y determinar cómo este se propagó y alcanzó al paciente, y cómo prevenir tales errores en el futuro. Los análisis de causa raíz se desarrollaron originalmente para analizar los accidentes industriales y buscar la respuesta a tres preguntas fundamentales: «¿qué sucedió?; ¿por qué sucedió?, y ¿qué puede hacerse para evitar que vuelva a suceder?».[25]

EL FUTURO DE LA SEGURIDAD Y LA CALIDAD

Las mediciones de calidad y seguridad han entrado a formar parte de los modelos de pago y se enfrentan a un mayor escrutinio público. En 2003, la AHRQ desarrolló los indicadores de seguridad del paciente (ISP) como una manera de medir, controlar y comparar las complicaciones importantes y los eventos adversos relacionados con los ingresos hospitalarios. Los hospitales están bajo vigilancia respecto a una serie de complicaciones, incluidas las infecciones sanguíneas asociadas a líneas centrales, las úlceras por presión y las trombosis venosas profundas (TVP) postoperatorias. Los ISP son públicos, aunque los datos sin procesar aún son difíciles de localizar eficientemente y, en consecuencia, la distribución de los datos comparativos es probablemente limitada.[26] Diversas organizaciones ya utilizan los ISP para comparar la calidad de los hospitales en una región, así como para la incorporación de los indicadores en un modelo de «pago por rendimiento» (P4P, por sus siglas en inglés).[27] En 2002, los CMS se asociaron con la AHRQ y desarrollaron la herramienta de Evaluación de proveedores y sistemas de atención sanitaria para usuarios de servicios hospitalarios (HCAHPS, por sus siglas en inglés).[28] Esta herramienta es una encuesta de 27 puntos que se proporciona a los pacientes para medir su percepción de la atención hospitalaria recibida, cuyos resultados se publican en línea con el objetivo de incrementar la transparencia en la atención sanitaria.[28] En 2002, el NQF comenzó a rastrear la lista de EGD con el objeto de crear un sistema uniforme de informes de eventos adversos graves. Estos son eventos clínicos dañinos, importantes y, en gran medida, evitables, que no deberían producirse; la lista incluye la cirugía en el sitio equivocado, eventos debidos a dispositivos médicos, muertes asociadas con la introducción de un objeto metálico en un área de imagen por resonancia magnética (IRM) y úlceras por presión de estadio III a IV adquiridas después del ingreso.[29] Los pagadores gubernamentales y privados adquieren y controlan los datos principales de seguridad y calidad. El público tiene acceso a estos datos y puede usar la información para seleccionar proveedores de servicios sanitarios.

En la actualidad, la atención sanitaria es una actividad con un coste excesivo, y en 2010 la inversión en atención médica de los EE. UU. alcanzó los 2,6 billones de USD.[30] Los eventos adversos prevenibles suponen costes innecesarios. Zhan *et al.* examinaron los datos de altas de Medicare de una base de datos de AHRQ y los vinculó con cinco ISP (úlcera por decúbito, neumotórax, hematoma o hemorragia postoperatorios, trombosis venosa profunda o embolia pulmonar postoperatorias y septicemia postoperatoria). El estudio determinó que en 2002 Medicare pagó cerca de 300 millones de USD por tales eventos adversos.[31] Esta elevada cifra solo refleja el coste de cinco afecciones en el período de un año en un único grupo de pagadores. Existe la posibilidad de conseguir una gran disminución en los costes mediante la reducción de eventos adversos prevenibles, una menor tasa de complicaciones y la limitación del uso excesivo o innecesario de cuidados y servicios.

CONCLUSIÓN

No se debe subestimar la importancia de la seguridad y la calidad en medicina. Primero y ante todo, nuestro deber como proveedores de atención sanitaria es proteger a los pacientes frente al daño, y debemos esforzarnos por proporcionar una atención segura, eficaz, centrada en el paciente, oportuna, eficiente y equitativa tanto a pacientes individuales como a la población. Debemos ponernos el reto de mejorar continuamente el sistema de suministro de la atención sanitaria en su conjunto para asegurar la atención más segura y de mayor calidad que nos sea posible. Debemos aprender de los errores médicos para evitar que vuelvan a suceder en el futuro. Las OAF engendran una cultura y un entorno que está enfocado a la seguridad y a la mejora a todos los niveles, incluyendo el liderazgo, los proveedores de primera línea y todo el personal. Además, la atención sanitaria está adquiriendo cada vez una mayor transparencia gracias a los informes públicos de las medidas de calidad, lo cual implica que los médicos, hospitales y sistemas de atención sanitaria probablemente serán juzgados por el público y por los pagadores en lo que respecta a sus resultados, calidad y seguridad.

Este manual se creó con tales principios en mente. El libro está diseñado para proporcionar información importante y útil sobre la seguridad del paciente y la calidad a las generaciones actuales y futuras de los profesionales de la salud, incluidos médicos, enfermeras, farmacéuticos y cualquiera implicado en la atención del paciente. Se presentan y definen ampliamente temas clave relacionados con garantizar la calidad en la atención sanitaria y da a conocer herramientas esenciales para la MC, además de introducir principios de seguridad del paciente, describir métodos para incrementar la seguridad del paciente y proporcionar la información necesaria sobre la creación de una cultura de la seguridad en hospitales y servicios de atención sanitaria. Los temas que se cubren en este manual tienen un amplio alcance y están organizados en tres secciones: la MC, la seguridad del paciente y los aspectos de seguridad para áreas específicas. La sección de la MC trata sobre herramientas altamente fiables de MC, modelos de calidad, transparencia e informes, tecnologías de la información para la atención sanitaria, daños prevenibles, infecciones asociadas a la atención sanitaria, y codificación y documentación. La sección de la seguridad del paciente trata sobre la creación de una cultura de seguridad, el análisis de eventos, la declaración de eventos adversos y errores, el trabajo en equipo y la comunicación, el papel de los factores humanos en la mejora de la seguridad y la calidad, la cognición y la toma de decisiones, y las herramientas para mejorar la seguridad.

La sección sobre las áreas específicas ha sido redactada por expertos en los campos clínicos correspondientes, y aborda el diseño y la implementación de un programa de seguridad y MC en las áreas de anestesia, las unidades de cuidados intensivos, el servicio de urgencias, pediatría, radiología, psiquiatría, atención ambulatoria, y servicios de laboratorio y patología. Además, hay capítulos específicos sobre seguridad farmacológica y cuestiones de seguridad y calidad relacionadas con los reingresos hospitalarios y la transferencia de la atención, que abordan temas comunes a diversas disciplinas clínicas. Por último, hay un glosario de términos importantes al final del manual, y se describen casos, métodos y herramientas para promover la implicación del lector en las actividades de seguridad y calidad.

Aunque hay muchos libros de texto importantes y exhaustivos sobre aspectos individuales de la seguridad del paciente y la calidad, creemos que este manual proporciona a los lectores una visión general del conocimiento actual de estas áreas en un formato fácil de comprender y recordar. Asimismo, creemos que proporciona una introducción y una guía de los métodos y herramientas que el profesional puede implementar en su propia práctica, y puede ayudarle a destacar en los ámbitos de la seguridad del paciente y la calidad en su institución.

BIBLIOGRAFÍA

1. Kohn LT, Corrigan JM, Donaldson MS, eds. *To Err is Human: Building a Safer Health System.* Washington, DC: The National Academies Press; 1999.
2. James J. A new, evidence-based estimate of patient harms associated with hospital care. *J Patient Saf.* 2013;9(3):7.
3. *Crossing the Quality Chasm: A New Health System for the 21st Century.* Washington, DC: The National Academies Press; 2001.
4. Luther K, Buchert A. *Healthcare quality.* In *GME: Focusing on Quality and Safety in a Clinical Learning environment.* Chicago, IL.
5. Emanuel LBD, Conway J, et al. What exactly is patient safety? In: Battles J, Henriksen K, Keyes MA, Grady ML, eds. *New Directions and Alternative Approaches.* Rockville, MD: Agency for Healthcare Research and Quality; 2008.
6. *Crossing the Quality Chasm: The IOM Health Care Quality Initiative.* May 8, 2013 8:22 AM [cited June 2013]; Available from: http://www.iom.edu/Global/News%20 Announcements/Crossing-the-Quality-Chasm-The-IOM-Health-Care-Quality-Initiative. aspx
7. HRSA Administration, ed. *Quality Improvement.* Rockville, MD: HRSA Administration; 2011:1–17.
8. Wachter R. Patient safety at ten: unmistakable progress, troubling gaps. *Health Aff.* 2010;29(1):165–73.
9. Lerner B. A case that shook medicine: how one man's rage over his daughter's death sped reform of doctor training. *The Washington Post,* Washington, DC, 2006.
10. Brody J. A mix of medicines that can be lethal. *The New York Times,* New York, NY, 2007.
11. Altman L. Big doses of chemotherapy drug killed patient, Hurt 2d. *The New York Times,* New York, NY, 1995.
12. *Betsy Lehman Center for Patient Safety and Medical Error Reduction.* 2013 [cited November 16, 2015]; Available from: http://www.chiamass.gov/betsy-lehman-center/
13. King S. Our story. *Pediatric Radiol.* 2006;36(4):284–6.
14. *Readmissions Reduction Program.* April 26, 2013 [cited June 25, 2013]; Available from: https://www.cms.gov/Medicare/Medicare-Fee-for-Service-Payment/AcuteInpatientPPS/ Readmissions-Reduction-Program.html
15. *Provisions in the Affordable Care Act that Relate to PSOs and Reducing Unnecessary Readmissions.* Rockville, MD: Agency for Healthcare Research and Quality; 2010.
16. Toff NJ. Human factors in anaesthesia: lessons from aviation. *Br J Anaesth.* 2010;105(1):21–5.

17. Gawande A. *The Checklist Manifesto*. New York, NY: Metropolitan Books; 2009:279.
18. Pronovost PJ, et al. Creating high reliability in health care organizations. *Health Services Res.* 2006;41(4p2):1599–617.
19. Carroll JS, Rudolph JW. Design of high reliability organizations in health care. *Qual Safety Health Care.* 2006;15(suppl 1):i4–9.
20. Marx D. *Patient Safety and the "Just Culture:" A Primer For Health Care Executives*. New York, NY: Columbia University; 2001.
21. *AHRQ PSN Glossary*. 2013 [cited July 29, 2013]; Available from: http://www.psnet.ahrq. gov/popup_glossary.aspx?name=error
22. Friedman S, et al. Errors, near misses and adverse events in the emergency department: What can patients tell us? *CJEM.* 2008;10(5):421–7.
23. Reason J. *Human Error*. Cambridge, UK: Cambridge University Press; 1990.
24. *Sentinel Event Policy and Procedures*. 2013 [cited June 26, 2013]; Available from: http://www. jointcommission.org/Sentinel_Event_Policy_and_Procedures/
25. Wu AW, Lipshutz AKM, Pronovost PJ. Effectiveness and efficiency of root cause analysis in medicine. *JAMA.* 2008;299(6):685–7.
26. H.a.H. Services, ed. *Patient Safety Indicators A Tool To Help Assess Quality and Safety of Care to Adults in the Hospital*. Rockville, MD: Agency for Healthcare Research and Quality; 2010.
27. *AHRQ Quality Indicators—Guide to Patient Safety Indicators*. Rockville, MD: Agency for Healthcare Research and Quality; 2003.
28. *HCAHPS Fact Sheet*. 2012 [cited June 2013]; Available from: http://www.hcahpsonline.org/ files/HCAHPS%20Fact%20Sheet%20May%202012.pdf
29. NQF. *Serious Reportable Events In Healthcare—2011 Update: A Consensus Report*. Washington, DC: NQF; 2011.
30. CDC. *Health Expenditures*. May 30, 2013 [cited August 28, 2013]; Available from: http:// www.cdc.gov/nchs/fastats/hexpense.htm
31. Zhan C, et al. Medicare payment for selected adverse events: building the business case for investing in patient safety. *Health Affairs* 2006;25(5):1386–93.

2 | Introducción a la mejora de la calidad

Adam Carlisle y Melvin Blanchard

VIÑETA CLÍNICA

Como parte de su programa de residencia en medicina interna, Emily recibe informes trimestrales sobre la calidad de la atención que les proporciona a sus pacientes diabéticos. Su último informe mostró que la mayoría de estos no eran aptos para un examen de neuropatía diabética. Al revisar el proceso de evaluación de sus pacientes, Emily advirtió que, con frecuencia, olvidaba realizar un examen de los pies y, además, que los monofilamentos no estaban disponibles para su uso inmediato. Así pues, creó un nuevo protocolo en el cual el personal de enfermería debía colocar un monofilamento delante de todos los pacientes con cuadros de diabetes, a modo de recordatorio para efectuarles la evaluación de neuropatía. Después de incorporar esta mejora, su evaluación mejoró hasta el 95 %.

- ¿Por qué es importante la mejora de la calidad en la atención sanitaria?
- ¿Cuáles son los primeros pasos para iniciar un proyecto de mejora de la calidad?

Por lo general, los sistemas de atención sanitaria no logran proporcionar cuidados de alta calidad y basados en las evidencias. La mejora de la calidad (MC) se esfuerza para eliminar las diferencias entre la atención que se proporciona a los pacientes y la que debería ser proporcionada. Los facultativos necesitan una guía breve y práctica con información sobre la MC y las intervenciones eficaces. Hay que tener en cuenta que los «sistemas» modernos de atención sanitaria evolucionaron por necesidad, no siguiendo un diseño deliberado.[1] Aunque los pacientes son individuos y cada uno de ellos representa un reto clínico distinto, estos con frecuencia comparten los mismos sistemas y encuentran los mismos obstáculos en la atención sanitaria que reciben. Los métodos de MC no buscan limitar la libertad ni tampoco establecer los términos de la relación médico-paciente, sino garantizar que el plan de atención se desarrolle según lo previsto (especialmente, en aquellos aspectos que son más críticos y comunes). El objetivo de los métodos de MC es aumentar el valor de la atención sanitaria centrándose en aquello que es de mayor ayuda para los pacientes y en cómo se pueden mejorar tales factores.[2,3]

La atención sanitaria de calidad se ha definido de numerosas maneras, aunque quizá la más comúnmente utilizada es la propuesta por el Institute of Medicine (IOM) de Estados Unidos, la cual se compone de seis objetivos principales (tabla 2-1). La mala calidad en la atención sanitaria conlleva la obtención de malos resultados en los pacientes y supone, a la vez, el consumo de los limitados recursos del sistema. El uso excesivo, la infrautilización y los errores son algunos de los problemas de la atención sanitaria.[4] Un posible ejemplo del primer punto es el tener que repetir una radiografía de tórax porque la prueba previa no está disponible en el registro médico electrónico (RME). Por otra parte, una infrautilización del servicio da lugar a casos como privar a un paciente de una colonoscopia para la valoración de un cáncer colorrectal. Con frecuencia se desaprovechan las oportunidades de proporcionar una atención efectiva, oportuna y centrada en el paciente (tabla 2-2).

TABLA 2-1	Los seis objetivos del Institute of Medicine para la atención sanitaria de calidad
Objetivo	Definición
Segura	Los sistemas de atención sanitaria nunca dañan a los pacientes
Efectiva	El uso de evidencia científica guía la evaluación y las decisiones del tratamiento
Centrada en el paciente	Se provee al paciente de control sobre la atención suministrada, lo cual requiere una asociación que facilite la toma de decisiones compartida
Oportuna	Los pacientes se evalúan y se tratan con rapidez después de que se identifique una necesidad
Eficiente	La atención minimiza el despilfarro y usa los recursos de manera costo-efectiva
Equitativa	La atención minimiza la disparidad entre niveles socioeconómicos

(Datos de: Institute of Medicine. *Crossing the Quality Chasm: A New Health System for the 21st Century*. Washington, DC: The National Academies Press; 2001.)

SISTEMA DE CONOCIMIENTO PROFUNDO

W. Edwards Deming creó la idea de mejora conocida como *sistema de conocimiento profundo*. Este concepto hace referencia a la comprensión que conducirá a la mejora, más que, simplemente, al conocimiento sobre un proceso que tenga un experto en la materia. Los cuatro componentes del sistema de conocimiento profundo de Deming se muestran en la figura 2-1. Al considerar la manera de mejorar algún componente de la atención sanitaria, se deben reconocer y tener en cuenta estos cuatro conceptos antes de iniciar un proyecto de MC.

MEJORA DE LA CALIDAD EN LA ATENCIÓN SANITARIA

En la actualidad, muchos profesionales sanitarios se esfuerzan por proporcionar al paciente una atención de calidad, pero no logran hacerlo. El problema de la atención sanitaria radica en la ejecución, no en el esfuerzo. Edwards Deming ilustró este principio en su famoso

TABLA 2-2	Oportunidades para proporcionar una atención efectiva, oportuna y centrada en el paciente
Medidas	Ejemplos de oportunidades para la mejora
Efectiva	En el año 2010 solo se evaluó el 59 % de los pacientes de 50 a 75 años para detectar el cáncer de colon, a pesar de su utilidad
Oportuna	Un tercio de los pacientes de urgencias en el grupo de edad de 18 a 64 años suele esperar una hora o más antes de ser atendido
Centrada en el paciente	Más del 15 % de los pacientes informó de que su profesional sanitario habitual no le consultó las decisiones del tratamiento

(Datos de: 2012 National Healthcare Quality Report. *Agency for Healthcare Research and Quality*. Rockville, MD; 2013. http://www.ahrq.gov/research/findings/nFhqrdr/nhqr12/index. html)

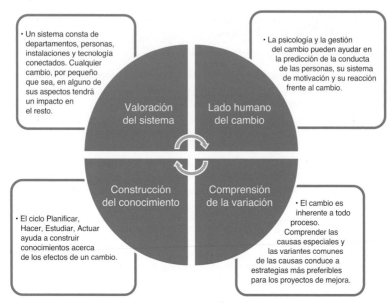

Figura 2-1. Sistema de conocimiento profundo de Deming.

«experimento de las cuentas rojas». Cuando los líderes de la industria le preguntaron cómo se podían mejorar los procesos, Deming llenó un bol con cuentas rojas y blancas, y estableció que las primeras representarían un mal resultado, mientras que las blancas iban a representar el deseado. Les explicó a los empleados que «el objetivo era extraer las cuentas blancas». Luego, les vendó los ojos y les pidió que, aleatoriamente, fueran seleccionando una cuenta del bol. Cuando la persona extraía una cuenta blanca, era felicitada; pero si, en cambio, escogía una roja, se le amonestaba. En este ejemplo, los empleados están condenados a fallar al extraer una cuenta roja debido al diseño del proceso. Este experimento demuestra que, frecuentemente, se culpa a los trabajadores por los defectos del sistema, a pesar de que ellos no tienen el control sobre este.

Cuando los procesos son complejos y su comprensión es deficiente, es común que los administradores atribuyan los errores al desempeño de los empleados, aunque el origen de estos errores sea sistémico y esté relacionado con el propio proceso.[5] La manera de proporcionar la atención sanitaria no se puede mejorar eliminando únicamente a los profesionales cuyo rendimiento está por debajo de la media. En lugar de ello, se debe mejorar el rendimiento medio del personal sanitario mediante la transformación del sistema y, asimismo, del proceso subyacente. Para que eso funcione, deben darse varios factores: existir una comprensión de los sistemas, realizar una recopilación de datos, implementar los cambios y la medición del efecto de las alteraciones en el sistema. Dichas intervenciones, además, deben centrarse en los problemas más comunes y peligrosos, los que limitan mayormente el flujo de atención (cuello de botella) y aquellos que son más costosos para la atención sanitaria.

Los recursos utilizados para proveer atención sanitaria son limitados, incluso el factor tiempo. El concepto de coste de oportunidades dicta que el coste de consumo de estos recursos no es simplemente el valor del recurso si este no es consumido, sino que se trata de su valor total si se usara de la mejor manera alternativa. Por ejemplo, en el caso de que un médico pasara 1 h al día escribiendo a mano recetas que podrían imprimirse a partir de un registro médico electrónico. Aquí, el sistema hospitalario debería considerar el coste diario del sistema actual como su salario por hora, y, además, añadir los ingresos potenciales perdidos por una hora de evaluación de pacientes (suponiendo que haya pacientes que requieran una evaluación médica durante esa hora).

Asimismo, la teoría de las restricciones podría ser sumamente útil cuando se consideran procesos complejos, los cuales se producen tanto en serie como en paralelo, y también en la atención a los pacientes para maximizar o minimizar un resultado dado. Esta teoría afirma que los escasos recursos disponibles deben dedicarse a mejorar un cuello de botella significativo en el proceso de producción.[6] Continuando con el ejemplo anterior, en el caso de que la dirección de un sistema de atención sanitaria deba determinar si usa sus limitados recursos para permitir la impresión de las recetas a partir del registro médico electrónico, *o* si integra los registros médicos actuales de los pacientes hospitalizados y los ambulatorios (con el objetivo de mejorar el tiempo de atención a los pacientes), entonces la dirección debe determinar qué pasos de la atención al paciente representan el mayor cuello de botella para el rendimiento y cuál de las dos intervenciones mencionadas resolvería este problema con mayor eficacia. La teoría de las restricciones también podría aplicarse a aquellas situaciones en las que se intente maximizar los ingresos o, incluso, minimizar los errores. Esto se logra mediante la estimación del grado en el que cada uno de los múltiples pasos de atención al paciente es el más crucial para obtener el resultado deseado.

MÉTODOS DE MEJORA DE LA CALIDAD UTILIZADOS EN LA ATENCIÓN SANITARIA

Actualmente se utilizan varios métodos de MC en el campo de la atención sanitaria:

- **Seis Sigma** es un método de mejora que tiene como objetivo encontrar y eliminar las causas de los errores o defectos de los procesos de trabajo, centrándose en los resultados que son de mayor importancia para el cliente.[7]
- Seis Sigma busca eliminar defectos mediante el uso de la metodología DMAIC (definir, medir, analizar, mejorar, controlar, por sus siglas en inglés) para la mejora de procesos. Este conjunto de herramientas para mejorar los procesos fue desarrollado por Motorola en 1985 (cuyo nombre deriva de sigma, la designación estadística para la desviación estándar), con el objetivo de crear procesos de manufactura que produjeran seis desviaciones estándar de producción sin defectos. Esto equivale a que el 99,99966 % de los productos esté libre de defectos o a que existan 3,4 defectos por cada millón de oportunidades.[8]
- *Lean* (producción ajustada), término acuñado por John Krafcik en 1988, fue desarrollado originalmente en la industria automotriz como un derivado de los Sistemas de producción Toyota. *Lean* se centra en eliminar el despilfarro innecesario de un proceso, lo cual aumenta la eficiencia y mejora el flujo de trabajo, al tiempo que preserva su valor. De manera específica, las metodologías *Lean* buscan eliminar el despilfarro o «muda» en siete áreas (tabla 2-3).

TABLA 2-3	*LEAN*: las siete áreas de despilfarro
Sobreproducción	
Inventario	
Productos rechazados/reparados	
Movilidad	
Transporte	
Procesamiento	
Tiempo de espera	

- El **ciclo planificar, hacer, estudiar, actuar** (PHEA) es práctico, simple y, en consecuencia, comúnmente utilizado. El ciclo PHEA refleja el proceso iterativo natural de la resolución de problemas mediante el método de prueba y error. Este ciclo alcanza su mayor eficacia cuando se dirige a un proceso de atención en particular y debe repetirse muchas veces, ya que, con frecuencia, el primer ciclo desenmascara nuevos problemas del proceso que deben abordarse en el siguiente (v. cap. 4).
- La **mejora continua de la calidad** como estrategia administrativa se implementó de manera general por primera vez en la industria japonesa donde se le llamaba *Kaizen*.[9] Hoy en día se aplica ampliamente en muchos aspectos del ámbito que nos ocupa.

A pesar de que, en su origen, estas metodologías se diseñaron de forma distinta, en la actualidad, frecuentemente, se usan combinadas. Un solo proyecto de MC debe usar únicamente métodos y herramientas cuando sea necesario. Cada uno de ellos puede aplicarse en muchos tipos de intervenciones de MC, incluyendo racionamiento, instrucción, retroalimentación, incentivos, penalizaciones, organización, uso de listas de verificación, RME, reforma de procesos del factor humano y formación del personal.

COMPONENTES DE UN PROYECTO DE MEJORA DE LA CALIDAD

Un plan de proyecto es útil para comunicar y confirmar el acuerdo entre el equipo que resolverá el problema y la administración. Este debe incluir el objetivo, el alcance de los antecedentes del proyecto, los indicadores, el caso empresarial, los miembros del equipo, los recursos requeridos, el coste y el ahorro presupuestados, las actividades iniciales planeadas y el tiempo de realización estimado. En este también debe incluirse una declaración de propósitos como parte del objetivo, la cual debe ser específica, mesurable, apropiada, orientada a resultados y programada en el tiempo. Un ejemplo de plan de proyecto podría ser el siguiente: la clínica médica busca incrementar la realización y documentación de pruebas con monofilamentos en pacientes diabéticos desde el 60 % hasta el 80 % para el 31 de diciembre de 2017. Los indicadores deben estar conectados con los objetivos y resultados del plan. Por lo general, la mayoría de los proyectos tienen de tres a ocho indicadores, que son una mezcla de indicadores de procesos, resultados y equilibrio. El esquema conductor es un árbol lógico donde mostrar visualmente el objetivo, los factores primarios que contribuyen a dicho objetivo, los factores secundarios que influyen en los primarios y las ideas específicas de cambio para probar[10] (fig. 2-2).

Un componente vital para el éxito de cualquier proyecto de MC es un buen equipo. Y dentro de este, algunas de las posiciones más importantes son las siguientes: un jefe con autoridad para introducir cambios; un patrocinador ejecutivo que ayude a superar los obstáculos organizacionales; expertos en el tema a tratar, trabajadores de primera línea, o ambos (como, por ejemplo, personal de enfermería y de medicina, auxiliares médicos), y un experto en mejoras que guíe al equipo y a los pacientes.

EJECUCIÓN DE UN PROYECTO DE MEJORA DE LA CALIDAD

Hay cuatro pasos básicos para llevar a cabo un proyecto de MC: desarrollar un cambio, evaluarlo, implementarlo y propagarlo.

Desarrollo de un cambio

Toda mejora requiere un cambio, pero no todos los cambios constituyen una mejora (guía para la mejora). Existen dos tipos de cambio. Por un lado, tenemos el *reactivo* o de primer orden, que consiste en modificar más o menos un proceso ya existente (el cual es reversible y requiere de un nuevo aprendizaje mínimo). Y, por otro, el llamado *cambio fundamental* o de segundo orden, el cual representa un proceso esencialmente distinto, irreversible y que requiere de un nuevo aprendizaje para poderse llevar a cabo.[11] Determinar cuál realizar en cada caso implica comprender el sistema y la teoría existente que hay detrás. El diagrama de control es una herramienta que ayuda a organizar la teoría del sistema, ayuda al equipo

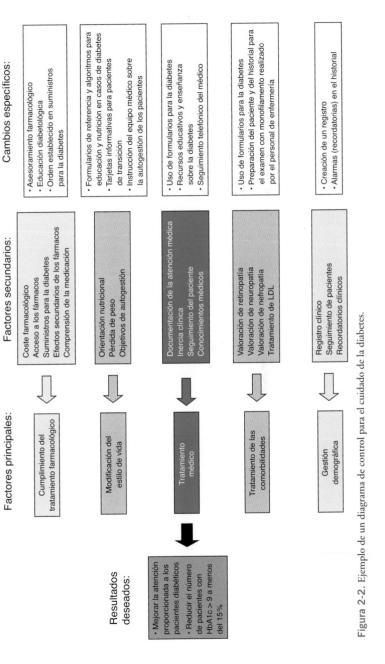

Figura 2-2. Ejemplo de un diagrama de control para el cuidado de la diabetes.

a comprender cómo están conectados los factores y facilita el proceso de identificación de los factores a abordar.

Decidir el cambio que debe hacerse no siempre es fácil, pues frecuentemente las personas perseveran en unas pocas ideas comunes. Por ejemplo, muchos pensamientos se inician con «más de lo mismo», lo cual significa creer que más médicos, más salas de exploración y más dinero resolverían el problema. Más bien, es probable que el sistema se beneficiara de una reestructuración general. Otro error común que se comete es el de buscar el cambio perfecto. Un equipo puede pasarse horas, semanas o, incluso, meses debatiendo qué tipo de cambio hacer e intentando mapear todos sus detalles, lo cual lleva a paralizar la acción. Existen cinco enfoques que ayudan a los equipos en el desarrollo de un cambio:

1. Pensar de forma lógica en el sistema actual.
   a. Con frecuencia, mapear un proceso con un diagrama de flujo y reunir a un grupo multidisciplinar de profesionales puede conducir a la aparición de buenas ideas que lideren un cambio.
2. Aprender de los demás.
   a. Es probable que, en el mundo, otros equipos afronten los mismos problemas y algunos puedan haber logrado mejoras a través de sus cambios. Ponerse en contacto con otros sistemas de atención sanitaria y revisar su bibliografía puede proporcionar ideas ya testadas que faciliten ese nuevo cambio. Asimismo, como se menciona en el capítulo anterior, la atención sanitaria puede analizar otros ámbitos para obtener nuevos conceptos de cambio.
3. Usar la tecnología.
   a. Si se prueba e implementa de forma apropiada, la tecnología puede mejorar el sistema. No obstante, es posible que automatizar un mal sistema o utilizar la tecnología inadecuada solo empeore las cosas.
4. Pensar de forma creativa.
   a. El pensamiento creativo puede ayudar a la obtención de nuevas ideas. Los ejercicios de pensamiento provocador y la lluvia de ideas pueden estimular el pensamiento creativo.
5. Usar conceptos de cambio.
   a. Un concepto de cambio es una idea o un método general que ya ha resultado útil a la hora de desarrollar ideas específicas para lograr cambios que conducen a la mejora[12] (tabla 2-4).

TABLA 2-4	Ejemplos de conceptos de cambio
Conceptos de cambio	**Descripción**
Mejorar el flujo de trabajo	Cambiar el flujo de trabajo, de modo que el proceso sea menos reactivo y más planificado
Optimizar el inventario	Usar sistemas *pull* para el control de inventario como el «justo a tiempo», que es una manera de minimizarlo
Cambiar el ambiente de trabajo	Renovar físicamente las instalaciones y desarrollar una «cultura justa» como un ejemplo a tener en cuenta
Interacción productor/cliente	Mejorar la comunicación, las expectativas y, por lo tanto, la satisfacción entre productores y clientes
Administrar el tiempo	Posibilitar la reducción del plazo de entrega, el tiempo del ciclo y el tiempo de espera
A prueba de errores	Rediseñar el sistema para reducir la probabilidad de que las personas cometan errores en este
Eliminar el despilfarro	*Véase Lean*

Evaluación del cambio

Evaluar el cambio ayuda a crear conocimientos sobre un sistema y sirve para enseñar si dicho cambio resultará en una mejora. Con frecuencia, la evaluación se hace a través de ciclos PHEA. Se puede comenzar por evaluar a pequeña escala y utilizar dicha evaluación para adquirir conocimientos. Es posible realizar la primera prueba con un solo paciente. Esta estrategia genera confianza y evita los errores a gran escala. La dimensión de la prueba debe ser proporcional al compromiso actual de cambio de la organización, al grado de confianza en que el cambio entrañará una mejora y al coste del fracaso (tabla 2-5).

Con frecuencia, los pequeños cambios repetidos son más efectivos que los grandes cambios, ya que cada modificación tiene el potencial de producir efectos no intencionados en otros procesos de la atención a pacientes. Los cambios accidentales pueden ser identificados y reparar los efectos negativos con un mínimo perjuicio si son pequeños y se mejoran con cada nueva iteración. Las pruebas deben realizarse bajo una amplia gama de condiciones. Esta estrategia ayudará a crear la confianza de que el cambio conducirá a una mejora y, a la vez, hará que el equipo identifique los problemas de la idea de mejora.

Implementación del cambio

La implementación de un cambio hará de este una parte integral del sistema. Esto puede requerir modificaciones amplias y permanentes en las operaciones rutinarias de la organización. Será durante el proceso de implementación, que el resto de sistemas en interacción también deberán evaluarse para, así, apoyar el cambio. Dicho proceso no puede pasar por alto las secciones de la organización implicadas en la documentación, la contratación, la formación y la compensación. Con frecuencia, el fallo en este punto puede tener su origen en una inadecuada evaluación preliminar. Los mismos ciclos PHEA utilizados en la evaluación pueden aplicarse en la implementación. Hay diversas áreas clave de implementación que el equipo debe considerar:

1. Estandarización: políticas y procedimientos.
2. Documentación: descripciones del puesto de trabajo.
3. Capacitación: formación del personal.
4. Mediciones: flujo de información.
5. Recursos: equipo.

TABLA 2-5	Escala de evaluación			
Situación actual		Resistente	Indiferente	Dispuesto
Poca confianza en que la idea actual de cambio llevará a mejoras	Alto coste del fracaso	Prueba a muy pequeña escala	Prueba a muy pequeña escala	Prueba a muy pequeña escala
	Bajo coste del fracaso	Prueba a muy pequeña escala	Prueba a muy pequeña escala	Prueba a pequeña escala
Gran confianza en que la idea actual de cambio llevará a mejoras	Alto coste del fracaso	Prueba a muy pequeña escala	Prueba a pequeña escala	Prueba a gran escala
	Bajo coste del fracaso	Prueba a pequeña escala	Prueba a gran escala	Implementar

(Adaptado de: Langley GL, Moen R, Nolan KM, et al. *The Improvement Guide: A Practical Approach to Enhancing Organizational Performance*. 2nd ed. San Francisco, CA: Jossey-Bass Publishers; 2009.)

TABLA 2-6	La respuesta humana ante el cambio
Resistencia	Respuesta emocional o conductual ante las amenazas reales o imaginarias hacia la rutina de trabajo
Apatía	Sentir o mostrar poco o ningún interés
Cumplimiento	Actuar públicamente de acuerdo con la presión social, aunque en privado se esté en desacuerdo
Conformidad	Cambio en la conducta o en las creencias como resultado de una presión de grupo real o imaginaria
Compromiso	Estar ligado emocional o intelectualmente a una línea de acción

(Datos de: www.ihi.org/resources/Pages/Changes/UsingChangeConceptsforImprovement.aspx)

Es importante tener en cuenta el lado humano del cambio cuando este se implementa. La respuesta humana al cambio sigue una curva en forma de campana en la que se representan unos cuantos innovadores, algunas personas que aceptan rápido el cambio y, otras, reticentes; aunque la mayor parte estará dentro de la primera o la última mayorías. La gente presentará una fuerte reacción emocional ante el cambio (tabla 2-6).

Estas reacciones pueden deberse a un sentimiento de cambio en la autonomía, la conducta programada y la estabilidad con respecto a la rutina actual; límites reales o percibidos en los recursos, y un enfoque limitado. Algunas de las estrategias para mitigar estas barreras incluyen crear la voluntad de cambio entre el personal, proporcionar información sobre las razones por las que se hará el cambio y la forma en que este afectará al personal, promover el cambio, proporcionar el tiempo para una formación adecuada y mantener un ciclo de retroalimentación.

Propagación del cambio

Propagar un cambio consiste en implementar una buena idea más allá de la localización inicial. Los efectos positivos de un cambio están determinados no solo por la mejora fundamental ofrecida por el propio cambio, sino también por el grado en el que el cambio se aplica con éxito en toda la organización. Por ejemplo, si una unidad de cuidados intensivos desarrolla un paquete que reduce las tasas de infección asociadas a líneas centrales, este paquete debe propagarse a otras unidades del hospital. El Institute for Healthcare Improvement (IHI) desarrolló un marco para la propagación que incluye:

1. Liderazgo fuerte.
2. Mejores ideas.
3. Disposición.
4. Sistemas sociales.
5. Sistemas de medición y retroalimentación.

Mantenimiento del cambio

Después de realizar un cambio, es vital continuar con la monitorización del sistema. Ocurre con frecuencia que un equipo se concentra en hacer mediciones antes y después de la intervención. Sin embargo, el enfoque debería ser el medir de manera constante para evaluar los datos en el tiempo. Esta monitorización podría llevarse a cabo con gráficos de proceso y de control (tratados en el cap. 4).

MEDICIÓN DE LA CALIDAD

La medición es una parte integral de la MC continua.[13] Medir la calidad en la atención sanitaria ha sido más difícil que hacerlo en otras industrias debido a la dificultad para determinar si los resultados de los pacientes son atribuibles a la calidad de la atención sanitaria que se les proporciona o a su estado de salud inicial, el cual puede variar ampliamente. Sin embargo, en la actualidad, la calidad en el ámbito de la atención sanitaria puede medirse de forma fiable mediante una gran variedad de métodos.[14] Aunque, de manera tradicional, se mide la calidad de la atención como algo aparte de la provisión de atención de calidad, y existe una evidencia creciente que demuestra que ambas están inextricablemente vinculadas.[15] Esto sirve para dos propósitos críticos: primero, determinar cuál (de una cantidad múltiple de procesos dentro de un sistema) proporciona los mejores resultados y, segundo, determinar con qué frecuencia las buenas prácticas conocidas se aplican a los pacientes apropiados. Las mediciones pueden variar ampliamente según el tipo, método de valoración, fuente y alcance.

La calidad de la atención sanitaria puede medirse de acuerdo con la estructura, el proceso y el resultado (tabla 2-7)[16]:

1. Los *indicadores estructurales* cuantifican los recursos disponibles de los sistemas de atención sanitaria, como es el número de personal de enfermería, de camas de hospital o el material para flebotomía.
2. Los *indicadores de proceso* cuantifican los procesos diagnósticos y terapéuticos que se producen durante la atención al paciente, como el número de pacientes con insuficiencia cardíaca que se dieron de alta con prescripción de un β-bloqueante.
3. Los *indicadores de resultados* cuantifican el estado de salud de los pacientes después de recibir la atención sanitaria. Son ejemplos de ello la mortalidad, la morbilidad e incluso la evaluación de la calidad de vida.
4. Los *indicadores de equilibrio* cuantifican cualquiera de los cambios de un proyecto de MC distinto al resultado primario de dicho proyecto para asegurar que otros sistemas o procesos no se alteren de manera negativa. Por ejemplo, si un proyecto se diseñara para mejorar el diagnóstico de una embolia pulmonar con la introducción de distintos protocolos de diagnóstico por la imagen, la función renal podría ser propiamente un indicador de equilibrio. Estos pueden ser estructurales, de proceso o de resultado.

TABLA 2-7	Tipos de mediciones para evaluar la calidad	
Tipos de mediciones	Descripción general	Ejemplos de atención sanitaria
Estructural	Cuantificar los recursos disponibles	Número de enfermeras o número de camas de hospital
Proceso	Determinar los pasos necesarios para lograr el resultado deseado	Número de pacientes con insuficiencia cardíaca dados de alta bajo un β-bloqueante
Resultado	Estimar hasta qué grado se satisfacen las especificaciones del consumidor	Morbimortalidad o calidad de vida
Equilibrio	Evaluar si los cambios destinados a mejorar una medida provocan el empeoramiento de otra	Lesión renal tras las intervenciones para valorar una embolia pulmonar

(Datos de: Donabedian A. *Explorations in Quality Assessment and Monitoring. Vol. 1: The Definition of Quality and Approaches to its Assessment.* Ann Arbor, MI: Health Administration Press; 1980.)

Cada uno de estos diferentes indicadores tiene sus respectivos puntos fuertes y débiles que deben tenerse también en cuenta. Los indicadores estructurales y de proceso son útiles si se comprueba su correlación con los resultados y, además, a menudo son más fáciles de obtener que los indicadores de resultados. Los datos de proceso pueden ser más sensibles que los de resultados, ya que no todos los errores de proceso conducen a un mal resultado. No obstante, la fiabilidad de los indicadores de proceso depende de hasta qué punto se sabe que tal proceso influye en los resultados, dado que los malos resultados en los pacientes a menudo no son evidentes hasta un tiempo después de que se proporcione la atención sanitaria evaluada. Cuando se comparan los indicadores de resultados, es significativo medir el estado de salud de base, ya que si no se tienen en cuenta adecuadamente las diferencias en el estado de salud inicial, los resultados solo representan el estado final, y no la mejora asociada a la atención proporcionada. La mayoría de los proyectos de MC tendrán diversos indicadores de resultados, de proceso y equilibrio que serán seguidos en el tiempo.

Los datos para la medición de la calidad en la atención sanitaria pueden obtenerse de múltiples fuentes incluido el registro médico clínico, los registros de facturación/seguros, las encuestas o la observación directa. La fuente de datos más adecuada va a depender del propósito para el cual se empleará la información.[13] Por ejemplo, la orientación educativa acerca de la dieta para pacientes diabéticos podría medirse mediante una encuesta realizada entre los pacientes, el registro médico, o bien la grabación directa de audio o vídeo. Determinar cuál es la mejor fuente depende de si la calidad de la atención está asociada a que los médicos completen el asesoramiento, al recuerdo que los pacientes tienen del asesoramiento o al hecho de que el asesoramiento sea documentado, de manera que otras terapias se tengan en cuenta apropiadamente en el futuro.

Los datos deben medirse en unidades apropiadas para el ámbito del proyecto de MC a realizar. Por ejemplo, si un hospital desea reducir en 40 min el tiempo medio transcurrido hasta la evaluación inicial tras llegar al servicio de urgencias, pero solo es posible medir estos tiempos en horas, debe crearse un nuevo sistema de medición. La recopilación de datos no debe ser un proceso por separado y laborioso que consuma el tiempo de los profesionales sanitarios (con la pérdida económica que supone no proporcionar una verdadera atención a los pacientes). Los sistemas deben apoyar los esfuerzos de los proveedores de primera línea para medir su rendimiento diariamente y ajustarse a estos de manera adecuada.

Los datos recopilados de diferentes maneras, bajo distintas circunstancias, resultan poco fiables y serán insuficientes para determinar si los cambios se deben a las intervenciones evaluadas o a inconsistencias en la recopilación de datos. Es necesario desarrollar, así, una definición operativa del indicador para asegurar que los datos recopilados son fiables y útiles. Una definición de este tipo requiere: *1)* un acuerdo sobre un dispositivo de medición; *2)* un grado de precisión del indicador, y *3)* un criterio de valoración. Por ejemplo, cuando se intenta medir si las úlceras por decúbito han mejorado, es necesario determinar el dispositivo de medición (estimación visual, cinta métrica o calibrador), el grado de precisión del indicador (unidades de un centímetro o de un milímetro), y los criterios de valoración (qué es una úlcera de decúbito y en qué puntos de la lesión cutánea se efectúa la medición).

El indicador permite la identificación de la atención de mala calidad; no obstante, cuánto más avanzado esté el proceso cuando se identifique esta mala práctica, más peligroso resultará para el paciente y, en consecuencia, mayor será el coste de su resolución.[17] Por ejemplo, si un farmacéutico elabora de manera incorrecta un antibiótico i.v., esto repercutirá en la disminución de la calidad de la atención al paciente, pero la magnitud del error dependerá de si este se identifica más pronto o más tarde en el proceso de atención. Si es detectado por el propio farmacéutico, el coste es de solo un gasto mínimo de materiales y de tiempo del proveedor; en cambio, si el error es detectado por una enfermera en el hospital, se desperdicia el tiempo del personal y el resultado para el paciente podría ser peor debido al retraso en recibir el tratamiento adecuado. En el caso de que el paciente reciba el antibiótico antes de que se descubra el error, este podría sufrir daño renal o algo mucho más grave, al mismo tiempo que se incurriría en un mayor coste por la atención adicional relacionada con el error. Afortunadamente, hay múltiples herramientas disponibles para medir con eficacia la calidad de la atención con eficacia[18] (v. cap. 4).

MEJORA DE LA CALIDAD *VS.* INVESTIGACIÓN CLÍNICA

La MC y la investigación clínica comparten el objetivo común de buscar la mejora de la atención al paciente mediante la aplicación combinada de la intervención y las mediciones repetidas. En EE.UU., la investigación clínica requiere la aprobación de un comité de ética, el consejo institucional de revisión (IRB, por sus siglas en inglés), cuya supervisión tiene la finalidad de garantizar la seguridad de los pacientes. Actualmente, los esfuerzos de la MC están exentos de la aprobación requerida por el IRB. Puede ser difícil determinar si un proyecto dado está principalmente clasificado como MC o como investigación clínica; por este motivo, aquí se analiza la característica clave de cada una (tabla 2-8).[19,20] Cabe destacar que los proyectos que involucran a poblaciones vulnerables se podrían beneficiar de la supervisión

TABLA 2-8 Diferencias entre mejora de la calidad e investigación	
Mejora de la calidad	**Investigación clínica**
Describe o mejora una brecha específica en la prestación local de la atención sanitaria	Identifica deficiencias en el conocimiento científico a partir de la bibliografía o propone una hipótesis para desarrollar un nuevo conocimiento generalizable
Intervención iterativa que cambia con el tiempo como respuesta a la retroalimentación continua	Protocolo de intervención que permanece constante y, con frecuencia, utiliza la aleatorización de los individuos
Intervención dentro de la relación terapéutica habitual médico-paciente	Terapia nueva
Beneficios conocidos para los participantes y la institución local	Intención de obtener un beneficio con un potencial social esperado, aunque con beneficio individual desconocido
Privacidad o confidencialidad de la información sobre salud como riesgo principal, pudiendo ser este mayor para los pacientes que no participen	Riesgos físicos, psicológicos, emocionales, sociales o financieros, que son descritos a los participantes que se han ofrecido individualmente como voluntarios, o a aquellos a los que el consejo institucional de revisión otorga una liberación del consentimiento
Revisión de los resultados que se produce a lo largo de todo el proceso para una mejora continua y constante	Análisis periódico que se usará, principalmente, para informar a investigaciones adicionales
Refinamiento de los procesos del nivel del sistema local como intención principal de la actividad al compartir los resultados locales con participantes del proceso	Intención de que los resultados se generalicen más allá de la población de estudio, con frecuencia con una publicación revisada por pares externamente a la institución

(Datos de: US Dept of Health and Human Services. Protection of Human Subjects: 45CFR 46. 2005, www.hhs.gov/ohrp/humansubjects/guidance/45cfr46.html; Davidoff F, Batalden P, Stevens D, et al. Publication guidelines for quality improvement in health care: evolution of the SQUIRE project. *Qual Saf Health Care*. 2008;17[Supplement 1]:i3–9, www.squire-statement.org)

de un comité de revisión ética. Este colectivo incluye a estudiantes, trabajadores, niños, mujeres embarazadas, presos, personal militar en activo, personas con alterada capacidad para tomar decisiones o aquellas con desventajas educacionales o económicas.

LA MOTIVACIÓN ECONÓMICA PARA LA MEJORA DE LA CALIDAD

Como se describe en el texto *Quality is Free (La calidad es gratuita)*, mejorar la calidad no debería tener un coste y, de hecho, puede reducirlo ya que la calidad es el precio de la no conformidad.[21] Un proceso que fabrica productos defectuosos conduce a costes debidos a: *1)* la selección para identificar dichos artículos; *2)* la reelaboración de aquellos que han sido detectados, y *3)* los costes relacionados con defectos que llegan a los consumidores. Joseph Juran llama a este fenómeno el coste de la mala calidad.[22] Un proceso diseñado para obtener productos que, sistemáticamente, cumplan con las especificaciones elimina estos costes. En 2004, la American Society for Quality publicó un informe oficial titulado *Making the Economic Case for Quality (La motivación económica de la calidad)* que muestra abundante evidencia empírica sobre el impacto económico de un enfoque institucional sobre la MC. Dicho informe concluye que el impacto de la práctica de la gestión de la calidad en los indicadores fundamentales, los de mercado y los de operaciones internas sobre las ganancias es significativamente positivo.[23] De igual modo, las instituciones que pagan la atención sanitaria comienzan a exigir más valor por el capital que invierten. El coste de la atención sanitaria podría reducirse pero manteniendo los resultados en salud con un uso apropiado de la medicina preventiva y la administración de tratamientos en un entorno que requiera menos recursos, como en los servicios de atención primaria.

PUNTOS CLAVE

- La mejora de la calidad tiene como objetivo conseguir una atención sanitaria segura, eficaz, centrada en el paciente, oportuna, eficiente y equitativa.
- Los componentes de un proyecto de mejora de la calidad incluyen un plan de proyecto; una declaración de objetivos; un esquema conductor; indicadores de resultados, procesos y equilibrio; métodos para presentar la información, y un equipo altamente funcional.
- Para evaluar un cambio se puede usar una serie de ciclos PHEA, los cuales deben iniciarse a pequeña escala y, progresivamente, ir aumentando su alcance.

RECURSOS EN LÍNEA

1. Institute for Healthcare Improvement: www.ihi.org
2. Agency for Healthcare Research and Quality: www.ahrq.gov
3. American Society for Quality: www.asq.org

BIBLIOGRAFÍA

1. Bohmer R. *Designing Care: Aligning the Nature and Management of Health Care*. Boston, MA: Harvard Business Press; 2009.
2. Porter ME. What is value in health care? *N Engl J Med*. 2010;363:26.
3. Gwande A. *Better: A Surgeon's Notes on Performance*. New York, NY: Henry Holt and Company; 2007.
4. McGlynn EA, Asch SM, Adams J, et al. The quality of health care delivered to adults in the United States. *N Engl J Med*. 2003;348:2635–45.
5. Deming W.E. *Out of Crisis*. Cambridge, MA: MIT Center for Advanced Engineering Study Publishing; 1982.
6. Goldratt E. *The Goal: A Process of Ongoing Improvement*. Great Barrington, MA: North River Press; 1984.

7. Snee RD. Why should statisticians pay attention to six sigma? *Qual Prog.* 1999;32(9):100–3.
8. Wortman M, Pearson T, Patel JP, Carlson DR. *The Certified Six Sigma Black Belt Primer.* 3rd ed. West Terre Haute, Indiana: Quality Council of Indiana; 2012.
9. Imai M. *Gemba Kaizen: A Commonsense, Low-Cost Approach to Management.* New York, NY: McGraw-Hill; 1997.
10. http://www.institute.nhs.uk/quality_and_service_improvement_tools/quality_and_service_improvement_tools/driver_diagrams.html
11. www.thenationalacademy.org/ready/change.html
12. Langley GJ, Nolan KM, Nolan TW, et al. *The Improvement Guide.* San Francisco, CA: Jossey-Bass Publishers, Inc.; 2009.
13. Berwick DM. Continuous improvement as an ideal in health. *N Engl J Med.* 1989;320:53–6.
14. Brook R, McGlynn E, Cleary P. Measuring quality of care. *N Engl J Med.* 1996;335:966–70.
15. Berwick DM. Developing and testing changes in delivery of care. *Ann Intern Med.* 1998;128:651–6.
16. Donabedian A. *Explorations in Quality Assessment and Monitoring. Vol. 1: The Definition of Quality and Approaches to its Assessment.* Ann Arbor, MI: Health Administration Press; 1980.
17. Shewhart WA. *Economic Control of Quality of Manufactured Product.* New York, NY: D. Van Nostrand Co.; 1931.
18. Brook RH. Quality of care: do we care? *Ann Intern Med.* 1991;115:486–90.
19. US Dept of Health and Human Services. *Protection of Human Subjects: 45CFR 46.* 2005. http://www.hhs.gov/ohrp/humansubjects/guidance/45cfr46.html
20. Davidoff F, Batalden P, Stevens D, et al. Publication guidelines for quality improvement in health care: evolution of the SQUIRE project. *Qual Saf Health Care.* 2008;17[Supplement 1]:i3–9. www.squire-statement.org
21. Crosby PB. *Quality is Free: The Art of Making Quality Certain.* New York, NY: McGraw-Hill; 1979.
22. Juran J, Godfrey AB. *Juran's Quality Handbook.* New York, NY: McGraw Hill; 1999.
23. Ryan J. *Making the Economic Case for Quality: An American Society for Quality White Paper.* Milwaukee, WI. 2004. http://rube.asq.org/pdf/economic-case/economic-case.pdf

3 Creación de alta fiabilidad en el sistema de atención sanitaria

Ellen M. Lockhart, Laureen L. Hill y Alex S. Evers

VIÑETA CLÍNICA

Usted es un anestesiólogo que hoy asiste a la supervisión de dos casos de residentes en el quirófano, y el subespecialista llegará tarde.

El caso #1 es la reparación de un aneurisma aórtico torácico y se ha inducido anestesia general; los dispositivos de monitorización invasivos ya han sido colocados, el paciente se encuentra estable y el procedimiento quirúrgico está en progreso. Le llaman para que empiece con el caso #2, el cual se retrasó debido a trasplantes múltiples durante toda la noche que resultaron en el requerimiento de tiempo adicional para reabastecer adecuadamente sus materiales. El caso #1 va bien y usted le pide al residente que envíe al laboratorio una muestra para gases en sangre. Las pruebas en el punto de atención del quirófano no están disponibles por el momento debido a que el analizador está en reparación, así que manda la muestra al laboratorio central junto con las muestras de varios quirófanos.

Mientras usted atiende el caso #2, el laboratorio llama por haber detectado un valor crítico de laboratorio para el caso #1. La enfermera circulante está ocupada en obtener un nuevo instrumento para el cirujano que ha encontrado un poco de sangrado y le grita rápidamente a su residente que la hemoglobina es de 6,3 antes de ir a buscar la nueva pinza. El paciente entra en hipotensión en este punto y requiere dosis frecuentes de vasopresores para mantener una tensión arterial adecuada. Cuando el residente escucha que la hemoglobina es de 6,3 con hipotensión y pérdida aguda de sangre, se le realiza al paciente una transfusión de dos unidades de concentrado de hematíes por un posible shock hemorrágico.

Casi al mismo tiempo, el técnico de quirófano llega con la hoja de resultados del laboratorio, y el valor de hemoglobina es de 10,8. Usted llama al laboratorio para preguntar sobre la discrepancia y le informan de que se dieron cuenta de que avisaron al quirófano equivocado porque tenían múltiples valores críticos y, en ese momento, estaban demasiado ocupados enviando sangre para los pacientes con hemorragias como para remediar el error. El sangrado quirúrgico se ha detenido y su paciente ha recibido una transfusión innecesaria de dos unidades de sangre.

- ¿Cuáles son las definiciones y características de una organización altamente fiable?
- Describa otros tipos de teoría de sistema complejo que puedan aplicarse a la industria de la atención sanitaria.

INTRODUCCIÓN

En la actualidad, los hospitales proporcionan a los pacientes enfermos una atención cada vez más aguda y compleja. El peligro potencial es constante, y la posibilidad de error puede tener resultados trágicos. Existe una creciente presión para proporcionar una atención más segura a los pacientes. Ya sea por la llamada de atención del informe del Institute of Medicine (IOM) de Estados Unidos,[1] el deseo de implementar de manera más rápida e impecable la evidencia clínica en la práctica, las nuevas realidades reglamentarias y de reembolso, o los informes públicos sobre índices de seguridad y calidad, ahora la industria de la atención sanitaria está motivada para hacer que los procesos clínicos sean más fiables y seguros en este entorno de alto riesgo. Otras industrias, como la de las aerolíneas comerciales y la de la energía nuclear, han funcionado con una alta fiabilidad en entornos de riesgo elevado durante muchos años. El estudio reciente de estas industrias de alto riesgo ha llevado a la identificación de propiedades y características que podrían ser aplicadas en el sector de la atención sanitaria en su lucha por lograr la alta fiabilidad.[2]

ORGANIZACIONES ALTAMENTE FIABLES

Una organización altamente fiable (OAF) es aquella que ha tenido éxito en evitar las catástrofes en un entorno donde los accidentes normales son esperables debido al riesgo y la complejidad constantes. Las OAF mantienen un alto grado de seguridad a pesar de las arriesgadas condiciones de su funcionamiento.[3] Asimismo, la consistencia a lo largo del tiempo está implícita en su definición. Existen diversas filosofías y definiciones de una OAF; sin embargo, algunas características aparecen como principios comunes. Primero y ante todo, las OAF mantienen una cultura de la seguridad. No se trata simplemente del lema de la compañía, sino de una atmósfera definitoria a todos los niveles de la organización. Weick y Sutcliffe se refieren a esto como «conciencia colectiva»[3] y describen con mayor detalle las características esenciales. Estas organizaciones se preocupan ante el fracaso,[3,4] demuestran un compromiso apasionado con la excelencia,[5] y se esfuerzan por lograr un entorno con cero defectos.[6] En este entorno, todo el mundo es profundamente consciente de que incluso los pequeños errores pueden conducir a la catástrofe. Esta cultura es tan intensa que todo el personal, sin importar el nivel, es motivado y hasta se le solicita que comparta sus preocupaciones y opiniones, sabiendo que tanto la dirección como los miembros del equipo tendrán en cuenta su experiencia.[3,7,8]

Otra característica común de las OAF es que vigilan estrechamente sus operaciones,[3] y comprenden la manera en que sus sistemas y procesos pueden afectar a toda la organización. Este tipo de cuestiones claramente tuvieron un papel en el ejemplo anterior. Las OAF se centran en predecir los problemas y en comprender que sus sistemas pueden fallar de maneras insospechadas. Las deficiencias se buscan activamente en contraposición a la práctica común de responder solo a los eventos adversos. Esto puede lograrse a través de informes y rondas regulares que identifiquen los inconvenientes antes de que se generen los problemas.[5] También hay renuencia a aceptar las explicaciones simples cuando se producen sucesos.[3] Estas organizaciones siempre investigan a fondo para establecer todas las potenciales fuentes de fracaso.[4] Una vez que se identifican estas deficiencias, las OAF implementan y utilizan potentes procesos de mejora para solucionarlas.[5]

Cuando surgen problemas, como sucede de manera inevitable, la OAF debe ser muy resiliente.[3] Una OAF comprende que, a pesar de las considerables salvaguardias, un sistema puede fallar. Utilizan sistemas de atención que detectan los errores antes de que estos puedan llegar a los pacientes; no obstante, cuando se producen fallos saben cómo responder, y usan una solución rápida para frenar los errores e improvisan para mantener los sistemas en funcionamiento.[8] Gracias a esta resiliencia, los equipos de atención sanitaria de las OAF pueden mantener una vigilancia constante en medio de las crisis de personal, las interrupciones incesantes y los cambios inesperados en el estado de los pacientes.[8]

CREACIÓN DE UNA INFRAESTRUCTURA DE CALIDAD

Liderazgo con compromiso

Convertirse en una OAF requiere un compromiso verdadero a largo plazo con la calidad. Contar con el apoyo de la junta directiva y los líderes experimentados es esencial para este proceso.[9,10] El papel de la dirección es hacer que la seguridad y la calidad tengan gran prioridad en los objetivos de la organización. Esta debe estructurar el programa, nivelar los incentivos y asegurarse de que la estrategia general esté alineada con la misión.[5,11] La importancia de un liderazgo totalmente comprometido y solidario no puede subestimarse.

Nuevas evidencias sugieren que el compromiso de la junta directiva en la calidad puede, de hecho, afectar al rendimiento de la organización y los resultados de los pacientes.[10] Las entrevistas de miembros de la junta directiva y directores generales de hospitales revelaron que se requiere un avance significativo en la educación de los líderes hospitalarios acerca de la mejora de la calidad (MC) y en el reclutamiento de miembros directivos con experiencia en seguridad.[10]

El papel de los mandos intermedios

La investigación sobre la implementación de innovaciones en atención sanitaria se ha concentrado en el papel de los ejecutivos y los médicos, pero ha pasado por alto en gran medida a los mandos intermedios.[12] Estos actúan como intermediarios entre los ejecutivos y los trabajadores de primera línea. Tienen la capacidad de ejercer influencia sobre niveles superiores mediante la recopilación y el cotejo de información para los altos mandos, así como sobre los niveles inferiores a través de su interrelación con los trabajadores de primera línea. Son implementadores de estrategias y son responsables de transmitir la cultura de la compañía a los trabajadores de primera línea, tanto a través de sus acciones como a través del desarrollo de procesos. Sus conductas deben apoyar la misión de manera consistente.

Papel de los practicantes

Practicantes y becarios son una parte integral de muchos servicios médicos, aunque en ocasiones no se consideran a sí mismos miembros del grupo de trabajo, y, por tanto, no creen ser responsables de los procesos. En realidad, son miembros importantes del equipo, pero necesitan formación sobre sus funciones y la importancia de su participación en los procesos ya establecidos. El flujo de trabajo debe diseñarse para incorporar miembros del equipo en rotación y asegurarse de que conozcan apropiadamente la cultura de la seguridad. Es posible que se requieran esfuerzos adicionales para instruir de manera adecuada a los practicantes sobre sus roles en el equipo, y es esencial proporcionarles esta formación. Además, esta es una valiosa oportunidad para influir en su conducta al inicio de su carrera, lo cual puede contribuir significativamente a una cultura de la seguridad del paciente y al desarrollo de las OAF.[13]

Responsabilidad de los trabajadores de primera línea

Gran parte del conocimiento directo para las operaciones exitosas se encuentra aquí, en la primera línea, donde tiene lugar la actividad que define las bases para una industria en concreto.[14] Las personas que trabajan en esta posición poseen la clave para el éxito de los procesos; sus conocimientos y experiencia deben valorarse, y ellas deben sentirse empoderadas para expresar sus pensamientos y preocupaciones.[14,15]

ADMINISTRACIÓN DE UN SISTEMA COMPLEJO
Accidentes complejos y normales

La atención sanitaria es un sistema complejo y de alto riesgo caracterizado por partes con múltiples componentes que, con frecuencia, están estrechamente acopladas. Incluso los errores triviales en dos o más elementos del sistema pueden conducir a resultados catastróficos cuando estos interaccionan de manera crítica y no anticipada. El concepto paradójico de «accidente normal» no puede atribuirse a un mal diseño, a fallos en el equipo, a procesos defectuosos ni a errores del operador como fallos discretos, sino que más bien se debe a la complejidad interactiva del propio sistema. Los sistemas estrechamente acoplados, donde los subcomponentes tienen un impacto rápido y significativo entre sí, hacen que los accidentes sean «normales» o inevitables.

Si consideramos la viñeta clínica inicial, la causa primaria de la transfusión innecesaria no fue la ausencia del subespecialista, ni la falta de materiales, ni el analizador de gases estropeado, ni la pinza quirúrgica defectuosa, todos ellos fallos de componentes que por sí mismos podrían, en otro caso, ser insuficientes para provocar daños. En vez de eso, las maneras impredecibles e interdependientes en que convergieron estos y otros errores varios, y el hecho de que el operador no pudo observar ni comprender de inmediato tales fallos, condujeron a la transfusión accidental.

Una investigación del mencionado accidente seguramente apuntaría un «error del operador» como el fallo primario. El profesional de enfermería y el técnico de laboratorio al teléfono no emplearon una técnica apropiada de relectura debido a la necesidad urgente de la pinza quirúrgica, y el residente de anestesiología no solicitó la confirmación del informe verbal antes de administrar la sangre debido a la factibilidad de un nivel bajo de hemoglobina en el contexto clínico. En su trabajo sobre la teoría del accidente normal, Charles Perrow advierte que el error del operador, citado en el 60-80 % de las investigaciones de accidentes, es de esperarse cuando los operadores tienen que responder a información anómala y a fallos imprevistos para los cuales ninguna formación o estandarización de procedimientos de operación pueden prepararlos.[16] Esto no significa que las organizaciones deban «tirar la toalla» y aceptar los accidentes como inevitables y eximir de responsabilidad a los operadores, aunque sí subraya las exigencias paradójicas sobre las organizaciones para gestionar el riesgo. Por un lado, los operadores deben seguir políticas y protocolos centralizados y estandarizados, y evitar llevar a cabo acciones cuyas consecuencias no se hayan analizado. Por el otro, los operadores también deben responder correcta y rápidamente frente a todos los incidentes y fallos, incluidos los imprevistos por las organizaciones, ante los cuales los operadores deben pensar y actuar de modo independiente. No es razonable esperar que alguna organización compleja cumpla con ambos criterios sin incidentes. Si los accidentes en los sistemas complejos son «normales», entonces las organizaciones de atención sanitaria deben desarrollar estrategias para aprender de los errores y obtener conocimientos acerca de lo no planeado y lo inimaginable.

Sistemas ultraseguros *vs.* resilientes

La investigación de los factores humanos usa métodos científicos para estudiar por qué se producen los errores y cómo mejorar el rendimiento de los sistemas y evitar el daño accidental.[17] Los factores humanos no tratan acerca de eliminar el error humano o de enseñar a las personas a modificar su conducta, sino de diseñar sistemas que son resilientes a los eventos imprevistos. Los sistemas ultraseguros como la aviación civil y las centrales de energía nuclear han adoptado estrategias que aún no se han aplicado a la atención sanitaria.[18,19] Convertirse en una industria ultrasegura requiere la aceptación de ciertas restricciones de la actividad y un intercambio consciente entre los objetivos de seguridad, los de rendimiento y la autonomía profesional. La atención sanitaria debe afrontar las mismas barreras a las cuales han hecho frente otras industrias en su lucha por la ultraseguridad, con algunos retos adicionales específicos de la industria. La magnitud y el impacto del error humano no están claros en medicina, ya que los riesgos no son homogéneos (es decir, condiciones electivas vs. emergentes) y pueden atribuirse a la enfermedad, los factores del paciente, las decisiones médicas o la implementación de dichas decisiones.

Se han identificado diversas barreras para la reducción de la inseguridad en la atención sanitaria, de entre las cuales destacan la necesidad de controlar la producción máxima, el uso del principio del actor equivalente y la necesidad de la estandarización de las prácticas.[20] Las cada vez mayores presiones económicas sobre las organizaciones y los proveedores de la atención sanitaria dictan los objetivos de productividad y de rendimiento financiero, lo cual puede comprometer la seguridad y llevar a eventos adversos. Cuando el rendimiento máximo de los sistemas o los individuos es ilimitado, o incluso se fomenta, las decisiones autónomas se toleran sin regulación ni restricciones y el riesgo de eventos adversos aumenta. A pesar de que los avances en la medicina no serían posibles sin una disposición para ampliar las fronteras o intentar lo impensable (p. ej., el trasplante de órganos o la derivación cardiopulmonar), estas prácticas extraordinarias están asociadas a un nivel de riesgo superior. Ciertos sectores de la atención sanitaria, como la cirugía traumatológica o el trabajo de parto y el alumbramiento, están sujetos a condiciones inestables que incluyen exigencias impredecibles, diversos grados de gravedad en el paciente y una composición inconsistente del equipo, lo cual los hace inherentemente menos seguros. La mayoría de los sectores de la atención sanitaria, incluidas la cirugía electiva y la anestesia, operan bajo condiciones más estables donde el logro de la ultraseguridad requerirá de limitaciones en la producción, la estandarización de la práctica y las restricciones en la autonomía de los proveedores. Sin embargo, como se demuestra en la viñeta del inicio, tales distinciones pueden volverse confusas en un sistema de atención sanitaria complejo donde coexisten condiciones estables e inestables; es decir, los múltiples trasplantes de la noche anterior agotaron el sistema y condujeron a un fallo en el abastecimiento de las mesas de instrumental para la programación electiva, retrasaron la programación del quirófano, desbordaron la capacidad de camas de la unidad de cuidados intensivos (UCI) y crearon un cuello de botella en el flujo de pacientes hacia la unidad de cuidados postanestesia (UCPA). El pensamiento y la planificación sistémicos siguen siendo un desafío para la atención sanitaria, en la que los equipos deben anticipar las consecuencias entre departamentos y servicios.

Otro obstáculo difícil en la atención sanitaria es el concepto del «actor equivalente» según el cual los profesionales deben abandonar su identidad como artífices individuales y aceptar su equivalencia a sus colegas en una práctica altamente estandarizada.[20] Anestesiólogos, radiólogos, farmacéuticos y pilotos son ejemplos de profesionales que han aceptado este concepto y desempeñan su tarea de manera intercambiable en una práctica altamente estandarizada y con tasas de seguridad que exceden, en mucho, a las de aquellos que aún no han realizado esta transición.

Consecuencias accidentales de las iniciativas de calidad

Cuando la revisión de un suceso en la seguridad del paciente conduce a la determinación de que la causa es el «error humano», no es raro que las organizaciones de la atención sanitaria intenten modificar la conducta de un individuo o de un grupo a través de la formación y la reeducación.[21] Por desgracia, este método ha demostrado ser ineficaz o débil como intervención para la seguridad, y cuando se adopta como solución primaria para erradicar el «error humano», la organización puede quedarse corta para lograr verdaderamente la reducción del daño.[17] Otro método común contra los eventos adversos es concentrarse en los protocolos, las políticas y las listas de verificación.

Las políticas de seguridad continúan aumentando rápidamente y son esenciales en un sistema seguro, pero la acumulación de directrices y listas de verificación destinadas a proteger frente al error y a restringir la acción humana pueden hacer que el sistema sea en extremo complejo y engorroso. Incluso cuando están bien desarrolladas y son aceptadas por los usuarios finales, el uso de las listas de verificación de manera repetitiva presenta el potencial de producir autocomplacencia y distracción cognitiva. Si un sistema está diseñado solo con una esfera limitada de operación segura, es muy probable que se produzcan violaciones en situaciones del mundo real.[22,23]

En su trabajo sobre el tema, Amalberti explica el curso temporal y la manera en que la presión externa lleva a las organizaciones o a los individuos a violar las reglas de seguridad y migrar hacia los límites de la seguridad.[24] Señala que, aunque estas violaciones no son deseables, se comprenden mejor como adaptaciones a un conocimiento médico, un personal de salud y un entorno en evolución, y deben gestionarse a nivel clínico, con la modificación de procedimientos y estándares según sea necesario.

En los últimos años, se ha publicado y ensalzado mucho el denominado «riesgo cero» y los «eventos que nunca deberían suceder» (*never events*, también conocidos como *eventos centinela*) en la atención sanitaria.[25,26] Las redes de aseguradoras presentan reembolsos limitados para varias dolencias asociadas a la atención sanitaria sobre la base de que estas son prevenibles. Este concepto erróneo obvia el hecho de que las fuentes de riesgo en la atención sanitaria son complejas y no exclusivamente atribuibles al error. Si se usan los infecciones quirúrgicas como ejemplo, los pacientes que viven en centros de atención crónica, los que se someten a procedimientos de alto riesgo y los que requieren cuidados más invasivos o una estancia hospitalaria más prolongada tienen mayor probabilidad de desarrollar infecciones que un paciente de bajo riesgo sometido a un procedimiento breve y «limpio», incluso cuando se toman precauciones y no se cometen «errores». Aceptar la idea de riesgo cero o tolerancia cero pone en peligro a los propios esfuerzos de gestión del riesgo que hay detrás de los informes voluntarios y los análisis de causa raíz diseñados para comprender los eventos adversos y mejorar la seguridad y la calidad.[27] Carlet *et al.* sugieren el término preferido de «tolerancia cero a la pasividad» para distinguir la reducción del riesgo cero.

La preocupación por las consecuencias accidentales en la búsqueda de una atención sanitaria más segura no puede enfatizarse lo suficiente. Al igual que los médicos clínicos necesitan aprender de sus errores en la atención al paciente, también deben hacerlo los responsables de las políticas. La extrapolación de los estudios clínicos o la adopción de medidas no contrastadas ni validadas para desarrollar directrices e indicaciones de desempeño pueden causar daños. El tiempo hasta la administración de la primera dosis de antibiótico (TPDA) es una medida desarrollada para pacientes que presentan neumonía adquirida en la comunidad, con el objetivo de la administración de antibiótico dentro de las primeras 4 h a partir de su llegada al hospital. Wachter *et al.* describen los fallos en la primera medida verdaderamente peligrosa en la era de los informes públicos de calidad:

> *«En los días anteriores a la medición de TPDA, los pacientes con diagnósticos inciertos continuaban bajo evaluación hasta que sus diagnósticos se aclaraban. No obstante, el estándar TPDA transformó por completo la dinámica: al encontrarse frente a un paciente que podría tener neumonía, el médico de urgencias ahora tiene un fuerte incentivo (casi siempre acentuado por la presión social y, en ocasiones, por incentivos económicos) para administrar antibióticos antes de que pasen 4 h, incluso cuando aún no esté seguro del diagnóstico.»[28]*

En su relato aleccionador, los autores enfatizan la complejidad de la mejora de la seguridad en la atención sanitaria, y recalcan el uso de la evidencia basada en el método científico, la necesidad de implicar a los usuarios finales en el desarrollo de medidas, y la concienciación sobre los posibles sesgos que pueden corromper el desarrollo de las directrices.

Aparte de revisar las definiciones y características de las OAF, es útil comprender los retos y las oportunidades de aplicar esta teoría en la atención sanitaria. Aunque hay muchos ejemplos de sistemas de alto rendimiento en la atención sanitaria, aún restan diversos desafíos. En comparación con otras industrias, la adopción de estándares recomendados en medicina es en ocasiones retardada e inadecuada.[29,30] En muchas situaciones, hay una falta de marcos de referencia claros con los cuales medir el progreso. Las tarjetas de cumplimiento de objetivos no siempre son suficientes.[11] Es posible que se carezca de datos válidos y específicos para el objetivo,[11] y que la recolección de datos en general sufra de una falta de estandarización y coordinación de las bases de datos (incluso dentro de una misma institución). Algunas de las respuestas son simplemente desconocidas. ¿Cómo podemos medir nuestro avance en la mortalidad postoperatoria a 30 días cuando los datos detallados sobre la mortalidad global perioperatoria a 30 días son inadecuados y no existen datos de mortalidad a 30 días con riesgos ajustados?

Además de estas cuestiones, en medicina hay diversos aspectos culturales que pueden estar en contraposición con la teoría de las OAF. Nuestra industria se ha dirigido históricamente hacia la autonomía del médico. En algunas instancias, esto puede conducir a prácticas que no se guían por los datos y que van en contra del desarrollo de procesos estandarizados. La jerarquía en medicina, en especial entre el personal médico y el de enfermería, puede impedir la coordinación adecuada que requiere una OAF.[31] Con frecuencia, esto conduce a problemas de comunicación y a que los trabajadores de primera línea no opinen ni participen.

Aunque estudiar la alta fiabilidad en otros tipos de industrias ha resultado útil, algunos argumentan que es necesario ser cauteloso cuando se extrapola la teoría de las OAF a la atención sanitaria. Hay una gran variabilidad entre los pacientes, dentro de los equipos, y también a través de un mismo sistema.[32] Nuestro reto es tomar estas ideas y refinar conceptos que son relevantes para la atención sanitaria. Una vez definidos algunos de estos conceptos, es útil considerar la ruta que una organización puede tomar mientras se esfuerza por mejorar la atención sanitaria y la seguridad del paciente. El primer paso es definir los objetivos. Evidentemente, un objetivo debe ser eliminar los errores médicos. Estos son los aspectos más conspicuos de los malos resultados en los pacientes y pueden conducir a morbilidad y mortalidad. De igual modo, es importante examinar resultados más globales. Los errores médicos no siempre conducen a resultados adversos, y estos últimos no siempre son el resultado de errores médicos; sin duda, los casos claros de error causan solo una minoría de malos resultados. Una verdadera OAF debe hacer ambas cosas: evitar errores y minimizar los resultados adversos prevenibles. El segundo paso es definir las mediciones. ¿Qué se intenta lograr, qué se debe medir, cómo hay que medirlo, cómo se cuantificarán los resultados y cómo se usarán estos datos para mejorar los resultados? Después de definir las mediciones, la organización debe, entonces, desarrollar herramientas y protocolos destinados a mejorar los resultados. Desafortunadamente, para algunos este es el final de la operación, cuando en realidad lo que sigue es la parte más importante y difícil del proceso: la implementación. Es aquí donde todos los niveles de la organización deben participar, desde los ejecutivos hasta los trabajadores de primera línea. Una vez que se han implementado los procesos, se requieren el seguimiento, la reevaluación y el reajuste adecuados.

Hay mucho que aprender de la teoría organizacional de alto riesgo, al igual que de otras doctrinas como la de los factores humanos, la filosofía del trabajo en equipo[31] y la teoría de los accidentes normales.[33] Además de comprender estos conceptos, hay que trabajar para identificar criterios particulares que deben aplicarse a la atención sanitaria, y también se deben comprender las posibles consecuencias negativas de su aplicación. Todos estos pasos, así como el abordar los aspectos culturales u otros factores sistémicos, son componentes esenciales para lograr un estatus de alta fiabilidad en la atención sanitaria.

PUNTOS CLAVE

- Las organizaciones altamente fiables mantienen una fuerte cultura de la seguridad, lo cual se ha denominado *conciencia colectiva*.
- Las organizaciones altamente fiables prestan especial atención a las operaciones y a cómo estos sistemas pueden afectar a los resultados.
- La implicación de toda la organización, desde los ejecutivos hasta los trabajadores de primera línea, es crucial para lograr un estatus de alta fiabilidad.
- La atención sanitaria es un sistema complejo cuyas partes están estrechamente acopladas, lo cual la hace vulnerable a los «accidentes normales».
- La teoría de los factores humanos no trata de eliminar el error humano ni de enseñar a las personas a modificar su conducta, sino de diseñar sistemas resilientes a los eventos imprevistos.
- El sector de la atención sanitaria debe ser consciente de las potenciales consecuencias accidentales de sus iniciativas.
- Además de comprender la teoría organizacional, el sector de la atención sanitaria debe abordar las barreras culturales y de otro tipo para lograr el estatus de alta fiabilidad.

RECURSOS EN LÍNEA

1. High Reliability in Healthcare: http://www.jointcommission.org/highreliability.aspx
2. Joint Commission Center for Transforming Healthcare: http://www.centerfortransforminghealthcare.org

BIBLIOGRAFÍA

1. Kohn L, Corrigan J, Donaldson M, eds. *To Err Is Human: Building a Safer Health System.* Washington, DC: National Academy Press; 1999.
2. Reason J. Human error: models and management. *BMJ.* 2000;320(7237):768–70.
3. Weick K, Sutcliffe K. *Managing the Unexpected: Assuring High Performance in an Age of Complexity.* 1st ed. San Francisco, CA: Jossey-Bass; 2001.
4. Gamble M. 5 Traits of high reliability organizations: how to hardwire each in your organization. *Becker's Hospital Review.* 2013;29:2013.
5. Chassin MR, Loeb JM. The ongoing quality improvement journey: next stop, high reliability. *Health Aff (Millwood).* 2011;30(4):559–68.
6. May EL. The power of zero: steps toward high reliability healthcare. *Health Exec.* 2013;28(2):16–8, 20, 22 passim.
7. Shabot MM, Monroe D, Inurria J, et al. Memorial Hermann: high reliability from board to bedside. *Jt Comm J Qual Patient Saf.* 2013;39(6):253–7.
8. McKeon LM, Oswaks JD, Cunningham PD. Safeguarding patients: complexity science, high reliability organizations, and implications for team training in healthcare. *Clin Nurse Spec.* 2006;20(6):298–304; quiz 305–296.
9. Punke H. Turning healthcare in to a high reliability industry: memorial Hermann shares 5 steps. *Becker's Hospital Review.* 2013. Accessed 3/18/13.
10. Joshi MS, Hines SC. Getting the board on board: engaging hospital boards in quality and patient safety. *Jt Comm J Qual Patient Saf.* 2006;32(4):179–87.
11. Pronovost PJ, Berenholtz SM, Goeschel CA, et al. Creating high reliability in health care organizations. *Health Serv Res.* 2006;41(4 Pt 2):1599–617.
12. Birken SA, Lee SY, Weiner BJ, et al. Improving the effectiveness of health care innovation implementation: middle managers as change agents. *Med Care Res Rev.* 2013;70(1):29–45.
13. Barnsteiner J. Teaching the culture of safety. *Online J Issues Nurs.* 2011;13(3):5.
14. Matlow A. Front-line ownership: imagine. *Healthc Pap.* 2013;13(1):69–74; discussion 78–82.
15. Frankel AS, Leonard MW, Denham CR. Fair and just culture, team behavior, and leadership engagement: the tools to achieve high reliability. *Health Serv Res.* 2006;41(4 Pt 2):1690–709.
16. Perrow C. *Normal Accidents: Living with High Risk Technologies.* New York: Basic Books; 1984.
17. Scanlon MC, Karsh BT. Value of human factors to medication and patient safety in the intensive care unit. *Crit Care Med.* 2010;38(6 suppl):S90–6.
18. Barach P, Small SD. Reporting and preventing medical mishaps: lessons from non-medical near miss reporting systems. *BMJ.* 2000;320(7237):759–63.
19. Apostolakis G, Barach P. Lessons learned from nuclear power. In: Hatlie M, Tavill K, eds. *Patient Safety: International Textbook.* New York: Aspen; 2003:205–25.
20. Amalberti R, Auroy Y, Berwick D, et al. Five system barriers to achieving ultrasafe health care. *Ann Intern Med.* 2005;142(9):756–64.
21. Dekker S. *The Field Guide to Understanding Human Error.* Burlington, VT: Ashgate Publishing Company; 2006.
22. de Saint Maurice G, Auroy Y, Vincent C, et al. The natural lifespan of a safety policy: violations and system migration in anaesthesia. *Qual Saf Health Care.* 2010;19(4):327–31.
23. Amalberti R, Vincent C, Auroy Y, et al. Violations and migrations in health care: a framework for understanding and management. *Qual Saf Health Care.* 2006;15(suppl 1):i66–71.
24. Amalberti R. The paradoxes of almost totally safe transportation systems. *Saf Sci* 2001;37:109–26.
25. Jarvis WR. The Lowbury Lecture. The United States approach to strategies in the battle against healthcare-associated infections, 2006: transitioning from benchmarking to zero tolerance and clinician accountability. *J Hosp Infect.* 2007;65(suppl 2):3–9.
26. Set a goal of zero central line and VAP infections. Determining what is really preventable. *Hosp Peer Rev.* 2008;33(1):4–5.
27. Carlet J, Fabry J, Amalberti R, et al. The "zero risk" concept for hospital-acquired infections: a risky business! *Clin Infect Dis.* 2009;49(5):747–9.

28. Wachter RM, Flanders SA, Fee C, et al. Public reporting of antibiotic timing in patients with pneumonia: lessons from a flawed performance measure. *Ann Intern Med.* 2008;149(1): 29–32.

29. McGlynn EA, Asch SM, Adams J, et al. The quality of health care delivered to adults in the United States. *N Engl J Med.* 2003;348(26):2635–45.

30. Resar RK. Making noncatastrophic health care processes reliable: learning to walk before running in creating high-reliability organizations. *Health Serv Res.* 2006;41(4 Pt 2):1677–89.

31. Baker DP, Day R, Salas E. Teamwork as an essential component of high-reliability organizations. *Health Serv Res.* 2006;41(4 Pt 2):1576–98.

32. Vincent C, Benn J, Hanna GB. High reliability in health care. *BMJ.* 340:c84.

33. Tamuz M, Harrison MI. Improving patient safety in hospitals: contributions of high-reliability theory and normal accident theory. *Health Serv Res.* 2006;41(4 Pt 2):1654–76.

4

Herramientas para la mejora de la calidad y la seguridad del paciente

Binjon Sriratana y Anshuman Sharma

VIÑETA CLÍNICA

En un gran hospital universitario, la tasa de cancelación de los pacientes programados para someterse a procedimientos de cirugía electiva o diagnóstica que requieren anestesia se mantiene por encima del 1,8 %. Está establecida una clínica de evaluación y planificación preoperatorias para optimizar la atención preoperatoria y reducir la tasa de cancelación injustificada. Mediante un sistema electrónico de ingreso del paciente, se observó que los tiempos de espera iban en aumento. Este hecho ha dado como resultado el incremento de las quejas de los pacientes y la frustración del personal de enfermería. La administración desea reducir los tiempos de espera preoperatorios en la clínica de valoración (definidos como el tiempo desde la cita programada del paciente hasta el encuentro con el equipo médico o el profesional de enfermería de práctica avanzada) con el fin de disminuir las horas extras y las quejas e incrementar las visitas clínicas.

• ¿Cuáles son los componentes importantes que conviene considerar antes de realizar un cambio en el sistema?
• ¿Qué herramientas puede emplear el equipo para desarrollar y dar seguimiento al proyecto de mejora?

INTRODUCCIÓN

La actual prestación de atención sanitaria es evidentemente la mejor y la más compleja jamás vista. Con la ayuda de la medicina moderna, se han logrado avances sustanciales en el aumento de la esperanza de vida y la mejora de la calidad de vida de millones de pacientes. No obstante, es frecuente que esta se quede corta respecto a su potencial teórico. El Institute of Medicine define la calidad como «el grado en el cual los servicios sanitarios para individuos y poblaciones aumentan la probabilidad de resultados sanitarios deseados y son consistentes con los conocimientos médicos actuales».[1] Los problemas de calidad en la prestación de atención sanitaria se reflejan en la amplia variación en el uso de tratamientos médicos: infrautilización de unos y empleo excesivo de otros, y un número elevado inaceptable de errores evitables. Esta significativa «brecha en la calidad» entre lo que se obtiene y lo que se podría lograr se ha subrayado en la bibliografía médica durante más de dos décadas.[1,2] Como resultado de un incremento en la atención nacional, el interés por la seguridad del paciente y los métodos de mejora de la calidad (MC) se están integrando en las prácticas médicas habituales y en la formación médica.

Este capítulo tiene como objetivo presentar a los profesionales sanitarios las herramientas para la MC y la seguridad del paciente que se usan con frecuencia en el entorno de atención sanitaria. La mayoría de estas herramientas se han adoptado de otras industrias de alto riesgo. Al final del capítulo se proporcionan referencias adicionales para tener un conocimiento más profundo.

LA CIENCIA DE LA MEJORA DE LA CALIDAD

«Todo sistema está perfectamente diseñado para lograr los resultados que obtiene». Este modelo fundamental de la prestación de atención sanitaria fue conceptualizado por el doctor Avedis Donabedian en 1966.[2] Las mejoras en el rendimiento individual pueden producir, en el mejor de los casos, una mejora menor, casi nunca sostenible, en el resultado final. Este cambio en el foco de atención, desde el rendimiento y los esfuerzos de un trabajador hacia el sistema y el modelo basado en procesos de la prestación de la atención, es relativamente nuevo en la medicina moderna.

En este capítulo, describimos primero los conceptos básicos en la MC, seguidos por las herramientas de uso común en la MC.

La ciencia de la mejora se preocupa de la manera en que la disponibilidad de nuevos conocimientos sobre un tema específico se aplica a las situaciones clínicas habituales. Los principios fundamentales de la MC son la iteración y el pensamiento crítico: generación de la hipótesis, prueba de la hipótesis y, una vez que se confirma o refuta dicha hipótesis, ejecutar de nuevo el ciclo para extender aún más el conocimiento. W. Edwards Deming fue el primero en aplicar estos conocimientos a la MC y desarrolló el «sistema de conocimiento profundo» necesario para hacer cambios que resultaran en mejoras.[3] La palabra «profundo» enfatiza el amplio conocimiento visionario del sistema existente; la comprensión de las teorías del sistema, de la variación y la psicología humana son necesarias para introducir mejoras.

Entender el sistema

El modelo de prestación de atención sanitaria es un sistema complejo, estrechamente cohesionado y dependiente. Por ejemplo, una detallada evaluación preoperatoria del paciente requiere una buena comunicación entre el cirujano, el médico de atención primaria, los internistas, el especialista y el anestesiólogo. Dependiendo de la condición del paciente, puede ser necesario solicitar pruebas diagnósticas preoperatorias adicionales, cuyos resultados influirán en el plan de anestesia o en la modificación, el retraso o la cancelación de la cirugía. La introducción de cualquier cambio en este sistema complejo, altamente interdependiente y muy cohesionado, tiene ramificaciones en muchos departamentos. Por tanto, es esencial que los equipos de MC desarrollen una profunda comprensión del sistema existente. Hay numerosas herramientas que pueden utilizarse para entender cómo funciona el proceso actual. Este «mapeo» de cualquier proceso puede lograrse mediante una de las siguientes herramientas:

- Diagramas de flujo: un diagrama o un gráfico de flujo consiste en una representación gráfica de las actividades que constituyen un proceso. Estos gráficos son, en extremo, útiles para definir el alcance del proyecto de mejora, identificar los cuellos de botella y comprender las relaciones entre la división y los puntos de decisión clave que afectan al resultado final.
- Mapeo de la cadena de valor: los mapas de la cadena de valor son una variación de los diagramas de flujo que representan el flujo del proceso junto con los controles para el flujo de información. Este tipo de gráficos se usan habitualmente en proyectos de mejora *Lean*.
- Diagrama de circuito causal: el diagrama de circuito causal se usa para identificar y representar de forma gráfica la dependencia entre variables y la naturaleza dinámica de la relación. Métodos más complejos, como la simulación dinámica y la vinculación de procesos, pueden ser necesarios para desarrollar la comprensión de procesos extremadamente complejos que intervienen en muchos departamentos o en la organización.

Después de haber comprendido en profundidad el proceso del sistema, se deben definir los límites para el proyecto de MC. Un cambio demasiado ambicioso suele resultar en fracaso. Es común que se requiera información adicional, incluidas las opiniones de los trabajadores de primera línea.

Comprender la variación

La variación se espera en todos los procesos. Por ejemplo, el tiempo que precisa realizar una evaluación preoperatoria en la clínica varía entre pacientes y entre profesionales de la atención sanitaria. Estas diferencias pueden derivarse de disparidades en el historial médico del paciente, de las pruebas preoperatorias requeridas y de su extracción social. Este tipo de variación se denomina variación de causa común. Por otra parte, la variación de causa especial deriva de razones que no son parte integral del proceso. Por ejemplo, si un equipo médico solicita una ecografía preoperatoria para todos los pacientes mayores de 60 años como parte de la evaluación preoperatoria, y otros no lo hacen, los tiempos de consulta de dicho equipo médico pueden ser elevados debido a esta variación de «causa especial». La teoría estadística desarrollada por Walter A. Shewhart resalta la necesidad de identificar la causa específica de una variación de cualquier resultado.[4] Las variaciones por causas especiales son más fáciles de solucionar, pero a menudo resultan en una mejora marginal. Por otro lado, para reducir la variación de causas comunes, es necesario diseñar de nuevo el proceso o el sistema por completo. Un error habitual que se comete en los proyectos de mejora es asignar una variación de causa especial a una causa común, con lo que se pierde la oportunidad de mejorar el sistema existente. Los gráficos de control o de Shewhart son un tipo de gráficos de proceso (v. más adelante) que muestran los indicadores de calidad o el resumen en un orden de proceso (con frecuencia en función del tiempo) y se usan generalmente para diferenciar la variación de causa común de la de causa especial.

Construir conocimiento

Realizar cambios y medir los resultados es la base de todos los esfuerzos de mejora. Las lecciones que se extraen de medir los efectos de la introducción de un cambio pequeño pueden dar forma al conocimiento necesario para el siguiente ciclo. Al repetir estos ciclos, los cuales también se conocen como ciclos planificar, hacer, estudiar, actuar (PHEA), es posible desarrollar finalmente una teoría que pueda predecir de manera fiable. Este método de desarrollo de nuevo conocimiento difiere del ensayo aleatorio controlado (EAC) tradicional para fomentar nuevos conocimientos. La competencia que se desarrolla a través de los EAC pone a prueba la fuerte validez interna, pero puede carecer de implicaciones para la atención sanitaria cotidiana. Por otro lado, el conocimiento desarrollado por proyectos de mejora con frecuencia es relevante para un sistema local.

El lado humano del cambio

El cambio suele ser difícil, y los seres humanos reaccionan de manera diferente al cambio propuesto. Comprender la conducta y las interacciones humanas es una habilidad necesaria para la implementación de cualquier proyecto de MC. Se debe tener en consideración la motivación humana a la hora de seleccionar los miembros del equipo de mejora. Los jefes de equipo también deben comprender la necesidad de comunicar las ventajas del cambio propuesto, de una manera clara, a todos aquellos que se verán afectados por el flujo del proceso, tanto en niveles superiores como inferiores. Hay que asegurarse de que los miembros del equipo poseen un conocimiento profundo del proceso y, por lo general, este conocimiento reside en los trabajadores de primera línea o en aquellos que realizan las tareas más complicadas o peligrosas. El papel de la administración se limita a la provisión de todos los recursos necesarios para que el equipo de MC logre el objetivo establecido y a facilitar la implementación del cambio. En nuestro caso, un equipo ideal incluiría al anestesiólogo, a la jefa del personal de enfermería, al gerente, al administrativo, al equipo médico residente, a las EPA y a los profesionales de enfermería en general. También se podría incluir a otros individuos para ayudar en el proceso de mejora de la recopilación, interpretación y análisis de datos.

HERRAMIENTAS PARA EL DESARROLLO DEL CAMBIO: EL MODELO PARA LA MEJORA

Un marco estructural común para lograr la mejora es el llamado modelo para la mejora.[5] Este modelo consiste en hacer tres preguntas básicas, y se combina con la evaluación de una intervención o de una innovación mediante el ciclo PHEA (fig. 4-1). Estas tres preguntas son:

¿Qué se intenta lograr?

Esta pregunta establece el objetivo o las metas del proyecto de MC. Los objetivos o el plan del proyecto deben estar en forma de declaración, la cual ha de ser clara y específica respecto a lo que se necesita cambiar o mejorar, establecer un tiempo concreto y ser medible. También puede definir la población específica de pacientes u otros sistemas que se verán afectados. El siguiente es un ejemplo de una declaración efectiva de objetivos para nuestra viñeta:

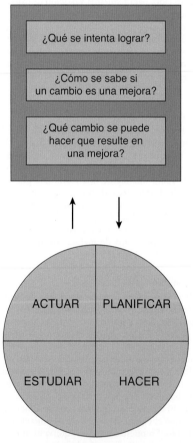

Figura 4-1. El modelo de mejora y el ciclo PHEA (planificar, hacer, estudiar, actuar). (Adaptado de: Langley GJ, Moen RD, Nolan KM, et al. *The Improvement Guide: A Practical Approach to Enhancing Organizational Performance*, Epub Edition. 2nd ed. San Francisco, CA: John Wiley & Sons Inc; 2009.)

En los siguientes seis meses reduciremos un 30 % el tiempo promedio de espera, definido como el número de minutos transcurridos entre la cita programada para el paciente y el momento real de encuentro con un doctor/EPA. El objetivo debe especificar el sistema que conviene mejorar (el flujo de pacientes), su población específica de pacientes (candidatos para cirugía), su objetivo mesurable (reducción de un 30 % en el tiempo de espera del paciente) y el marco de tiempo concreto (dentro de los siguientes seis meses). Además, los objetivos deben ser realistas. La evaluación comparativa *(benchmarking)* con otras organizaciones exitosas es un método que ayuda al equipo a evitar los objetivos utópicos.

¿Cómo se sabe si un cambio es una mejora?

En un sistema complejo y estrechamente cohesionado como una clínica de preanestesia, la medición es una parte crítica de la prueba y la implementación de los cambios. Las mediciones le indican a un equipo si los cambios en realidad generan o no una mejora. Un equipo debe desarrollar un conjunto de indicadores rigurosos, sin sesgo, y cuantitativos, que sean aceptados como una mejora por todos los miembros. Donabedian propuso medir la calidad de la atención sanitaria a través de mediciones estructurales, de proceso y de resultados.[2] Para clarificar la perspectiva de Donabedian, a continuación se exponen breves descripciones de dichas medidas:

- Las medidas estructurales se concentran en la accesibilidad, disponibilidad y calidad de los recursos del hospital, por ejemplo, el número de EPA por cada 100 pacientes en una clínica.
- Las medidas de proceso evalúan si una actividad se ha efectuado de modo eficiente y fiable. El tiempo de espera en una clínica y la frecuencia de la administración puntual de antibióticos preoperatorios son ejemplos de medidas de proceso.
- Las medidas de resultados estiman el impacto del tratamiento en los valores de los pacientes, su salud y bienestar. La mortalidad postoperatoria a 30 días y la incidencia de dolor grave después de la cirugía de reemplazo de rodilla son dos ejemplos de medidas de resultados. En la actualidad, las medidas financieras y de coste por lo general se incluyen como medidas de resultados en la mayoría de los proyectos de MC.
- Las medidas de equilibrio aseguran que las mejoras que se apliquen a un sistema no sacrifiquen la calidad de otra medida. En otras palabras, son medidas relacionadas que deben mantenerse o mejorarse, pero no comprometerse al implementar el cambio propuesto. Por ejemplo, la tasa de cancelaciones quirúrgicas podría usarse como una medida del equilibrio para el incremento de la eficiencia en la clínica preoperatoria.

Hay que tener en cuenta que es posible que un cambio simple no esté limitado a una sola medida. En el caso de la viñeta anterior, se pueden considerar muchas de ellas: minutos de espera, número de quejas de los pacientes, número de pacientes que se fueron (se marcharon antes de ver al equipo médico), número de horas extras, número de errores médicos (medida de equilibrio) y frecuencia de cancelaciones quirúrgicas al mes debido a una inadecuada evaluación preoperatoria. Estos indicadores, muchos de ellos sinónimos de la atención eficiente y fiable de los pacientes, se registran antes y después de implementar el cambio.

¿Qué cambio se puede hacer que resulte en una mejora?

Los conceptos de cambio son ideas o métodos generales que han demostrado ser útiles en el desarrollo de ideas específicas para el cambio que producen mejoras. Ciertos cambios son necesarios para optimizar los sistemas existentes y se conocen como *cambios reactivos*. Se podría decir que eliminar la variación de causa especial es un cambio reactivo. Sin embargo, si se requiere un nivel de desempeño del sistema totalmente nuevo, se precisan modificaciones fundamentales para modernizar todo el sistema. Estos cambios están destinados a eliminar o reducir la variación de causa común en el sistema. Como se mencionó con anterioridad, hacer cambios reactivos en un sistema existente es más fácil, pero las ganancias en la mejora son relativamente modestas. Las ideas para desarrollar un cambio fundamental son fáciles de obtener y proceden de la visión de aquellos que poseen un «conocimiento profundo» del sistema. Un método sencillo es observar otras organizaciones que han logrado cambios semejantes. En sistemas más complejos, desarrollar ideas de cambio es complicado y se requiere un método organizado. En las últimas décadas, se han desarrollado muchas herramientas para apoyar los proyectos de mejora relacionados con la industria de la atención sanitaria. Algunas de estas herramientas se mencionan a continuación:

- El despliegue de la función de calidad ayuda a organizar la relación entre las medidas de proceso y los factores clave que afectan al rendimiento de dichas medidas. Este método proporciona una manera eficiente de responder tanto la segunda como la tercera pregunta del modelo de mejora.
- Diagramas de Pareto: el «Principio de Pareto», por lo general conocido como la *regla del 80:20,* señala que relativamente pocos factores son responsables de una mayoría de los efectos. Los diagramas de Pareto son gráficos de barras que organizan los diversos factores contribuyentes de acuerdo con la magnitud de su efecto. Esta organización ayuda a identificar las «pocas causas vitales» que requieren atención urgente y máxima.
- Análisis de modo y efecto de fallo (AMEF): los proyectos de MC siempre encontrarán obstáculos, pero estos pueden evitarse o gestionarse si se planean con anticipación. El AMEF es uno de estos sistemas proactivos desarrollado originalmente por el ejército de EE.UU.[6,7] Esta herramienta evalúa los procesos, identifica los posibles fallos y desarrolla métodos para evitar que sucedan esos posibles fallos. La Joint Commission ha requerido que las organizaciones de atención sanitaria acreditadas desarrollen estrategias semejantes de gestión de riesgos.[8] El AMEF revisa los pasos del proceso para identificar cómo y dónde podría fallar (v. fig. 4-2). Para la viñeta del principio, el personal de la clínica preoperatoria puede visualizar todos los pasos implicados en el proceso de alta del paciente. Uno de los pasos importantes de este proceso es obtener pruebas de laboratorio preoperatorias. Los componentes clave del AMEF son responder a estas tres preguntas:

1. ¿Qué podría salir mal? (modos de fallo). El profesional de enfermería no puede extraer sangre a un paciente.
2. ¿Por qué podría presentarse el fallo? (causas de fallo). El paciente tiene un acceso venoso difícil. El paciente tiene un puerto y es posible que el profesional de enfermería no haya recibido formación sobre el acceso a un puerto, el personal médico no tiene experiencia o el paciente se niega.
3. ¿Cuál sería la consecuencia de cada fallo? (efectos de fallo). Retraso en el alta de la clínica y el ingreso del siguiente paciente, mayor tiempo de espera para el paciente e insatisfacción de este y posible retraso de la cirugía.

Etapas en el proceso	Modo de fallo	Causas de fallo	Efectos de fallo	Probabilidad de que ocurra (1-10)	Probabilidad de detección (1-10)	Gravedad (1-10)	Número de prioridad de riesgo (NPR)	Medidas para reducir la ocurrencia del fallo
1								
2								
3								

Figura 4-2. Herramienta de análisis de modo y efecto de fallo (AMEF). Cada paso de un proceso se analiza para determinar la probabilidad y gravedad del fallo, y se crean planes de acción para reducir la ocurrencia de estos. (Adaptado de: Institute for Healthcare Improvement FMEA Tool. Disponible en: www.IHI.org)

Por cada modo de fallo, se asigna un valor numérico también conocido como número de prioridad de riesgo (NPR). Este es un valor subjetivo que va de 1 a 10, que significa de «muy poco probable» a «muy probable que ocurra», respectivamente. Primero, se usa un número para responder a las tres preguntas siguientes:

1. ¿Cuán probable es que ocurra este modo de fallo? (probabilidad de que ocurra).
2. ¿Cuán probable es que este fallo se detecte si ocurre el modo de fallo? (probabilidad de detección).
3. ¿Cuál sería la gravedad si este modo de fallo ocurriera? (gravedad).

A continuación, se multiplican los tres valores para calcular el NPR. Se comparan los NPR de los diversos modos de fallo; aquellos con el menor número tienen la menor probabilidad de ocurrir y/o de afectar al proceso general. Sin embargo, aquellos con las puntuaciones más altas crean una carga mayor; por tanto, el equipo debe buscar medidas para reducir la ocurrencia de fallos. El siguiente plan de acción fue desarrollado para un paciente con acceso venoso difícil: el profesional de enfermería con mayor experiencia intenta la punción venosa bilateral segura en las extremidades superiores. Si esta no tiene éxito, una persona del equipo médico prueba la punción bilateral en extremidades superiores e inferiores. Si aun así no se consigue, el cuerpo médico intenta la punción arterial. Asimismo, se considera la derivación del paciente para la colocación de un catéter central de inserción periférica (PICC, por sus siglas en inglés), y se anota en la programación del quirófano que el paciente es de difícil acceso.

La *herramienta de análisis de modo y efecto de fallos sanitarios (AMEFS)* es otra herramienta desarrollada por el National Center for Patient Safety de VA y se basa en el AMEF. Este método usa un análisis de riesgos que trabaja con el análisis del árbol de decisiones.[8]

Diagrama de causa y efecto: también conocido como diagrama de espina de pescado o de Ishikawa, se usa para recopilar, organizar y resumir la información más reciente de una

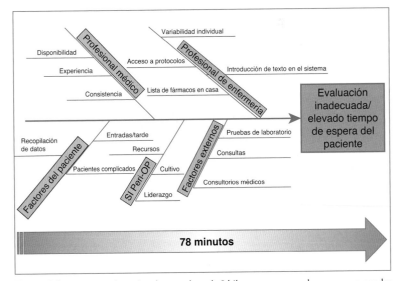

Figura 4-3. Diagrama de espina de pescado o de Ishikawa: se muestra la manera en que los factores y variables principales influyen en el tiempo de espera de la clínica. SI Peri-OP, servicios integrados perioperatorios.

posible variación en el proceso; *véase* figura 4-3. Se empieza por escribir el problema en un recuadro a la derecha de una flecha. Se identifican por lo menos cuatro o más factores principales que el equipo ha reconocido como factores que contribuyen a la variación en el proceso y se añaden a las bifurcaciones de la flecha principal. Pueden registrarse subcategorías adicionales de factores que influyen en estos factores principales tras discutirlas con los miembros del equipo. Así, estos diagramas pueden funcionar como documento de trabajo que debe actualizarse a lo largo del proyecto.

Diagramas de control: estos gráficos lógicos estructurados con tres o más niveles se usan comúnmente para organizar teorías e ideas sobre qué cambios se pueden hacer con el fin de conseguir una mejora. Como mínimo, un diagrama de control debe incluir un objetivo, los factores de alto nivel o los controles primarios que deben cambiarse para lograr el objetivo establecido y, finalmente, las actividades específicas que se necesitarán para realizar los cambios. Para proyectos más complejos, se puede expandir el número de niveles.

Se llevó a cabo una reunión del equipo recién constituido. Se recopiló la retroalimentación del profesional de enfermería por medio de una encuesta. Se utilizó un diagrama de espina de pescado o de Ishikawa para identificar los factores principales que afectan al tiempo de espera del paciente. Se observó que había una gran variación en la forma en que el personal de enfermería y el equipo médico introducían los datos del historial y del examen físico de los pacientes en los registros médicos electrónicos. En la práctica, esta variación resultaba con frecuencia en pruebas preoperatorias inconsistentes que, generalmente, derivaban en una tasa de cancelación mayor de la esperada para las cirugías electivas. Se diseñó e implementó un nuevo formulario estandarizado de evaluación preoperatorio que reducía la introducción de texto libre. El equipo también descubrió que los días más ajetreados de la semana eran las tardes del lunes, mientras que el número de pacientes examinados los jueves por la mañana era consistentemente bajo. Esto coincidía con los días en que los tiempos promedio de espera eran más largos y más cortos, de 45 y 25 min, respectivamente. El equipo propuso un cambio para incluir otro profesional médico residente en el personal de los lunes.

EVALUACIÓN DEL CAMBIO: PLANIFICAR, HACER, ESTUDIAR, ACTUAR O CICLO PHEA

Los ciclos PHEA se usan para transformar las ideas, desarrolladas al responder las tres preguntas mencionadas anteriormente, en acciones concretas. El ciclo PHEA es una herramienta efectiva que proporciona pasos detallados para la evaluación de los cambios y promueve el pensamiento analítico. El ciclo PHEA, desarrollado en un inicio por Deming y modificado posteriormente por Shewart, ha sido utilizado por muchas organizaciones, incluidas las de atención sanitaria, para evaluar e implementar cambios y mejorar la atención a los pacientes.[4,9] El principio definitorio del ciclo PHEA es evaluar primero un cambio con el fin de comprobar si el cambio propuesto (o una serie de cambios) tendrán como resultado una mejora real. Esto también puede ayudar a predecir qué grado de mejora puede esperarse. Si un cambio resulta en mejora, entonces puede implementarse a mayor escala. Otra opción es extender los test para incluir paulatinamente muestras mayores hasta estar seguro de que el cambio debería adoptarse de manera más amplia. Por tanto, lo mejor es hacer un test a pequeña escala para evitar complicaciones generalizadas.

Como su nombre indica, hay cuatro pasos en el ciclo PHEA:

a. La fase «planificar» implica responder preguntas sobre el cambio, hacer predicciones sobre este y planear la recopilación de datos relevantes. La planificación es necesaria, ya que ayuda a los miembros del equipo a mantenerse en sintonía, a evitar sesgos retrospectivos y a designar las responsabilidades de los miembros del equipo.

b. Durante la fase «hacer», la evaluación del cambio se inicia a pequeña escala, y se hacen observaciones en la fase posterior a la intervención. El equipo también documenta otros retos con lo que se ha encontrado.

c. Durante la fase «estudiar», los datos reunidos antes y después de la intervención se comparan, y se estudian otros resultados.

d. Durante la fase «actuar», basándose en la información recopilada, el equipo tomará una decisión sobre adoptar, modificar o abandonar por completo el nuevo plan de cambio. Si el plan se modifica, se inicia otro ciclo PHEA.

El ciclo PHEA se usa de manera secuencial para evaluar los cambios. En el paso *c* se obtiene el conocimiento, y las modificaciones desarrolladas en el paso d pueden usarse para desarrollar nuevos ciclos. Los nuevos ciclos también pueden utilizarse para evaluar los cambios a mayor escala. Una vez que se comprueba que un cambio da lugar a una mejora, debe implementarse. Como se señaló anteriormente, la mejora requiere cambios múltiples; por tanto, estos precisarán pruebas y ciclos PHEA múltiples.

Después de un mes de introducir el nuevo formulario de evaluación preoperatoria para la anestesia y de hacer cambios en el modelo de personal, se observó una mejora significativa en el tiempo promedio necesario para atender a un paciente desde su llegada hasta su salida, de 78 min a 63 min. Esto supuso que el tiempo de espera del lunes disminuyera de 45 min a 39 min. El número de horas extras se redujo en un 30 %, y el de quejas disminuyó en un 40 %. Debido al mejor flujo de pacientes, también se redujo el tiempo de los jueves de 30 min a 26 min. El equipo concluyó que el nuevo formulario de evaluación preoperatoria y la incorporación de un profesional médico los lunes había supuesto una mejora en las clínicas peroperatoria y de evaluación. El equipo también aprendió de los residentes que, para realizar pruebas preoperatorias consistentes, se debería colocar en los consultorios del equipo médico las guías de práctica clínica y recomendaciones de la American Society of Anesthesiologists. La documentación específica de la lista de los fármacos que se pueden tomar en casa es otra área de mejora identificada por el equipo. Se espera que la documentación minuciosa de la medicación del paciente mejore la administración preoperatoria de β-bloqueantes, lo que posiblemente reduciría la incidencia de infarto de miocardio postoperatorio. En consecuencia, el equipo propuso realizar y evaluar estos cambios en una nueva serie de ciclos PHEA. El nuevo ciclo deberá incluir a los profesionales de enfermería del área de cirugía preoperatoria y a los anestesiólogos, que ayudarán a recopilar datos acerca del infarto de miocardio postoperatorio.

HERRAMIENTAS PARA MONITORIZAR LOS DATOS

Hay muchas herramientas que proporcionan una manera fácil y práctica de controlar y representar gráficamente los datos recopilados antes y después de la implementación del cambio.

Gráficos de proceso

Los gráficos de proceso aportan una manera simple y práctica de dar seguimiento y representar los datos generados de sus cambios[10] (v. fig. 4-4). Son esencialmente gráficos lineales: los intervalos de tiempo se representan a lo largo del eje x, y una medida se traza a lo largo del eje y. Los valores de la mediana y la media también pueden visualizarse en el gráfico. Para medidas y resultados que se presentan rara vez, el número de días entre dos eventos es la mejor manera de representar el gráfico de proceso. Es posible hacer anotaciones en el gráfico para mostrar cómo un cambio afecta a la medida y qué variables se observaron a lo largo del proceso. La línea del objetivo (el valor medido que se desea alcanzar) también puede trazarse en el gráfico para visualizar mejor lo cerca que el equipo está de alcanzar el objetivo (o meta). Dado que hay múltiples medidas que se usan cuando se evalúa un mismo cambio, se desarrollan numerosas gráficas de proceso. Idealmente, estos gráficos probarán que los cambios realizados producen mejoras. Por otra parte, si no reflejaran mejoras, esto podría indicar al equipo la necesidad de realizar otras variaciones.

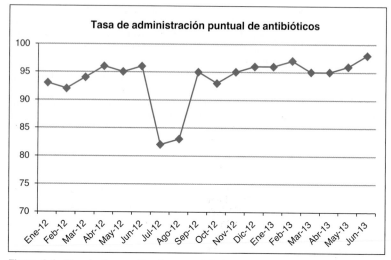

Figura 4-4. Ejemplo de un gráfico de proceso simple. Tasa de la administración puntual de antibióticos preoperatorios en pacientes que se someterán a cirugía de reemplazo total de rodilla. Las tasas fueron más bajas en julio y agosto de 2012. Este puede ser un caso de variación por causa especial introducida en el sistema y que requiere investigación adicional.

Gráficos de control

Una herramienta más sofisticada es el gráfico de control. Como se mencionó anteriormente, los gráficos de control se usan principalmente como herramienta de supervisión para monitorizar el statu quo de un sistema, así como para estudiar de qué manera cambia un proceso con el tiempo (por ejemplo, cómo ha variado el tiempo de espera en el par de años pasados). En otras palabras, el propósito principal de los gráficos de control es representar la varianza en el sistema existente y ayudar a distinguir entre la variación de causa común y la de causa especial. En las representaciones más habituales de los gráficos de control, la línea central es la media (o cualquier otra medida de tendencia central) de la medida de la calidad, mientras que los límites de control superior e inferior se suelen establecer a tres desviaciones estándar (σ) por encima y por debajo de la línea central, respectivamente. Si el proceso está bajo control o en statu quo, el 99,7 % de todos los puntos se situará entre los límites de control (superior e inferior). Si los puntos se encuentran fuera de los límites de control, es estadísticamente poco probable que sea debido a una variación de causa común.

Hay muchos tipos de gráficos de control y su uso depende del tipo de datos que se recopilen y de su patrón de distribución. Por ejemplo, los gráficos p o np se usan para datos categóricos, mientras que los gráficos X o los gráficos X de barras se usan para datos continuos.[10]

La figura 4-5 es un gráfico de control que hace el seguimiento del tiempo promedio de espera de la viñeta del principio. Se puede observar que los puntos se sitúan dentro de los límites de control, lo cual significa que una reforma completa de la clínica preoperatoria es el único método para reducir el tiempo de espera del paciente.

MÉTODOS ALTERNATIVOS PARA PROYECTOS DE MEJORA DE LA CALIDAD

Aunque los ciclos PHEA combinados con los modelos de mejora son el método más comúnmente utilizado para los proyectos de mejora, hay muchos otros esquemas disponi-

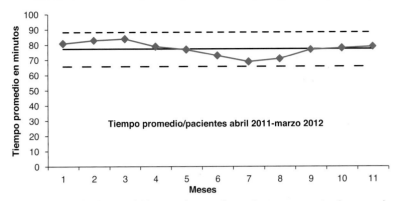

Figura 4-5. Gráfico de control del tiempo de espera durante los 11 meses previos al proyecto de mejora. Se muestran los límites de control superior e inferior. El gráfico demuestra la variación de causa común dentro de los límites de control. Se requiere un cambio fundamental en el sistema para alcanzar el objetivo establecido de reducir en un 30 % el tiempo de espera.

bles para su uso. Algunos de estos métodos se desarrollan para alcanzar objetivos específicos. Por ejemplo, el método *Lean* es un procedimiento sistemático para identificar y eliminar el despilfarro. El enfoque Seis Sigma, por otra parte, ayuda a reducir los defectos de fabricación. FOCUS-PDCA (por sus siglas en inglés) es otro modelo de modificación para la mejora donde las tres preguntas se reemplazan por encontrar, organizar, aclarar, comprender y seleccionar la mejora del proceso. Esto va seguido por el ciclo PDCA (por sus siglas en inglés, planificar, hacer, verificar y actuar) mencionado anteriormente. Se recomienda que la organización elija un marco estructural consistente para la mejora.

RESUMEN

La MC es una tarea compleja. Sin embargo, los equipos de MC solo están preparados para manejar las mejoras si desarrollan una correcta comprensión del proceso e incluyen a los trabajadores de primera línea en la evolución del cambio. Por lo general, un abordaje de arriba abajo encuentra resistencia y produce beneficios inconsistentes y de corta duración o ningún beneficio. El equipo de mejora de la viñeta clínica tuvo éxito en lograr su objetivo de reducir el tiempo de espera preoperatorio. Los miembros del equipo, de manera organizada, analizaron el problema por medio de diversos diagramas y métodos de recopilación de datos. Hicieron cambios repetidos y pruebas, y los analizaron mediante el modelo para la mejora y el ciclo PHEA. También monitorizaron cuidadosamente las mejoras a través de gráficos de proceso y de control. Finalmente, fueron capaces de identificar otras ideas de mejora que se evaluarán en el siguiente ciclo de mejora. Las conclusiones extraídas de estos ciclos de PHEA también pueden utilizarse para mejorar el proceso y la atención al paciente en otros sectores similares al hospital.

PUNTOS CLAVE

- Las tres partes del modelo de mejora son las siguientes: ¿qué se intenta lograr? ¿Cómo se sabe si un cambio es una mejora? ¿Qué cambio se pretende que resulte en una mejora?
- El ciclo PHEA significa: planificar, hacer, estudiar, actuar.
- Los gráficos de control se usan para diferenciar la variación de causa común de la variación de causa especial.

BIBLIOGRAFÍA

1. Committee on Quality of Healthcare in America, Institute of Medicine. *Crossing the Quality Chasm: A New Health System for the 21st Century*. Washington, DC: National Academy; 2001.
2. Chassin MR, Kosecoff J, Park RE, et al. Does inappropriate use explain geographic variations in the use of health care services? A study of three procedures. *J Am Med Assoc.* 1987;258:2533–7.
3. Deming WE. *The New Economics*. 2nd ed. Cambridge, MA: Center for Advanced Educational Services, Massachusetts Institute of Technology; 1994.
4. Nolan TW, Provost LP. Understanding variation. *IEEE Eng Manag Rev.* 1996;24:65–74.
5. Langley GJ, Moen RD, Nolan KM, et al. *The Improvement Guide: A Practical Approach to Enhancing Organizational Performance*, Epub Edition. 2nd ed. San Francisco, CA: John Wiley & Sons Inc; 2009.
6. Hughes R. *Patient Safety and Quality: An Evidence-based Handbook for Nurses*. Rockville, MD: Agency for Healthcare Research and Quality, US Dept. of Health and Human Services; 2008.
7. Institute for Healthcare Improvement. http://www.ihi.org/resources/Pages/Tools/Failure ModesandEffectsAnalysisTool.aspx. Accessed 11/22/15.
8. Institute for Healthcare Improvement. http://www.ihi.org/resources/Pages/HowtoImprove/ default.aspx. Accessed 11/22/15.
9. Donabedian A. *Evaluating the quality of medical care. Milbank Mem Fund Q.* 1966;44:166–206.
10. Wheeler DJ. *Understanding Variation: The Key to Managing Chaos*. 2nd ed. Knoxville, TN: SPC Press; 2000.

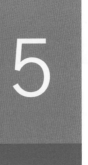

5 Modelos de calidad

David Vollman, Gokul Kumar y Michael Stock

VIÑETA CLÍNICA

Un hombre de 85 años de edad tiene programada una cirugía de cataratas en un centro ambulatorio. La noche previa a la cirugía, el cirujano había revisado las medidas preoperatorias del ojo del paciente para seleccionar el implante de lente adecuado que debía colocar tras la extirpación de la catarata. La mañana de la cirugía, el cirujano se dio cuenta de que en las instalaciones quirúrgicas se había terminado la provisión del tipo de lentes que había elegido. Seleccionó una lente que daría al paciente un resultado refractivo semejante, aunque no era su elección ideal. Más tarde se determinó que el personal de logística a cargo del abastecimiento de lentes intraoculares había acumulado pedidos de lentes en lugar de enviarlos de manera más escalonada. Al final, el paciente no sufrió ningún daño.

- ¿Qué metodologías podemos usar para mejorar los sistemas de atención sanitaria que garanticen la seguridad de los pacientes?
- ¿Cómo se puede eliminar el despilfarro en la atención sanitaria?
- ¿Cómo pueden mejorar los modelos Seis Sigma y *Lean* la calidad?

INTRODUCCIÓN

Con el coste creciente y la demanda de atención sanitaria en aumento, los hospitales, consultorios médicos y servicios complementarios necesitan soluciones tanto para reducir los costes como para proporcionar servicios de mayor calidad con los recursos disponibles. En la atención sanitaria se utilizan dos importantes modelos de mejora de la calidad para identificar las soluciones sostenibles: Seis Sigma y *Lean*.

El objetivo fundamental de Seis Sigma es la mejora continua de las operaciones comerciales. Desarrollado originalmente en la década de 1980 por Motorola, numerosas compañías comenzaron a adoptar las estrategias de Seis Sigma en la década de 1990, lo cual proporcionó beneficios considerables al ingreso operativo. En la década de 2000, muchos autores también sugirieron que Seis Sigma era aplicable a la atención sanitaria.[1] A lo largo de los últimos años, numerosos informes han ilustrado la implementación de las estrategias Seis Sigma en múltiples áreas de la atención sanitaria, incluidos algunos aspectos beneficiosos y modificaciones necesarias para dicho sector.

El método *Lean* es una filosofía que va acompañada de un conjunto variado de herramientas y que permite que una organización se concentre en el valor que esta genera para el consumidor y se eliminen los recursos que se desperdicien en su producción. El sistema, que nació y se perfeccionó en la industria de la automoción con Toyota, conlleva mucha terminología de fabricación. Sus principios y herramientas, sin embargo, pueden ser útiles en el diseño, la implementación y la ejecución continua de todos los aspectos de la atención al paciente.

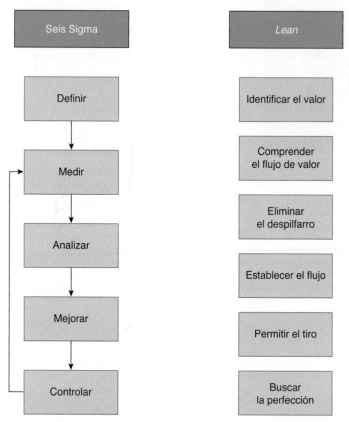

Figura 5-1. Representación visual de los modelos de Seis Sigma y *Lean.* (De: Langley GJ, Moen R, Nolan KM, Nolan TW, eds. *The Improvement Guide: A Practical Approach to Enhancing Organizational Performance.* 2nd ed. San Francisco, CA: Jossey-Bass; 2009.)

Este capítulo se centra en estos dos métodos de mejora de la calidad con la esquematización de los conceptos y herramientas clave para lograr la mejora de calidad y proporcionar algunas aplicaciones prácticas a la industria de la atención sanitaria (fig. 5-1).

SEIS SIGMA

Métodos en Seis Sigma

El término sigma, de acuerdo con la definición de los estadísticos, se refiere a la desviación estándar respecto a la media. En la fabricación y la producción, se usa un múltiplo de sigma para referirse a la cantidad de defectos que pueden presentarse en un proceso de producción.[2] Un valor numérico ampliamente aceptado es que el proceso Seis Sigma solo tiene 3,4 defectos por un millón de oportunidades. Aunque la aplicación práctica de Seis Sigma no necesita esta ocurrencia estadística en todos los procesos, el uso del término simboliza la búsqueda de una reducción significativa en la posibilidad de errores.

El razonamiento de esto queda claro: los defectos causan un incremento en los costes. Por tanto, un método sistemático que reduzca la ocurrencia de defectos disminuye los costes en general.

Hay dos métodos de proyecto principales que se usan en Seis Sigma:

1. DMAIC para procesos establecidos (v. fig. 5-1)
   a. Definir, medir, analizar, mejorar y controlar
2. DMADV para procesos nuevos
   a. Definir, medir, analizar, diseñar y verificar

Un proyecto Seis Sigma comienza por definir e implementar mediciones relevantes, las cuales se denominan características críticas de calidad (CCC).[3] Posteriormente, mediante la metodología de proyecto adecuada, los jefes de proyecto guían la ejecución de un proyecto de mejora de calidad.

Aplicaciones de Seis Sigma en la atención sanitaria

El proceso general de Seis Sigma es completamente aplicable a la atención sanitaria, aunque la naturaleza de la industria y el suministro de la atención sanitaria requieren adaptaciones apropiadas. En general, cuatro mediciones de la atención sanitaria definen el rendimiento de un sistema y sirven como CCC de un proyecto de atención sanitaria:[4]

• Nivel de servicio: por ejemplo, tiempo de espera, tiempo de servicio y acceso a la atención.
• Coste del servicio: por ejemplo, coste por unidad de servicio y productividad de los trabajadores.
• Satisfacción del cliente: satisfacción del paciente y de la familia, y satisfacción del equipo médico que hizo la derivación.
• Excelencia clínica: por ejemplo, reducción en la tasa de infección contraída en el hospital y cumplimiento de las indicaciones de prescripción.

Un concepto clave en la transferencia de los principios de Seis Sigma a la atención sanitaria es reconocer que los clientes no son necesariamente pacientes, sino que pueden ser cualquier persona afectada durante un proceso particular. Es raro que todos los clientes experimenten el desempeño promedio de una medición; en lugar de ello, tienden a experimentar la variabilidad.[4] El método Seis Sigma intenta reducir el «defecto» inducido por la variabilidad incluso aunque el desempeño promedio de una medición sea bueno.

Uno de los factores que ha conducido a la lenta adaptación de Seis Sigma a la atención sanitaria deriva de la discrepancia percibida entre el proceso de fabricación automatizada y la interacción inherentemente social de la atención sanitaria, esto es, la atención sanitaria es llevada a cabo por seres humanos.[4] La variabilidad humana con frecuencia es más sutil y cambiante, lo cual dificulta la identificación de las causas de los fallos en los procesos. Múltiples informes muestran que el éxito en la implementación de la iniciativa Seis Sigma en la atención sanitaria requiere una transformación concurrente de estrategia cultural y estrategias operacionales sólidas para implementar el cambio.[4]

DMAIC (definir, medir, analizar, mejorar y controlar)

Para un proyecto Seis Sigma que siga el método DMAIC, una vez identificada la CCC, la voz del cliente debe traducirse en una variable medible de respuesta. Por ejemplo, una variable clínica de excelencia cuantificable puede ser la tasa de reingreso hospitalario o el tiempo que tarda el servicio de radiología en enviar un informe. A continuación, se lleva a cabo la medición de la capacidad del proceso para la CCC apropiada, lo que proporciona un número de defectos por un millón de oportunidades (DPMO).[4]

En la fase de análisis, el equipo Seis Sigma identifica los factores causales con la probabilidad de provocar el máximo impacto en la variable de respuesta previamente identificada y medida. A continuación, se categorizan estos factores como controlables o incontrolables de acuerdo con su contribución a la variable de respuesta.[4] Incluso, aunque una tasa de respuesta tenga un promedio aceptable, si la variabilidad conduce a un DPMO elevado, deben identificarse los factores que conducen a esta mayor variabilidad, ya que esa es la causa de la medida deficiente. Los factores controlables permiten la implementación de estrategias para controlar directamente el factor causal. Los factores incontrolables requieren el diseño de un nuevo proceso para poder resistir la variabilidad.[4]

De acuerdo con el protocolo DMAIC, las siguientes fases son mejora y control. Estas suponen el mayor reto en la atención sanitaria. La estructura de la organización puede inhibir el pensamiento orientado a los procesos y, sin la visión general y la infraestructura necesarias, el impulso para el cambio puede verse limitado.[4] La fase de control necesita cambios de conducta y la traslación de los éxitos del proyecto en ambientes aislados hacia otros escenarios aplicables, ya que las numerosas unidades y disciplinas de la atención sanitaria deben funcionar como una unidad cohesiva.

DMADV (definir, medir, analizar, diseñar y verificar)

Como se ilustró anteriormente, el objetivo del método DMAIC en Seis Sigma es mejorar los procesos que tienen tendencia al error debido a la variabilidad inherente. No obstante, también se requieren grandes cambios en las instituciones de atención sanitaria, los cuales no pueden producirse simplemente mediante la mejora de los sistemas existentes. En estos casos, deben diseñarse procesos totalmente nuevos. El umbral se logra a medida que se consigue la optimización de los sistemas existentes, pero el beneficio de esos cambios alcanza un nivel de estancamiento. Aproximadamente a 4,8 sigma, las compañías pueden topar con una barrera, y se requiere un cambio para obtener ganancias adicionales.[5] En la atención sanitaria, esta barrera parece presentarse en niveles anteriores debido a la multitud de sistemas y estructuras antiguos ya establecidos.[4]

Este proceso está representado por el acrónimo DMADV (definir, medir, analizar, diseñar y verificar). Un proceso de diseño en este contexto incluye la división iterativa de los requerimientos de diseño del proceso en requerimientos de subsistemas, con el fin de diseñar adecuadamente un proceso por primera vez.[4] Por ejemplo, las necesidades de personal, los sistemas de recompensa, los requerimientos de comunicación y las necesidades de tecnología de la información se especificarán y diseñarán de manera iterativa durante el proceso.

Determinación de la predisposición para DMADV

Uno de los requerimientos cruciales para los proyectos DMADV es identificar primero si una organización está lista para estos proyectos a gran escala. Las instituciones con operaciones y procesos de prestación de servicios inestables primero necesitan estabilizar y optimizar estos procesos mediante proyectos DMAIC específicos. Una vez que se produzca esta optimización, las organizaciones siempre alcanzarán la barrera mencionada anteriormente.[4] Las expectativas del cliente aumentan y los sistemas preexistentes limitan las mejoras adicionales.

Para proceder con los proyectos de diseño DMADV, deben considerarse los siguientes factores:

- ¿Cuál es la efectividad del proceso actual?
- ¿El objetivo es reducir solo la variabilidad o es necesario cambiar todo el resultado promedio de un proceso?
- ¿Cuáles son las barreras para el cambio del sistema actual, incluidos los requisitos de tecnología de la información (TI)?
- ¿Qué cambios futuros se han planeado, como la ampliación de las instalaciones, nuevas terapias y nuevos requerimientos gubernamentales?

Si los puntos anteriores indican la necesidad de un nuevo proceso de diseño, puede llevarse a cabo un proceso DMADV.[4]

El proceso DMADV

Las fases de definición y medición del proceso DMADV son paralelas a las del proceso DMAIC. No obstante, el objetivo es predecir el rendimiento del nuevo producto o servicio.[4]

Una herramienta importante que puede facilitar este proceso es la denominada *despliegue de la función de calidad* (DFC).[4] En el DFC, cada variable de respuesta se representa respecto a los requerimientos del sistema y se le otorga peso a cada variable de respuesta según la prioridad percibida. La capacidad de estos requerimientos del sistema para facilitar el cambio en cada variable de respuesta se identifica y prioriza. A continuación puede llevarse a cabo un análisis de Pareto para categorizar cada requerimiento del sistema según su capacidad de influir en las variables de respuesta de mayor prioridad. Es importante realizar esta medición y este análisis centrándose en los datos de la voz del cliente.[4] Una ejecución exitosa de la fase de análisis identifica los requerimientos del subsistema que se traducirán en mejoras cuantificables de la variable de resultados.

La fase de diseño se fundamenta, pues, en esta derivación matemática de los requerimientos del subsistema para correlacionarse de modo apropiado con la satisfacción del cliente basándose en el DFC. Esto se denomina *capacidad de pronóstico*.

A continuación, la fase de validación mide el rendimiento real de un proceso de subsistema respecto al rendimiento esperado, medido de acuerdo con la satisfacción del cliente.[4] Aunque este sistema puede ser más directo en la manufacturación, la capacidad para evaluar cada subsistema en un entorno de atención sanitaria puede no ser viable. Los cambios dirigidos en el reclutamiento, desarrollo del personal, comunicación y tecnología de la información son inherentes a este proceso.[4]

Implementación de Seis Sigma

Se considera que el éxito en la implementación de Seis Sigma en una gran organización puede depender de la aplicación de numerosas estrategias operacionales fuera de Seis Sigma. Además, el sistema se basa en una estructura administrativa única, al definir profesionales de gestión de la calidad en una organización.[6] En concreto, son los siguientes:

• Líderes ejecutivos. Directores ejecutivos y otros directivos superiores que pueden supervisar la mejora de calidad continua.

• Campeones. Supervisan la implementación de Seis Sigma en toda la organización.

• Maestros cinturón negro. Dedican el 100% de su tiempo a Seis Sigma. Sus funciones incluyen el análisis estadístico, la ayuda a los campeones y la supervisión de los cinturones negros.

• Cinturones negros. Encabezan el equipo de un proyecto y asesoran a los cinturones verdes y amarillos.

• Cinturones verdes y amarillos. Miembros entrenados que participan de lleno en los proyectos, incluidos el manejo de datos y el análisis estadístico.

Aunque los papeles mencionados anteriormente han evolucionado con el tiempo y la organización, el principio fundamental de la estricta organización y el compromiso con la iniciativa Seis Sigma es integral al éxito de los proyectos de la organización.[7]

LEAN

La filosofía *Lean*

Los fundamentos del pensamiento *Lean* los resume de la mejor manera Taiichi Ohno, un ingeniero industrial considerado el padre del Sistema de producción Toyota:[8]

«*La base del Sistema de producción Toyota es la eliminación absoluta del despilfarro.*»

El objetivo de *Lean* es identificar aquellos aspectos de un producto o servicio que proporcionan un valor añadido al cliente, definir los procesos que producen ese valor y

TABLA 5-1	Tipos de despilfarro *Lean*	
Tipo de despilfarro	Definición rápida	Ejemplos de atención sanitaria
Muda	Despilfarro	*Tipo I:* rellenar un registro de conciliación de fármacos para un paciente admitido en el hospital no añade valor directo desde la perspectiva del paciente, pero es necesario como herramienta de seguridad del paciente *Tipo II:* tiempo empleado por el personal en buscar equipo que no está adecuadamente almacenado o en un sitio específico
Muri	Sobrecarga	Hacer que un profesional de enfermería recorra varias plantas para encontrar el material i.v. adecuado, debido a que el almacén se vacía continuamente, al mismo tiempo que atiende de manera activa a los pacientes
Mura	Desigualdad (variación)	La impredecibilidad de la llegada de pacientes al servicio de urgencias puede dificultar la dotación suficiente de personal

eliminar el resto. Cualquier cosa que no contribuya directamente a la creación de valor debe ser eliminada.

Antes de suprimir el despilfarro, se debe identificar el «valor». En *Lean,* para que una acción añada valor, debe cumplir los tres criterios siguientes:[8]

1. El cliente está dispuesto a costearla.
2. La acción debe transformar la forma, la adaptación o la función del producto.
3. La acción debe efectuarse correctamente desde la primera vez.

Si cualquier aspecto de una acción no cumple estos criterios, se considera despilfarro y debe ser eliminada.

Lean define tres tipos de despilfarro diferentes (tabla 5-1).[8] El más importante es *muda,* que significa *trabajo que no añade valor.* La *muda* tipo I es trabajo que no añade valor pero es necesario en el momento presente y con la tecnología existente para crear valor. Por ejemplo, rellenar un registro de conciliación de fármacos para un paciente admitido en el hospital no añade valor directo desde la perspectiva del paciente, pero es una herramienta necesaria de seguridad para dicho paciente. La *muda* tipo II es trabajo que no añade valor ni es necesario para crearlo. Este tipo de *muda* podría ilustrarse con el tiempo que invierte el personal en buscar equipo que no se almacenó apropiadamente o en un sitio específico. Las herramientas de *Lean* se centran en identificar y eliminar la *muda* tipo II.

Dentro de *muda,* hay siete categorías originales (y varias otras añadidas después).[9] El conocimiento de estas categorías permite analizar el proceso desde muchas perspectivas diferentes para identificar y eliminar el despilfarro. Las siete *muda* originales pueden recordarse por la regla mnemotécnica TIM WOOD.

Transport (transporte): el proceso de reubicar recursos.

Inventory (inventario): contar con más de lo que se necesita para la tarea que conviene realizar.

Motion (movimiento): movimiento adicional de recursos que no añade valor.

Waiting (espera): tiempo desperdiciado cuando las personas, la información o los recursos no están disponibles.

Overproduction (sobreproducción): trabajo redundante o duplicado.

Overprocessing (sobreprocesado): la herramienta o secuencia de pasos que se usan para el proceso son las equivocadas.

Defects (defectos): trabajo que contiene errores o carece de valor.

Los tipos adicionales de *muda* incluyen demandas del cliente sin cubrir y talento humano sin utilizar.[10] Los otros dos tipos de despilfarro, *mura* y *muri*, pueden no ser tan obvios, pero pueden proporcionar una visión para la creación de mejores procesos. *Mura*, la «desigualdad», es un despilfarro que se podría definir mejor como «inconsistencia». Si un proceso aún no se ha estandarizado o las personas que lo implementan no han recibido una formación adecuada, el proceso tendrá un desempeño inconsistente, tanto con respecto al tiempo que lleva completarlo como a la calidad del resultado. Esta «desigualdad» del proceso conduce directamente a muda.

Muri, «sobrecarga», es el despilfarro que se produce cuando se pide un mayor rendimiento de un proceso del que se puede gestionar sin tomar atajos y sin modificar de manera extraoficial los criterios de decisión. Este estado de sobrecarga lleva directamente a la inconsistencia de los resultados del proceso *(mura)*, lo cual, a su vez, genera trabajo que no añade valor *(muda)*. Como ejemplo, cuando se crea un nuevo proceso para la canalización i.v., si no se instruye a todos los profesionales de enfermería para el nuevo proceso *(muri)*, el seguimiento de los resultados de canalización i.v. mostrará gran variación de resultados *(mura)*. La variabilidad aparecerá en tiempo real como la *muda* de los defectos (fallo en la canalización i.v.), del movimiento (profesional de enfermería que debe ir a buscar más material para intentos alternativos), y de la espera (necesidad de pedir ayuda a otro profesional de enfermería).

Lean posee un sinnúmero de conceptos y herramientas para permitir identificar el valor y el despilfarro e iniciar el proceso de eliminación. Un concepto fundamental para *Lean* es el de *kaizen,* la mejora continua.[8] *Kaizen* es un método para hacer mejoras incrementales continuas en los procesos, eliminando el despilfarro de modo consistente y esforzándose por forjar un proceso «perfecto». Se espera que todos los miembros de una organización, desde el director ejecutivo hasta el conserje, contribuyan al *kaizen,* en la búsqueda y el descubrimiento de nuevas maneras innovadoras de eliminar el despilfarro.

Los sistemas de tiro en *Lean*

Otro concepto central de *Lean* es crear sistemas de tiro[8,11] también conocidos como *sistemas de «justo a tiempo»*. «Tirar» es una estrategia *Lean* estructurada de forma intrínseca para eliminar el despilfarro, en especial la *muda* de sobreproducción. En un proceso de fabricación por lotes, los gerentes intentarán predecir la demanda futura de un producto. En este sistema de empuje *(push)* se produce la cantidad de producto con la que se espera cubrir la demanda y se almacena en el inventario. A medida que tiene lugar la demanda, el producto se extrae del inventario y se entrega al cliente. Debido a las dificultades inherentes de predecir la demanda futura, incluso con tendencias históricas, estos sistemas son propensos a no alcanzar el verdadero objetivo. Si la demanda es menor de lo esperado, se generará una gran cantidad de *muda* de sobreproducción. Si la demanda es mayor de lo esperado, a menos que el proceso de fabricación se haya «leanizado» (hecho austero), se perderán clientes a causa del elevado tiempo de espera.

En un sistema de tiro, no se fabrica un producto hasta que lo señale una demanda secuencia abajo. Por ejemplo, un cliente pide una hogaza de pan en una panadería. Esta demanda secuencia abajo le indica al panadero que prepare una hogaza de pan. Para preparar el pan, el panadero usa harina, leche y agua, lo cual se convierte en una señal para que la industria productora de harina muela más trigo y el granjero ordeñe las vacas. Es obvio que un sistema de tiro crea menos despilfarro, en especial en términos de inventario. No obstante, tal proceso en una industria sensible al tiempo puede incrementar el plazo de entrega (el tiempo desde que se produce la orden hasta la entrega).

En un proceso *Lean* perfecto, el plazo de entrega es lo bastante corto como para responder en tiempo real a las fluctuaciones en la demanda. En la realidad, el proceso *Lean* no está completamente libre del inventario, sino que más bien tiene una reserva de materiales y recursos intermedios para seguir en funcionamiento mientras que los procesos secuencia arriba tienen tiempo para responder a las señales secuencia abajo. El matiz importante de un sistema de tiro es que la señal clara (llamada *kanban*[11]) para los procesos secuencia arriba se produce en tiempo real y los dirige para crear la cantidad apropiada en el tiempo adecuado. Por ejemplo, en la viñeta clínica al inicio del capítulo, la mayoría de las unidades mantiene una provisión pequeña de lentes intraoculares (generalmente, 2-3) con los aumentos de uso más frecuentes, y las lentes se reemplazan en consignación a medida que se utilizan, de manera que el hospital o el centro quirúrgico no necesita mantener un gran inventario de lentes, lo que podría ocupar un espacio considerable. Una vez que la lente se usa en cirugía, la etiqueta del estuche de la lente utilizada en la operación se transfiere al departamento de logística o de compras para mantener los niveles de consignación.

Implementación de la mentalidad *Lean*

Lean se puede utilizar como una solución rápida, pero las ganancias serán de corta duración. La verdadera implementación de *Lean* requiere un compromiso de todas las partes o a todos los niveles de una organización. La organización como un todo debe expresar de manera explícita el objetivo de la «absoluta eliminación del despilfarro». Desde la arquitectura hasta el departamento de contabilidad o las salas de operaciones, todos los interesados deben orientar su pensamiento y actos hacia este objetivo.

La mentalidad *Lean* en la cultura de una organización puede sembrarse y nutrirse con la creación de un número de «eventos *kaizen*».[12] Aunque no sea un término adecuado del todo, un evento *kaizen* formaliza y encapsula todos los pasos necesarios para dar lugar al cambio. Estos eventos introducen a los participantes en la filosofía, los conceptos y las herramientas de *Lean*. Asimismo, al mezclar varias personas en un evento —algunas con amplios conocimientos del proceso y otras sin experiencia— se hace patente que todos deben intervenir en *kaizen*. En esta dinámica, los participantes inexpertos se ven forzados a hacer una serie de preguntas de «por qué»[8] (¿por qué se hace esto así?, ¿por qué es necesario que suceda esto?). Estas preguntas fuerzan a las personas con mayor experiencia a explicar claramente la razón por la cual se hacen las cosas y a comenzar a subrayar, con cada por qué subsiguiente, que quizá no haya una razón concreta para realizar ciertas tareas de una manera determinada.

Aunque los «5 por qué» son una herramienta que se usa en *Lean,* hay una amplia gama de ellas. Cada una se ha creado de modo pragmático para ayudar a resolver un problema diferente por medio de la mentalidad *Lean*. Una de las principales herramientas empleadas es el mapeo de flujo de valor[13] (fig. 5-2). Esta herramienta se usa de forma extensa para analizar y diseñar el flujo de materiales, información y recursos para proporcionar un resultado valioso. Una vez que el proceso se mapea en detalle, se hace evidente dónde se genera el despilfarro y se crea una oportunidad *kaizen* (fig. 5-3).

De la manufacturación al servicio

Es evidente, por la terminología de *Lean,* que su método se desarrolló a partir de la manufacturación.[14] Con cuidado, estos conceptos se pueden transferir a otras industrias, incluidos los servicios de atención sanitaria.[15] Cuando se hace esta transición, es importante traducir algunas de estas definiciones con el fin de no excluir aspectos relevantes del servicio. De manera destacada, identificar los aspectos de valor añadido en la experiencia de la atención al paciente puede ser mucho más difícil que detectar los componentes de valor añadido en un producto estático. Al igual que la eficiencia y la rapidez son fundamentales en la manufacturación, ciertos aspectos de la atención al paciente deben verse bajo la misma

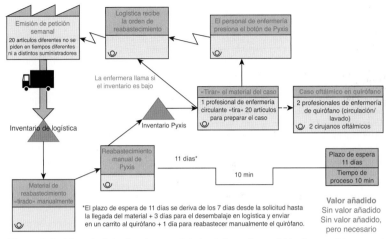

Figura 5-2. Mapa de flujo de valor actual de las órdenes de provisión de materiales para el quirófano de oftalmología en un hospital.

óptica. Como regla general, las «cosas» de la atención sanitaria (notas, procedimientos, pruebas) deben «leanizarse», pero en todos los aspectos que afectan la interacción con el paciente, ya que el valor se encuentra en la interacción directa y la conexión humana. Esto no debe verse como algo que conviene eliminar.

Asimismo, en el sector servicios, es posible y necesario centrarse en ciertas conductas como fuentes de valor o de despilfarro. Las conductas como la alegría, la cortesía, el respeto y el vestuario adecuado no deben pasarse por alto cuando se planea, se implementa y se evalúa un proceso.

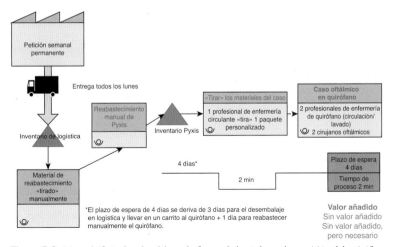

Figura 5-3. Mapa de flujo de valor del estado futuro de las órdenes de provisión del quirófano de oftalmología en un hospital después de completar el análisis del evento *kaizen*.

DIFICULTADES Y LIMITACIONES DE SEIS SIGMA Y *LEAN* EN LA ATENCIÓN SANITARIA

Uno de los mayores obstáculos para la implementación de cambios sostenibles de proceso con *Lean* y Seis Sigma es el respaldo requerido de los altos directivos. En Seis Sigma, tanto los procesos DMAIC como DMADV precisan un apoyo adecuado de la dirección del centro en la ejecución del proceso y en su implementación. Para que *Lean* sea continuo, la actitud debe prevalecer en toda la organización.[12,15] Con frecuencia, la dirección cree que, para que se produzca un cambio, este debe darse de arriba abajo. No obstante, el despilfarro se observa con mayor facilidad en el nivel en el que se produce. El trabajador de primera línea reconocerá la oportunidad *kaizen* mucho antes que las personas que no están íntimamente implicadas en el proceso. Los mentores de los niveles superiores deben apoyar el proceso y proporcionar recursos para ayudar a solucionar el despilfarro identificado.

Se cree que las naturalezas rígidas de Seis Sigma o de *Lean* se focalizan más en los métodos y herramientas que en la fortaleza organizacional directa.[16] Este énfasis en un abordaje basado en un modelo puede retrasar la resolución práctica del problema al simplificar en exceso las interacciones complejas, en particular en el abordaje multidisciplinario de la atención sanitaria.

Otra crítica hacia Seis Sigma se basa en la observación de que, en ocasiones, se puede desarrollar una «burocracia Seis Sigma» dentro de una organización. Aunque el objetivo de los abordajes centrados en datos es eliminar la toma burocrática de decisiones, el énfasis en el formato Seis Sigma puede llegar a crear una versión diferente del mismo problema.[16]

PUNTOS CLAVE

- El objetivo de Seis Sigma es eliminar defectos y, en consecuencia, reducir los costes.
- DMAIC (definir, medir, analizar, mejorar y controlar) para los procesos establecidos.
- DMADV (definir, medir, analizar, diseñar y verificar) para los procesos nuevos.
- *Lean* consiste en la eliminación del despilfarro del proceso de creación de valor.
- *Kaizen*, que significa *mejora continua*, es el proceso mediante el cual se elimina el despilfarro.
- *Lean* usa múltiples herramientas, incluidos los mapas de flujo de valor, para visualizar un proceso y decidir qué despilfarro hay que eliminar.
- Tanto Seis Sigma como *Lean* requieren un compromiso real de la alta dirección para que sean apropiadamente ejecutados y respaldados.

RECURSOS EN LÍNEA

1. http://www.innovations.ahrq.gov/content.aspx?id=2148: sitio de AHRQ con formularios Seis Sigma y *Lean* descargables.
2. http://www.ihi.org/knowledge/Pages/IHIWhitePapers/GoingLeaninHealthCare.aspx: libro blanco descargable de *Lean* continuo del IHI para la atención sanitaria.
3. http://theopenacademy.com/content/introduction-lean-six-sigma-methods: serie de videoconferencias del profesor Earll Murman del MIT sobre la introducción a los métodos *Lean* y Seis Sigma.

BIBLIOGRAFÍA

1. Snee RD. Six Sigma: the evolution of 100 years of business improvement methodology. *Int J Six Sigma Compet Adv.* 2004;1(1): 4–20.
2. Langley GJ, Moen R, Nolan KM, Nolan TW, eds. *The Improvement Guide: A Practical Approach to Enhancing Organizational Performance.* 2nd ed. San Francisco, CA: Jossey-Bass; 2009.

3. Van den Heuvel J, Does RJMM, Verver JPS. Six Sigma in healthcare: lessons learned from a hospital. *Int J Six Sigma Compet Adv.* 2005;1(4):380–8.
4. Stahl R, Schulz B, Pexton C. Healthcare's horizon: from incremental improvement to design the future. *Six Sigma Forum Mag.* 2003;1(3):17–25.
5. Harry M, Schroeder R. *Six Sigma: The Breakthrough Management Strategy Revolutionizing The World's Top Corporations.* 1st ed. New York, NY: Currency/Doubleday Publishing; 2000.
6. Harry MJ. *The Visions of Six Sigma.* 5th ed. Phoenix, AZ: Tri Star; 1997.
7. Jensen MC. *Foundations of Organisation Strategy.* Cambridge, MA: Harvard University Press; 1998.
8. Ohno T. *Toyota Production System.* Portland, OR: Productivity Press; 1988.
9. Bicheno J, Holweg M. *The Lean Toolbox.* 4th ed. Buckingham, UK: PICSIE Books; 2004.
10. Womack JP, Jones DT. *Lean Thinking: Banish Waste and Create Wealth in Your Corporation.* New York, NY: Free Press; 2003.
11. Japan Management Association. *Kanban: Just-In-Time at Toyota.* Portland, OR: Productivity Press; 1986.
12. Emiliani B. *Better Thinking, Better Results.* Kensington, UK: The Center for Lean Business Management; 2003.
13. Rother M, Shook J. *Learning to See: Value-Stream Mapping to Create Value and Eliminate Muda.* Brookline, MA: Lean Enterprise Institute; 2003.
14. Womack JP, Jones DT, Roos D. *The Machine That Changed the World.* New York, NY: Free Press; 1990.
15. Dean ML. *Lean Healthcare Deployment and Sustainability.* New York, NY: McGraw-Hill Education; 2013.
16. Jarrar Y, Neely A. *Six Sigma—Friend or Foe? Center for Business Performance, Cranfield School of Medicine.* http://yasarjarrar.com/wp-content/uploads/2012/07/Six-Sigma-Friend-or-Foe_paper.pdf

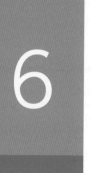

6 Responsabilidad e informes

Jonas Marschall y Emily Fondahn

VIÑETA CLÍNICA

Una mujer de 67 años de edad con cardiopatía coronaria, diabetes mellitus y un diagnóstico reciente de cáncer de endometrio, es ingresada por un ginecólogo residente para la extirpación del útero, ovarios y ganglios linfáticos. Los fármacos que toma en casa incluyen ácido acetilsalicílico (AAS), el cual ha tomado hasta el día de su ingreso. El médico de cabecera estaba informado de la proximidad de la cirugía, pero no suspendió el AAS 7-10 días antes de la cirugía como se había indicado. El ginecólogo residente olvida informar al ginecólogo de servicio que está programado para operar a la paciente. El uso de AAS no forma parte de las preguntas de rutina al ingresar un paciente para cirugía electiva. El ginecólogo de servicio no examina el expediente antes de ver a la paciente. El anestesiólogo se da cuenta de la inclusión de AAS en la lista de fármacos, pero cree que el ginecólogo de servicio está informado de los fármacos que toma la paciente. Al día siguiente, la cirugía es notoria por el sangrado excesivo, y tardan 30 min más de lo habitual debido a la cantidad de cauterización necesaria. El ginecólogo de servicio es muy consciente de que el daño tisular resultante aumentará el riesgo de la paciente de desarrollar una infección de la herida. Después de la cirugía, le grita al ginecólogo residente y le echa la culpa por no suspender la ingesta de AAS: «¡Si me hubiera informado, habría cancelado la cirugía!». El ginecólogo residente está muy afligido por no haberse dado cuenta y se disculpa. La paciente desarrolla una infección postoperatoria de la herida.

- ¿El ginecólogo residente es el responsable de lo sucedido o se le debe culpar?
- ¿Quién debe hacer cumplir la responsabilidad?
- ¿Se debe informar de este evento ?
- ¿Este evento se usó como una oportunidad para mejorar el sistema?

INTRODUCCIÓN

Pocos lectores de este manual leerán primero el capítulo sobre responsabilidad e informes, a pesar de que este es uno de los temas más importantes de la seguridad del paciente, porque proporciona el marco para establecer estándares y reforzar las medidas de seguridad del paciente. El personal hospitalario implicado en la seguridad del paciente y la calidad deben conocer algunos conceptos clave para comprender las implicaciones legales de su trabajo. Algunas definiciones son:

- *Responsabilidad*: obligación o predisposición a aceptar la responsabilidad o a explicar las propias acciones, que se relaciona estrechamente con la culpabilidad y la obligación.
- *Informes públicos:* la obligación de revelar al público los datos importantes para la seguridad del paciente, por ejemplo, la tasa de infección postoperatoria, los errores de medicación graves, o la tasa de mortalidad de pacientes hospitalizados.

- *Indicador de calidad*: una medida de los procesos o resultados médicos que puede usarse para determinar la calidad de la atención sanitaria y servir como base para las iniciativas de mejora.
- *Agencia reguladora*: agencia gubernamental que tiene capacidad de supervisión en un campo específico de actividad humana.

RESPONSABILIDAD

Historia

El concepto de responsabilidad está presente en la medicina desde hace mucho tiempo. La declaración inicial del primer código de ética de la American Medical Association (AMA) señala que, para el personal médico: «no hay más tribunal que su propia conciencia, para adjudicar las sentencias por el descuido y la negligencia». (AMA, 1847, Art. I 1). Sin embargo, el foco ha pasado de la propia conciencia del médico individual al sistema sanitario como un todo. El concepto individualista de la responsabilidad había guiado la atención sanitaria hasta hace poco. Antes del siglo XIX, la reputación y el carácter impactaban en gran medida en la práctica de un médico, en especial debido a la falta de terapias médicas. Al inicio del siglo XX, con los avances científicos, individuos como Flexner, quien propuso la reforma y la estandarización de la educación médica, y Codman, que abogó por los estándares quirúrgicos y hospitalarios,[1] pusieron gran énfasis en la reforma médica. Después de la Primera Guerra Mundial, surgió la imagen del médico autónomo, que es «el capitán del barco».

En las décadas de 1970 y 1980, la preocupación por los crecientes costes de la atención sanitaria llevó a la publicación de la primera «tarjeta de calificaciones» efectuada por la Health Care Financing Administration, que contenía datos hospitalarios específicos de las tasas de mortalidad de Medicare. Las mediciones de calidad se han convertido en un método común para informar sobre la responsabilidad.[2] En 1998, la Joint Commission (JC) lanzó la iniciativa ORYX, la cual constituyó el primer programa nacional que requería a los hospitales informes de sus tasas de desempeño.[3] A partir de 2002, los hospitales acreditados estaban obligados a proporcionar los datos de sus medidas básicas, información que se hizo pública en 2004.[4] Desde entonces, el número de medidas de calidad avaladas y documentadas por las agencias se ha disparado. Por ejemplo, el National Quality Forum (NQF) respalda más de 600 medidas de calidad.

Pensamiento sistémico y responsabilidad

El movimiento de seguridad del paciente se basa en la suposición de que los fallos ocurren cuando sistemas mal diseñados permiten que los individuos cometan errores dañinos pero potencialmente evitables. Al rediseñar el sistema, se piensa que tales errores ya no son posibles o, por lo menos, tienen menos probabilidad de presentarse. Los códigos de barras y las prescripciones médicas informatizadas son ejemplos de diseño de sistemas. Sin embargo, si se llega a producir un error, alguien tiene que asumir la responsabilidad de este, trabajar para acometer mejoras adicionales y proporcionarle a la víctima del error una contraparte de apoyo (quien revela el error y explica al paciente las medidas que se tomarán a continuación). La entidad *responsable* puede ser un profesional sanitario individual o una organización, los cuales están vinculados entre sí en el «enfoque sistémico». El pensamiento sistémico se desarrolló a partir de círculos de retroalimentación y tiene como una de sus premisas la «conectividad de los elementos».[5] Como consecuencia, los errores pueden considerarse indicativos de que un sistema requiere modificaciones adicionales para funcionar mejor.

Responsabilidad individual y organizacional

¿Se puede aspirar a un entorno laboral en el que la culpabilización no tenga lugar y, al mismo tiempo, esperar que los profesionales sanitarios se hagan responsables de sus actos y los reconozcan? ¿Cuán fácil es en el sistema sanitario actual cometer un error y salir impune?

¿Se puede actuar apropiadamente sobre las conductas peligrosas y más aún si son repetitivas? Estas acciones llevan hacia el término *responsabilidad*. A pesar de su popularidad, la responsabilidad es difícil de caracterizar, pero, por lo general, se entiende como un concepto normativo, o alternativamente, que puede usarse para explicar un mecanismo mediante el cual aprende un sistema.[6] Al asumir la responsabilidad, se espera que cada persona sea consciente de sus acciones y comprenda que se debe dar respuesta a las acciones deficientes con el fin de prevenir resultados negativos. Para un profesional sanitario particular, esta respuesta puede ser un cambio de conducta en una única ocasión, pero, para el sistema, podría ser una oportunidad perdida de aprendizaje si el individuo se guarda el incidente para sí mismo. Es posible que otros profesionales sanitarios repitan el mismo error. Por tanto, en condiciones ideales, la respuesta de un hospital sería un cambio del sistema, de manera que el error en cuestión fuera más difícil de cometer en el futuro. En su artículo *Striking a Balance (Lograr el equilibrio)*, Etchells *et al.* argumentan en pro de la responsabilidad compartida que debe surgir entre el individuo y el sistema en el que actúa dicho individuo.[7]

Sin embargo, la situación se vuelve espinosa cuando un profesional sanitario no aprende de cuasi errores y equivocaciones, y se convierte en un peligro potencial para los pacientes. Es probable que en este caso no funcione un método de «no culpabilización». Esto nos lleva al concepto de «cultura justa», esbozado por David Marx,[8] que equilibra la atmósfera de confianza que fomenta el hecho de que se informe de cuestiones relacionadas con la seguridad del paciente con límites de tolerancia claramente establecidos, más allá de los cuales todo profesional sanitario debe recibir recordatorios, asesoramiento, formación, o ser disciplinado. En lugar de la exención de culpabilidad, debe haber un sentido de obligación de seguir las buenas prácticas y mantenerse alerta frente a las carencias personales en conocimientos y/o desempeño y a los puntos débiles del sistema. Y, en lugar de un castigo que no necesariamente resuelve el problema subyacente, las personas solo deben recibir la acción disciplinaria si otros métodos fallan. Existen diferentes sugerencias sobre la manera en que una institución debe responder al espectro de actos peligrosos.[7-9] Aunque muchos errores (y en parte, la llamada *conducta disruptiva*) pueden tratarse con una intervención de conducta, el consumo de drogas y el daño intencional son ejemplos en los que siempre se considera necesaria la acción disciplinaria.

Componentes de la responsabilidad

A nivel individual, la responsabilidad es la idea de que un individuo es responsable de un conjunto de actividades y de explicar o responder por sus acciones.[6] A nivel de sistema, hay una matriz compleja y recíproca, que refleja la diversidad de componentes. El modelo donde un único profesional médico es responsable de un único paciente ha sido reemplazado por relaciones polifacéticas entre diferentes partes del sistema sanitario. Muchas entidades distintas pueden ser responsables o considerar a otros responsables, como los pacientes, los equipos médicos, los profesionales de enfermería y otro personal clínico, los hospitales, el gobierno y otras agencias reguladoras. Gamm señala que «la responsabilidad de las organizaciones de servicios sanitarios se define como aquella que tiene en cuenta y responde a los intereses y expectativas políticos, comerciales, comunitarios y clínicos de los pacientes. La responsabilidad es el proceso mediante el cual los líderes sanitarios buscan conseguir los objetivos de eficiencia, calidad y acceso para cubrir los intereses y las expectativas de este público significativo».[10]

Cómo fomentar el sentido de la responsabilidad

Se ha desarrollado un sinnúmero de ideas para ayudar a crear una nueva cultura de la seguridad en la atención sanitaria. Su objetivo común es otorgar poderes a los trabajadores sanitarios. Una manera es enseñar a los jóvenes profesionales a expresar su opinión y a cuestionar las conductas y prácticas de los compañeros de trabajo que parezcan peligrosas.[11] Esto es mucho más difícil cuando uno debe exponer los propios errores. No obstante, si los trabajadores sanitarios optan por no informar de sus propios errores, se pierde una gran oportunidad para mejorar los sistemas.[12] La Agency for Healthcare Research and Quality (AHRQ), junto con el Department of Defense (DoD) de EE.UU., desarrollaron una caja de herramientas para mejorar la seguridad del paciente más allá de la comunicación, cuyo núcleo está formado por las siguientes destrezas:

1. Liderazgo.
2. Monitorización de la situación.
3. Apoyo mutuo.
4. Comunicación.[13]

Estos puntos sugieren que la monitorización de colegas sería una parte del concepto de responsabilidad. Otro enfoque más complicado es hacer que informar de los incidentes de seguridad del paciente, como hizo el acta de seguridad del paciente en Dinamarca, protegiendo al mismo tiempo a los trabajadores sanitarios de sanciones, sea un requisito legal.[14] Sin embargo, antes de que los empleados puedan incluso manifestar sus preocupaciones sobre seguridad, es necesario animarlos a estar atentos, lo cual se recoge en los siguientes enunciados:

1. La preocupación constante sobre la posibilidad de un fallo.
2. Deferencia a la experiencia, sin importar el rango o el estatus.
3. Capacidad para adaptarse cuando suceda un hecho inesperado.
4. Capacidad para concentrarse en una tarea al mismo tiempo que se tiene una visión general de la situación.
5. Capacidad para alterar y saltarse la jerarquía a fin de adaptarse a una situación específica.[15]

Cómo implantar la responsabilidad

La responsabilidad como un concepto que se basa en trabajadores sanitarios maduros y cuidadosos puede no prestarse a ser impuesta como una institución. Aun así, Wachter y Pronovost propusieron fuertes estrategias de auditoría con el fin de garantizar prácticas seguras, y al mismo tiempo evitar acciones punitivas para las prácticas en las que el beneficio para la seguridad del paciente no se hubiera demostrado claramente.[16] Si existe el temor al castigo o a la culpabilidad, es posible que el proveedor de atención sanitaria no se vea con ánimo de revelar los incidentes. Entre las estrategias de auditoría sugeridas se encuentran el uso de cámaras de vigilancia, los disparadores computarizados y la monitorización secreta del cumplimiento. Sin embargo, aún no está claro si esta implantación debe llevarse a cabo mediante auditores externos o si el control lo deben ejercer las propias sociedades profesionales.[17] Es probable que las entidades reguladoras (como la JC) o aseguradoras (como Medicare) impongan cada vez más criterios de acreditación si los médicos no encuentran una manera equilibrada de crear una nueva cultura de seguridad, al tiempo que delimitan de forma estricta qué conductas de sus colegas son inadecuadas y se aplican los mismos criterios de control a sí mismos.

AGENCIAS REGULADORAS, ORGANIZACIONES NACIONALES Y SUS REQUERIMIENTOS

Agencias reguladoras

Las agencias reguladoras supervisan los diferentes componentes del sistema de atención sanitaria, desde proveedores individuales hasta hospitales enteros. La cantidad de distintas agencias reguladoras y su papeles pueden resultar bastante confusos. Las partes interesadas incluyen agencias federales y estatales y reguladores privados (tabla 6-1). El origen de este sistema desmembrado se remonta a la inmemorial tensión entre los gobiernos federal, estatal y local, además de la integración de las organizaciones privadas. Un ejemplo del laberinto regulador es el camino que un profesional médico debe recorrer para poder ejercer. Como explica Field, dicho profesional tiene que «asistir a una facultad de medicina

TABLA 6-1	Agencias reguladoras de EE.UU.		
Agencias federales	Department of Health and Human Services	DHHS	Implementa la mayor parte de la infraestructura reguladora de atención sanitaria federal a través de sus agencias componentes
Componentes del Department of Health and Human Services	Agency for Healthcare Research and Quality	AHRQ	Financia la investigación de los servicios sanitarios
	Centers for Disease Control and Prevention	CDC	Compila y divulga los datos nacionales de atención sanitaria, investiga los brotes de enfermedades, así como las amenazas para la salud pública
	Centers for Medicare and Medicaid Services	CMS	Administra el programa Medicare y la parte federal del programa Medicaid y el States Children's Health Insurance Program
	Department of Justice	DOJ	Pone en vigor las leyes antimonopolio y la prohibición de pagos por derivaciones
	Department of Labor	DOL	Administra el acta de Employee Retirement Income Security Act de 1974, la cual se aplica a las disposiciones de beneficios sanitarios para los trabajadores
	National Science Foundation	NSF	Financia la investigación científica básica
	Veterans Administration	VA	Funciona en los hospitales y en otros servicios de atención sanitaria a veteranos, lleva a cabo y financia la investigación sobre servicios sanitarios
Agencias estatales	Departamentos de salud		Investigan las amenazas para la salud pública, albergan los consejos de licencias en algunos estados, administran los programas de planificación sanitaria y los de certificación de necesidades en algunos estados, regulan las operaciones clínicas de las organizaciones de atención administrada
	Consejos médicos		Otorgan licencias y sancionan a los médicos
	Consejos (otras profesiones sanitarias)		Conceden licencias y sancionan a profesionales sanitarios afines
	Departamentos de bienestar		Administran los programas de Medicaid en muchos estados

(Continúa.)

TABLA 6-1	Agencias reguladoras de EE.UU. *(cont.)*		
Agencias estatales	Departamentos de seguros		Regulan la venta y la suscripción de seguros médicos privados, incluidos las disposiciones para el cuidado controlado, excepto cuando son reemplazados por la Employee Retirement Income Security Act (ERISA)
Agencias locales	Departamentos de salud		Investigan las amenazas para la salud pública, inspeccionan restaurantes y otras instalaciones públicas
Organizaciones privadas	Accreditation Council on Graduate Medical Education	ACGME	Acredita los programas de residencia médica
	American Board of Medical Specialties	ABMS	Coordina las actividades de las sociedades de especialidades médicas
	Association of Schools of Allied Health Profession	ASAHP	Coordina la certificación de programas de formación para los profesionales sanitarios afines
	Educational Commission for Foreign Medical Graduates	ECFMG	Certifica a los graduados en centros médicos extranjeros para que entren en residencias y obtengan becas médicas acreditadas por ACGME
	Federation of State Medical Boards	FSMB	Coordina algunas actividades de los consejos de licencias, incluido el mantenimiento de registros de médicos que han sido sancionados
	Joint Commission on Accreditation of Healthcare Organizations	JCAHO o JC	Acredita hospitales y otros tipos de instalaciones de atención sanitaria
	Liaison Committee on Medical Education	LCME	Acredita las facultades médicas
	Sociedades de especialidades médicas		Certifica que los médicos están calificados para ejercer especialidades médicas
	National Board of Medical Examiners	NBME	Desarrolla y administra el examen para la licencia médica que se requiere en todos los estados
	National Committee of Quality Assurance	NCQA	Acredita los planes de atención administrada y las organizaciones relacionadas

(Adaptado de: Field RI. *Health Care Regulation in America: Complexity, Confrontation and Compromise.* New York, NY: Oxford University Press; 2007. Con autorización de Oxford University Press, USA; www.oup.com)

que haya sido acreditada por una entidad privada, presentarse a un examen nacional administrado por otra organización no gubernamental, obtener la licencia del consejo médico estatal, completar la residencia médica financiada y regulada por el programa federal Medicare, obtener la certificación de un consejo privado de especialidad, ganarse el respeto en un hospital que puede funcionar como entidad pública o privada… y recibir un sueldo para poderse ganar la vida con Medicare».[18]

Seguridad e informes de calidad

Hay varias agencias interesadas que participan en la seguridad de los pacientes y en los informes de calidad. Todas ellas tienen como objetivo mejorar la seguridad del paciente con la ayuda de la medición y la descripción de los eventos, el diseño de intervenciones, el informe de medidas y resultados o la propuesta de normas. Entre ellas se encuentran la JC, el NQF, la AHRQ, el Accreditation Council on Graduate Medical Education (ACGME), el Institute for Healthcare Improvement (IHI), los Centers for Medicare and Medicaid Services (CMS) y el Institute of Medicine (IOM).

De entre esas entidades, la **JC** ha definido los objetivos nacionales de seguridad del paciente *(National Patient Safety Goals)* que se actualizan cada año. Para más información, visitar: http://www.jointcommission.org/assets/1/6/HAP_NPSG_Chapter_2014.pdf. Los objetivos para los hospitales en 2014 fueron los siguientes:

NPSG 01.01.01	Usar, por lo menos, dos identificadores para el paciente cuando se proporcionen atención, tratamiento y servicios
NPSG 01.03.01	Eliminar los fallos de transfusión asociados a la identificación errónea del paciente
NPSG 02.03.01	Informar de modo oportuno sobre resultados críticos de pruebas y procedimientos diagnósticos.
NPSG 03.04.01	Etiquetar todos los fármacos, los envases de fármacos y otras soluciones dentro y fuera del campo estéril en el ámbito perioperatorio y en otros procedimientos
NPSG 03.05.01	Reducir la probabilidad de daño en el paciente asociado al uso de terapia anticoagulante
NPSG 03.06.01	Mantener y comunicar la información precisa sobre la medicación del paciente
NPSG 06.01.01	Mejorar la seguridad de los sistemas de alarma clínica
NPSG 07.01.01	Cumplir las directrices actuales de higiene de manos de los Centers for Disease Control and Prevention (CDC) o las de la Organización Mundial de la Salud (OMS) respecto a la higiene de manos
NPSG 07.03.01	Implementar prácticas basadas en la evidencia para evitar infecciones asociadas a la atención sanitaria provocadas por organismos resistentes a múltiples fármacos en los centros de cuidados intensivos
NPSG 07.04.01	Aplicar prácticas basadas en la evidencia para evitar las infecciones sanguíneas asociadas a líneas centrales
NPSG 07.05.01	Implementar prácticas basadas en la evidencia para prevenir infecciones en el área quirúrgica
NPSG 07.06.01	Aplicar prácticas basadas en la evidencia para evitar infecciones de las vías urinarias asociadas a catéteres (IVUAC)

NPSG 15.01.01	Identificar a los pacientes en riesgo de suicidio
UP 01.01.01	Llevar a cabo un proceso de verificación previo a los procedimientos
UP 01.02.01	Marcar el sitio del procedimiento
UP 01.03.01	Realizar una pausa antes del procedimiento

El **NQF** ha compilado una lista de eventos graves declarables (EGD) que fue actualizada por última vez en 2001 (http://www.qualityforum.org/Topics/SREs/Serious_Reportable_Events.aspx). Estos EGD se agrupan en las siguientes categorías: eventos por procedimientos quirúrgicos o invasivos, eventos producto de dispositivos, eventos por protección del paciente, eventos por administración de la atención, eventos ambientales, eventos radiológicos y eventos potencialmente criminales.

La **AHRQ** identificó los indicadores de seguridad del paciente (ISP), que se actualizaron por última vez en 2015 (http://www.qualityindicators.ahrq.gov/Modules/PSI_Tech Spec.aspx). Estos ISP cubren las complicaciones postoperatorias, los materiales quirúrgicos retenidos, la muerte en pacientes quirúrgicos o en aquellos con bajo riesgo de mortalidad, traumatismos de nacimiento, reacciones por transfusiones, úlceras de decúbito e infecciones sanguíneas asociadas a líneas centrales.

Informes

En muchos países, las instituciones de atención sanitaria han establecido sistemas de informes internos para eventos que ponen en riesgo la seguridad del paciente. Conocidos como *sistemas de informes sobre incidentes*, se supone que estos sistemas detectan eventos peligrosos y hacen que sea posible analizarlos. Su objetivo es permitir las iniciativas de mejora de la calidad. Por otra parte, existe una tendencia a hacer públicos los informes sobre los asuntos de seguridad del paciente como un indicador de calidad para los hospitales; esto corresponde al aumento de los informes públicos sobre infecciones adquiridas en los hospitales, los cuales ya son obligatorios en la mayor parte de EE.UU. (http://www.ncsl.org/documents/health/haireport.pdf). A continuación, se analizan por separado los informes intra y extrainstitucionales.

Informes intrainstitucionales

Los informes sobre incidentes (ISI) son una forma de supervisión pasiva, ya que dependen de los informes voluntarios de los profesionales sanitarios y no se basan en criterios estandarizados y objetivos.[19] En consecuencia, la mayoría de ellos aportan gran cantidad de datos que requiere una clasificación adicional y un trabajo intensivo de análisis. No está claro el impacto que tiene informar acerca de los incidentes en la seguridad de los pacientes, en parte debido a que los sistemas de informes sobre incidentes no se han estudiado lo suficiente.[20,21] Aparte de la intensidad de trabajo de los sistemas ISI, uno de sus problemas principales es que pueden sufrir tanto de escasez como de exceso de informes y, por tanto, no pueden producir tasas fiables de incidentes.[22] Se han generado otros requerimientos de un sistema funcional de informes, que incluyen los siguientes: *1)* un entorno propicio que proteja la confidencialidad; *2)* la participación de todo tipo de trabajadores de atención sanitaria; *3)* la retroalimentación que debe proporcionarse de manera oportuna, y *4)* un método estructurado para responder a problemas y diseñar intervenciones.[23] Se deberían añadir la «facilidad de uso para el usuario» y la «máxima diseminación dentro de la institución» como requerimientos adicionales. Sin embargo, es posible que los sistemas actuales de ISI no se usen por completo como una oportunidad de aprendizaje dentro de las respectivas instituciones. Además, los informes sin las correspondientes iniciativas de mejora pueden ser relativamente inútiles. Los expertos recomiendan investigar solo un número pequeño de incidentes, pero hacerlo de manera detallada, ya que con frecuencia la narrativa del incidente contiene información valiosa.[24]

Informes públicos

Como se señala anteriormente, existen muchas partes interesadas en el campo de la seguridad del paciente y la mejora de la calidad, pero no hay un único regulador nacional. En consecuencia, los informes sobre eventos adversos hacia fuera de la institución están regulados en su mayoría por los estados individuales (http://oig.hhs.gov/oei/reports/oei-06-07-00471.pdf). Los métodos varían, desde la solicitud de un amplio informe de los errores médicos hasta centrarse en los eventos graves declarables (EGD) del NQF. Minnesota es un ejemplo del uso de estos EGD como marcadores (http://www.health.state.mn.us/patientsafety/ae/09aheeval.pdf). Un ejemplo de una organización que ha desarrollado un sistema de informes es el Institute for Safe Medication Practices (ISMP), que administra una base de datos de errores de medicación (https://www.ismp.org/orderforms/reporterrortoismp.asp).

En resumen, aún se desconoce el mejor método para generar informes públicos sobre incidentes en la seguridad de los pacientes. El objetivo sería extraer la máxima cantidad de información de una selección de eventos bien definidos y emplearlos para ambos fines: los informes externos y el aprendizaje en la institución.

LEYES Y POLÍTICAS

Las leyes pueden cambiar, y no es el propósito de este capítulo revisar toda la legislación relevante con respecto a la seguridad de los pacientes. Es necesario subrayar que ninguna entidad obliga a utilizar mediciones y medidas de la seguridad de los pacientes en EE.UU. Las leyes relevantes incluyen:

- La **Patient Safety Act** de 2005, que es una piedra angular en la legislación sobre seguridad de los pacientes (http://archive.ahrq.gov/news/newsroom/press-releases/2008/psoact.html). Su objetivo es mejorar la seguridad del paciente al fomentar los informes voluntarios y confidenciales sobre eventos que afectan de modo adverso a los pacientes.
- La **lista de enfermedades «sin cobertura» de Medicare** por las cuales los hospitales de EE.UU. no reciben reembolso desde octubre de 2008: las úlceras de decúbito en estadio III y IV; caídas o traumatismos que tienen como resultado lesiones graves; infección vascular asociada a catéteres; infecciones de las vías urinarias asociadas a catéteres; cuerpo extraño retenido tras la cirugía; ciertas infecciones del sitio quirúrgico; embolia gaseosa; incompatibilidad del grupo sanguíneo, algunas manifestaciones del control inadecuado de glucosa en sangre, y determinadas trombosis venosas profundas o embolias pulmonares.

PUNTOS CLAVE

- La responsabilidad se encuentra tanto a nivel individual como del sistema.
- Existen múltiples agencias reguladoras dentro del sistema de atención sanitaria en el ámbito nacional, estatal, local y privado.
- Multitud de agencias diferentes evalúan los hospitales a partir de sus indicadores de seguridad y calidad.

RECURSOS EN LÍNEA

1. Joint Commission National Patient Safety Goals: http://www.jointcommission.org/assets/1/6/HAP_NPSG_Chapter_2014.pdf
2. National Quality Forum Serious Reportable Events: http://www.qualityforum.org/Topics/SREs/Serious_Reportable_Events.aspx
3. Agency for Healthcare Research and Quality Patient Safety Indicators: http://www.qualityindicators.ahrq.gov/Modules/PSI_TechSpec.aspx
4. Sistema de información sobre seguridad del paciente de la NASA (Patient Safety Reporting System, PSRS), que se basa en su experiencia con el Aviation Safety Reporting System: http://www.psrs.arc.nasa.gov/

BIBLIOGRAFÍA

1. Sharpe VA. Behind closed doors: accountability and responsibility in patient care. *J Med Philos.* 2000;25(1):28–47. Epub March 25, 2000.
2. Chassin MR, Loeb JM, Schmaltz SP, et al. Accountability measures—using measurement to promote quality improvement. *N Eng J Med.* 2010;363(7):683–8.
3. Lee K, Loeb J, Nadzam D, et al. Special report: an overview of the joint commission's ORYX initiative and proposed statistical methods. *Health Serv Outcomes Res Methodol.* 2000;1(1):63–73.
4. Williams SC, Schmaltz SP, Morton DJ, et al. Quality of care in US hospitals as reflected by standardized measures, 2002–2004. *N Eng J Med.* 2005;353(3):255–64.
5. Waterson P. A critical review of the systems approach within patient safety research. *Ergonomics.* 2009;52(10):1185–95. Epub September 30, 2009.
6. Emanuel EJ, Emanuel LL. What is accountability in health care? *Ann Intern Med.* 1996;124(2):229–39.
7. Etchells E, Lester R, Morgan B, et al. Striking a balance: who is accountable for patient safety? *Healthc Q.* 2005;8 Spec No:146–50. Epub December 13, 2005.
8. Marx D. *Patient Safety and the "Just Culture": A Primer for Health Care Executives.* New York, NY: Columbia University; 2001. http://www.safer.healthcare.ucla.edu/safer/archive/ahrq/FinalPrimerDoc.pdf
9. Leonard MW, Frankel A. The path to safe and reliable healthcare. *Patient Educ Couns.* 2010;80(3):288–92. Epub August 7, 2010.
10. Gamm LD. Dimensions of accountability for not-for-profit hospitals and health systems. *Health Care Manage Rev.* 1996;21(2):74–86. Epub January 1, 1996.
11. O'Connor P, Byrne D, O'Dea A, et al. "Excuse me:" teaching interns to speak up. *Jt Comm J Qual Patient Saf.* 2013;39(9):426–31. Epub October 24, 2013.
12. Moller JL. Leadership, accountability, and patient safety. *J Obstet Gynecol Neonatal Nurs* 2013;42(5):506–7. Epub December 9, 2013.
13. King HB, Battles J, Baker DP, et al. TeamSTEPPS: team strategies and tools to enhance performance and patient safety. In: Henriksen K, Battles JB, Keyes MA, Grady ML, eds. *Advances in Patient Safety: New Directions and Alternative Approaches. Vol 3: Performance and Tools.* Rockville, MD: Agency for Healthcare Research and Quality (US); 2008. http://www.ncbi.nlm.nih.gov/books/NBK43686/
14. Svansoe VL. Patient safety without the blame game. *BMJ.* 2013;347:f4615. Epub 2013/07/26.
15. Boysen PG, II. Just culture: a foundation for balanced accountability and patient safety. *Ochsner J.* 2013;13(3):400–6. Epub September 21, 2013.
16. Wachter RM, Pronovost PJ. Balancing "no blame" with accountability in patient safety. *N Engl J Med.* 2009;361(14):1401–6. Epub October 3, 2009.
17. Wachter RM. Personal accountability in healthcare: searching for the right balance. *BMJ Qual Saf.* 2013;22(2):176–80. Epub September 4, 2012.
18. Field RI. Why is health care regulation so complex? *Pharm Ther.* 2008;33(10):607–8.
19. Tamuz M, Thomas EJ, Franchois KE. Defining and classifying medical error: lessons for patient safety reporting systems. *Qual Saf Health Care.* 2004;13(1):13–20. Epub February 6, 2004.
20. Anderson JE, Kodate N, Walters R, et al. Can incident reporting improve safety? Healthcare practitioners' views of the effectiveness of incident reporting. *Int J Qual Health Care.* 2013;25(2):141–50. Epub January 22, 2013.
21. Pronovost PJ, Thompson DA, Holzmueller CG, et al. Toward learning from patient safety reporting systems. *J Crit Care.* 2006;21(4):305–15. Epub December 19, 2006.
22. Roehr B. US hospital incident reporting systems do not capture most adverse events. *BMJ.* 2012;344:e386. Epub January 17, 2012.
23. Farley DO, Haviland A, Champagne S, et al. Adverse-event-reporting practices by US hospitals: results of a national survey. *Qual Saf Health Care.* 2008;17(6):416–23. Epub December 10, 2008.
24. Vincent C. Incident reporting and patient safety. *BMJ.* 2007;334(7584):51. Epub January 16, 2007.

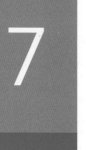

7 Tecnología de la información en la atención sanitaria

Feliciano B. Yu Jr.

VIÑETA CLÍNICA

Bianca es una niña de 15 años de edad con antecedentes de asma que llegó con dificultades para respirar al servicio de urgencias (SU) de un hospital local. Había usado su inhalador durante los dos últimos días sin notar mejoría. En el SU, se observó que presentaba ruidos de respiración tensa y un marcado esfuerzo en el trabajo respiratorio. Se le proporcionó tratamiento con nebulización de un broncodilatador y una dosis de esteroides orales. El equipo médico del SU revisó su historial previo mediante el registro médico electrónico (RME). El RME también les dio acceso a las directrices actualizadas sobre buenas prácticas para el asma. Su afección no mejoró y fue ingresada en el hospital para tratamiento adicional. Tras dos días en el hospital, su situación mejoró y pudo recibir el alta. Dentro del RME, el equipo médico utilizó el sistema electrónico de prescripción para imprimir nuevas recetas a fin de reabastecer su inhalador de dosis medidas (IDM), prescripciones para una serie de cinco días de esteroides orales y un IDM de esteroides para ayudar a prevenir posibles ataques. También se le recomendó acudir al profesional médico de atención primaria en un lapso de una semana para valorar su respuesta al tratamiento.

- ¿Cómo puede la tecnología de la información en la atención sanitaria facilitar la mejora de la atención que se proporciona a pacientes como Bianca?
- ¿Cuál es el papel de la tecnología de la información en la atención sanitaria?

INTRODUCCIÓN

En la medicina del siglo XXI, la tecnología de la información en la atención sanitaria (TIAS) es un aspecto integral de la prestación de atención, y se ha tornado rápidamente ubicua en el ámbito clínico moderno. TIAS es un conjunto de sistemas de *hardware* y *software* que opera en un ecosistema de prestación de asistencia sanitaria. Cuando se implementa de forma adecuada, TIAS puede ayudar a mejorar la calidad y la seguridad de la atención sanitaria, al tiempo que facilita el perfeccionamiento de procesos y la investigación médica. Cuando se diseña de manera inadecuada, lleva a ineficiencia, despilfarro y riesgos para la seguridad del paciente. El éxito en el uso de TIAS depende de un contexto cultural y de una estructura organizacional mayores, donde la tecnología y los sistemas de comunicación se diseñan conscientemente y se optimizan de manera armónica para proporcionar un flujo de trabajo eficiente de sus usuarios finales, para mejorar la toma de decisiones y apoyar un sistema de atención sanitaria que aprende. Los datos actualizados de atención sanitaria fomentan un entorno de «aprendizaje» al proporcionar a todos los profesionales sanitarios interesados (proveedores, pacientes, familiares, responsables) la información y el conocimiento necesarios para tomar mejores decisiones, perfeccionar la atención y promover la salud de la población y la investigación.[1]

Antecedentes

En 2001, la publicación del Institute of Medicine (IOM) *Crossing the Quality Chasm: A New Health System for the 21st Century (Superar la brecha de calidad: un nuevo sistema de salud para el siglo XXI)*, describía las brechas en la calidad de la atención que se prestaba en el sistema sanitario de EE.UU. El informe identificaba la adopción de TIAS como un componente esencial para resolver las brechas en la calidad y la seguridad. En concreto, la informática para la atención sanitaria y la infraestructura tecnológica modernas deben facilitar el acceso oportuno a la información clínica, el apoyo a las decisiones clínicas (ADC) basadas en la evidencia, la medición de la calidad, la investigación sobre atención sanitaria y la educación.[2] En 2003, el IOM publicó *Patient Safety: Achieving a New Standard for Care (La seguridad del paciente: cómo lograr un nuevo estándar de atención),* que definía un modelo para una infraestructura nacional de información sanitaria basada en estándares de datos que regulaba la recopilación, el almacenamiento y la transmisión de información de atención sanitaria a través de organizaciones y sistemas informáticos muy desiguales.[3] Con el fin de eliminar las brechas en calidad y seguridad del paciente, la estructura de TIAS debería presentar información clínica en el punto de la toma de decisiones médicas, de modo que los profesionales sanitarios puedan evitar, detectar y abordar los riesgos para la seguridad del paciente y la calidad, incluso antes de que el evento adverso haya sucedido.[4] En 2004, la administración de George W. Bush estableció la Office of the National Coordinator for Health Information Technology (ONCHIT), dentro del Department of Health and Human Services, para liderar el camino de la nación hacia la adopción de una nueva infraestructura de TIAS y proporcionar a los estadounidenses el acceso a un RME más sólido para el año 2014.

«Uso significativo» de TIAS

Durante la administración de Barack Obama, la American Recovery and Reinvestment Act (ARRA) de 2009 incluía legislación que promocionaba la adopción de los registros sanitarios electrónicos (RSE) y de otros estándares de TIAS que facilitarían el intercambio de información sanitaria (IIS) y la interoperatividad, al tiempo que mantendrían la seguridad y la privacidad de la información sanitaria. A través de la Health Information Technology for Economic and Clinical Health (HITECH) Act del ARRA,[5] se implementaron programas de incentivos financieros para desarrollar con rapidez el marco nacional de TIAS con el fin de fomentar un sistema sólido e interconectado de prestación de atención sanitaria.[6] Este programa incluía apoyo para que los estados admitieran el IIS, los proveedores adoptaran RSE certificados y las comunidades formaran e instruyeran al nuevo personal de TIAS. Denominado específicamente como *programa de incentivos para el uso significativo* (Meaningful Use) de RSE, el esfuerzo se ejecuta en fases o «etapas» sucesivas, diseñadas para mejorar de manera progresiva la función y las capacidades generales de los sistemas TIAS.[7] Hasta septiembre de 2015, más de 548 000 proveedores (hospitales y profesionales médicos) de EE.UU. se habían inscrito para participar en el programa de incentivos y habían recibido en conjunto más de 31 000 millones de USD de apoyo financiero directo.[8] Se calcula que cerca del 40 % de los consultorios médicos (datos de 2012) y el 85 % de los hospitales de EE.UU. (marzo de 2013) ha adoptado las tecnologías de RSE que respaldan los objetivos del marco estructural federal de TIAS.[9,10] Se espera que la labor del programa de uso significativo haya terminado a mediados de 2017 en el caso de Medicare y en 2021 la del programa de incentivos de Medicaid.[11] Esta inversión sustancial nacional es una piedra angular importante que se debe considerar cuando reflexionemos sobre el uso de TIAS en la mejora de la calidad y la seguridad del paciente en el sistema de atención sanitaria.

TIAS y la práctica clínica

Los RME han transformado la manera en que se presta la atención en el ámbito clínico. Cuando se comparan con los registros médicos en papel, los sistemas de RME bien diseñados han demostrado que mejoran la calidad y la comodidad de la atención, aumentan la capaci-

TABLA 7-1	Ejemplos de los beneficios de los RME

Clínicos

Notas clínicas legibles	Resuelve los problemas con la letra manuscrita ilegible
Registros médicos accesibles	Los registros de los pacientes pueden explorarse de forma rápida. Minimiza el esfuerzo de búsqueda de registros médicos
Acceso simultáneo a registros médicos	Un sinnúmero de usuarios tiene acceso a los registros del paciente al mismo tiempo
Revisión puntual de los resultados de laboratorio	Si se proporciona conectividad (interfaz) a los sistemas o equipos de laboratorio, los resultados están disponibles de inmediato en el RME
Revisión puntual de los resultados de radiología	Si se proporciona conectividad (interfaz) a los sistemas o equipos de radiología/ imagenología, los resultados están disponibles de inmediato en el RME
Apoyo a la decisión clínica sobre el tratamiento farmacológico	Cuando se equipa con una base de datos de fármacos, el RME puede incluir una serie de reglas sobre el apoyo a las decisiones clínicas como la dosificación de fármacos, la pauta de dosificación, o la determinación de interacciones farmacológicas. Ayuda en el proceso de pedido de medicamentos
Apoyo a la decisión clínica respecto a alergias	Cuando contiene un módulo de alergias, el RME puede verificar la presencia de alergias, intolerancias y sensibilidades a numerosos fármacos, alimentos y desencadenantes ambientales
Prescripción electrónica	Los sistemas de RME pueden generar prescripciones electrónicas y transmitirlas a farmacias locales a través de protocolos estándar de comunicación electrónica
Manejo de listas de problemas	Capacidad de mantener actualizada la lista de problemas relevantes para el paciente
Manejo de parámetros fisiológicos y de crecimiento	Capacidad de registrar signos vitales, gráficos de crecimiento y otras piedras angulares relevantes para la atención, y también de monitorizar estos datos a lo largo del tiempo
Mejores servicios de atención preventiva	Con la documentación adecuada y el apoyo a las decisiones, los profesionales sanitarios pueden identificar pacientes que necesitan evaluaciones de cribado y estudios preventivos como pruebas de laboratorio, mastografías, inmunizaciones, etc.
Mejor proceso de transferencia	Con documentación e informes eficaces, los clínicos pueden proporcionar un registro legible del paciente durante las transiciones de la atención, lo cual puede eliminar pruebas redundantes gracias a una mejor comunicación

(Continúa.)

TABLA 7-1	Ejemplos de los beneficios de los RME *(cont.)*
Financieros	
Ahorro en servicios de transcripción	La documentación de los RME minimiza la necesidad de transcripción; también reduce la necesidad de transportar registros médicos en papel
Minimiza la necesidad de almacenamiento físico de registros en papel	Ya no es preciso almacenar expedientes en papel
Reduce el personal necesario para mantener los registros en papel	Elimina la necesidad de personal para la gestión de los registros en papel
Mejor proceso de facturación	Mejor documentación que conduce a una recopilación de los cargos y al consiguiente proceso de facturación adecuado. Una mejor documentación supone una codificación más precisa de los diagnósticos, la evaluación y el manejo
Otros	
Idóneo para incentivos	El proveedor será candidato para programas de incentivos como el uso significativo *(Meaningful Use)* o el *leapfrog*
Mantiene la competitividad	Los nuevos profesionales sanitarios buscan lugares de trabajo con RME
Seguridad para los registros médicos	Capacidad para proporcionar un entorno más seguro para los registros de los pacientes y para implementar estrategias de recuperación de desastres

RME, registro médico electrónico.

dad del paciente para participar en su propio cuidado, incrementan la eficiencia de la práctica médica, reducen el coste de la atención, mejoran los servicios de coordinación y los procesos y los resultados de la atención. La tabla 7-1 aporta ejemplos de los beneficios de los registros médicos electrónicos (RME).

En general, la evidencia actual sobre el uso de TIAS en la práctica clínica resulta favorable.[12] Dada la tasa actual de adopción de TIAS, apenas se ha empezado a ver su potencial para influir en la prestación de la atención. La adopción de TIAS es solo el *primer paso* del camino hacia la transformación de la manera en que se practica la medicina en la actualidad. La transformación cultural después de la adopción de TIAS debe incluir ingeniería y diseño de sistemas de información centrados en el humano, la implementación segura de *software* y algoritmos clínicos en los ordenadores, un marco estructural sociotécnico muy evolucionado para la incorporación de sistemas y políticas de respaldo más sólidas de cara a un uso efectivo de TIAS en el entorno clínico.[13]

El registro médico electrónico y el registro sanitario electrónico

Con frecuencia, el RME y el registro sanitario electrónico (RSE) se consideran términos intercambiables. Para el propósito de este libro, el RME se define como la compilación digital de la información médica del paciente (notas, fármacos, resultados, mediciones fisiológicas, etc.) limitada al ámbito de la práctica, mientras que el RSE es la recopilación de la

TABLA 7-2	Diferencia entre registros médicos electrónicos y registros sanitarios electrónicos
Registros médicos electrónicos	**Registros sanitarios electrónicos**
El registro de servicios clínicos del paciente se encuentra almacenado en una sola institución de atención sanitaria	Recopilación de información clínica de otras instituciones de atención sanitaria donde se ha visitado al paciente
Propiedad de la institución de atención sanitaria, por lo general, un hospital o un consultorio médico	Propiedad del paciente (como historial médico personal) u otros implicados como las organizaciones comunitarias o regionales de atención sanitaria
Los sistemas casi siempre se adquieren a través de vendedores comerciales de RME y se implementan en hospitales, sistemas sanitarios o clínicas	Los vendedores comerciales ponen el sistema en marcha y es implementado por las partes interesadas de la comunidad, el estado o la región, como las organizaciones regionales de información sanitaria (RHIO, por sus siglas en inglés)
El paciente puede tener acceso a ciertos resultados a través de un portal	Proporciona acceso interactivo al paciente, así como la posibilidad de que este pueda añadir información
No contiene información sobre la atención en otras instituciones sanitarias	Contiene información de las visitas con el paciente en otras instituciones de atención sanitaria a través del intercambio de información sanitaria (IIS)
El registro médico electrónico legal para una institución de atención sanitaria concreta	
Permite la gestión de otras tareas como la programación de visitas y la facturación, así como una conexión con otros sistemas, como los de farmacias y laboratorios	
Es una versión digital del expediente en papel en el consultorio médico o el hospital	

información referente a la atención sanitaria del paciente que se extiende a través de diversas organizaciones (tabla 7-2). El RME es equivalente a un expediente del paciente en papel en cualquier consultorio médico. El RME, por lo general, está respaldado por un conjunto de *hardware* y *software* diseñados para un flujo de trabajo clínico y requerimientos de información muy específicos. Normalmente, el RME pertenece al profesional sanitario. Los beneficios clave de usar un RME son la legibilidad de la documentación (y la corrección ortográfica), accesibilidad a los registros del paciente, disminución del espacio de almacenamiento requerido para los expedientes en papel, prescripción electrónica y ADC. No obstante, el RME no contiene toda la información sanitaria pertinente para la atención del paciente fuera del ámbito de la práctica designado. Por ejemplo, es posible que el RME de una clínica o un hospital solo contenga una parte de toda la información médica del paciente y no incluya la información almacenada en los sistemas de RME de otras instituciones.

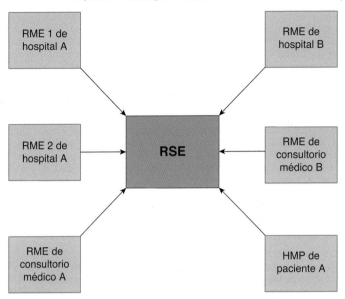

Figura 7-1. Relación entre los registros médicos electrónicos (RME) y los registros sanitarios electrónicos (RSE). HMP, historial médico personal.

En cambio, los RSE incluyen una gran cantidad de información sobre el paciente que abarca diversas organizaciones y otras entidades de atención sanitaria. Incluso pueden contener información de atención sanitaria derivada del paciente, como el historial médico personal (HMP). En la figura 7-1 se muestra la relación entre el RME y el RSE. En otras palabras, los RSE almacenan la información conjunta digitalizada sobre la atención sanitaria del paciente y conectan la información del paciente procedente de fuentes de datos dispares y el RME. El RSE puede abarcar una región, un estado e incluso una nación. El flujo del trabajo clínico, la información y los requerimientos funcionales, además de las estructuras gubernamentales requeridas para mantener el RSE, son bastante complejos. Todavía más importante es el hecho de que los RSE solo puedan establecerse cuando hay interoperabilidad y alineación de negocio entre los RME y las organizaciones participantes.[14] El programa de incentivos de uso significativo trata de incrementar la adopción de los RME entre los proveedores y apoyar el desarrollo de estándares IIS, de manera que los RME puedan conectarse entre sí de modo impecable, y así llevar al país a un RSE nacional ideal. Cuando se implementan correctamente, los RSE pueden ayudar a mejorar la calidad de la atención, reducir ciertos errores médicos, desarrollar las bases de las organizaciones, reducir el coste sanitario, promover la salud de la población y contribuir a la investigación científica.[15]

Introducción de solicitudes informatizadas del proveedor

En los medios clínicos, una función clave del RME es facilitar la introducción de solicitudes informatizadas del proveedor (CPOE, por sus siglas en inglés). El sistema CPOE permite al equipo médico, a los profesionales de enfermería y a otros clínicos realizar solicitudes de manera electrónica, como si de un expediente en papel se tratase. Estas peticiones electrónicas se envían de forma automática a otros departamentos, como a un sistema de información de laboratorio, para realizar solicitudes al laboratorio, o a un sistema de información de farmacias para formalizar un pedido de fármacos. Como es de suponer, la CPOE requiere una organización para conectar, o poner en contacto, el RME con una serie de sistemas de soporte de información clínica. El grado de incompatibilidad entre estos sistemas conectados dicta la complejidad (y el coste) del proceso. Los beneficios de un sistema CPOE bien implementado incluyen conexiones ágiles con sistemas de soporte (laboratorios, farmacia), prevención de errores de transcripción, rápida integración de las peticiones en el RME, y avisos de alertas clínicas como alergias, interacciones farmacológicas y dosificación de fármacos.[16]

TIAS Y SISTEMAS DE APOYO A LAS DECISIONES CLÍNICAS

Existe una fuerte evidencia en la literatura que demuestra que los sistemas de apoyo a las decisiones clínicas (SADC) mejoran los procesos de prestación de atención.[17] Los SADC son sistemas electrónicos con algoritmos computarizados especiales (conocidos como *reglas de apoyo a las decisiones clínicas* [ADC]), diseñados para ayudar en la toma de decisiones médicas basadas en ciertas variables clínicas de interés o desencadenadas por estas. Pueden incluir alertas sobre alergias, avisos emergentes sobre dosis o interacciones farmacológicas, cálculos o notificaciones automatizadas y visualización electrónica especial de información pertinente sobre el paciente. Las reglas ADC pueden ser simples, como en una alerta sobre alergias, o tan complejas como seguir una vía clínica o una guía de práctica clínica.

Apoyo a los clínicos

El objetivo de los SADC es mejorar el conocimiento médico y ayudar a la cognición humana en la toma de decisiones. Por ejemplo, los SADC pueden integrarse en el flujo de trabajo de los RME de modo que el clínico puede recibir alertas sobre los servicios clínicos (p. ej., de prevención, de evaluación) que serían aplicables a la consulta del paciente. Cuando se solicitan fármacos a través del RME, se pueden utilizar las reglas de ADC para alertar al clínico de información específica en el registro del paciente, como el empeoramiento de la función renal (p. ej., el incremento en creatinina) o de otras posibles reacciones farmacológicas. El SADC también puede usarse para recomendar al clínico prácticas bien aceptadas que estén ajustadas a la dolencia del paciente, como las directrices preferenciales o alternativas basadas en la evidencia médica actualizada.[18] Cabe señalar que el éxito de los SADC en lograr un cambio de conducta del personal clínico depende de la facilidad de este para interaccionar con el sistema. Las reglas de ADC que impiden tanto el flujo de trabajo físico como cognitivo tienden a ser ineficaces a la hora de cambiar la práctica clínica. De hecho, la emisión indiscriminada de alertas desde el RME puede inducir «fatiga hacia las alertas» entre los clínicos, y esto, en ocasiones, puede conducir a resultados adversos en los pacientes.[19] Las alertas y los recordatorios basados en los RME pueden contribuir a la sobrecarga de información y a insensibilizar al clínico sobre la importancia del apoyo a las decisiones.[20,21]

Apoyo a los pacientes

Aunque se ha demostrado que los SADC mejoran el rendimiento de los clínicos, no está del todo claro qué efecto directo tienen sobre los resultados de los pacientes.[17,22] Los SADC tienen un impacto en los resultados clínicos, ya que influyen en la conducta del clínico para que este cumpla las buenas prácticas (como promover los servicios preventivos o evitar complicaciones), utilizan servicios analíticos e informáticos para acumular grandes conjuntos de datos con el objetivo de medir los procesos y supervisar, y minimizan los eventos adversos por medicamentos.[23] No obstante, el efecto directo en el paciente depende de los conocimientos de los profesionales clínicos que usan el sistema, así como de aquellos que crean e implementan los SADC.[24] Incorporar tecnología de la información (TI) sanitaria no garantiza mejores resultados. De hecho, existen consecuencias indeseables en la seguridad del paciente derivadas de sistemas informáticos mal diseñados (v. *e-iatrogénesis* a continuación).[25]

TIAS Y EVENTOS ADVERSOS DE TIAS (E-IATROGÉNESIS)

La prestación de la atención sanitaria se ha vuelto cada vez más dependiente de los ordenadores para aplicar los cuidados. Por tanto, es muy importante que la suma de todas las funciones de *hardware* y *software* vayan en la misma línea para maximizar los efectos positivos de la atención sanitaria. No obstante, la ciencia de implementar la TI sanitaria en el entorno clínico está aún en sus inicios. Conocido como *e-iatrogénesis*, este nuevo tipo de errores es el resultado de la interacción humana con la informática en el contexto clínico.[25] Los sistemas de RME introducen cambios constantes en el flujo de trabajo (tanto físico como cognitivo) del clínico. Si el cambio supone una carga demasiado pesada para los usuarios finales, se generan conductas inadaptadas que provocan la creación de atajos para sortear los problemas. La aplicación de factores humanos y el diseño de sistemas centrado en las personas son críticos para el éxito de la adaptación del flujo de trabajo de RME en el entorno clínico. Más importante aún, ¡hay errores derivados directamente del diseño del propio RME! La representación incorrecta de los datos, una interfaz de usuario confusa, cálculos erróneos, falta de retroalimentación del sistema de navegación, omisiones de datos, formación y comunicación deficientes, obstáculos para tener acceso y problemas de rendimiento del sistema se encuentran entre los factores de TIAS que causan problemas al usuario final y los consiguientes eventos adversos para la seguridad del paciente.[26] La industria de TIAS debe evolucionar con rapidez para diseñar sistemas intuitivos y que favorezcan la cognición humana y el flujo de trabajo. La promoción de una mayor investigación del impacto de los sistemas electrónicos en la seguridad del paciente es crítica para lograr el éxito de la TIAS. En 2011, la publicación del IOM, *Health IT and Patient Safety: Building Safer Systems for Better Care* (TI sanitaria y seguridad del paciente: la creación de sistemas más seguros para una mejor atención), proponía mecanismos en los que los vendedores y los usuarios de la TIAS podían informar de eventos adversos relacionados con esta e intercambiar esa información con el resto del sector para estimular el desarrollo de sistemas de uso seguro en el medio clínico.[27]

TIAS Y MEDIDA DE LA CALIDAD

No es posible gestionar las iniciativas de mejora sin un buen sistema de medición. Optimizar la calidad de la atención requiere datos significativos y manejables acerca de los procesos y los resultados clínicos. Los sistemas informáticos poseen una capacidad innata para almacenar grandes cantidades de datos. Los datos de los procesos y de los resultados clínicos de la atención se recopilan y se almacenan cada vez con mayor frecuencia en bases de datos electrónicas, con la llegada de los sistemas de información de atención sanitaria al ámbito clínico. Los datos clínicos derivados de sistemas de RME (p. ej., pacientes, diagnósticos, procedimientos, profesionales sanitarios, etc.) a menudo contienen las variables de interés requeridas para el estudio de poblaciones específicas de pacientes. Asimismo, los datos de los RME pueden vincularse de modo longitudinal para valorar la eficacia de la atención, y también para la investigación epidemiológica.[28] Los datos clínicos pueden usarse para complementar los datos administrativos y financieros con el fin de comprender las variaciones de la atención y los resultados, y monitorizar el progreso de las iniciativas de mejora.

Implicaciones informáticas

En este momento, la mayoría de los sistemas de RME no están diseñados de manera específica para facilitar la medición de la calidad y las iniciativas de mejora. Están orientados sobre todo a facilitar un flujo de trabajo clínico concreto (como un consultorio médico o los procesos hospitalarios), para documentar la gestión y los procedimientos de la atención, para programar intervenciones de los pacientes y permitir la facturación o el reembolso. La llegada en 2009 del programa de uso significativo incentiva a los proveedores a adoptar los RME que pueden también usarse de manera «significativa» en las iniciativas de mejora de procesos.[29]

Uno de los principales obstáculos que deben superar los RME es hacer que la información clínica sea «computable», lo cual significa que la información clínica debe ser procesada por sistemas informáticos, además de ser legible por los humanos. Los datos clínicos deben «codificarse» de modo que las computadoras puedan procesarlos con mayor eficiencia, sobre todo mediante el uso de un vocabulario estandarizado y controlado.[30] Los conjuntos de datos estándar usan los mismos conceptos para codificar los datos de toda la base de datos del sistema. Por ejemplo, el «sexo» del paciente puede representarse de manera uniforme con una «M» para masculino y una «F» para femenino, o quizás un «1» para varón y un «2» para mujer. Con independencia del sistema de codificación que se use, la representación conceptual de los datos debe ser consistente, de manera que también pueda utilizarse en el análisis e investigación longitudinal y transversal. Además, los datos codificados pueden emplearse con facilidad para activar las reglas de ADC. En la actualidad, hay una gran cantidad de terminología de atención sanitaria (p. ej., LOINC, SNOMED, ICD9, RxNorm) que representa conceptos médicos como diagnóstico, procedimientos, pruebas de laboratorio, fármacos, etc. Este es un paso importante para asegurar que los datos clínicos pueden representarse con precisión en sistemas de información clínica muy dispares.

Implicaciones analíticas

Aunque la estandarización de datos es vital para el procesamiento de la información y la interoperabilidad, los datos necesarios para la mejora de la calidad deben recopilarse en el sistema de RME. Con frecuencia, los datos que se requieren para la medición de la calidad (como intervenciones clínicas específicas, hallazgos, eventos adversos, etc.) carecen de estructura y, por tanto, no son fácilmente «computables». En el RME, este tipo de datos puede estar integrado en textos narrativos, documentos escaneados o notas dictadas, lo cual implica un desafío para el análisis informático. Es posible utilizar tecnologías informáticas especiales como sistemas de reconocimiento óptico de caracteres (OCR, por sus siglas en inglés) o de procesamiento de lenguaje natural (PLN) para «extraer» los datos clínicos narrativos; no obstante, la institución debe contar con los recursos apropiados (personal, *software*, capital) para agilizar estas herramientas.[31] En algunos casos, los datos requeridos para la mejora de la calidad pueden no estar disponibles en el RME, por lo que deben realizarse esfuerzos para crear y capturar estos puntos de información en el RME de forma que puedan almacenarse como datos discretos en el repositorio específico y usarse en el proceso de medición. Por ejemplo, para medir el proceso y los resultados de la atención del tromboembolismo venoso (TEV) en el ámbito hospitalario, será necesario documentar los elementos específicos de los datos (p. ej., contraindicaciones para la profilaxis de TEV) requeridos para generar las medidas de calidad. Y lo que es más importante, las partes implicadas en los sistemas de información que apoyan la implementación de los RME deben ser capaces de sostener el desarrollo de la capacidad de la organización para la recopilación, el almacenamiento, la recuperación y la minería de datos. Las habilidades necesarias para mantener el proceso analítico son diferentes de las que se precisan para implementar y sustentar los RME. Las herramientas utilizadas para implementar la parte analítica también son distintas de las aplicaciones clínicas. Asimismo, los costes generados de la recopilación y recuperación de datos no son triviales y pueden resultar bastante abrumadores.

TRANSFORMACIÓN DE LA FUERZA DE TRABAJO DE LA TIAS

En noviembre de 2015, solo el 4,1 % de los 5 454 hospitales de EE.UU. y el 7,79 % de los 35 364 consultorios ambulatorios había logrado el nivel más alto de infraestructura de RME para facilitar la analítica clínica, el IIS y la continuidad de la documentación de la atención (también conocida como *Etapa 7 de adopción del modelo de RME de HIMSS U.S.* [HIMSS U.S. EMR Adoption Model Stage 7]).[32] Por suerte, un gran número de proveedores está implantando los RME o evolucionando con rapidez para contar con sistemas TIAS más sólidos. Se prevé que, para 2019, cerca del 90 % de los equipos médicos y el 70 % de los hospitales en EE.UU. habrán adoptado sistemas robustos de RME.[33]

Informáticos

Dado que las instituciones de atención sanitaria están adoptando los RME, hay una necesidad creciente de una nueva clase de profesionales con estudios clínicos que sean los colaboradores clave para la implementación de sistemas de información en la atención sanitaria.

La informática clínica es una nueva disciplina médica destinada a promover el desarrollo de la ciencia, la práctica y la implementación de TIAS en la atención sanitaria. Los informáticos clínicos deben tener conocimientos médicos, de enfermería o de farmacia, y contar con formación en TIAS para servir de enlace entre la TI y el dominio clínico.[34-36] La implementación efectiva de los RME requiere una amalgama de conocimientos clínicos, administrativos y de TI. Para llenar el vacío actual en este puesto de trabajo, la American Board of Medical Specialties lanzó la certificación inaugural del consejo para la subespecialidad médica de informática clínica en octubre de 2013.

Cultura de la TI

Superar la brecha entre la cultura médica y la técnica es un paso imprescindible para la utilización óptima de la TI. A medida que aumenta la dependencia de los servicios de atención sanitaria respecto a la tecnología, cualquier pequeño cambio en el sistema puede tener un gran impacto sobre los profesionales clínicos y los pacientes. Una actualización del *software* del RSE puede producir cambios significativos en el flujo de trabajo clínico. Por ejemplo, el cambio hacia la verificación de fármacos de manera informática puede tener un gran impacto en el flujo de trabajo del personal médico, de enfermería y farmacéuticos. Se deben tener en cuenta las partes implicadas a medida que la TI se implementa en el lugar de trabajo. Los sistemas de atención sanitaria requieren maneras efectivas y eficientes para informar a los clínicos sobre actualizaciones y cambios en el RME. Además, estos deben poder contactar con el departamento de TI para solicitar ayuda, resolver dudas y exponer sugerencias para mejorar el flujo de trabajo del RME. De la misma manera, la medicina se encuentra en un movimiento continuo de nueva información y nuevos flujos de trabajo. Los sistemas TI (y, por tanto, el apoyo a la TI) deben responder a estas fluctuaciones al tiempo que se esfuerzan por mejorar constantemente la calidad de la atención prestada. La TI sanitaria debe inclinarse por dar más importancia a la clínica que a la técnica, tener un impacto mayor en la salud que en la economía, y apoyar más el flujo de trabajo clínico que el flujo de caja.

CONCLUSIÓN

La comunidad de la atención sanitaria se encuentra en un punto de inflexión crítico respecto a la utilización de la TIAS. El uso de la informática en el entorno clínico ha crecido de forma exponencial; no obstante, la explotación total del RME aún es embrionaria. Mientras que la atención sanitaria hace su transición hacia la era de la informática, las perspectivas de mejora de la seguridad y la calidad de la atención son prometedoras gracias al perfeccionamiento del flujo de trabajo, al apoyo de la evaluación de los procesos, a la promoción de la toma de decisiones mediante el ADC y el análisis, y a la creación de la plataforma de IIS para coordinar la atención y la salud de la población. Al avanzar, la industria de TIAS primero debe superar algunas restricciones para cumplir estos objetivos. Ante todo, deben adoptarse requerimientos funcionales y estándares de interoperabilidad para que los sistemas clínicos puedan «hablar» entre sí, de manera que se apoye el proceso de administración de atención y se asegure la privacidad y seguridad del paciente. En segundo lugar, el diseño de la interfaz de usuario ha de evolucionar para facilitar la interacción de las personas con el ordenador, de forma que los sistemas resulten intuitivos y fáciles de usar para los clínicos. La capacidad de adaptar los sistemas de RME a las costumbres y prácticas locales puede facilitar su adopción e incrementar su capacidad para apoyar la administración de atención. Adicionalmente, los sistemas de RME deben tener una capacidad y una flexibilidad que permitan su uso en la medición de la mejora de la calidad, la seguridad del paciente y la investigación. Por último, los obstáculos (por ejemplo, costes, recursos) para adquirir y mantener los sistemas TIAS deben reducirse, de manera que se incremente su adopción. Programas de incentivos como el del uso significativo es un buen punto de inicio que ayudará a minimizar las dificultades de los profesionales sanitarios con escasos recursos para la adopción de TIAS. A medida que se analiza la profunda huella que la TI ha tenido en otras industrias, se empieza a descubrir el impacto de TIAS en la comunidad de la atención sanitaria.

PUNTOS CLAVE

• El RME es la compilación digital de la información médica del paciente, mientras que el RSE contiene información de múltiples RME y del historial médico personal.
• Los sistemas de apoyo a las decisiones clínicas ayudan en la toma de decisiones médicas y son efectivos para mejorar el desempeño clínico cuando se implementan adecuadamente.
• E-iatrogénesis significa errores debidos a la interacción humana con la informática en el ámbito clínico.
• El programa de uso significativo proporciona incentivos para recopilar los datos clínicos para la medición de la mejora de la calidad.
• La informática clínica es un campo en auge que ayudará a superar la brecha entre los profesionales clínicos y la TI.

BIBLIOGRAFÍA

1. National Research Council. *Best Care at Lower Cost: The Path to Continuously Learning Health Care in America*. Washington, DC: The National Academies Press; 2013.
2. Corrigan JM, Donaldson MS, Kohn LT, eds. *Crossing the Quality Chasm: A New Health System for the 21st Century*. Washington, DC: National Academy Press; 2001.
3. Aspden P, Corrigan J, Wolcott J, et al., eds. *Patient Safety: Achieving a New Standard for Care*. Washington, DC: National Academies Press; 2004.
4. Institute of Medicine. IOM report: patient safety—achieving a new standard for care. *Acad Emerg Med*. 2005;12(10):1011–2.
5. *The American Recovery and Reinvestment Act of 2009*. http://www.healthit.gov/sites/default/files/hitech_act_excerpt_from_arra.pdf. Accessed 12/11/13.
6. Centers for Medicare and Medicaid Services. *Medicare and Medicaid EHR Incentive Program Basics*. https://www.cms.gov/Regulations-and-Guidance/Legislation/EHRIncentivePrograms/Basics.html. Accessed 12/11/13.
7. Centers for Medicare and Medicaid Services. *Meaningful Use*. https://www.cms.gov/Regulations-and-Guidance/Legislation/EHRIncentivePrograms/Meaningful_Use.html. Accessed 12/11/13.
8. Centers for Medicare and Medicaid Services. *Data and Programs Reports*. https://www.cms.gov/Regulations-and-Guidance/Legislation/EHRIncentivePrograms/DataAndReports.html. Accessed 11/18/15.
9. Robert Wood Johnson Foundation. Health information technology in the Unites States: better information systems for better care; 2013. http://www.rwjf.org/content/dam/farm/reports/reports/2013/rwjf406758/subassets/rwjf406758_1. Accessed 12/11/13.
10. Office of the National Coordinator (ONC) for Health Information Technology. *ONC Data Brief, No. 9*. 2013. http://www.healthit.gov/sites/default/files/oncdatabrief9final.pdf. Accessed 12/11/13.
11. Centers for Medicare and Medicaid Services. *Electronic Health Record (EHR) Incentive Program FAQs*. https://www.cms.gov/Regulations-and-Guidance/Legislation/EHRIncentivePrograms/downloads/FAQsRemediatedandRevised.pdf. Accessed 12/11/13.
12. Buntin MB, Burke MF, Hoaglin MC, et al. The benefits of health information technology: a review of the recent literature shows predominantly positive results. *Health Aff (Millwood)*. 2011;30(3):464–71.
13. Institute of Medicine. *Health IT and Patient Safety: Building Safer Systems for Better Care*. Washington, DC: The National Academies Press; 2012.
14. Garets D, Davis M. *Electronic Medical Records vs. Electronic Health Records: Yes, There is a difference. HIMSS Analytics White Paper*. 2006. http://www.himssanalytics.org/docs/wp_emr_ehr.pdf. Accessed 12/11/13.
15. Menachemi N, Collum TH. Benefits and drawbacks of electronic health record systems. *Risk Manag Healthc Policy*. 2011;4:47–55.

16. Aarts J, Koppel R. Implementation of computerized physician order entry in seven countries. *Health Aff (Millwood)*. 2009;28(2):404–14.

17. Lobach D, Sanders GD, Bright TJ, et al. Enabling health care decision making through clinical decision support and knowledge management. *Evid Rep Technol Assess (Full Rep)*. 2012;(203):1–784.

18. Kawamoto K, Houlihan CA, Balas EA, et al. Improving clinical practice using clinical decision support systems: a systematic review of trials to identify features critical to success. *BMJ*. 2005;330(7494):765.

19. Carspecken CW, Sharek PJ, Longhurst C, et al. A clinical case of electronic health record drug alert fatigue: consequences for patient outcome. *Pediatrics*. 2013;131(6): e1970–3.

20. Singh H, Spitzmueller C, Petersen NJ, et al. Information overload and missed test results in electronic health record-based settings. *JAMA Intern Med*. 2013;173(8):702–4.

21. Farley HL, Baumlin KM, Hamedani AG, et al. Quality and safety implications of emergency department information systems. *Ann Emerg Med*. 2013;62(4):399–407.

22. Garg AX, Adhikari NK, McDonald H, et al. Effects of computerized clinical decision support systems on practitioner performance and patient outcomes: a systematic review. *JAMA*. 2005;293(10):1223–38.

23. Chaudhry B, Wang J, Wu S, et al. Systematic review: impact of health information technology on quality, efficiency, and costs of medical care. *Ann Intern Med*. 2006;144(10):742–52.

24. Ash JS, Sittig DF, Dykstra R, et al. The unintended consequences of computerized provider order entry: findings from a mixed methods exploration. *Int J Med Inform*. 2009;78(Suppl 1):S69–76.

25. Weiner JP, Kfuri T, Chan K, et al. "e-Iatrogenesis": the most critical unintended consequence of CPOE and other HIT. *J Am Med Inform Assoc*. 2007;14(3):387–8.

26. Campbell EM, Sittig DF, Ash JS, et al. Types of unintended consequences related to computerized provider order entry. *J Am Med Inform Assoc*. 2006;13(5):547–56.

27. National Research Council. *Health IT and Patient Safety: Building Safer Systems for Better Care*. Washington, DC: The National Academies Press; 2012.

28. Aronow DB, Coltin KL. Information technology applications in quality assurance and quality improvement, Part I. *Jt Comm J Qual Improv*. 1993;19(9):403–15.

29. Silow-Carroll S, Edwards JN, Rodin D. *Using Electronic Health Records to Improve Quality and Efficiency: The Experiences of Leading Hospitals*. The Commonwealth Fund. 2012. http://www.commonwealthfund.org/~/media/Files/Publications/Issue%20Brief/2012/Jul/1608_SilowCarroll_using_EHRs_improve_quality.pdf. Accessed 12/11/13.

30. Cimino JJ. Data storage and knowledge representation for clinical workstations. *Int J Biomed Comput*. 1994;34(1-4):185–94.

31. Aronow DB, Coltin KL. Information technology applications in quality assurance and quality improvement, Part II. *Jt Comm J Qual Improv*. 1993;19(10):465–78.

32. *HIMSS Analytics Ambulatory EMR Adoption Model*. http://www.himssanalytics.org/emram/AEMRAM.aspx. Accessed 11/19/15.

33. Steinbrook R. Health care and the American Recovery and Reinvestment Act. *N Engl J Med*. 2009;360(11):1057–60.

34. Lawrence D. Clinical tech trends. Trend: clinical informaticists. *Healthc Inform*. 2010;27(2):34, 36.

35. Leviss J, Kremsdorf R, Mohaideen MF. The CMIO—a new leader for health systems. *J Am Med Inform Assoc*. 2006;13(5):573–8.

36. Detmer DE, Munger BS, Lehmann CU. Clinical informatics board certification: history, current status, and predicted impact on the clinical informatics workforce. *Appl Clin Inform*. 2010;1(1):11–8.

8 Daño prevenible

Thomas Ciesielski, Emily Fondahn y Keith F. Woeltje

VIÑETA CLÍNICA

La paciente JV es una mujer de 79 años de edad con demencia leve, diabetes e hipertensión, que fue hospitalizada con insuficiencia renal aguda. En su evaluación, se determinó que tenía marcha inestable y, durante la valoración de enfermería, se consideró que presentaba alto riesgo de sufrir una caída. Los profesionales de enfermería colocaron una alarma en su cama para alertar al personal cada vez que se levantara de ella y se le indicó que solo se levantara con asistencia. Durante su cuarta noche en el hospital, intentó levantarse de la cama por sí sola para ir al baño. Sufrió una caída y se rompió el brazo derecho.

- ¿Qué tipo de daño prevenible puede afectar a los pacientes durante su estancia en el hospital?
- ¿Qué estrategias pueden implementar los hospitales para reducir el riesgo de daño prevenible en sus pacientes?

DAÑO PREVENIBLE

Como señala la introducción de este manual, un principio fundamental de la medicina es «lo primero es no hacer daño» a los pacientes. Debido al incremento en la complejidad de la atención y al envejecimiento general de la población, los pacientes más vulnerables corren el riesgo de sufrir daño mientras se encuentran en un entorno de atención sanitaria. Dichos daños pueden producir morbilidad y mortalidad significativas de los pacientes, así como aumentar de manera importante el coste de la atención. El daño prevenible puede definirse como un «daño con una causa identificable y modificable».[1] Los Centers for Medicare and Medicaid Services (CMS) han definido que, dentro de lo razonable, es posible prevenir las afecciones adquiridas en hospitales con la aplicación de directrices publicadas y basándose en la evidencia. Sin embargo, datos sin publicar sugieren que, por ejemplo, muchos pacientes tienen indicada una adecuada profilaxis en el momento en que ocurre un tromboembolismo venoso, lo cual sugiere que es necesario continuar investigando para determinar qué eventos son realmente prevenibles y para asegurarse de que se desarrolle una profilaxis más eficaz.

Los hospitales ya pueden ser penalizados cuando en sus instalaciones se adquieren ciertas afecciones: estos son daños prevenibles. A partir de 2008, los CMS dejaron de pagarle a los hospitales por un subconjunto de trastornos que no estaban presentes en el momento del ingreso, impidiendo que un paciente pasara a una categoría superior de un grupo relacionado con un diagnóstico de mayor coste debido a las afecciones. Esta lista se compone de múltiples categorías, incluidas caídas, trombosis venosa profunda (TVP)/embolia pulmonar (EP) (posterior a algunos procedimientos ortopédicos), y úlceras por presión (UP) de estadio III/VI.[2] Los CMS iniciaron un programa de reducción de afecciones adquiridas en el hospital en 2014, el cual penaliza directamente el cuartil inferior de los hospitales basándose en tres medidas de calidad (indicador de la seguridad del paciente [ISP] 90 compuesto, infección sanguínea asociada a líneas centrales e infección de las vías urinarias asociada a catéteres).[3] Este capítulo analiza el alcance de muchos de los daños prevenibles e identifica los mayores factores de riesgo de daño y las maneras de minimizar la adquisición de estas afecciones.

TROMBOEMBOLISMO VENOSO

Introducción

El tromboembolismo venoso (TEV), donde se incluyen TVP y EP, es un factor de riesgo bien establecido en los pacientes postoperatorios y en ciertos trastornos, como el infarto de miocardio (IM) y el accidente vascular cerebral.[4] Los CMS consideran que la TVP o la EP después de un reemplazo total de rodilla o de cadera son afecciones adquiridas en el hospital. Una revisión reciente estimó que cerca del 2 % de las admisiones corría el riesgo de adquirir un TEV en el hospital; no obstante, se excluyeron los pacientes ambulatorios jóvenes.[4] La EP es una causa significativa de mortalidad en el hospital (aproximadamente el 5-10 % del total de muertes intrahospitalarias se atribuye a EP).[5,6] El sistema sanitario de EE.UU. gasta entre 4,5 y 14 200 millones de USD cada año en TEV prevenibles adquiridas en el hospital.[7]

Definición

El TEV se refiere a una TVP o a una EP. La TVP es la formación de uno o más coágulos sanguíneos (trombos) en una de las venas grandes del cuerpo, casi siempre en la parte inferior de la pierna o en la pantorrilla.[8] El trombo puede causar un bloqueo parcial o total de la circulación. Algunos pacientes desarrollan dolor, hinchazón, decoloración o rubor de la piel, pero muchos pacientes con TVP son asintomáticos. Una gran cantidad de pacientes no presenta consecuencias a largo plazo de la TVP, pero esta puede ocasionar dolor significativo, hinchazón en la pierna, degradación de la piel y úlceras dolorosas. Y todavía más importante, las TVP pueden causar morbilidad significativa y muerte por EP.[8]

Una EP es la presencia de uno o más coágulos en los vasos sanguíneos pulmonares. La EP puede producirse si se desprende una parte de un coágulo sanguíneo localizado en una pierna y viaja a través del torrente sanguíneo hacia el corazón y después a los pulmones. Los síntomas incluyen dificultad respiratoria, dolor torácico (en especial cuando se realiza una respiración profunda), frecuencia cardíaca rápida, tos con sangre o síncope debido a hipotensión.[9] La muerte puede producirse si el coágulo bloquea por completo los vasos sanguíneos pulmonares.

Factores de riesgo

La mayoría de los pacientes hospitalizados tienen como mínimo un factor de riesgo de sufrir TVP.[10] Los factores de riesgo hereditarios incluyen una trombofilia hereditaria, como la mutación del gen del factor V de Leiden, la mutación del gen de la protrombina o deficiencia de la proteína C o la proteína S.[11] Los factores de riesgo adquiridos comprenden una cirugía mayor reciente, la presencia de un catéter venoso central, traumatismo, inmovilización, cáncer, embarazo, uso de anticonceptivos orales o de agentes hormonales, trastornos mieloproliferativos, síndrome antifosfolípidos, obesidad, insuficiencia cardíaca congestiva y antecedentes de evento trombótico previo.[12-14] La tríada de Virchow propone que los TEV con frecuencia se deben a los tres factores siguientes:

1. Alteraciones en el flujo sanguíneo (estasis), en estancias prolongadas en cama o inmovilización.
2. Lesión vascular endotelial, en caso de cirugía o traumatismo.
3. Estado de hipercoagulación:
   a. Hereditario, lo que crea una tendencia genética a desarrollar TEV.
   b. Adquirido, en caso de cáncer, embarazo o uso de estrógenos.

Con frecuencia, los pacientes presentan una combinación de factores de riesgo de TEV. Incluso después de ser dados de alta, estos riesgos persisten.

Prevención

Directrices de profilaxis para TEV

El American College of Chest Physicians publicó unas directrices en la revista *Chest* para la prevención de TEV en pacientes de cirugía ortopédica, pacientes de cirugía no ortopédica y pacientes (médicos) no quirúrgicos en 2009 a partir de una revisión exhaustiva de la evidencia (tabla 8-1).

Cómo garantizar la profilaxis para TEV

Solo si se aplica la profilaxis adecuada, esta puede reducir la TEV en pacientes hospitalizados. Únicamente el 30-50 % de los pacientes elegibles recibe profilaxis para TEV.[17] Las estrategias pasivas, incluyendo la divulgación de directrices, dieron como resultado un mal cumplimiento de la profilaxis. Se observaron mayores tasas de profilaxis en centros que empleaban estrategias proactivas, como apoyo a las decisiones clínicas basándose en la informática, ayuda para la documentación, auditoría y retroalimentación, y monitorización activa. La implementación y difusión de las directrices para TEV pueden incluir formación, alertas o métodos multifacéticos.

- Un hospital universitario de atención de tercer nivel incrementó su tasa de profilaxis para TEV del 63 % al 96 % gracias a la formación de los profesionales sanitarios, recordatorios y herramientas de apoyo a las decisiones, así como auditorías mensuales y retroalimentación durante un período de 4 años.[18] Por desgracia, intervenciones parecidas utilizadas en el estudio de *Strategies to ENhance venous ThRomboembolism prophYlaxis* (SENTRY, Estrategias para mejorar la profilaxis para tromboembolismo venoso) en pacientes médicos hospitalizados no incrementó la tasa de profilaxis para TEV en seis hospitales.[19] Una lista de verificación corta de tres puntos que promovía la evaluación del riesgo de TEV y la profilaxis apropiada aumentó de manera no significativa el número de pacientes sometidos a evaluación de riesgos ($p = 0,06$), pero incrementó de forma notable el número de pacientes hospitalizados a los que se prescribió acertadamente la profilaxis para TEV ($p = 0,006$).[20]

TABLA 8-1	Directrices de *Chest* para la prevención de TEV
Grupo	**Recomendación**
Pacientes médicos con enfermedad aguda y alto riesgo de trombosis	Heparina de bajo peso molecular (LMWH), dosis bajas de heparina sin fraccionar (LDUH) dos o tres veces al día, o fondaparinux[10]
Pacientes médicos con enfermedad aguda y bajo riesgo de trombosis	Se desaconseja el uso de fármacoprofilaxis o profilaxis mecánica[10]
Pacientes de cirugía no ortopédica	Para las recomendaciones en caso de un tipo específico de cirugía y riesgo del paciente, se pueden consultar las directrices antitrombóticas de 2009 para la prevención de TEV en pacientes de cirugía no ortopédica publicados en *Chest*[15]
Pacientes de cirugía ortopédica	Para las recomendaciones en caso de un tipo específico de cirugía o articulación, se pueden consultar las directrices antitrombóticas de 2009 para la prevención de TEV en pacientes de cirugía ortopédica publicados en *Chest*[16]

- Una revisión Cochrane reciente evaluó los resultados de 54 estudios y determinó que las alertas, incluidos los avisos informáticos y las etiquetas en el historial clínico del paciente, aumentaron la tasa de profilaxis para TEV en un 13%, y un método multifacético (formación y alertas) incrementó aún más la tasa de profilaxis para TEV.[21]

Aunque la educación puede ayudar a convencer a los proveedores de la necesidad del cambio, también puede ser conveniente una función forzada para garantizar un rendimiento constante.[22] Una opción es hacer que la evaluación de riesgos de TEV y la selección de profilaxis sean necesarias en todos los pacientes y que se integren las solicitudes en el flujo de trabajo del proveedor. Por ejemplo, el uso de un conjunto de órdenes forzosas incrementó las tasas de profilaxis de TEV de 35-55% hasta 70-85%.[17]

CAÍDAS

Introducción

Las caídas son un problema importante al que se enfrentan los pacientes hospitalizados, y afecta al 12% del total de admisiones en los hospitales de rehabilitación; cuando se ajustan por edad, las caídas se producen en el 18-20% de los ingresos.[23] En una institución académica grande, hay una tasa estimada de 3,38 caídas por 1 000 días paciente.[24] Algún grado de lesión se produce en torno al 26% de las caídas de pacientes internados con lesiones moderadas o mayores en el 2,4% del total de caídas.[25] Las caídas en pacientes internados ocurren con más probabilidad por la tarde o por la noche, cuando están solos, son debidas a la pérdida de equilibrio y están relacionadas con el uso del aseo.[24] Los costes asociados a las caídas son significativos debido a una prolongación de la estancia, sin importar el grado del daño.[26] Los pacientes que se caen y sufren lesiones graves generan costes muy superiores (> 13 000 USD) a los de aquellos pacientes que no sufren caídas.[27]

Definición

Una caída puede definirse como un descenso involuntario al suelo con o sin lesiones para el paciente.[28] Las lesiones pueden incluir fracturas, laceraciones o hemorragia interna. La National Database of Nursing Quality Indicators clasifica los tipos de lesiones en:[28]

- Ninguna: el paciente no sufrió una lesión secundaria a la caída.
- Menor: lesiones que requieren una intervención simple.
- Moderada: lesiones que necesitan suturas o férulas.
- Mayor: lesiones que requieren cirugía, yeso o reconocimiento posterior (p. ej., por lesión neurológica).
- Muerte: resultado de las lesiones sufridas por la caída.

Factores de riesgo

Existen múltiples factores de riesgo para las caídas de los pacientes, y cada persona presentará una combinación única de dichos factores. El hecho de estar en el hospital ya comporta un riesgo de caída para cualquier paciente. Este riesgo puede dividirse en factores del paciente, factores ambientales y fármacos de alto riesgo.

Factores de riesgo del paciente:

- Edad ≥75 (razón de probabilidades no ajustada [ORc, por sus siglas en inglés] 2,6 [IC del 95% 1,2-5,60]).[29]
- Estado mental deficiente (sedado o inconsciente) (ORc 3,8 [IC del 95% 1,2-11,9])[29]
- Historial de caídas (razón de probabilidades ajustada [ORa, por sus siglas en inglés] 2,73 [IC del 95% 1,79-4,16]).[30]
- Uso de dispositivos de asistencia (ORa 3,17 [IC del 95% 1,47-6,80]) o persona (ORa 2,08 [IC del 95% 1,31-3,31]) para la deambulación.[30]
- IMC ≤18,5 (ORa 2,35 [IC del 95% 1,17-4,74]) o ≥30 (ORa 1,58 [IC del 95% 1,01-2,48]).[30]

- Mareo (ORa 2,12 [IC del 95 % 1,05-4,28]).[30]
- Incontinencia (ORa 1,53 [IC del 95 % 1,00-2,33]).[30]

  Factores de riesgo ambientales:

- La ubicación del baño, el tipo de suelo, los suelos mojados, la iluminación y el mobiliario son factores que pueden contribuir.[31]
- Planta de psiquiatría geriátrica (ORc 3,7 [IC del 95 % 1,8-7,4]).[29]

  Fármacos de alto riesgo:

- Anticonvulsivos del tipo hidantoína (3,25 [IC del 95 % 1,33-7,95]).[30]
- Haloperidol (ORa 2,80 [IC del 95 % 1,16-6,77]).[30]
- Anticonvulsivos tricíclicos (ORa 2,43 [IC del 95 % 1,21-4,90]).[30]
- Benzodiazepinas (ORa 2,19 [IC del 95 % 1,46-3,29]).[30]
- Insulina (ORa 1,46 [IC del 95 % 1,01-2,13]).[30]
- Inhibidor selectivo de la recaptación de serotonina (OR 1,04 [IC del 95 % 1,04-2,97]).[32]
- Opiáceo (OR 1,59 [IC del 95 % 1,4-2,20]).[32]
- Agente diurético no antihipertensivo (OR 1,53 [IC del 95 % 1,03-2,26]).[32]

Se han desarrollado múltiples herramientas para evaluar de manera rápida y consistente el riesgo que tiene un paciente de sufrir una caída. La determinación de los factores de riesgo es un paso importante en la prevención de caídas para ayudar a identificar factores clave de riesgo, diseñar intervenciones preventivas para el paciente adecuado, facilitar la planificación de cuidados y la comunicación entre los trabajadores de atención sanitaria.[33] Las herramientas que se han estudiado incluyen la evaluación del riesgo/las intervenciones en caídas del Maine Medical Center (MMC), la herramienta de evaluación del riesgo de caída del New York-Presbyterian (NY), la herramienta de valoración de caídas en pacientes ancianos hospitalizados del St. Thomas (STRATIFY, por sus siglas en inglés), la escala Morse para el riesgo de caída (MFS, por sus siglas en inglés), el modelo Hendrich II de riesgo de caída (HFRM, por sus siglas en inglés) y la herramienta de evaluación del riesgo de caída del Johns Hopkins. Estas herramientas usan diferentes combinaciones de factores de riesgo conocidos (tabla 8-2) y se han comparado en el ámbito de la atención aguda. En la actualidad, no hay consenso sobre cuál de ellas es la más apropiada para la atención aguda, y las instituciones deben adoptar aquella que cubra sus necesidades.

TABLA 8-2	Evaluación del riesgo de caída					
Categoría	MMC	NY	Morse	Hendrich	STRATIFY	Johns Hopkins
≥ 2 Diagnósticos médicos			X			
Edad	X					X
Agitación					X	
Ayuda ambulatoria			X			
Confinado a cama o silla	X					
Número de días de hospitalización	X					
Depresión				X		
Mareo o vértigo				X		

(Continúa.)

TABLA 8-2	Evaluación del riesgo de caída *(cont.)*					
Categoría	MMC	NY	Morse	Hendrich	STRATIFY	Johns Hopkins
Eliminación	X			X		X
Equipo de sujeción del paciente						X
Tratamiento intravenoso/tubo heparinizado			X			
Frecuencia de uso del aseo					X	
Género		X		X		
Prueba de ponerse de pie y caminar				X		
Antecedentes de caídas	X	X	X		X	X
Estado mental y cognición	X	X	X	X		X
Marcha o movilidad deficientes	X	X	X		X	X
Deficiencia visual	X				X	
Fármacos	X	X		X		X
Antiepilépticos				X		X
Benzodiazepinas				X		
Sedantes	X	X				X
Fármaco cardiovascular	X					
Anestesia	X					
Analgésicos	X					X
Nueve o más fármacos	X					
Antihipertensivos						X
Diuréticos						X
Hipnóticos						X
Laxantes						X
Psicotrópicos						X

TABLA 8-3	Sensibilidad y especificidad de las evaluaciones del riesgo de caída					
	MMC	NY	Morse	Hendrich II	STRATIFY	Johns Hopkins
Sensibilidad (%)	64,9	78,9	55-77,2	64,9–70	55	100
Especificidad (%)	65,8	58,4	72,8-91,2	61,5–69	75,3	47,3-65,9[a]

[a]Basada en el punto de corte de puntuación.

Es importante señalar que estas herramientas deben usarse para apoyar la toma de decisiones clínicas, no para reemplazarla. Asimismo, solo predicen el riesgo de sufrir caídas, pero no las previenen. Cada paciente puede tener factores únicos de riesgo de caída que no estén recopilados en dichas herramientas, y la sensibilidad y especificidad pueden variar según la población de pacientes (tabla 8-3).[34-36]

Prevención

- Aunque muchas intervenciones han intentado reducir las caídas en los hospitales, hay pocas técnicas comprobadas. La administración de suplementos de calcio/vitamina D (colecalciferol) a pacientes ancianos en una unidad geriátrica de estancia prolongada condujo a una reducción del 49 % de las caídas (estimación por regresión de Poisson: –0,68, IC del 95 % 14-71 %, $p = 0,01$).[37]
- Educación del paciente: un plan de cuidados previamente impreso con intervenciones dirigidas redujo el riesgo de caída en las unidades de cuidados intensivos y de atención comunitaria (RR 0,79 (IC del 95 % 0,65-0,95).[38]
- Ejercicio: es probable que el ejercicio por sí solo sea insuficiente para reducir las caídas. Un metaanálisis de 13 ensayos aleatorizados no encontró una reducción en la tasa de caídas en pacientes asignados a ejercicio supervisado en comparación con la atención habitual (RR 1,03, IC del 95 % 0,81-1,31).[39]
- Revisión de la medicación: la revisión y el ajuste del régimen de fármacos para gestionar la polifarmacia y los fármacos psicotrópicos pueden resultar beneficiosos. Un ensayo aleatorizado amplio de control demostró que la revisión de la lista de fármacos por parte de un farmacéutico en una residencia de ancianos condujo a una reducción de las caídas (RR 0,62, IC del 95 % 0,53-0,72).[40]
- Los protectores de cadera pueden resultar útiles en pacientes con alto riesgo de caída. No obstante, no hay evidencias que apoyen los protectores universales de caderas, y el cumplimiento de su uso con frecuencia es deficiente.[41]
- Alarmas en las camas: el empleo de alarmas en la cama para evitar las caídas no se ha verificado del todo, a pesar de que estos dispositivos se utilizan de manera general. Uno de los problemas de las alarmas son las señales «falsas positivas», que son muy comunes y pueden resultar molestas para el personal y los pacientes.

Dada la extensa gama de factores de riesgo del paciente, ambientales y farmacológicos, no existe una solución «universal» para la prevención de caídas. Los hospitales han implementado un sinnúmero de estrategias, como intervenciones para el uso del aseo y calzado especial. No hay una gran evidencia que apoye estas estrategias, pero son de sentido común. Las medidas básicas de seguridad incluyen educación para la prevención de caídas, mantener una ruta despejada en la habitación, usar calzado antideslizante, que el paciente tenga el timbre de llamada a su alcance, mantener la cama baja con el sistema de freno activado, buena orientación del cuarto y rondas del personal cada hora, y contar con una iluminación adecuada. En esencia, la información obtenida de la evaluación de riesgos de caída debe combinarse con intervenciones apropiadas para cada paciente (fig. 8-1).

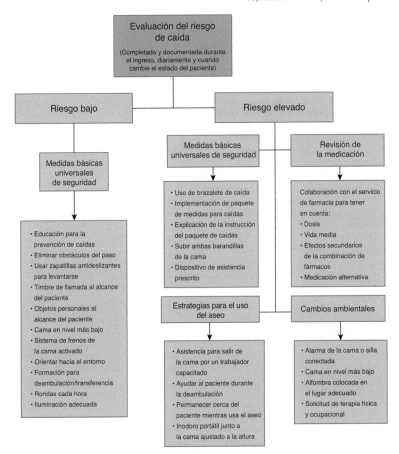

Figura 8-1. Evaluación del riesgo de caída e intervenciones. (Adaptado de: Wolf L, Costantinou E, Limbaugh C, et al. Fall prevention for inpatient oncology using lean and rapid improvement event techniques. *HERD Health Environ Res Des.* 2013;7(1):85–101.[42])

Restricciones físicas

Una restricción física se define como «cualquier dispositivo físico o mecánico, material o equipo unido o adyacente al cuerpo del paciente que el individuo no puede quitar con facilidad. Este dispositivo restringe la libertad de movimiento o el acceso normal al propio cuerpo del paciente».[43] Las restricciones se han aplicado a los pacientes por cuestiones que incluyen la reducción de caídas y la agitación. Sin embargo, no se ha demostrado que el uso de restricciones evite las caídas y, en realidad, los pacientes para los que se solicitó la restricción tenían más probabilidades de caerse que los pacientes sin ella, OR 6,3 (IC del 95 % 1,8-22,3), aunque hubo una baja correlación entre las solicitudes de restricción y el uso de estas en el momento de la caída de los pacientes hospitalizados.[44] Las restricciones pueden usarse en pacientes con problemas significativos de conducta o en aquellos que pueden autolesionarse. No obstante, una revisión sistemática reciente determinó que el uso de restricciones está asociado con una serie de resultados adversos, entre ellos[45]:

- Imposibilidad de ser dado de alta (OR acumulada 12,42 [IC del 95 % 16-21,52]).
- Muerte durante la hospitalización (OR acumulada 11,24 [IC del 95 % 6,07-20,83]).
- Infección nosocomial (OR acumulada 3,46 [IC del 95 % 1,93-6,22]).
- Caída durante la hospitalización (OR acumulada 6,79 [IC del 95 % 3,44-13,39]).

Los autores de una revisión sistemática reciente que examinaba el uso de restricciones físicas llegaron a la siguiente conclusión «[...] las restricciones solo deben usarse como último recurso, es necesario usar el menor nivel posible de restricción, durante el menor tiempo, y debe vigilarse al paciente estrechamente».[45] Esta recomendación concuerda con la de los CMS, que señalan que «la restricción o el aislamiento solo pueden imponerse para garantizar la seguridad física inmediata del paciente, de un miembro del personal o de otros, y debe suspenderse tan pronto como sea posible». [46]

Restricciones químicas
Las restricciones químicas son fármacos que se administran a los pacientes con agitación para controlar su conducta. Los fármacos comunes de este tipo incluyen antipsicóticos (p. ej., haloperidol) y benzodiazepinas (p. ej., lorazepam), que se proporcionan de forma independiente o combinados. Estos fármacos tienen efectos secundarios significativos, incluida la muerte. Hay un incremento adicional del riesgo de eventos adversos cuando se administran ambos fármacos concomitantemente a pacientes mayores.[43] No existen directrices actuales sobre el uso adecuado de las restricciones químicas, y se debe tener cuidado al emplear las restricciones químicas de manera esporádica.

ÚLCERAS POR PRESIÓN

Las úlceras por presión (UP) son un problema que se desencadena por la presión continua sobre el tejido blando que cubre una protuberancia ósea. Las caderas/glúteos o el talón son localizaciones habituales. Las UP van desde un enrojecimiento leve de la piel hasta la pérdida del grosor total del tejido y la exposición del hueso.[47] Las infecciones son las complicaciones más comunes de las UP y pueden ir desde una infección localizada, alrededor de la úlcera, hasta la osteomielitis (infección del hueso).[47] La UP puede desarrollarse en un lapso de 2-6 h.[48]

Un estudio reciente estimó que la incidencia de desarrollo de UP en los pacientes de Medicare durante la estancia hospitalaria era cercana al 4,5 %.[49] El riesgo de UP y de complicaciones más graves es mucho mayor en ciertas poblaciones; una serie de estudios documentó que el 17 % de los pacientes con UP debidas a lesiones en médula espinal o accidente vascular cerebral desarrollaba osteomielitis.[50] Los pacientes con UP presentan mayor mortalidad intrahospitalaria, incremento en la duración de la estancia y en la tasa de readmisión.[49] Es posible reducir el riesgo de desarrollar UP con la implementación de sistemas apropiados.

Definición
El National Pressure Ulcer Advisory Panel (NPUAP) posee un sistema de uso común para la determinación de los estadios (tabla 8-4).[51] La úlcera debe evaluarse según su tamaño, profundidad, presencia de tractos sinusales, tejido necrótico, exudados y presencia de tejido de granulación. La apariencia externa puede hacer que se subestime la extensión de la lesión porque los pacientes pueden presentar el fenómeno de «punta del iceberg», donde la parte más grande de la herida se localiza en profundidad y la piel está menos afectada.[52] Las imágenes de úlceras pueden ser útiles para documentar sus cambios con el tiempo, pero la técnica fotográfica debe ser consistente e incluir un signo de identificación para reconocer al paciente, la fecha y la localización de la herida.[48]

Se penaliza a los hospitales si se desarrolla una UP de estadio III/IV durante la estancia hospitalaria. Documentar las etapas de degradación de la piel que están presentes en el momento del ingreso hospitalario es de extrema importancia.

TABLA 8-4	Sistema NPUAP para determinar el estadio de desarrollo de las úlceras por presión

Categoría de la úlcera/ estadio	Descripción
Categoría/estadio I	Eritema no blanqueable, piel intacta, por lo general sobre protuberancia ósea
Categoría/estadio II	Pérdida de grosor parcial de dermis, úlcera abierta superficial, lecho de la herida de color rosado
Categoría/estadio III	Pérdida de grosor total de la piel, puede ser visible tejido adiposo, pero no se ven los huesos, los tendones ni los músculos
Categoría/estadio IV	Pérdida de grosor total de los tejidos con exposición de músculo, hueso o tendones
Categorías adicionales en EE.UU.	
Estadio indeterminado/sin clasificar	Pérdida de grosor total de la piel o del tejido con profundidad desconocida: oscurecida por desprendimientos o escaras
Posible lesión en tejido profundo, profundidad desconocida	Área localizada de piel intacta de color púrpura o marrón o ampolla llena de sangre

Factores de riesgo

Los factores de riesgo más importantes para desarrollar una UP son inmovilidad, desnutrición, perfusión reducida y pérdida sensorial. Se han identificado más de 100 factores de riesgo de desarrollar UP (tabla 8-5).[47,48] Las llagas pueden empeorar debido a la presencia de infección, inflamación y edema.[53]

Además, existen sistemas de calificación disponibles para evaluar el riesgo individual del paciente para desarrollar UP, como la escala Braden, la escala Norton y la escala Waterlow; no obstante, no hay evidencia actual de alta calidad que demuestre que el uso de cualquiera de las escalas reduzca la incidencia de UP.[54] El NPUAP recomienda lo siguiente para evaluar el riesgo[55]:

• Llevar a cabo una valoración estructurada de riesgos lo antes posible (pero en un lapso de 8 h tras el ingreso) para identificar a los individuos con riesgo de desarrollar UP.
• Repetir la evaluación del riesgo tan a menudo como lo requiera el estado del individuo.
• Realizar una reevaluación si hay cualquier cambio significativo en la condición del individuo.
• Incluir una valoración integral de la piel como parte de cualquier evaluación de riesgos para detectar alteraciones en la piel intacta.
• Documentar todas las evaluaciones de riesgos.
• Desarrollar e implementar un plan de prevención basado en riesgos para individuos susceptibles de presentar UP.

Prevención

La gestión de los factores contribuyentes subyacentes sigue siendo el aspecto más importante de la prevención.[56] Es cierto que hay muchos productos disponibles para reducir las UP, pero las siguientes estrategias aportan la mejor evidencia para prevenirlas:

TABLA 8-5	Factores de riesgo de desarrollar úlceras por presión[47]	
Factores del paciente		**Factores ambientales**

Factores del paciente		**Factores ambientales**
• Edad (>65) • Movilidad limitada (enfermedad vascular cerebral, lesión de médula espinal, posquirúrgica, etc.) • Mala nutrición • Diabetes • Depresión/psicosis • Demencia	• Enfermedad vascular periférica • Esteroides/ inmunodeficiencia • Insuficiencia cardíaca (ICC) • Cáncer • Enfermedad renal en estadio terminal (ERET) • Enfermedad pulmonar obstructiva crónica (EPOC)	• Presión por superficies duras • Humedad (p. ej., incontinencia intestinal o urinaria) • Fricción • Tensión de cizallamiento

- Los colchones de espuma, los de baja presión y los revestimientos con toda probabilidad reducen el riesgo de desarrollar UP si se comparan con los colchones hospitalarios «estándar».[57]
- Una buena nutrición es importante para que las heridas cicatricen, y debe evaluarse y corregirse en los pacientes con deficiencias.[48] No obstante, hay poca evidencia que apoye los suplementos nutricionales en pacientes sin deficiencias específicas.[56]
- El NPUAP recomienda el cuidado preventivo de la piel en el que incluye evitar el posicionamiento de un individuo sobre un área de eritema si es posible, mantener la piel limpia y seca, evitar el frotamiento o el masaje vigoroso de la piel en riesgo de ulceración, proteger la piel del exceso de humedad, desarrollar un plan individualizado de control de continencia y usar un humectante para hidratar la piel seca.[55]
- Se recomienda cambiar la posición del paciente con frecuencia (por lo menos cada 2 h) para reducir la duración y magnitud de la presión sobre áreas corporales vulnerables; sin embargo, puede que esta estrategia no sea posible en todos los pacientes debido a la afección médica subyacente. Los talones deben estar libres de presión y las rodillas deben colocarse en una posición ligeramente flexionada (5-10°).[55]
- Se han implementado proyectos de mejora de la calidad que controlan y monitorizan las UP en hospitales y sistemas sanitarios individuales, y estos han conducido a una reducción en las UP graves, y en las UP en general.[58,59]

CONCLUSIÓN

El denominador común entre los daños prevenibles que se presentan aquí es la necesidad de evaluar los riesgos de cada paciente para identificar las poblaciones de mayor riesgo, con el fin de emplear la mejor profilaxis o intervenir con la mayor eficiencia. Algunas intervenciones mitigan los daños que se señalan aquí, por lo que se deben aplicar estrategias para introducir dichas intervenciones; es probable que se requiera una iniciativa de mejora de la calidad para poder incorporar con eficacia estos sistemas.

PUNTOS CLAVE

- El daño prevenible es aquel que sufren los pacientes y que se podría evitar.
- A pesar de las directrices de prevención, los hospitales necesitan difundir e implementar estrategias para evitar el daño.

RECURSOS EN LÍNEA

1. Directrices antitrombóticas del ACCP: http://www.chestnet.org/Guidelines-and-Resources/Guidelines-and-Consensus-Statements/Antithrombotic-Guidelines-9th-Ed
2. Herramientas para prevenir caídas del AHRQ: http://www.ahrq.gov/professionals/systems/hospital/fallpxtoolkit/fallpxtoolkit.pdf
3. National Pressure Ulcer Advisory Panel: http://www.npuap.org/

BIBLIOGRAFÍA

1. Nabhan M, et al. What is preventable harm in healthcare? A systematic review of definitions. *BMC Health Serv Res.* 2012;12:128.
2. Hospital-Acquired Conditions (Present on Admission Indicator). 2014 [cited October 9, 2014]. http://www.cms.gov/Medicare/Medicare-Fee-for-Service-Payment/HospitalAcqCond/index.html
3. Hospital-Acquired Condition (HAC) Reduction Program. QualityNet. March 25, 2015; https://www.qualitynet.org/dcs/ContentServer?c=Page&pagename=QnetPublic%2FPage%2FQnetTier2&cid=1228774189166
4. Dunn AS, Brenner A, Halm EA. The magnitude of an iatrogenic disorder: a systematic review of the incidence of venous thromboembolism for general medical inpatients. *Thromb Haemost.* 2006;95(5):758–62.
5. Sandler DA, Martin JF. Autopsy proven pulmonary embolism in hospital patients: are we detecting enough deep vein thrombosis? *J R Soc Med.* 1989;82(4):203–5.
6. Alikhan R, et al. Fatal pulmonary embolism in hospitalised patients: a necropsy review. *J Clin Pathol.* 2004;57(12):1254–7.
7. Mahan CE, et al. Thromboprophylaxis patterns, risk factors, and outcomes of care in the medically ill patient population. *Thromb Res.* 2013;132(5):520–6.
8. Kearon C. Natural history of venous thromboembolism. *Circulation.* 2003;107(23 suppl 1): I-22–30.
9. Piazza G, Goldhaber SZ. Acute pulmonary embolism. Part I: Epidemiology and diagnosis. *Circulation.* 2006;114(2):e28–32.
10. Kahn SR, et al. Prevention of vte in nonsurgical patients: antithrombotic therapy and prevention of thrombosis, 9th ed: american college of chest physicians evidence-based clinical practice guidelines. *Chest.* 2012;141(2_suppl):e195S–226.
11. Martinelli I. Risk factors in venous thromboembolism. *Thromb Haemost.* 2001;86(1):395–403.
12. Heit JA, et al. Relative impact of risk factors for deep vein thrombosis and pulmonary embolism: a population-based study. *Arch Intern Med.* 2002;162(11):1245–8.
13. Goldhaber SZ, Tapson VF. A prospective registry of 5,451 patients with ultrasound-confirmed deep vein thrombosis. *Am J Cardiol.* 2004;93(2):259–62.
14. Huerta C, et al. Risk factors and short-term mortality of venous thromboembolism diagnosed in the primary care setting in the United Kingdom. *Arch Intern Med.* 2007;167(9):935–43.
15. Gould MK, et al. *Prevention of VTE in nonorthopedic surgical patients: antithrombotic therapy and prevention of thrombosis, 9th ed: American College of Chest Physicians evidence-based clinical practice guidelines.* Chest 2012;141(2_suppl):e227S–77.
16. Falck-Ytter Y, et al. *Prevention of VTE in orthopedic surgery patients: antithrombotic therapy and prevention of thrombosis, 9th ed: American College of Chest Physicians evidence-based clinical practice guidelines.* Chest 2012;141(2_suppl):e278S–325.
17. Maynard G, Stein VF. Designing and implementing effective venous thromboembolism prevention protocols: lessons from collaborative efforts. *J Thromb Thrombolysis.* 2010;29(2):159–66.
18. Bullock-Palmer RP, Weiss S, Hyman C. Innovative approaches to increase deep vein thrombosis prophylaxis rate resulting in a decrease in hospital-acquired deep vein thrombosis at a tertiary-care teaching hospital. *J Hosp Med.* 2008;3(2):148–55.
19. Pai M, et al. Strategies to enhance venous thromboprophylaxis in hospitalized medical patients (SENTRY): a pilot cluster randomized trial. *Implement Sci.* 2013;8:1.
20. Colborne NR, et al. Using a venous thromboembolism checklist significantly improves VTE prevention: a junior doctor led intervention. *Int J Clin Pract.* 2013;67(2):157–60.

21. Kahn SR, et al. Interventions for implementation of thromboprophylaxis in hospitalized medical and surgical patients at risk for venous thromboembolism. *Cochrane Database Syst Rev.* 2013;(7):Cd008201.
22. Streiff MB, et al. Lessons from the Johns Hopkins multi-disciplinary venous thromboembolism (VTE) prevention collaborative. *BMJ.* 2012;344:e3935.
23. Vlahov D, Myers AH, al-Ibrahim MS. Epidemiology of falls among patients in a rehabilitation hospital. *Arch Phys Med Rehabil.* 1990;71(1):8–12.
24. Hitcho EB, et al. Characteristics and circumstances of falls in a hospital setting: a prospective analysis. *J Gen Intern Med.* 2004;19(7):732–9.
25. Krauss MJ, et al. Circumstances of patient falls and injuries in 9 hospitals in a midwestern healthcare system. *Infect Control Hosp Epidemiol.* 2007;28(5):544–50.
26. Dunne TJ, Gaboury I, Ashe MC. Falls in hospital increase length of stay regardless of degree of harm. *J Eval Clin Pract.* 2014;20(4):396–400.
27. Wong CA, et al. The cost of serious fall-related injuries at three Midwestern hospitals. *Jt Comm J Qual Patient Saf.* 2011;7(2):81–7.
28. Montalvo I. *The National Database of Nursing Quality Indicators® (NDNQI®).* American Nurses Association. [cited November 4, 2014]; http://www.nursingworld.org/mainmenu-categories/anamarketplace/anaperiodicals/ojin/tableofcontents/volume122007/no3sept07/nursingqualityindicators.aspx
29. Fischer ID, Krauss MJ, Dunagan WC, et al. Patterns and predictors of inpatient falls and fall-related injuries in a large academic hospital. *Infect Control Hosp Epidemiol.* 2005; 26(10):822–7.
30. O'Neil CA, et al. Medications and patient characteristics associated with falling in the hospital. *J Patient Saf.* 2015. http://journals.lww.com/journalpatientsafety/Abstract/publishahead/Medications_and_Patient_Characteristics_Associated.99688.aspx
31. Ferris M. Protecting hospitalized elders from falling. *Topics Adv Pract Nurs eJ.* 2009;9(1):8p. http://web.b.ebscohost.com/ehost/detail/detail?vid=4&sid=57727d8d-6462-40da-85a4-b003db5cb3d1%40sessionmgr112&hid=116&bdata=JnNpdGU9ZWhvc3QtbGl2ZQ%3d%3d#AN=105421926&db=jlh
32. Mion LC, et al. Is it possible to identify risks for injurious falls in hospitalized patients? *Jt Comm J Qual Patient Saf.* 2012;38(9):408–13.
33. Ganz DA, Huang C, Saliba D, et al. *Preventing Falls in Hospitals: A Toolkit for Improving Quality of Care. (Prepared by RAND Corporation, Boston University School of Public Health, and ECRI Institute under Contract No. HHSA290201000017I TO #1.).* Rockville, MD: Agency for Healthcare Research and Quality; 2013.
34. Kim EA, et al. Evaluation of three fall-risk assessment tools in an acute care setting. *J Adv Nurs.* 2007;60(4):427–35.
35. Chapman J, Bachand D, Hyrkas K. Testing the sensitivity, specificity and feasibility of four falls risk assessment tools in a clinical setting. *J Nurs Manag.* 2011;19(1):133–42.
36. Hnizdo S, et al. Validity and reliability of the modified John Hopkins Fall Risk Assessment Tool for elderly patients in home health care. *Geriatr Nurs.* 2013;34(5):423–7.
37. Bischoff HA, et al. Effects of vitamin D and calcium supplementation on falls: a randomized controlled trial. *J Bone Miner Res.* 2003;18(2):343–51.
38. Healey F, et al. Using targeted risk factor reduction to prevent falls in older in-patients: a randomised controlled trial. *Age Ageing.* 2004;33(4):390–5.
39. Cameron ID, et al. Interventions for preventing falls in older people in care facilities and hospitals. *Cochrane Database Syst Rev.* 2012;(12):Cd005465.
40. Zermansky AG, et al. Clinical medication review by a pharmacist of patients on repeat prescriptions in general practice: a randomised controlled trial. *Health Technol Assess.* 2002;6(20):1–86.
41. Gillespie WJ, Gillespie LD, Parker MJ. Hip protectors for preventing hip fractures in older people. *Cochrane Database Syst Rev.* 2010;(10):Cd001255.
42. Wolf L, Costantinou E, Limbaugh C, et al. Fall prevention for inpatient oncology using lean and rapid improvement event techniques. *HERD Health Environ Res Des.* 2013;7(1):85–101.

43. Mott S, Poole J, Kenrick M. Physical and chemical restraints in acute care: their potential impact on the rehabilitation of older people. *Int J Nurs Pract.* 2005;11(3):95–101.

44. Shorr RI, et al. Restraint use, restraint orders, and the risk of falls in hospitalized patients. *J Am Geriatr Soc.* 2002;50(3):526–9.

45. Evans D, Wood J, Lambert L. Patient injury and physical restraint devices: a systematic review. *J Adv Nurs.* 2003;41(3):274–82.

46. CMS. *CMS Manual.* 2008. https://www.cms.gov/Regulations-and-Guidance/Guidance/Transmittals/downloads/R37SOMA.pdf

47. Bluestein D, Javaheri A. Pressure ulcers: prevention, evaluation, and management. *Am Fam Physician.* 2008;78(10):1186–94.

48. Lyder CH. Pressure ulcer prevention and management. *JAMA.* 2003;289(2):223–6.

49. Lyder CH, et al. Hospital-acquired pressure ulcers: results from the national medicare patient safety monitoring system study. *J Am Geriatr Soc.* 2012;60(9):1603–8.

50. Darouiche RO, et al. Osteomyelitis associated with pressure sores. *Arch Intern Med.* 1994;154(7):753–8.

51. Panel NPUA. *NPUAP Pressure Ulcer Stages/Categories.* 2007 [cited October 9, 2014]. http://www.npuap.org/resources/educational-and-clinical-resources/npuap-pressure-ulcer-stagescategories/

52. Bauer J, Phillips LG. MOC-PSSM CME article: pressure sores. *Plast Reconstr Surg.* 2008;121(1 Suppl):1–10.

53. Cushing CA, Phillips LG. Evidence-based medicine: pressure sores. *Plast Reconstr Surg.* 2013;132(6):1720–32.

54. Pancorbo-Hidalgo PL, et al. Risk assessment scales for pressure ulcer prevention: a systematic review. *J Adv Nurs.* 2006;54(1):94–110.

55. Haesler E, ed. *Prevention and Treatment of Pressure Ulcers: Quick Reference Guide.* Perth, Australia: National Pressure Ulcer Advisory Panel, European Pressure Ulcer Advisory Panel and Pan Pacific Pressure Injury Alliance; 2014.

56. Reddy M, et al. Treatment of pressure ulcers: A systematic review. *JAMA.* 2008;300(22):2647–62.

57. McInnes E, et al. Support surfaces for pressure ulcer prevention. *Cochrane Database Syst Rev.* 2011;(4):Cd001735.

58. Zaratkiewicz S, et al. Development and implementation of a hospital-acquired pressure ulcer incidence tracking system and algorithm. *J Healthcare Qual.* 2010;32(6):44–51.

59. Harrison MB, Mackey M, Friedberg E. Pressure ulcer monitoring: a process of evidence-based practice, quality, and research. *Jt Comm J Qual Patient Saf.* 2008;34(6):355–9.

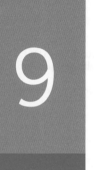

9 Infecciones asociadas a la atención sanitaria

Rachael A. Lee y Bernard C. Camins

VIÑETA CLÍNICA

Un hombre de 65 años de edad acude al hospital para la incisión y desbridamiento de la prótesis de su rodilla izquierda. Hace seis semanas se le practicó una artroplastia en la rodilla izquierda. Los cultivos tomados en quirófano resultaron positivos para *Staphylococcus aureus* resistente a meticilina (SARM). La prótesis se retiró y se reemplazó por un espaciador impregnado de antibiótico en previsión de una revisión planificada después de un tratamiento exitoso con antibióticos intravenosos. Al revisar otros casos de infecciones en implantes ortopédicos, el epidemiólogo de atención sanitaria y el especialista en prevención de infecciones recordaron que, dos meses antes de que este paciente se sometiera al procedimiento de artroplastia primaria, a otro paciente se le practicó una incisión y desbridamiento de una prótesis en la cadera derecha por SARM. La cepa aislada del paciente y la cepa previamente aislada fueron enviadas a un laboratorio de referencia para su análisis molecular con el fin de compararlas. El resultado de la electroforesis en gel de campo pulsante, una técnica que se usa para la identificación genética, reveló que ambas cepas aisladas eran idénticas. Dado que no se produjo solapamiento de los períodos de hospitalización de los pacientes, es plausible que la cepa de SARM anterior se hubiera transmitido al segundo paciente por contaminación ambiental o a través de las manos del personal sanitario.

Preguntas

- ¿Qué tipo de infecciones asociadas a la atención sanitaria deben preocupar a los profesionales sanitarios?
- ¿Cómo se define la infección del sitio quirúrgico?
- ¿Cómo se puede prevenir la incidencia de infecciones asociadas a la atención sanitaria?
- ¿Qué estrategias pueden usar los hospitales para incrementar el cumplimiento de los protocolos de higiene de manos?

INTRODUCCIÓN

Las infecciones asociadas a la atención sanitaria (IAAS) representan una gran amenaza para la seguridad del paciente y afectan aproximadamente a 1 de cada 25 pacientes hospitalizados, lo cual conduce a una morbimortalidad sustancial y a un gasto excesivo en la atención sanitaria.[1] Se calcula que anualmente se producen 440 000 infecciones, con un coste estimado de 9 800 millones de USD.[2] Los tipos de IAAS incluyen infección sanguínea asociada a líneas centrales (CLABSI, por sus siglas en inglés), infección de las vías urinarias asociada a catéter (IVUAC), infección del sitio quirúrgico (ISQ) y neumonía asociada a la ventilación (NAV). Aunque se determinó que las CLABSI eran las que tenían un mayor coste por episodio, más de un tercio de este coste era atribuible a ISQ.[2] Las IAAS vinculadas a *Staphylococcus aureus* resistente a meticilina (SARM) se han relacionado con una morbimortalidad significativa, y una proporción sustancial de pacientes colonizados posteriormente desarrollaron una infección por SARM.[2] Los estudios han demostrado que las intervenciones pueden reducir la incidencia de IAAS y se estima que, como mínimo, el 50 % son prevenibles.[2]

PREVENCIÓN DE INFECCIONES ASOCIADAS A LA ATENCIÓN SANITARIA

Higiene de manos

Desde que, en la década de 1800, el Dr. Ignaz Semmelweis demostrara que la tasa de fiebre puerperal (fiebre de parto) puede reducirse de manera drástica gracias a un lavado de manos apropiado, la higiene de manos se mantiene como el método preventivo más eficaz para evitar y controlar infecciones hospitalarias. Las soluciones para la higiene de manos a base de alcohol han mejorado significativamente la capacidad del personal sanitario de cumplir con las políticas de higiene de manos, pero el cumplimiento de estas aún es inferior al 40 %.[3]

La vigilancia del cumplimiento de las directrices para la higiene de manos se ha vuelto estándar en los entornos de atención aguda, pero sigue siendo un reto y no se han establecido estándares nacionales para su medición. La observación directa se considera la regla de oro y proporciona la información más detallada sobre el cumplimiento de la higiene de manos en el personal de atención sanitaria.[4] El marco estructural más comúnmente aceptado para medir las oportunidades de higiene de manos es los «5 momentos para la higiene de manos» (fig. 9-1) de la Organización Mundial de la Salud (OMS):

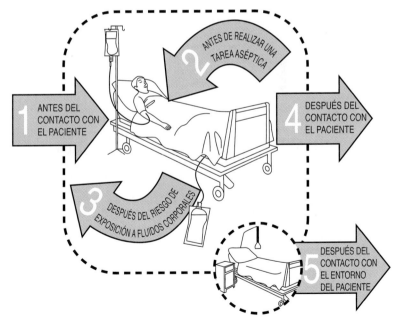

Figura 9-1. Los 5 momentos para la higiene de manos de la OMS. (Reimpreso de: World Health Organization: Your 5 Moments for Hand Hygiene, Copyright 2006. http://www.who.int/gpsc/tools/Five_moments/en/. Consultado el 15/5/15.)

- Momento 1: antes de tocar al paciente, para evitar su infección por microorganismos asociados a la atención sanitaria.
- Momento 2: antes de un procedimiento aséptico, para evitar IAAS que podrían derivar de los microorganismos endógenos del paciente o de organismos en el personal de atención sanitaria.
- Momento 3: tras la exposición a fluidos corporales, reduciendo el riesgo de transmisión de organismos de un sitio colonizado a un sitio limpio.
- Momento 4: tras tocar al paciente, para minimizar el riego de transmitir microorganismos al entorno.
- Momento 5: tras tocar el entorno del paciente para evitar la contaminación de las manos.[3]

Hay diferentes métodos para mejorar el cumplimiento de la higiene de manos, y cada uno de ellos tiene puntos fuertes y débiles:

- La monitorización por observación directa de la conducta de higiene de manos es la regla de oro para el cumplimiento; este es el único método que puede discernir todas las oportunidades para la higiene de manos durante las visitas de atención al paciente. No obstante, la observación directa requiere muchos recursos humanos y está sujeta al efecto Hawthorne (el cambio de conducta debido al hecho de que los individuos son conscientes de estar bajo observación).[3]
- La observación directa asistida por tecnología incluye el uso de dispositivos móviles o de videovigilancia para documentar el cumplimiento de la higiene de manos, pero la videovigilancia permite una retroalimentación inmediata limitada y puede tener un potencial impacto en la privacidad de los pacientes.[3]
- Puede usarse el volumen de producto, o incluso la medida por conteo, como una medición indirecta del cumplimiento de la higiene de manos. Un ejemplo sería contar los envases vacíos (ya usados) de jabón. Este método no está sujeto al sesgo del observador y puede ayudar en la ubicación óptima de jabón o de dispensadores, pero no puede evaluar la idoneidad de la técnica ni distinguir entre cada una de las oportunidades de higiene de manos.[3]
- Los sistemas inteligentes de higiene de manos son una nueva tecnología en desarrollo. El personal de atención sanitaria portará un dispositivo móvil que puede registrar todas las oportunidades de higiene de manos, proporcionar retroalimentación y reaccionar en función de la conducta del personal. La implementación de este método es costosa y aún no se puede distinguir cierto tipo de oportunidades durante la visita con el paciente.[3]
- La autoevaluación puede aumentar la conciencia de las propias prácticas, pero es poco fiable, ya que el personal de atención sanitaria sobreestima su desempeño.[3]

Varios estudios han comparado la eficacia de los productos para higiene de manos frente a las bacterias. En la mayoría de los estudios, las concentraciones de alcohol entre el 62 % y el 95 % son más eficaces que los jabones antimicrobianos.[3] Además, los regímenes a base de alcohol, comparados con el jabón antimicrobiano, tienen una eficacia significativamente mejor en la eliminación de varios virus.

La técnica de la higiene de manos es importante y el tiempo mínimo requerido por los fabricantes de productos para este fin es, por lo general, de 15 a 20 s; sin embargo, estudios recientes sugieren que 15 s no son suficientes para cumplir con los estándares de alta calidad de desinfección de manos. En 2009, la OMS publicó una guía sobre una técnica estandarizada de varios pasos para promover la cobertura de toda la superficie de las manos, la cual requiere entre 20 s y 30 s en total.[3]

Tanto la higiene de manos como el uso de guantes son estrategias complementarias para evitar la transmisión hospitalaria de infecciones, pero aún persiste la polémica sobre la necesidad de la higiene de manos antes de colocarse guantes no estériles. Las directrices de los Centers for Disease Control and Prevention (CDC) hacen hincapié en la higiene de manos relativa al contacto con el paciente o con su entorno; no obstante, la OMS aconseja que, aunque una recomendación de higiene de manos preceda a un contacto que también requiere el uso de guantes, la higiene de manos debe llevarse a cabo.[3]

INFECCIONES DE LAS VÍAS URINARIAS ASOCIADAS A CATÉTER

Introducción

Las IVUAC son una de las infecciones más comunes adquiridas durante la atención sanitaria y representan el 12,9 % de este tipo de infecciones.[5] Estudios realizados recientemente sobre prevalencia indican que el 23,6 % de los pacientes hospitalizados recibe un catéter urinario y se ha atribuido entre el 70 % y el 80 % de las IVUAC al uso de catéteres internos en la uretra.[5-7]

Aunque < 3 % de los pacientes con bacteriuria desarrollan bacteriemia con aislamiento de una cepa urinaria, dada la elevada tasa de uso de los catéteres, la IVUAC es una de las causas más comunes de bacteriemia secundaria en las unidades de cuidados intensivos.[5] La tasa de mortalidad de los casos de IVUAC es de aproximadamente el 2,3 % en los hospitales de EE.UU., con una mortalidad de hasta el 9 % en las infecciones de las vías urinarias asociadas a bacteriemia, y del 25 % al 60 % en pacientes con urosepsis.[8]

Se calcula que el coste médico directo anual de las IVUAC es de entre 340 y 370 millones de USD. Desde 2008, los Centers of Medicare and Medicaid Services (CMS) ya no reembolsan a los hospitales los costes relacionados con las IVUAC, y, como consecuencia, se redoblan los esfuerzos para evitar y controlar dichas infecciones.[9,10]

Definición

El diagnóstico clínico de las IVUAC supone un reto, ya que ni la piuria ni la bacteriuria son indicadores fiables de IVU sintomáticas.[10] De acuerdo con la National Healthcare Safety Network (NHSN), la IVUAC se define como una infección de las vías urinarias en la cual un catéter vesical estuvo colocado durante más de dos días naturales hasta la fecha del evento.[8] Es posible que no se presenten signos ni síntomas para su detección, secundarios a una comorbilidad o incapacidad del paciente para comunicarse; los síntomas que se presentan más a menudo son fiebre y un cultivo positivo de orina. Las especies *Candida* ya no se consideran patógenos de IVUAC. Aunque la piuria sugiere inflamación subyacente, su presencia o ausencia no es indicativa de IVUAC.[9] Esta definición carece de especificidad, dadas las elevadas tasas de bacteriuria, y es muy probable que conduzca a la sobreestimación de las tasas de incidencia de IVUAC.[6]

Factores de riesgo

La duración de la cateterización es un factor de gran riesgo para IVUAC y el determinante más importante de bacteriuria, con un riesgo diario de adquisición de entre el 3 % y el 7 %. La bacteriuria es universal una vez que un catéter permanece colocado durante varias semanas.[5,6,8] La bacteriuria se desarrolla con rapidez y se puede producir la formación de biocapas, una comunidad compleja de proteínas del huésped y de organismos que se adhieren a lo largo de la superficie del catéter.[5,10] Los organismos que crecen en la biocapa están relativamente protegidos frente a los antimicrobianos y las defensas del huésped.

El traumatismo por catéter y la obstrucción de este último están totalmente reconocidos como eventos precipitantes de la IVUAC. Otros factores incluyen el sexo femenino, la enfermedad subyacente grave, la enfermedad no quirúrgica, la edad > 50 años, la inserción del catéter fuera del quirófano, la diabetes mellitus, y la insuficiencia renal.[9,10] La bacteriemia de origen urinario se ha vinculado con la neutropenia, la enfermedad renal y el sexo masculino.[5]

Prevención

La principal intervención para prevenir las IVUAC es evitar el uso de sondas vesicales permanentes excepto en un número limitado de indicaciones aceptadas, como el control de la producción de orina en pacientes críticos, el uso perioperatorio para determinados procedimientos quirúrgicos y el tratamiento de la retención u obstrucción urinarias; y también para facilitar la curación de las úlceras por presión que están abiertas.[5] Por desgracia, el 38 % de los médicos no tiene en cuenta el uso de catéteres urinarios en sus pacientes.

Valorar la necesidad del catéter urinario como parte de su rutina diaria puede conducir a la reducción en su uso. Además, las directrices por escrito sobre el uso, la inserción y el mantenimiento de catéteres deben estar disponibles en todas las instalaciones de atención sanitaria.[6,9]

Los catéteres deben retirarse cuando ya no estén indicados. Se ha demostrado que los recordatorios didácticos generan una reducción significativa en el uso inapropiado de los catéteres urinarios mediante el uso de un método multidisciplinar impulsado por el personal de enfermería para evaluar la necesidad de dichos catéteres.[9] Una revisión sistemática de las estrategias de retirada del catéter en pacientes hospitalizados indicó que una solicitud de suspensión reducía la duración del uso de catéter en 1,06 días y disminuía un 53 % la tasa de IVUAC.[5]

Los catéteres siempre deben insertarse bajo condiciones asépticas, con un equipo estéril y empleando el catéter más pequeño posible para evitar traumatismos en la uretra. Se recomienda el cumplimiento estricto de la higiene de manos, y la mayoría de los brotes de patógenos urinarios se han vinculado a una higiene de manos inadecuada.[10] Tanto el catéter como el sistema de recolección deben reemplazarse si se producen roturas en el sistema cerrado de drenaje.[9]

Las evidencias de que la profilaxis con antibióticos reduce la tasa de bacteriuria son limitadas; sin embargo, se ha demostrado que selecciona a los organismos resistentes a antimicrobianos.[9] Un metanálisis reciente encontró seis ensayos que comparaban la profilaxis con antibióticos *vs.* la ausencia de profilaxis en la cateterización a corto plazo (hasta dos semanas), y reveló una disminución de la bacteriuria, pero no observó cambios en la tasa de las IVUAC sintomáticas.[8]

La introducción de un paquete de medidas para IVU que incluya evitar la inserción de catéteres, el mantenimiento de la esterilidad, la estandarización del producto y la retirada oportuna del catéter han demostrado una reducción en el uso de catéteres del 100 % al 73 %, y en la tasa de IVUAC de 5,9 a 2,6 por cada 1 000 días de uso del catéter en una unidad de cuidados intensivos (UCI) neurológicos.[6]

INFECCIONES SANGUÍNEAS ASOCIADAS A LÍNEAS CENTRALES

Introducción

Los catéteres venosos centrales (CVC) son ubicuos en la UCI y anualmente se producen cerca de 15 millones de días de CVC.[11] Cada año se presentan cerca de 250 000 casos de CLABSI, con entre 30 000 y 60 000 muertes atribuidas a la infección.[11] Las CLABSI están relacionadas con una estancia hospitalaria prolongada y con un incremento en los costes, que oscilan entre 3 700 y 39 000 USD por episodio.[12]

Definición

Según la definición de NHSN, una CLABSI es una infección sanguínea confirmada en el laboratorio, en la cual una línea central estuvo colocada > 2 días naturales desde el momento en que se extrajo la muestra sanguínea.

Para cumplir con los criterios para una infección sanguínea confirmada en el laboratorio, debe presentarse una de las dos situaciones siguientes:

- El paciente presenta un patógeno reconocido que se aisló de uno o más cultivos sanguíneos.
- El paciente presenta por lo menos un signo o síntoma de infección, como fiebre (> 38,0 °C), escalofríos o hipotensión, y un resultado positivo de laboratorio sin relación con una infección en otro sitio. Si el cultivo sanguíneo es positivo para un organismo comensal común (p. ej. *Staphylococcus* coagulasa negativo, *Corynebacterium* spp. que no sea *C. diphtheria*, *Bacillus* spp. que no sea *B. anthracis*), dos o más cultivos sanguíneos recolectados dentro de un día natural deben ser positivos antes de poder considerar que este criterio se cumple.

Estos criterios incluyen la advertencia de que el organismo aislado de la sangre no puede estar relacionado con una infección en otro sitio, como las vías urinarias o la región intraabdominal, de donde se hayan aislado las mismas bacterias.

Factores de riesgo

Numerosos factores de riesgo se han asociado con un aumento del riesgo de CLABSI (tabla 9-1).[13] Los principales factores de riesgo incluyen la inserción sin mantener el máximo de las barreras estériles, la colocación en un sitio antiguo a través de un intercambio con una guía metálica, la colonización cutánea intensa en el sitio de inserción del conector del catéter y el mantenimiento del catéter colocado > 7 días.[13]

Prevención

El uso de medidas de prevención que se concentran en la inserción de catéteres ha demostrado ser eficaz, sostenible y costo-efectivo.[12] Su éxito depende del cumplimiento de cada medida individual (fig. 9-2).

Se ha demostrado que la formación del personal de atención sanitaria implicado en la inserción, el cuidado y el mantenimiento de los CVC reduce la incidencia de CLABSI.[12] Los profesionales de la atención sanitaria que insertan CVC deben someterse a un proceso de certificación para garantizar su competencia antes de una inserción independiente de CVC; se ha comprobado que la práctica mediante simulación es efectiva.[12]

Las listas de verificación permiten a las instituciones cumplir con las prácticas de prevención de infecciones durante la inserción, y el personal de atención sanitaria debe asegurarse de mantener una técnica aséptica apropiada.[12] Las listas de verificación deben incluir el cumplimiento de la higiene de manos antes de la inserción o la manipulación del catéter.

TABLA 9-1	Factores que influyen en el riesgo de desarrollar una infección sanguínea asociada a una línea central (CLABSI)
Factores asociados con el aumento del riesgo de CLABSI	**Factores asociados con la disminución del riesgo de CLABSI**
Hospitalización prolongada antes de la cateterización	Sexo femenino
Duración prolongada de la cateterización	Administración de antibióticos
Colonización microbiana intensa en el sitio de inserción del conector del catéter	Catéteres impregnados de antibióticos
Cambio del catéter mediante una guía metálica	Máximo de barreras estériles
Inexperiencia del operador	Uso de clorhexidina previamente a la inserción
Neutropenia	
Prematuridad	
Proporción reducida de personal de enfermería por paciente en la UCI	
Nutrición parenteral total	
Cuidado subestándar del catéter	
Transfusión de productos sanguíneos	

Para los clínicos:

Realizar revisiones diarias para evaluar si la línea central sigue siendo necesaria; retirar de inmediato las líneas innecesarias.

Cumplir con las prácticas apropiadas de inserción:
☐ Realizar la higiene de manos antes de la inserción.
☐ Mantener una técnica aséptica.
☐ Usar las máximas precauciones de barrera (esto es, mascarilla, gorro, bata, guantes esterilizados y paño estéril para cubrir al paciente).
☐ Realizar antisepsia de la piel con clorhexidina alcohólica al > 0,5 %.
☐ Elegir el mejor sitio para minimizar las infecciones y las complicaciones mecánicas (por ejemplo, evitar la zona femoral en los pacientes adultos).

Manipular y realizar el mantenimiento de la línea central adecuadamente:
☐ Cumplir con los requerimientos de higiene de manos.
☐ Limpiar el puerto de acceso o el conector inmediatamente antes de cada uso con un antiséptico adecuado (p. ej., clorhexidina, povidona yodada, un yodóforo o alcohol al 70 %).
☐ Utilizar solo dispositivos estériles para el acceso a los catéteres.
☐ Reemplazar los apósitos que estén mojados, sucios o se hayan desplazado.
☐ Llevar a cabo los cambios de apósitos bajo técnicas asépticas y emplear guantes limpios o estériles.

Para las instalaciones:

☐ Autorizar al personal para que suspenda una colocación no urgente si no se sigue el procedimiento apropiado.
☐ «Agrupar» el material (p. ej. en un kit) para asegurar que sea accesible para su uso.
☐ Proporcionar a los clínicos la lista de verificación anterior para garantizar que se siguen todas las pautas de inserción.
☐ Garantizar un acceso eficiente a los sistemas de higiene de manos.
☐ Controlar y proporcionar retroalimentación rápida sobre el cumplimiento de la higiene de manos.
☐ Ofrecer sesiones periódicas de formación sobre la inserción de la línea central, su manipulación y su mantenimiento.

Figura 9-2. Lista de verificación para la prevención de las infecciones sanguíneas asociadas a líneas centrales. (Adaptado de las directrices de 2011 de los CDC para la prevención de infecciones sanguíneas asociadas a catéteres intravasculares. http://www.cdc.gov/HAI/pdfs/bsi/checklist-for-CLABSI.pdf)

Los sitios preferentes para la colocación de una línea central son las venas femoral, la subclavia y la yugular interna. Estudios previos han demostrado que el sitio femoral está asociado con un mayor riesgo de infección, pero un metanálisis reciente no mostró diferencia alguna en la tasa de CLABSI entre los tres sitios.[11] Las recomendaciones actuales sugieren evitar la cateterización de la vena femoral en pacientes adultos obesos a menos que el catéter se coloque bajo condiciones planificadas y controladas.[12] Si se va a colocar una línea central en la vena yugular interna, se aconseja guiarse por la ayuda del ultrasonido, ya que los estudios han demostrado que se reduce el riesgo de CLABSI y sus complicaciones.[12]

Se recomienda el uso de precauciones con barrera estéril total durante la inserción, las cuales incluyen el uso de mascarilla, gorro, bata y guantes estériles para todo el personal de atención sanitaria que participe en el procedimiento. El paciente debe cubrirse por completo con sábanas estériles durante la inserción. La técnica de Seldinger para la inserción de catéteres permite la canulación de las venas centrales con un menor riesgo de neumotórax y lesiones vasculares. Los ensayos aleatorizados prospectivos han indicado que el reemplazo del catéter mediante una guía metálica está asociado a una duplicación del riesgo de las infecciones sanguíneas asociadas a catéteres.[13]

Se ha asociado una colonización intensa en el sitio de inserción con CLABSI y es prioritaria la reducción de la microflora en un posible sitio de inserción. Los antisépticos a base de clorhexidina presentan actividad antimicrobiana prolongada en la superficie cutánea tras una única aplicación, en comparación con los antisépticos que solo contienen alcohol o hechos a base de yodo.[13] Todos los conectores de catéteres y de agujas, y los puertos de inyección deben desinfectarse antes de acceder al catéter, ya sea con una solución de clorhexidina alcohólica, con alcohol al 70 % o con povidona yodada. Frotar la zona durante, como mínimo, 5 s reduce la contaminación.[12]

Aunque el riesgo de CLABSI disminuye con catéteres impregnados de antiséptico y catéteres impregnados de antimicrobianos, solo se recomienda su uso en tres casos: *1)* unidades hospitalarias o poblaciones de pacientes que tienen tasas de CLABSI superiores a los objetivos institucionales, a pesar del cumplimiento de los principios básicos de CLABSI; *2)* pacientes que presentan acceso venoso limitado y antecedentes de CLABSI recurrente, o *3)* pacientes con riesgo de secuelas graves por CLABSI.[12]

EVENTOS ASOCIADOS A LA VENTILACIÓN

Introducción

Es difícil determinar la verdadera incidencia de las neumonías asociadas a la ventilación (NAV), pues las definiciones de supervisión han cambiado y son poco específicas. Cada año se producen entre 5 y 10 neumonías asociadas a la atención sanitaria por cada 1 000 ingresos hospitalarios, y entre el 10 % y el 20 % de los pacientes con ventilación desarrollará NAV, aunque informes más recientes sugieren tasas menores de NAV.[14,15] Se estima que la mortalidad por NAV es del 10 %, pero esta varía de acuerdo con los factores de riesgo del paciente.

Los pacientes con ventilación nasal u oral están en riesgo de sufrir una variedad de complicaciones, incluido el síndrome de insuficiencia respiratoria aguda, el neumotórax, la embolia pulmonar, la atelectasia lobular y el edema pulmonar. Estos términos se han incluido en el cajón de sastre de eventos asociados a la ventilación (EAV), y cerca de entre el 5 % y el 10 % de los pacientes con ventilación mecánica desarrollan EAV.[14] Los EAV prolongan la ventilación mecánica del paciente, aumentan la duración de los cuidados intensivos, incrementan la estancia hospitalaria y elevan el riesgo de mortalidad, aunque no se ha cuantificado el coste extra atribuible a los EAV.[14,16]

Definición

Anteriormente, se definía la NAV por criterios clínicos, radiográficos y microbiológicos, pero estos signos no son sensibles ni específicos comparados con la histología.[14] En consecuencia, en 2011-2012 los CDC acordaron desarrollar un nuevo método para la supervisión de los pacientes ventilados mecánicamente dada la limitación de las definiciones tradicionales de NAV. Así, este organismo creó una definición de tres niveles para los EAV (tabla 9-2).

Factores de riesgo

El mayor riesgo de NAV se da durante los primeros días de intubación, con una tasa de riesgo diario cercana al 3 % en el quinto día de la intubación, reduciéndose al 1 % por día a los 15 días; el riesgo acumulativo continúa sumándose mientras dura la ventilación mecánica.[17]

Prevención

Las recomendaciones para la prevención de la NAV y otros EAV se dividen basándose en la edad, pero este capítulo se centra en los adultos. Evitar la intubación con ventilación no invasiva por presión positiva (VNIPP) puede ser beneficioso en pacientes con insuficiencia respiratoria hipercápnica o hipoxémica secundaria a enfermedad pulmonar obstructiva crónica, así como con insuficiencia cardíaca congestiva cardiogénica. Se ha demostrado que la

TABLA 9-2	Definición de tres niveles para los eventos asociados a la ventilación creada por los CDC
Terminología	**Definición**
Afección asociada a la ventilación (AAV)	≥ 2 días de presión espiratoria final positiva (PEFP) mínima diaria estable o decreciente o mínima fracción inspirada de oxígeno (FiO_2) seguida de un incremento en la PEFP diaria mínima ≥ 3 cm H_2O o FiO_2 diaria mínima $\geq 0,20$ puntos sostenidos durante ≥ 2 días naturales
Infección relacionada con la afección asociada a la ventilación (IRAV)	Presencia de una posible infección concurrente con el inicio de la AAV: temperatura (inferior a 36 °C o superior a 38 °C) o recuento de leucocitos ($\leq 4\,000$ o $\geq 12\,000$ células/mm³) anómalos, e inicio de uno o más antibióticos nuevos que perdura durante ≥ 4 días
Neumonía asociada a la ventilación (NAV)	
Posible NAV	Evidencia mediante tinción de Gram de secreciones pulmonares purulentas o un cultivo de un patógeno pulmonar en un paciente con IRAV
Probable NAV	Evidencia mediante tinción de Gram de purulencia más crecimiento cuantitativo o semicuantitativo de un organismo patógeno más allá de los umbrales específicos

VNIPP reduce el riesgo de NAV, disminuye el tiempo con ventilación mecánica, acorta la estancia hospitalaria y reduce la tasa de mortalidad, pero un retraso en la intubación fuera de estas colectivos especiales puede conducir a un daño mayor.[14]

Mientras los pacientes se encuentran bajo ventilación mecánica, se recomienda evitar sedantes como las benzodiazepinas. Dos estudios aleatorios controlados demostraron que las interrupciones diarias de la sedación reducían las exposiciones netas a estos fármacos y disminuían la duración media de la ventilación mecánica entre 2 y 4 días.[14] Los ensayos sobre respiración espontánea diaria también están asociados a una extubación 1 o 2 días antes en comparación con la atención usual.[14]

Si es posible, se debe minimizar la acumulación de secreciones por encima del manguito de la sonda endotraqueal en los pacientes que no requieran intubación más de 48-72 h. Un metanálisis de 13 ensayos controlados aleatorizados demostró que el uso de sondas endotraqueales con drenaje subglótico reducía la tasa de NAV en un 55 %, el tiempo de ventilación mecánica en 1,1 días de promedio, y la estancia en cuidados intensivos en 1,5 días.[14]

Tres ensayos controlados aleatorizados evaluaron el efecto de una inclinación de entre 30° y 45° de la cabecera de la cama, y en un metanálisis que recopiló estos estudios se observó un impacto significativo en la reducción de la tasa de NAV.[14]

Solo es necesario reemplazar el circuito del ventilador en el caso de que esté visiblemente sucio o funcione mal. Cambiar dicho circuito a intervalos regulares no tiene impacto sobre la tasa de NAV o en los resultados de los pacientes.[14]

Si las tasas elevadas de NAV son un problema, se ha demostrado que las siguientes intervenciones reducen la duración de la ventilación mecánica, la estancia y la mortalidad (aunque no hay datos suficientes sobre las consecuencias a largo plazo):

- Aunque la descontaminación selectiva de la orofaringe con antibióticos tópicos o de la orofaringe y el tracto digestivo con una combinación de antibióticos orales y parenterales ha reducido las tasas de mortalidad en un 14 % y en un 17 %, respectivamente, en los Países Bajos, esta estrategia no se ha adoptado en EE.UU. debido a la preocupación del desarrollo de la resistencia a antibióticos y la infección por *Clostridium difficile* (ICD).[14]
- 16 ensayos aleatorizados controlados y 9 metanálisis estudiaron el cuidado oral con clorhexidina, demostrando que los beneficios más pronunciados se dan en la prevención de infecciones postoperatorias de las vías respiratorias en pacientes de cirugía cardíaca.[14]
- En 4 metanálisis se ha observado una tasa menor de NAV en pacientes que recibieron probióticos profilácticos, pero no se ha demostrado que su impacto en la mortalidad sea significativo.[14]

Los métodos que no se suelen recomendar incluyen las sondas endotraqueales recubiertas de plata, las camas cinéticas y la posición en prono. La profilaxis de las úlceras por estrés reduce el riesgo de sangrado gastrointestinal, pero los metanálisis sugieren que no hay impacto en las tasas de neumonía, la duración de la estancia hospitalaria ni en la mortalidad.[14] Se ha demostrado que la traqueostomía temprana tiene poco impacto sobre las tasas de NAV.[14]

INFECCIONES EN EL SITIO QUIRÚRGICO

Introducción
Las infecciones en el sitio quirúrgico (ISQ) se presentan en entre el 2 % y el 5 % de los pacientes hospitalizados sometidos a una cirugía, lo cual equivale a entre 160 000 y 300 000 ISQ anuales en EE.UU.[18] Las ISQ son las IAAS más comunes y costosas, y se considera que el 60 % de ellas es prevenible.[18] Las ISQ prolongan entre 7 y 11 días la estancia hospitalaria del paciente y suponen de 3 500 a 10 000 millones de USD anuales en gastos extra de atención sanitaria.[18] Además, los pacientes con una ISQ tienen un riesgo entre 2 y 11 veces superior de fallecer, con el 77 % de muertes en pacientes con ISQ atribuibles directamente a la infección.[18]

Definición
- Las ISQ se clasifican según la profundidad de la infección (fig. 9-3).
- La infección incisional superficial afecta solo a la piel y a los tejidos subcutáneos. En su mayoría, estas infecciones se tratan en el ámbito ambulatorio.
- Las infecciones incisionales profundas afectan a la fascia o las capas musculares, y se degradan más por una infección primaria o secundaria. Una infección incisional profunda primaria es una ISQ identificada en una incisión primaria en un paciente sometido a una operación de una o más incisiones. Una infección incisional profunda secundaria es una ISQ identificada en una incisión secundaria en un paciente con más de una incisión.
- Las infecciones en órganos o en un espacio implican cualquier parte del cuerpo que se expuso o se manipuló durante un procedimiento, excluyendo las incisiones en la piel, la fascia o las capas musculares.[18] Normalmente tanto las infecciones incisionales profundas como las de los órganos huecos requieren un reingreso hospitalario para su tratamiento.
- Para las definiciones epidemiológicas de las ISQ, *véase* la tabla 9-3.

Factores de riesgo
Los factores de riesgo pueden dividirse en características intrínsecas relacionadas con el paciente y características extrínsecas relacionadas con el procedimiento.

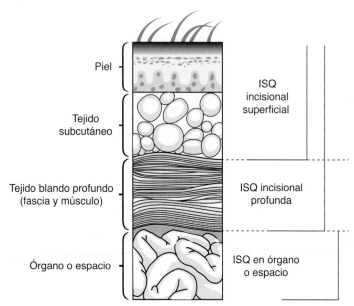

Figura 9-3. Esquema que representa la clasificación de las infecciones en el sitio quirúrgico según los Centers for Disease Control and Prevention. ISQ, infecciones en el sitio quirúrgico. (Modificado de: Mangram AJ, Horan TC, Pearson ML, et al. The hospital infection control practices advisory committee. Guideline for the prevention of surgical site infection, 1999. *Infect Control Hosp Epidemiol.* 1999;20:247–80. http://www.cdc.gov/hicpac/pdf/guidelines/SSI_1999.pdf. Consultado el 15/5/15.)

- La edad, un historial de radiación en un sitio quirúrgico y los antecedentes de infección cutánea son factores de riesgo del paciente que no se pueden modificar. Los factores de riesgo modificables incluyen el control de glucosa con un objetivo de una concentración de hemoglobina glucosilada A1C inferior al 7 %, la obesidad, el dejar de fumar, el evitar fármacos inmunosupresores en el período perioperatorio y la hipoalbuminemia.[18]
- Los factores de riesgo extrínsecos relacionados con el procedimiento incluyen la limpieza quirúrgica, la preparación de la piel, la profilaxis antimicrobiana, el evitar transfusiones sanguíneas, la minimización del tiempo quirúrgico y la circulación de personal en el quirófano, y la esterilización del equipo quirúrgico de acuerdo con las directrices publicadas al tiempo que se minimiza la esterilización con vapor de uso inmediato.[18]

El SARM es una de las causas principales de las IAAS y los pacientes que se someterán a cirugía están en riesgo de adquirir estas infecciones. La tasa de colonización de *S. aureus* está alrededor del 30 %.[19] Recientemente, algunos hospitales han comenzado a realizar cribados para *S. aureus* y a tratar a los pacientes colonizados antes de la cirugía, y a seleccionar el agente antiestafilocócico en el ámbito preoperatorio. Un metaanálisis reciente de 17 estudios concluyó que las estrategias de descolonización son eficaces para la prevención de ISQ ocasionadas por SARM, *Staphylococcus aureus* sensible a meticilina (SASM) y otros patógenos Gram positivos.[18,20] Además, los paquetes que incluyen descontaminación, descolonización y profilaxis con vancomicina se han asociado a tasas significativamente inferiores de ISQ por SARM.[21]

TABLA 9-3	**Definiciones de infecciones en el sitio quirúrgico (ISQ) según la National Healthcare Safety Network (NHSN)**

ISQ superficial

- Infección que se produce en un lapso de 30 días tras cualquier procedimiento quirúrgico
- Afecta solo a la piel y al tejido subcutáneo de la incisión
- El paciente presenta al menos uno de los siguientes factores:
  a. Drenaje purulento de una incisión superficial
  b. Organismos aislados de un cultivo obtenido de forma aséptica de líquido o tejido de la incisión superficial
  c. Una incisión superficial abierta deliberadamente por el cirujano, el médico a cargo,[1] u otro sustituto designado, que presenta un cultivo positivo o de la cual no se hizo cultivo, y el paciente presenta como mínimo uno de los siguientes signos o síntomas: dolor o sensibilidad, hinchazón localizada, rubor o calor. Un cultivo negativo no cumple con este criterio
  d. Diagnóstico de ISQ incisional superficial hecho por el cirujano a cargo[a] o por otra persona designada

ISQ incisional profunda

- Infección que se produce a los 30 o 90[b] días del procedimiento quirúrgico
- Afecta a los tejidos blandos profundos de la incisión (p. ej., las capas de la fascia y musculares)
- El paciente presenta al menos uno de los siguientes factores:
  a. Drenaje purulento de la incisión profunda
  b. Una incisión profunda que presenta dehiscencia de forma espontánea o abierta de manera deliberada por un cirujano, un médico a cargo,[a] u otra persona designada, que presenta un cultivo positivo o de la cual no se realizó cultivo, y el paciente presenta como mínimo uno de los siguientes signos o síntomas: fiebre ($> 38\,°C$), dolor localizado o sensibilidad. Un cultivo negativo no cumple con este criterio
  c. Un absceso u otra evidencia de infección que afecta a la incisión profunda y que se detecta por examen directo, durante un procedimiento invasivo, o por examen histopatológico o pruebas de imagenología

ISQ en órgano hueco

- Infección que se produce a los 30 o 90[b] días posteriores al procedimiento quirúrgico
- La infección afecta a cualquier zona del cuerpo (excepto la incisión cutánea, la fascia y las capas musculares) que se expone o manipula durante el procedimiento quirúrgico
- El paciente presenta como mínimo uno de los siguientes factores:
  a. Drenaje purulento de un tubo de drenaje que se coloca en un órgano o espacio
  b. Organismos aislados de un cultivo obtenido asépticamente de líquido o tejido de un órgano o espacio
  c. Un absceso u otra evidencia de infección que afecta un órgano o espacio, que se detecta por examen directo, durante un procedimiento invasivo, o por examen histopatológico o pruebas de imagenología

[a]Hasta 90 días para procedimientos que involucren dispositivos prostéticos.
[b]Cirujanos, enfermedad infecciosa, otro médico a cargo, médico de urgencias o la persona designada por el médico (profesional de enfermería especializado o médico asistente).
(Adaptado del módulo de NHSN. http://www.cdc.gov/nhsn/pdfs/pscmanual/9pscssicurrent.pdf)

Prevención

Se han publicado directrices para la prevención de las ISQ. En 2002, los CMS establecieron el Surgical Infection Prevention (SIP) Project (Proyecto de prevención de infecciones quirúrgicas), centrándose en proporcionar la profilaxis antimicrobiana intravenosa más apropiada en el momento óptimo, con dosis basadas en el peso y con la duración adecuada. El Surgical Care Improvement Project (SCIP, Proyecto de mejora de la atención quirúrgica) es una expansión del SIP, creado en 2003, que ponía el foco de atención en la eliminación apropiada de vello, el control postoperatorio de la glucosa sanguínea, y el mantenimiento de la normotermia en pacientes quirúrgicos. Un análisis exhaustivo mostró que el cumplimiento de los requerimientos del SCIP reducía en un 18 % la probablidad de desarrollar ISQ.[22] En la actualidad, los CMS requieren que los hospitales envíen datos de siete medidas del SCIP como parte del Hospital Inpatient Quality Reporting System (Sistema de informes de calidad de pacientes hospitalizados).[18]

De acuerdo con los estándares y directrices basados en la evidencia, se debe administrar los antibióticos profilácticos en el lapso de 1 h antes de la incisión (2 h si se trata de vancomicina y fluoroquinolonas), para maximizar la concentración tisular mientras la incisión permanezca abierta. Estos antibióticos deben suspenderse pasadas 24 h desde la cirugía (48 h en los procedimientos cardíacos), ya que la administración de agentes antimicrobianos tras el cierre de la incisión no aporta ningún beneficio. Se ha demostrado que el uso prolongado de antimicrobianos confiere resistencia y aumenta el riesgo de ICD.[18]

No se debe eliminar el vello en el sitio quirúrgico, a menos que su presencia interfiera en la operación. Si fuera necesario, se recomienda recortarlo con tijeras en vez de rasurarlo.

Los niveles de glucosa sanguínea deben mantenerse por debajo de los 180 mg/dL en las 18-24 h posteriores a la finalización de la anestesia. No se ha demostrado que un control más estricto de la glucosa postoperatoria reduzca el riesgo de ISQ y es posible que solo conduzca a un riesgo mayor de resultados adversos.[18]

La normotermia es imperativa durante el período perioperatorio, pues incluso un grado leve de hipotermia puede incrementar la tasa de ISQ. La hipotermia puede afectar la función de los neutrófilos directamente o puede hacerlo de manera indirecta mediante el desencadenamiento de la vasoconstricción subcutánea y la hipoxia tisular subsiguiente.[18]

Se recomienda preparar la piel con agentes preoperativos que contengan alcohol, ya que estos son altamente bactericidas. Dado que el alcohol por sí solo no tiene actividad persistente, se sugiere la adición de clorhexidina o povidona yodada.

El oxígeno suplementario durante e inmediatamente posterior a los procedimientos quirúrgicos que incluyan ventilación mecánica se puede considerar como una medida preventiva adicional. Un metanálisis de cinco estudios concluyó que el oxígeno suplementario perioperatorio implicaba una reducción relativa de riesgos del 25 % para ISQ.[18]

La formación es clave para implementar la prevención en el hospital. Si se observa que un cirujano o un área dentro de cirugía presenta una elevación en ISQ, se ha comprobado que proporcionar formación práctica individualizada basada en la evidencia reduce la tasa de ISQ.[18]

CLOSTRIDIUM DIFFICILE

Introducción

Clostridium difficile es un importante patógeno nocosomial transmisible. La ICD es la principal causa de diarrea infecciosa entre los pacientes hospitalizados.[23] En una encuesta reciente de los hospitales en EE.UU., las infecciones gastrointestinales eran la tercera IAAS más común, y el 70,9 % de ellas se atribuyó a *C. difficile*.[7] Durante la última década, la ICD se ha vuelto más frecuente, más grave y más resistente al tratamiento. Entre los años 2000 y 2009, las tasas de ICD aumentaron más del doble, y estudios recientes demuestran que la tasa de ICD ha superado la de SARM en los hospitales.[24,25] La ICD alarga la estancia hospitalaria entre 2,8 y 5,5 días, con un coste atribuible estimado de entre 3 006 y 15 397 USD por episodio, y un coste hospitalario en EE.UU. de entre 1 000 a 4 900 millones de USD anuales.[25] Se calcula que la mortalidad atribuible a la ICD es del 5 % al 10 %, lo cual supone alrededor de entre 14 000 y 20 000 muertes al año.[25]

Definición

La ICD se define como un caso de diarrea clínicamente significativa o megacolon tóxico sin otra etiología conocida que un resultado positivo de toxina de *C. difficile* en una muestra de heces, o la detección de colitis seudomembranosa en el examen endoscópico o en el examen histopatológico (tabla 9-4).[25] El resultado positivo de la toxina de *C. difficile* es el método más común para identificar pacientes con ICD. Dado que estos pueden ser portadores de *C. difficile*, solo deben evaluarse las muestras cuando haya presencia de diarrea.[25]

Prevención

Clostridium difficile es una bacteria formadora de esporas que supone un desafío para la higiene de manos y para las prácticas de desinfección ambiental, dado que las esporas son resistentes al efecto bactericida del alcohol. Si bien el alcohol no es eficaz para eliminar estas esporas, ningún estudio clínico ha demostrado un incremento en la tasa de ICD cuando los productos más usados para la higiene de manos son las soluciones a base de alcohol, y esta tasa tampoco se ha visto reducida cuando el método elegido es agua y jabón.[25] Varios estudios controlados han determinado que los productos para la higiene de manos a base de alcohol son ineficaces para eliminar las esporas de *C. difficile* de las manos de voluntarios. Asimismo, un estudio más reciente afirma que la mayoría de estos productos a base de alcohol resultan en una reducción de las esporas inferior a 1 log, incluso con un lavado de manos de 60 s.[25] La contaminación de las manos es menos común si se usan guantes antes de visitar al paciente.

La restricción del uso de antimicrobianos y la protección son importantes en la prevención de la ICD. Se ha determinado que las fluoroquinolonas son uno de los principales

TABLA 9-4	Clasificación de la infección por *Clostridium difficile* (ICD)
Tipo de caso	**Definición**
Inicio en atención hospitalaria, ICD asociada a atención hospitalaria	Inicio de síntomas de ICD >3 días tras el ingreso en una institución hospitalaria
Inicio en la comunidad, ICD asociada a atención hospitalaria	Inicio de síntomas de ICD dentro de la comunidad ≤3 días a partir de la admisión, <4 semanas tras ser dado de alta por última vez de una institución hospitalaria
ICD asociada a la comunidad	Inicio de síntomas de ICD en la comunidad ≤3 días después de ser hospitalizado, >12 semanas tras ser dado de alta por última vez de una institución hospitalaria
ICD con inicio indeterminado	Síntomas de ICD >4 semanas pero <12 semanas tras ser dado de alta la última vez de una institución hospitalaria
Desconocido	El medio de exposición no puede determinarse por carecer de datos disponibles
ICD recurrente	Episodio de ICD que se produce ≤8 semanas tras el inicio de un episodio previo

antimicrobianos asociados al desarrollo de ICD, pero sucede lo mismo con prácticamente todos los antibióticos, incluidas las cefalosporinas, la ampicilina y la clindamicina. La restricción de antimicrobianos específicos de alto riesgo ha resultado eficaz en casos de brotes.[25]

Las precauciones de barrera total y la higiene de manos previenen la transmisión indirecta por profesionales de la atención sanitaria. Actualmente, los CDC recomiendan que se mantengan las precauciones de contacto mientras dure la enfermedad y hasta 48 h tras la resolución de la diarrea. Los pacientes con ICD pueden continuar diseminando esporas en las heces y contaminar el entorno, pero no se han obtenido datos que apoyen la efectividad de la prolongación del periodo de aislamiento del contacto más allá de las 48 h tras la resolución de la diarrea como medida para reducir la incidencia de ICD.[25] Un estudio reciente en UCI determinó que la admisión en una habitación previamente ocupada por un paciente con ICD podría ser un factor de riesgo para su adquisición; sin embargo, el 90 % de los pacientes que desarrollaron ICD no presentaba este factor de riesgo.

Cuando la ICD se mantiene por encima del objetivo de la institución, debe llevarse a cabo una evaluación de riesgos para ICD, y se debe intensificar la prevención de la infección mediante precauciones de contacto e higiene de manos. Se debe valorar si la limpieza de las habitaciones es la adecuada; el uso de cloro (con una concentración mínima de entre 500 y 1 000 partes por millón) como desinfectante puede ser útil para reducir la tasa de ICD.

PUNTOS CLAVE

- El cumplimiento estricto de la higiene de manos es esencial para reducir la incidencia de las IAAS.
- Limitar la duración o suprimir el uso de catéteres urinarios y CVC disminuye el riesgo de desarrollar IVUAC y CLABSI.
- Los programas de control de antimicrobianos son esenciales para promover un uso apropiado y prevenir la adquisición de ICD en el hospital.
- El uso de paquetes de medidas y listas de verificación puede prevenir las IAAS.
- La supervisión de las IAAS por equipos de prevención de infecciones y la adecuada divulgación de los datos entre todo el personal conduce a una reducción de IAAS en el sistema hospitalario.

RECURSOS EN LÍNEA

1. Infecciones asociadas a la atención sanitaria de los CDC: http://www.cdc.gov/hai/
2. Prevención de infecciones de la Infectious Disease Society of America (IDSA): http://www.idsociety.org/Infection_Control_Policy/

BIBLIOGRAFÍA

1. Yokoe DS, et al. A compendium of strategies to prevent healthcare-associated infections in acute care hospitals: 2014 updates. *Am J Infect Control.* 2014;42(8):820–8.
2. Zimlichman E, et al. Health care-associated infections: a meta-analysis of costs and financial impact on the US health care system. *JAMA Intern Med.* 2013;173(22):2039–46.
3. Ellingson K, et al. Strategies to prevent healthcare-associated infections through hand hygiene. *Infect Control Hosp Epidemiol.* 2014;35(8):937–60.
4. Boyce JM. Update on hand hygiene. *Am J Infect Control.* 2013;41(5 Suppl):S94–6.
5. Nicolle LE. Catheter associated urinary tract infections. *Antimicrob Resistance Infect Control.* 2014;3(23). http://www.aricjournal.com/content/3/1/23
6. Lo E, et al. Strategies to prevent catheter-associated urinary tract infections in acute care hospitals: 2014 update. *Infect Control Hosp Epidemiol.* 2014;35(5):464–79.

7. Magill SS, et al. Multistate point-prevalence survey of health care-associated infections. *N Engl J Med*. 2014;370(13):1198–208.

8. Tenke P, Koves B, Johansen TE. An update on prevention and treatment of catheter-associated urinary tract infections. *Curr Opin Infect Dis*. 2014;27(1):102–7.

9. Tambyah PA, Oon J. Catheter-associated urinary tract infection. *Curr Opin Infect Dis*. 2012;25(4):365–70.

10. Chenoweth C, Saint S. Preventing catheter-associated urinary tract infections in the intensive care unit. *Crit Care Clin*. 2013;29(1):19–32.

11. Marik PE, Flemmer M, Harrison W. The risk of catheter-related bloodstream infection with femoral venous catheters as compared to subclavian and internal jugular venous catheters: a systematic review of the literature and meta-analysis. *Crit Care Med*. 2012;40(8):2479–85.

12. Marschall J, et al. Strategies to prevent central line-associated bloodstream infections in acute care hospitals: 2014 update. *Infect Control Hosp Epidemiol*. 2014;35(7):753–71.

13. Safdar N, Kluger DM, Maki DG. A review of risk factors for catheter-related bloodstream infection caused by percutaneous inserted, noncuffed central venous catheters. *Medicine*. 2002;81(6):466–79.

14. Klompas M, et al. Strategies to prevent ventilator-associated pneumonia in acute care hospitals: 2014 update. *Infect Control Hosp Epidemiol*. 2014;35(8):915–36.

15. Wilke M, Grube R. Update on management options in the treatment of nosocomial and ventilator assisted pneumonia: review of actual guidelines and economic aspects of therapy. *Infect Drug Resist*. 2013;7:1–7.

16. Piazza O, Wang X. A translational approach to ventilator associated pneumonia. *Clin Trans Med*. 2014;3(26). http://www.clintransmed.com/content/3/1/26

17. Bouadma L, Wolff M, Lucet JC. Ventilator-associated pneumonia and its prevention. *Curr Opin Infect Dis*. 2012;25(4):395–404.

18. Anderson DJ, et al. Strategies to prevent surgical site infections in acute care hospitals: 2014 update. *Infect Control Hosp Epidemiol*. 2014;35(6):605–27.

19. Kavanagh KT, et al. The use of surveillance and preventative measures for methicillin-resistant *Staphylococcus aureus* infections in surgical patients. *Antimicrob Resist Infect Control*. 2014;3(18). http://www.ncbi.nlm.nih.gov/pmc/articles/PMC4028005/

20. Schweizer M, et al. Effectiveness of a bundled intervention of decolonization and prophylaxis to decrease Gram positive surgical site infections after cardiac or orthopedic surgery: systematic review and meta-analysis. *BMJ*. 2013;346:f2743.

21. Schweizer ML, Herwaldt LA. Surgical site infections and their prevention. *Curr Opin Infect Dis*. 2012;25(4):378–84.

22. Munday GS, et al. Impact of implementation of the surgical care improvement project and future strategies for improving quality in surgery. *Am J Surg*. 2014;208(5):835–40. doi: 10.1016/j.amjsurg.2014.05.005. Epub Jul 1, 2014.

23. Gabriel L, Beriot-Mathiot A. Hospitalization stay and costs attributable to Clostridium difficile infection: a critical review. *J Hosp Infect*. 2014;88(1):12–21.

24. Miller BA, et al. Comparison of the burdens of hospital-onset, healthcare-facility-associated *Clostridium difficile* infection and of healthcare-associated infection due to methicillin-resistant *Staphylococcus aureus* in community hospitals. *Infect Control Hosp Epidemiol*. 2011;32(4):387–90.

25. Dubberke ER, et al. Strategies to prevent *Clostridium difficile* infections in acute care hospitals: 2014 Update. *Infect Control Hosp Epidemiol*. 2014;35(6):628–45.

10 Codificación y documentación

Melissa Sum y Robert J. Mahoney

VIÑETA CLÍNICA

Una mujer de 33 años de edad con una enfermedad renal en fase terminal se presenta con hinchazón y eritema sobre el sitio de injerto de la diálisis, que ha durado cinco meses. Se le diagnostica un trombo crónico infectado y es ingresada para la administración de antibióticos intravenosos. En el ingreso, ella informa de una alergia a múltiples antibióticos y rechaza cualquier fármaco cuyo nombre acabe en «-micina». Se inicia el tratamiento con cefazolina y metronidazol. Tras iniciar este régimen, la paciente notifica al personal una posible reacción alérgica al metronidazol; la documentación indica que parece «estar bien, con signos vitales normales y sin evidencia de reacción alérgica durante el examen». Ese mismo día, se la traslada a quirófano para una debridación y se le administran gentamicina, metronidazol y cefazolina intravenosos. Durante la recuperación, se observa que está «gritando y rascándose» y se le administran famotidina, difenhidramina e hidroxizina. Durante la noche, dice sentirse mal y solicita prednisona. La solicitud no se documenta, ni tampoco una evaluación médica de la paciente. Esta recibe difenhidramina y prednisona «para la alergia y la comezón». A la mañana siguiente, encuentran a la paciente atravesada en la cama y sin pulso. Se activa un código azul y se le administra reanimación cardiopulmonar sin éxito. El médico a cargo revisa el historial y llama a la familia de la paciente para informar de su muerte.

- ¿Una mejor documentación podría haber llevado a una atención más segura?
- ¿Una mejor documentación puede dar lugar a una mejor resolución de los resultados inesperados?

INTRODUCCIÓN

La calidad de la documentación en los registros médicos ha sido objeto de mejora desde hace mucho tiempo. En la era de William Osler, al final del siglo XIX, los médicos residentes trabajaban, dormían y comían en el hospital, y se esperaba que presentaran la información directamente a los especialistas. Por consiguiente, la documentación de los registros médicos con frecuencia solo reflejaba aspectos superficiales de la atención proporcionada. Además, Osler y otros facultativos rara vez firmaban los expedientes clínicos.[1]

Debido a la complejidad de la atención médica moderna —que implica la colaboración de múltiples médicos y pruebas complejas—, ahora el expediente clínico tiene un doble papel: como herramienta de comunicación crucial y como repositorio de la información clínica.

En la actualidad, la historia clínica es el medio principal para transmitir información relevante de la atención de un paciente a otras instituciones de atención sanitaria, a las instituciones que pagan y a otros profesionales sanitarios. Se extrae la información del expediente para determinar qué servicios se proporcionaron y para justificar tales servicios.

El expediente clínico también es un componente clave de la seguridad del paciente y tiene una función médico-legal importante.[2] Normalmente, esta documentación se usa para evaluar la gravedad de la enfermedad (GDE) y la probabilidad de resultados adversos.

Dado el papel central de la documentación en la recopilación y la comunicación del curso médico del paciente —y la facilidad con la que los múltiples profesionales sanitarios pueden tener acceso y contribuir a esta información— la documentación de alta calidad rápidamente está pasando a ser sinónimo de una atención de alta calidad.

PRINCIPIOS DE LA DOCUMENTACIÓN DE CALIDAD

Precisión

Por encima de todo, la documentación clínica debe reflejar las observaciones y experiencias que comprenden una visita determinada con el paciente de la manera más precisa posible. Puede suceder que lo que se documenta durante una visita forme la base para futuras decisiones de tratamiento, por lo cual la fidelidad del registro es esencial. Siempre que sea posible, la documentación debe llevarse a cabo de manera simultánea a la atención proporcionada.[3]

Especificidad

Como se verá en este capítulo, una cantidad significativa de información se extrae de la documentación clínica, incluidos los indicadores GDE, la mortalidad esperada y los datos de diagnóstico y gestión empleados para facturar los servicios. Por ello, los resultados y los diagnósticos en el registro deben ser tan específicos como sea posible. Muchas instituciones han contratado personal de mejora de la documentación clínica para que colabore con los médicos con el fin de mejorar la especificidad de los diagnósticos proporcionados en la documentación. A medida que EE.UU. adopte la décima edición de la *International Classification of Diseases* (ICD-10, *Clasificación internacional de enfermedades*) para la codificación, se espera que el nivel de especificidad requerido para asignar adecuadamente diagnósticos en las visitas —y, en teoría, la calidad de los datos extraídos de la documentación— mejore de manera significativa.[4]

Legibilidad

Afortunadamente, el incremento en la adopción de sistemas de registro electrónico ha reducido el problema de las anotaciones ilegibles escritas a mano. No obstante, muchas instituciones aún mantienen algún componente de los registros manuscritos. Mientras tales anotaciones escritas a mano sean parte del registro médico, se deben hacer todos los esfuerzos posibles para hacer que sean legibles.

De acuerdo con un estudio sobre registros escritos a mano por los médicos a cargo y los residentes, una parte considerable de estos era ilegible.[5] El 16 % de las palabras escritas eran ilegibles y el contexto completo solo era comprensible en un 58 % de las notas. Además de los errores médicos resultantes de solicitudes manuscritas ilegibles de fármacos u otra documentación, los registros legibles son importantes para comunicar a otros lo que ha tenido lugar durante el día en esta era de las regulaciones horarias de trabajo y el aumento de transferencias de pacientes.

Cómo evitar la documentación duplicada («Copiar/Pegar»)

Muchos sistemas de registro electrónico permiten a los proveedores incorporar en sus notas documentación de otros días o de otros proveedores. Aunque esto resulte conveniente, y quizá la documentación sea más consistente, puede conducir a la propagación de información imprecisa u obsoleta.[6] Además, puesto que la documentación clínica se extrae para determinar los servicios proporcionados a un cierto paciente, su duplicación puede conducir a una facturación de servicios imprecisa o, lo que es peor, fraudulenta.

Como consecuencia de la preocupación por pagos excesivos resultantes de la documentación duplicada, la Oficina del Inspector General del U.S. Department of Health and Human Services (HHS) anunció, como parte de su plan de trabajo para 2013, que comenzaría a revisar la documentación clínica en busca de evidencias de «prácticas de documentación asociadas con pagos potencialmente inapropiados», en las cuales se incluía la documentación duplicada.[7]

LA DOCUMENTACIÓN COMO UN COMPONENTE DE LA CALIDAD

Indicadores de calidad, gravedad de la enfermedad y riesgo de mortalidad

Desde 1992, la Health Care Financing Administration (HCFA) —ahora los Centers for Medicare and Medicaid Services (CMS)— se ha centrado en mejorar la calidad de la atención médica en EE.UU.

En lugar de basarse en los criterios intuitivos de los clínicos para tratar a los pacientes, las organizaciones de revisión por pares utilizan criterios explícitos y uniformes, nacionalmente, para evaluar los patrones de atención y los resultados.[8] El programa de revisión por pares ha generado indicadores de calidad (IC) que miden aspectos de la calidad de la atención sanitaria mediante datos administrativos fácilmente accesibles de pacientes hospitalizados.

La Agency for Healthcare Research and Quality (AHRQ) ha desarrollado cuatro conjuntos de IC:

• Indicadores de calidad de pacientes hospitalizados (ICH): estos abarcan 32 puntos que reflejan la calidad de la atención para los pacientes hospitalizados e incluyen la tasa de mortalidad intrahospitalaria para siete afecciones médicas específicas y ocho procedimientos quirúrgicos, el porcentaje de utilización para 11 procedimientos específicos y el volumen de casos a nivel hospitalario para seis procedimientos complejos. Se selecciona cada indicador basándose en la evidencia de que los porcentajes de prácticas de utilización y las tasas de mortalidad varían según la institución y se pueden beneficiar de la observación estandarizada.
• Indicadores de seguridad del paciente (ISP): estos incluyen 27 indicadores de complicaciones potencialmente evitables u otros eventos adversos relacionados con la atención hospitalaria.
• Indicadores de calidad para la prevención (ICP): estos abarcan la tasa de hospitalización de 14 enfermedades en las cuales el ingreso puede reflejar deficiencias en la atención ambulatoria.
• Indicadores de calidad pediátrica (ICPe): estos son 18 indicadores similares a los de ICH, ICP o ISP, aplicados a la población pediátrica.

Todos los IC anteriores se derivan de la documentación hospitalaria al ser dado de alta. En origen, estaban destinados a las actividades de investigación y mejora de la calidad,[9] pero en la actualidad son públicos y se usan para obtener parámetros de pago por rendimiento y para clasificar a los proveedores por niveles en los seguros médicos.

Además de servir para obtener los IC, el registro médico también se emplea para determinar otras mediciones importantes. Como se indicó anteriormente, los diagnósticos documentados y los procedimientos efectuados durante las visitas a pacientes hospitalizados se usan para determinar una variable clave: la GDE. La GDE proporciona a los revisores un punto de referencia sobre el uso de recursos hospitalarios y sobre los resultados de un paciente determinado mediante la clasificación del alcance de la afección de su sistema de órganos o de su descompensación fisiológica en categorías (menor, moderada, mayor o extrema). Esto posibilita la comparación entre hospitales, al tiempo que controla la gravedad de la enfermedad en su población de pacientes.

El riesgo de mortalidad proporciona una estimación aproximada de la probabilidad de supervivencia de los pacientes hospitalizados según el tipo, de nuevo controlado por el grado de enfermedad. Este riesgo, considerado con frecuencia como una medida de calidad, se usa en los hospitales y en las organizaciones de calidad nacionales para llevar a cabo comparaciones entre organizaciones homólogas al mismo tiempo que se explica el impacto de los factores de riesgo individuales, como la edad y la GDE. En particular, se ha demostrado que un incremento en la consistencia y la especificidad de los códigos de diagnóstico secundario mejora la precisión de la tasa de mortalidad ajustada al riesgo en pacientes hospitalizados.[10]

Impacto sobre la calidad de la atención

Al igual que facilita una valoración precisa de la calidad de la atención, es posible que una documentación adecuada mejore dicha calidad. Por ejemplo, la correcta documentación de la etapa de enfermedad renal crónica podría hacer que los clínicos fuesen más conscientes de la necesidad de ajustar las dosis de los fármacos para evitar la sobredosificación o la subdosificación. Un estudio sobre la cirugía del sitio equivocado determinó que alrededor de un tercio de estos eventos centinela se podía atribuir a errores acontecidos en las semanas previas a la cirugía, incluidos la documentación errónea y el etiquetado impreciso de los informes radiológicos.[11] Otro estudio realizado en pacientes oncológicos evidenció que la documentación apropiada de los síntomas conducía a un mejor tratamiento, lo cual se traducía en una mejor calidad de vida del paciente en lo referente a su salud.[12]

Al mismo tiempo, pocos estudios han evaluado si una mejora en la documentación realmente conlleva una mejora en la calidad de la atención. Los autores de un estudio determinaron un incremento sustancial en el cumplimiento de la atención preventiva recomendada, como vacunaciones y mastografías tras la implementación de un registro médico electrónico (RME).[13] No obstante, estudios recientes en el ámbito ambulatorio sugieren que es posible que, de hecho, los registros de los pacientes externos no reflejen con precisión la provisión de los componentes de calidad de la atención. En 2008, los investigadores de un estudio evaluaron 12 medidas de calidad entre todos los pacientes adultos elegibles en un centro de atención sanitaria certificado federalmente mediante un registro de salud disponible en el mercado. Determinaron que la sensibilidad de los informes electrónicos para cada medición oscilaba entre el 46 % y el 98 %, si se comparaba con la revisión manual de lo que en realidad se proporcionaba. Como consecuencia, los incentivos destinados a recompensar la alta calidad no necesariamente tienen que otorgarse al proveedor de mayor calidad, sino que pueden asignarse a los sistemas de documentación de mayor calidad.[14]

Uno de los papeles más importantes de la documentación clínica es la comunicación durante las transiciones de la atención, y esto se hace más patente en el alta en un paciente hospitalizado. La comunicación del curso de estos pacientes al proveedor de atención primaria es un paso crucial en el proceso del alta. No obstante, en una revisión sistemática, los profesionales de atención primaria contaban con un resumen del alta en apenas entre el 12 % y el 34 % de las consultas posteriores al alta, y con frecuencia se observaba que se había omitido información clave en dichos resúmenes.[15] Esta omisión de datos en la comunicación conduce a la confusión en pacientes y profesionales sanitarios, y puede ser una posible fuente de eventos adversos y reingresos hospitalarios.

La fragmentación de la atención hospitalaria también supone que, cada vez con mayor frecuencia, los médicos de guardia tengan que atender a pacientes que están bajo el cuidado de otro «equipo primario». Esta atención debería documentarse siempre que se solicite un médico debido a un evento significativo o a un cambio en el estado clínico. Las anotaciones deben incluir los componentes clave del problema clínico por el cual se llamó al médico, datos subjetivos y objetivos relevantes, la valoración del médico y su plan, así como el seguimiento requerido. La documentación de esta información será útil para alertar al equipo primario de que su paciente sufrió un incidente que requirió la evaluación de un médico, ayudará al equipo primario (y a otros equipos que atiendan al paciente) a comprender las razones en que se basan las decisiones de tratamiento del médico de guardia, e informará a los equipos sobre cualquier seguimiento requerido. La figura 10-1 incluye un modelo de plantilla para las anotaciones del personal médico de guardia.

Nota del médico de guardia
Se le solicitó ver al paciente por:
Hora de evaluación del paciente:
Síntomas:
Signos vitales:
Datos del examen físico, de laboratorio/imagenología:
Valoración:
Plan (acciones realizadas, indicaciones médicas):
Seguimiento requerido:

Figura 10-1. Plantilla para las anotaciones del médico de guardia.

Si repasamos la viñeta clínica del inicio del capítulo, es posible que una mejor documentación de los síntomas de la paciente hubiera llevado a una identificación del problema, a la necesidad de realizar una evaluación posterior y a la oportunidad de ajustar el tratamiento frente a una posible reacción alérgica, o, por lo menos, a aumentar el nivel de monitorización y potencialmente evitar el resultado adverso.

Litigación

Estar implicado en un caso de negligencia médica es una de las experiencias más traumáticas que puede afrontar un médico. Más del 42 % de los médicos estadounidenses ha sido objeto de demandas a lo largo de sus carreras (encuesta de la American Medical Association, 2010, que cubre los años 2007 y 2008). Sin embargo, menos del 8 % de los casos de negligencia llegan al juzgado; y en la fase en enjuiciamiento, los médicos ganan entre el 80 % y el 90 % de los casos. De acuerdo con el *Manual de gestión de riesgos* del Servicio Sanitario de la India: «el expediente clínico es la mejor herramienta de la que disponemos para protegernos frente a las demandas por negligencia».[16]

Las características de un expediente clínico defendible incluyen: **compleción, objetividad, consistencia** y **precisión**. Por encima de todo lo demás, la calidad de la documentación sigue siendo el factor más importante en el éxito o el fracaso de la mayoría de demandas.[17] Una revisión demostró que la documentación en los casos de negligencia médica obstétrica con frecuencia se consideraba por debajo del estándar (13 %) en lugar de aceptable (2 %).[18] Dado que, a menudo, los casos llegan a juicio años después de proporcionarse la atención, debe existir una relación precisa en los registros en el momento de la visita. La documentación también debe incluir el consentimiento informado (o la negativa informada) de la atención que se considere médicamente necesaria.

Aunque las consultas informales (en las cuales es posible que el médico ni siquiera vea al paciente ni revise el expediente) son una parte frecuente de la práctica médica, no existe un consenso sobre la documentación adecuada de tales consultas. En general, estas consultas son extraoficiales. Los clínicos deberían evitar documentar el nombre del colega que les proporcionó la consulta informal, o la naturaleza de las recomendaciones, a menos que hayan obtenido permiso para hacerlo.[19] Cualquier clínico cuyo nombre se anote en el expediente clínico puede verse involucrado en procedimientos legales.

Si se les realiza una consulta informal, los clínicos deberían sugerir de inmediato una consulta formal cuando sea apropiado. Por último, cuando proporcionen consultas informales, es aconsejable dar información académica y genérica, en lugar de recomendaciones específicas para cada paciente.

LA DOCUMENTACIÓN COMO HERRAMIENTA PARA RESOLVER PROBLEMAS

Qué documentar en caso de error o evento adverso

Aprender de los errores o de los eventos adversos es fundamental para evitar que se produzcan en el futuro. Aunque se incluye una discusión completa de los informes sobre errores y su análisis más adelante (caps. 12 y 13), la adecuada documentación de los errores es un componente importante del expediente clínico. Siempre es necesario asegurarse de seguir la política institucional.

Completar la documentación del expediente clínico es una tarea que debe realizarse tan pronto como sea posible una vez detectado el error.[20] En el expediente clínico del paciente solo deben registrarse los hechos, sin opiniones ni conjeturas. Los eventos deben describirse con claridad, así como cualquier tratamiento adicional proporcionado. Es igualmente importante documentar el contenido de cualquier conversación mantenida con el paciente, la familia o ambos, respecto a un posible error.

Muchas instituciones cuentan con una política que requiere rellenar un informe de incidencias que describa detalladamente el error o el evento adverso. En este, como en el expediente clínico del paciente, es prudente evitar conclusiones, opiniones, conjeturas y asignaciones de culpa. A pesar de que la mayoría de los hospitales preservan esta información confidencial para su uso en la gestión de riesgos, estos informes pueden usarse como prueba judicial en algunos estados de EE.UU.

Aunque los informes de incidencias son herramientas importantes para resolver problemas en instituciones individuales, una verdadera mejora de la seguridad acaba necesitando informes amplios. Curiosamente, en un estudio efectuado mediante encuestas nacionales, solo el 21 % de los médicos, frente al 62 % del público general, creía que informar voluntariamente de los errores médicos graves a una agencia estatal reduciría los errores futuros.[21]

Volviendo de nuevo a la viñeta clínica del inicio del capítulo, las repetidas quejas y la preocupación de la paciente podrían haber alertado al personal acerca de una posible reacción adversa a los fármacos. La documentación de una valoración exhaustiva de la paciente, la discusión continua entre los miembros del personal, y la aportación de medidas adicionales de tratamiento y monitorización podrían haber resultado en una mejor atención. Además, la información completa sobre las circunstancias en torno a su muerte podría haber proporcionado al clínico información crucial que transmitir a los miembros de la familia.

PUNTOS CLAVE

- Todos los aspectos del expediente clínico deben ser precisos y legibles.
- La documentación se usa para evaluar la calidad de la atención.
- Una mejor documentación puede conducir a mejor calidad de la atención.
- La documentación adecuada puede servir como protección durante una litigación.
- La documentación de errores o eventos adversos y su revelación es importante.
- La atención por médicos de guardia debería documentarse siempre que un paciente sea evaluado por un evento o un cambio significativo en su estado clínico.
- La documentación apropiada puede ser una valiosa herramienta para los médicos en la resolución de problemas.

RECURSOS EN LÍNEA

http://www.qualityindicators.ahrq.gov

BIBLIOGRAFÍA

1. Kirkland LR, Bryan CS. Osler's service: a view of the charts. *J Med Biography.* 2007;15(Suppl 1):50–4.
2. Wood DL. Documentation guidelines: evolution, future direction, and compliance. *Am J Med.* 2001;110(4):332–4.
3. Russo R. Documentation and data improvement fundamentals. *2004 IFHRO Congress & AHIMA Convention Proceedings,* Washington, DC. October, 2004.
4. Custodio M, Dixon G, Endicott M, et al. Using CDI programs to improve acute care clinical documentation in preparation for ICD-10-CM/PCS. *J AHIMA.* 2013;84(6):56–61.
5. White KB, Beary JF, III. Illegible handwritten medical records. *N Engl J Med.* 1986;314(6):390–1.
6. Dimick C. Documentation bad habits: shortcuts in electronic records pose risk. *J AHIMA.* 2008;79(6):40–3.
7. Robb D, Owens L. Breaking free of copy/paste: OIG work plan cracks down on risky documentation habit. *J AHIMA.* 2013;84(3):46–7.
8. Jencks SF, Wilensky GR. The health care quality improvement initiative. A new approach to quality assurance in medicare. *JAMA.* 1992;268(7):900–3.
9. Remus D, Fraser, I. *Guidance for Using the AHRQ Quality Indicators for Hospital-level Public Reporting or Payment.* Rockville, MD: Department of Health and Human Services, Agency for Healthcare Research and Quality; 2004. AHRQ Pub. No. 04-0086-EF.
10. Pine M, Jordan HS, Elixhauser A, et al. Modifying ICD-9-CM coding of secondary diagnoses to improve risk-adjustment of inpatient mortality rates. *Med Decis Making.* 2009;29(1):69–81.
11. Kwaan MR, Studdert DM, Zinner MJ, et al. Incidence, patterns, and prevention of wrong-site surgery. *Arch Surg.* 2006;141(4):353–7; discussion 357–8.
12. Williams PD, Graham KM, Storlie DL, et al. Therapy-related symptom checklist use during treatments at a cancer center. *Cancer Nurs.* 2013;36(3):245–54.
13. Gill JM, Ewen E, Nsereko M. Impact of an electronic medical record on quality of care in a primary care office. *Del Med J.* 2001;73(5):187–94.
14. Kern LM, Malhotra S, Barron Y, et al. Accuracy of electronically reported "meaningful use" clinical quality measures: a cross-sectional study. *Ann Intern Med.* 2013;158(2):77–83.
15. Kripalani S, LeFevre F, Phillips CO, et al. Deficits in communication and information transfer between hospital-based and primary care physicians: implications for patient safety and continuity of care. *JAMA.* 2007;297(8):831–41.
16. Heath SW. *Risk Management & Medical Liability: A Manual for Indian Health Service and Tribal Health Care Professionals.* 2nd ed. Rockville, MD: Indian Health Service; 2006.
17. Weintraub MI. Documentation and informed consent. *Neurol Clinics.* 1999;17(2):371–81.
18. Entman SS, Glass CA, Hickson GB, et al. The relationship between malpractice claims history and subsequent obstetric care. *JAMA.* 1994;272(20):1588–91.
19. Curbside Consultations. *Psychiatry (Edgmont).* 2010;7(5):51–3.
20. Selbst SM, Korin JB. *Preventing Malpractice Lawsuits in Pediatric Emergency Medicine.* Dallas, TX: American College of Emergency Physicians; 1998.
21. Blendon RJ, DesRoches CM, Brodie M, et al. Views of practicing physicians and the public on medical errors. *N Engl J Med.* 2002;347(24):1933–40.

Introducción a la seguridad del paciente

Noah Schoenberg, Emily Fondahn y Michael Lane

VIÑETA CLÍNICA

Un brote de norovirus ha reducido el personal de enfermería en el hospital. La dirección del hospital solicita a los miembros del personal que no enfermaron que realicen turnos adicionales, y muchos de los turnos quedan escasos de personal. Lucas, un nuevo enfermero que recientemente completó su orientación para la unidad, se siente bien y está dispuesto a ayudar a sus colegas. Se ofreció como voluntario para trabajar un turno doble, a pesar de que estaba exhausto tras terminar el turno nocturno. Inés, una enfermera con la cual Lucas trabajó de manera extensa durante su orientación, le preguntó si podía ayudarle administrando la medicación para la tensión arterial a su paciente, «Juan García», ya que ella estaba ocupada con un paciente inestable. Mientras Lucas obtenía la medicación de la máquina Pyxis™, fue interrumpido por el Dr. Jones, quien tenía una pregunta sobre el paciente de la habitación 2, y por el fisioterapeuta, quien quería saber si el paciente de la habitación 8 estaba estable como para participar en la terapia. Tras las interrupciones, Lucas recogió la medicación para Juan García. No sabía que había dos pacientes con nombres parecidos en esa planta: uno era Juan García y el otro, Juan Gracia. Entró en la habitación 12 y le preguntó al paciente su nombre. Este respondió: «Juan Gracia». A Lucas le pareció un poco extraño que el paciente pronunciara su nombre de manera diferente a como Joan lo había hecho, pero pensó que este era el paciente correcto. Aunque durante su formación le enseñaron los pasos adecuados para verificar la administración de la medicación al paciente indicado, el personal de enfermería que lo orientó hacia la planta le dijo que todos esos pasos eran innecesarios y una pérdida de tiempo. Lucas le administró la medicación al paciente y regresó a atender a sus otros pacientes. Aproximadamente 1 h después, Juan Gracia tuvo un episodio de síncope al levantarse de la cama. Se determinó que tenía hipotensión. Tras revisar los eventos, se descubrió que la medicación destinada a Juan García había sido administrada a Juan Gracia, lo cual le causó la hipotensión.

- ¿Qué factores contribuyeron a este error?
- ¿Qué sistemas o procesos podrían implementarse para prevenir un error como este?

INTRODUCCIÓN

Un paciente hospitalizado no debe sufrir daños debido a errores médicos mientras recibe atención. No obstante, según estimaciones del informe del Institute of Medicine (IOM) de Estados Unidos, *To err is human (Errar es humano),* entre 44 000 y 98 000 personas sufren daños en el hospital cada año.[1] Cualquier persona puede esperar recibir, por lo menos, un diagnóstico equivocado durante su vida.[2] Estas sorprendentes estadísticas subrayan la necesidad de evaluar y reformar la manera en que se administra la atención sanitaria. El campo de la seguridad del paciente es «una disciplina en el sector de la atención sanitaria que aplica métodos de la ciencia de la seguridad con el objetivo de lograr un sistema fiable de atención sanitaria [...] minimiza la incidencia y el impacto de los eventos adversos, y maximiza la recuperación tras estos».[3] La seguridad del paciente es una disciplina relativamente nueva en la atención sanitaria y se centra en la prevención del daño a este. Los componentes de la seguridad de los pacientes incluyen una cultura de la seguridad para limitar la adjudicación de culpa a los proveedores individuales, el rediseño de sistemas para crear una alta fiabilidad, el fomento de la transparencia y el aprendizaje de los errores médicos, y hacer responsables a los sistemas de atención sanitaria de la eliminación de daños prevenibles.[3]

Los métodos para analizar la seguridad del paciente incluyen el modelo de estructura-proceso-resultado de Donabedian, el modelo del queso suizo de Reason, el modelo de migración del sistema de Rasmussen y el análisis de errores.

MODELOS DE SEGURIDAD DEL PACIENTE

Modelo de estructura-proceso-resultado de Donabedian

En 1966, Avedis Donabedian publicó un artículo fundamental titulado *Evaluating the Quality of Medical Care (Evaluación de la calidad de la atención sanitaria)*, en el cual se esboza un método formal para mejorar la seguridad del paciente y la calidad, que ahora se conoce como el *modelo de estructura-proceso-resultado.*[4]

- Los resultados incluyen todos los efectos de la atención sanitaria en pacientes y poblaciones, tales como la recuperación, la restauración de la función y la supervivencia. Examinar los resultados es el medio más natural e intuitivo para evaluar la calidad, dado que el objetivo de una «buena» atención sanitaria es un resultado positivo. Cualquier resultado está, por definición, vinculado a una serie de acciones, las cuales son dependientes de la estructura en la que se proporciona la atención sanitaria y de los procesos mediante los cuales se administra dicha atención.
- La estructura incluye el medio donde se produce la atención sanitaria. La estructura consta de la infraestructura física, el personal, el material y los suministros, y todos los diversos sistemas de soporte implicados en la administración de la atención sanitaria.[5] La calidad de la atención proporcionada depende, de modo inherente, de la estructura en la cual se administra. Un defecto en la estructura puede propagarse, dando lugar a un error y, potencialmente, a un mal resultado. En el escenario clínico del inicio, la estructura de la unidad médica requiere que la enfermera, Joan, divida su tiempo entre demasiados pacientes debido a la escasez de personal. La estructura conforma la columna vertebral para el proceso de atención sanitaria y sus resultados.
- El proceso abarca todas las acciones e intervenciones llevadas a cabo por los proveedores de atención sanitaria que operan dentro de la estructura definida anteriormente. El proceso incluye las decisiones, las operaciones, las prescripciones y los procedimientos que conducen a un determinado resultado. El proceso mediante el cual se proporciona la atención sanitaria depende de la estructura del ámbito de esta, aunque también puede ser un factor independiente en los resultados de los pacientes. Por ejemplo, el proceso de administración de la medicación está influenciado por la estructura de la unidad, pero tiene procedimientos y protocolos específicos. En el ejemplo anterior, el fallo del enfermero, Lucas, al no confirmar que la medicación correcta se le administrara al paciente indicado se consideraría como un fallo del proceso. En ocasiones, los procesos pueden ayudar a equilibrar o corregir los defectos de la estructura. Por ejemplo, por lo general la máquina Pyxis™ está localizada en un área muy activa de la unidad médica, lo cual hace que el personal de enfermería sea interrumpido con frecuencia mientras obtiene la medicación. Establecer una «zona sin interrupciones» alrededor de la máquina Pyxis™ hubiese evitado que se interrumpiera a Lucas mientras obtenía los fármacos y podría haber ayudado a prevenir este error.

Modelo del queso suizo

James Reason propuso el modelo del queso suizo en 1990 en su artículo *The Contribution of Latent Human Failures to the Breakdown of Complex Systems (La contribución de los errores*

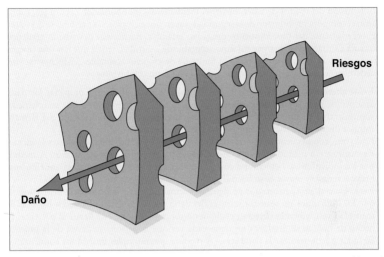

Figura 11-1. Modelo del queso suizo de Reason. (De: Reason J. Human error: models and management. *BMJ*. 2000;320:768–70.)

humanos latentes a la degradación de sistemas complejos).[6] La historia humana reciente ha presenciado la evolución de múltiples sistemas muy complejos y de alto riesgo, incluidos la aviación, la energía nuclear y la atención sanitaria, que han desarrollado múltiples barreras de seguridad para prevenir malos resultados. La medicina, al igual que muchos sistemas complejos de alto riesgo, diseña y revisa constantemente estas barreras de seguridad de los procedimientos en un intento de minimizar el potencial de daño. Al solapar múltiples barreras de seguridad, con frecuencia se puede detectar un error antes de que se produzca el daño. En el modelo del queso suizo, deben darse múltiples fallos para que un error alcance a un paciente. Ninguno de los errores individuales es suficiente para causar daño; deben presentarse diversos fallos en las barreras de seguridad del sistema.[6] El nombre del modelo deriva de la analogía de que cada barrera frente a un mal resultado es comparable a una loncha de queso suizo, donde los agujeros del queso son análogos a posibles errores, circunstancias o eventos que podrían superar esa barrera en particular. Si un número suficiente de agujeros se alinea en una serie de lonchas de queso, podría presentarse un mal resultado (fig. 11-1).

En la viñeta del inicio, múltiples barreras de seguridad diseñadas para evitar la administración equivocada de medicamentos tuvieron que fallar. Los múltiples agujeros del queso suizo incluyeron tener dos pacientes con nombres muy semejantes, fallos a la hora de cumplir la política de administración de fármacos, falta de personal en la unidad debido al brote de norovirus y múltiples interrupciones mientras se obtenía la medicación. Una combinación de circunstancias inusuales, elecciones deliberadas y errores accidentales condujeron a un evento adverso. Este ejemplo demuestra que, a pesar de la ingeniería de múltiples barreras de seguridad para el procedimiento, diseñadas dentro de un sistema, la alineación correcta de fallos del sistema puede superar dichas barreras, lo cual puede conducir a daño al paciente.

El componente humano de la seguridad del paciente

Un componente clave de cualquier modelo de seguridad del paciente debe tener en cuenta el componente humano de un sistema. Una serie de accidentes de gran repercusión, incluidos la fusión del reactor de Chernobyl y el incidente del transbordador Zeebrugge, subrayaron el componente humano de la seguridad. En ambos ejemplos, las personas se desviaron deliberadamente del procedimiento operativo estándar. Rasmussen describe la tendencia humana a situarse en el margen mínimo aceptable de seguridad; señala que hay una «migración natural de las actividades hacia el límite de desempeño aceptable».[7] Muchos factores pueden hacer que las personas tomen «atajos» en los procedimientos.

* Existe presión para aumentar la productividad y reducir el coste. Completar los pasos apropiados para la administración de fármacos requiere más tiempo que simplemente suministrar la medicación. El tiempo que se invierte en la administración del fármaco implica disponer de menos tiempo para completar otras tareas.
* Dado que, con frecuencia, las personas llevan a cabo tareas rutinarias, el hábito y la memoria sustituyen a menudo la toma de decisiones basadas en los conocimientos. A medida que los individuos se sienten más cómodos al realizar una actividad, su pensamiento analítico se reduce y mayor es su laxitud al cumplir con un procedimiento concreto.
* Por lo general, una persona que no sigue las normas no verá el daño al paciente. Es posible que los individuos no sean conscientes del daño potencial debido a que las barreras de seguridad subsiguientes detectan cualquier error antes de que este llegue al paciente. El hecho de que no se produzca un daño cada vez que la persona se desvía de la práctica estándar puede reforzar la conducta.[7] A medida que múltiples individuos comienzan a desviarse de las prácticas establecidas, todo el sistema se vuelve más inseguro hasta que se produce un accidente o un mal resultado que fuerza una reevaluación y la reestructuración de las prácticas generales de seguridad.[7] Amalberti *et al.* han aplicado las ideas de Rasmussen a la tendencia a desviarse, con el tiempo, hacia prácticas peligrosas en medicina (fig. 11-2).[8]
* La zona legal es donde se inician las prácticas y se siguen todas las reglas.

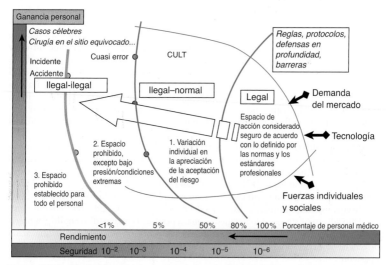

Figura 11-2. Tendencia a desviarse, con el tiempo, hacia prácticas peligrosas en medicina. CULT, condiciones de uso límite toleradas. (De: Amalberti R, et al. Violations and migrations in health care: a framework for understanding and management. *Qual Saf Health Care.* 2006;15:i66–71.)

- La zona ilegal-normal es donde se presentan variaciones menores en las prácticas de seguridad, y la adaptación no solo se tolera, sino que en ocasiones es fomentada según las circunstancias. La migración se debe a la presión para un mejor rendimiento (eje horizontal) y la ganancia personal (eje vertical). Las condiciones de uso límite toleradas (CULT) son violaciones que proporcionan el máximo beneficio con una probabilidad mínima y aceptada de daño. En la unidad médica de la viñeta clínica, el personal creía que el incumplimiento del protocolo para la administración de medicación se aceptaba y alentaba para incrementar la productividad, y que la probabilidad de causar daño al paciente era baja.
- La zona ilegal-ilegal es donde las prácticas de seguridad se vuelven extremas y la mayoría de las prácticas se consideran «prohibidas» bajo, básicamente, todas las circunstancias. En el límite entre ilegal-normal e ilegal-ilegal es donde se producen los cuasi errores. El territorio ilegal-ilegal es donde ocurren la mayoría de los accidentes y los malos resultados.
- Una analogía de uso común es cómo la mayoría de los individuos aplica los límites de velocidad. Si el límite es de 50 km/h, pocas personas se mantienen en la zona legal de < 50 km/h en condiciones normales. La mayoría de la gente conduce a la velocidad ilegal-normal de 50-60 km/h. Las personas que conducen a 70 km/h se consideran dentro de la categoría ilegal-ilegal.

En el campo médico, las prolongadas jornadas de trabajo, la pesada carga de la atención a los pacientes y las inmensas presiones económicas proporcionan la perfecta combinación de condiciones para promover la migración hacia las prácticas de seguridad mínimas aceptables. Este desgaste fue estudiado más de cerca en el campo de la anestesia en un artículo publicado en 2010, el cual examinaba las prácticas de la anestesia en el quirófano.[9] Los autores señalaron que las regulaciones de seguridad se perciben de dos maneras: las que «es necesario seguir» y las que «está bien seguir». Se determinó que el incumplimiento de las reglas que «está bien seguir» con frecuencia conduce a violaciones de las normas que «es necesario seguir», lo cual pone en peligro a los pacientes y lleva a accidentes adicionales y malos resultados.

DEFINICIONES DE ERROR

Tipos de errores

Es frecuente que se usen múltiples términos diferentes para describir un mal resultado. Clarificar estos términos es importante tanto para evitar malentendidos como para facilitar una comunicación más eficiente. El uso de la terminología correcta es crucial para comunicar la etiología del error y la naturaleza del resultado. Cuando se analizan malos resultados, se pueden describir como un *evento adverso*, un *cuasi error* o simplemente como un *error*. Estos términos no son intercambiables.

- Un *evento adverso* implica un mal resultado debido al tratamiento médico que podría ser, aunque no necesariamente, el resultado de un error o un defecto del sistema. Si una paciente con una alergia conocida a la penicilina recibe amoxicilina debido a que nadie le preguntó sobre sus alergias, este sería un evento adverso. También lo sería si un paciente que nunca ha recibido penicilina presenta una reacción alérgica a la amoxicilina; no hay manera de prever y prevenir una reacción alérgica. El término no implica causalidad, solo un resultado indeseable derivado de la interacción con el sistema médico.
- Un mal resultado es un resultado indeseable debido a un proceso de enfermedad.[10] Un paciente en shock séptico que muere a pesar de recibir los antibióticos y el tratamiento médico apropiados tuvo un mal resultado, no un evento adverso.
- Un error implica un evento accidental o una equivocación. Un error no supone necesariamente un resultado. Es posible que un error sea descubierto y corregido antes de que alcance al paciente, que llegue a este pero no le cause daño o que le genere directamente un resultado negativo. No importa si el paciente alérgico a la penicilina recibe el medica-

mento o no; el acto de prescribir un fármaco a un paciente con una alergia conocida es un error. La prevención de errores es el eje central del ámbito de la seguridad del paciente y uno de los principales motores impulsores de la evolución de nuevas barreras de seguridad y precauciones.

- Un *cuasi error* es un fallo sin un evento adverso subsiguiente. Si a un paciente alérgico a la penicilina se le prescribe amoxicilina, pero el profesional de enfermería detecta el error antes de administrar la medicación y alerta al médico, quien cancela la receta y prescribe un nuevo fármaco, esto se clasifica como un cuasi error. Es difícil seguirle la pista a este tipo de errores y son de los más frecuentes. En un sistema complejo con múltiples barreras de seguridad redundantes, la mayor parte del diseño del sistema tiene como objetivo generar cuasi errores en lugar de eventos adversos. Sin embargo, por su propia naturaleza, son menos notorios y, en consecuencia, más difíciles de detectar. Asímismo, existe una renuencia inherente a los trabajadores de la atención sanitaria para informar sobre el evento, ya sea debido a la vergüenza del individuo que cometió el error o a la preocupación de la persona que detectó el cuasi error por crearle problemas a un colega. Existe la tendencia de ver los cuasi errores como «nada del otro mundo», dado que, de hecho, se produce el evento adverso. Como resultado, con frecuencia no se informa de los cuasi errores, aunque son un resultado común de una serie de barreras de seguridad bien diseñadas, y se suelen esconder.

Clasificación de la conducta humana

Un aspecto crucial de la evaluación de un error o de un evento adverso es el análisis de las intenciones subyacentes a la conducta que condujo a dicho error. Aunque en medicina existe un creciente énfasis en la cultura justa (según la cual no se considera a los individuos como únicos responsables de los errores), las personas siguen siendo responsables de sus acciones. Las acciones individuales que conducen a un error se pueden clasificar en tres categorías diferentes: el error humano, la conducta arriesgada y la conducta temeraria. La diferencia clave entre cada categoría es la conciencia del individuo con respecto al riesgo inherente a sus acciones y sus elecciones sobre cómo proceder. La evaluación de las intenciones de un individuo es un paso vital en el análisis de eventos para identificar cambios en el sistema y evitar errores similares.

- La conducta temeraria, o el menosprecio deliberado del riesgo, es la categoría más fácil de definir y la que con mayor claridad requiere consecuencias individuales. Casi siempre, se presenta cuando alguien, a pesar de conocer los riesgos de sus actos, elige ignorar las barreras de seguridad y proceder con sus acciones, lo cual supone un riesgo deliberado para los pacientes y los colaboradores. Esta conducta convierte al individuo en culpable y requiere que se aborden de manera explícita sus elecciones y comportamiento para rectificar la situación. Diseñar barreras de seguridad frente a conductas conscientemente temerarias es muy difícil.
- La conducta arriesgada implica que una persona coloca a un paciente o colaborador en riesgo mediante prácticas inseguras, sin que necesariamente se dé cuenta de que la situación es peligrosa. Por lo general, esta conducta se debe a un intento por ahorrar tiempo o mejorar la eficiencia, lo cual conduce de manera accidental a una situación arriesgada. Una enfermera que extrae una muestra de sangre para ser analizada para una transfusión y que no la etiqueta de inmediato como marcan las normas, presenta una conducta peligrosa. La distinción entre conducta temeraria y arriesgada se fundamenta en el hecho de que en la primera el individuo coloca deliberadamente a otra persona en peligro con sus acciones; en cambio, en la segunda las acciones peligrosas se llevan a cabo sin conciencia del riesgo que implican. No obstante, el individuo sigue siendo culpable, ya que en cualquier caso realiza una conducta peligrosa. La prevención de la conducta arriesgada con frecuencia supone la formación en prácticas apropiadas de seguridad y la adecuada supervisión para garantizar que se sigan las prácticas y normas.

- El simple error humano implica que un individuo realiza una acción que considera segura, la cual, sin embargo, puede generar un mal resultado. La fatiga, los cálculos erróneos y la falta de atención con frecuencia subyacen en este tipo de fallos, los cuales incluyen la contaminación accidental de un campo estéril, el etiquetado erróneo de una muestra, la cirugía en el sitio equivocado o incluso prescribir la dosis equivocada de un fármaco. Muchas de las barreras de seguridad y redundancias del sistema se centran en prevenir o corregir el error humano. La extracción de sangre con otro profesional presente, las listas de verificación de procedimientos, y el marcado del sitio quirúrgico son prácticas de seguridad comunes destinadas a prevenir los errores humanos. Cabe señalar que esta categoría no incluye errores mecánicos ni técnicos. Una bomba intravenosa que se estropea, un resultado de laboratorio erróneo o un fallo informático no se pueden clasificar como errores humanos dado que no se deben a la acción humana directa. Un desliz de la mano, un error de cálculo mental y un fallo de memoria son peligros inherentes a cualquier sistema que implique un componente humano y el potencial de error implícito en la presencia humana, que impulsa gran parte del desarrollo en el ámbito de la seguridad del paciente.

Fallos activos y condiciones latentes

En la publicación donde propone el modelo del queso suizo, Reason señala que la mayoría de los fallos que conducen a un evento adverso son de naturaleza humana y, con frecuencia, están presentes mucho antes de que se produzca el propio evento. Él afirma que, antes de que ocurra un evento adverso, pueden presentarse dos tipos diferentes de errores: fallos activos y condiciones latentes.[6]

- Un fallo activo consiste en «aquellos errores y violaciones que tienen un efecto adverso inmediato». Los fallos activos son eventos que, por lo general, ocurren en «primera línea» (en el quirófano, en la cabecera del paciente, etc.), y conducen de modo directo a eventos adversos.
- Una condición latente incluye «decisiones o acciones cuyas consecuencias dañinas pueden permanecer ocultas durante mucho tiempo, y que solo se hacen evidentes cuando se combinan con factores detonantes locales» para crear un evento adverso. Los fallos latentes son errores o equivocaciones que establecen las condiciones para un fallo.

Muy a menudo, un evento adverso depende de que se presenten ambos tipos de eventos. Un cirujano que opera el brazo equivocado comete un fallo activo. Sin embargo, este depende de una condición latente: que el hospital no cuente con una política de marcado anticipado del miembro adecuado. En la mayoría de los sistemas altamente complejos con múltiples barreras de seguridad, la única manera de que todos los agujeros del queso suizo se alineen es que una condición latente (o varias) propicie una situación que se desencadena por un fallo activo.

CONCLUSIÓN

En la viñeta del inicio, un paciente sufrió daño por un error médico prevenible al recibir la medicación equivocada. No obstante, los pacientes reciben fármacos en el hospital, sin peligro, a diario. Así pues, ¿qué pasó con este paciente en particular? ¿Qué se puede hacer al respecto? Por medio de las ideas y los modelos de seguridad del paciente esbozados en este capítulo, se puede mirar hacia atrás y examinar los eventos para descifrar qué fue lo que salió mal. La estructura de la unidad médica y el proceso de administración de fármacos condujeron a un mal resultado. Las políticas y el procedimiento no se siguieron debido a la tendencia natural a desviarse hacia los estándares de mínima seguridad. Un fallo activo cometido por un enfermero cansado y con exceso de trabajo se alineó con múltiples condiciones latentes que permitieron que el error llegara al paciente. Los modelos de seguridad del paciente presentados en este capítulo ayudan a analizar y clasificar este error y a comenzar a rediseñar los sistemas para eliminar el daño prevenible a los pacientes.

PUNTOS CLAVE

• Con frecuencia se implementan múltiples barreras de seguridad para evitar que los errores lleguen a los pacientes y les causen daño. Sin embargo, cuando todos los agujeros del queso suizo se alinean, los errores pueden llegar hasta estos.

• Aunque los errores tienen el potencial de causar daño, no todos se deben a conductas negligentes.

• Tanto los fallos activos como las condiciones latentes pueden alinearse y resultar en daño para el paciente.

• Con el fin de comprender completamente los factores que contribuyen al daño al paciente, es necesario tener una comprensión total de la conducta humana y de los sistemas y procesos implicados en la prestación de la atención sanitaria.

RECURSOS EN LÍNEA

1. Institute for Healthcare Improvement: http://www.ihi.org/Topics/PatientSafety/
2. VA National Center for Patient Safety: http://www.patientsafety.va.gov/media/factsheets.asp
3. National Patient Safety Foundation: http://www.npsf.org/?page=professionals
4. Agency for Healthcare Research and Quality: http://www.ahrq.gov/professionals/quality-patient-safety/index.html

BIBLIOGRAFÍA

1. Kohn LT, Corrigan JM, Donaldson MS, eds. *To Err Is Human: Building a Safer Health System*. Washington, DC: The National Academies Press; 1999.
2. National Academies of Sciences, Engineering, and Medicine. *Improving Diagnosis in Health Care*. Washington, DC: The National Academies Press; 2015.
3. Emanuel L, Berwick D, Conway J, et al. What exactly is patient safety? In: Battles JB, Henriksen K, Keyes MA, et al., eds. *New Directions and Alternative Approaches*. Rockville, MD: Agency for Healthcare Research and Quality; 2008.
4. Donabedian A. Evaluating the quality of medical care (Reprinted from The Milbank Memorial Fund Quarterly, vol 44, pp 166–203, 1966). *Milbank Q*. 2005;83(4):691–729.
5. Runciman WB, et al. Tracing the foundations of a conceptual framework for a patient safety ontology. *Qual Saf Health Care*. 2010;19(6):1–5.
6. Reason J. The contribution of latent human failures of the breakdown of complex-systems. *Philos Trans Royal Soc London Ser B Biol Sci*. 1990;327(1241):475–84.
7. Rasmussen J. Risk management in a dynamic society: a modelling problem. *Saf Sci*. 1997:27(2–3):183–213.
8. Amalberti R, et al. Violations and migrations in health care: a framework for understanding and management. *Qual Saf Health Care*. 2006;15:i66–71.
9. De Saint Maurice G, et al. The natural lifespan of a safety policy: violations and system migration in anesthesia. *Qual Saf Health Care*. 2010;19(4):327–31.
10. World Alliance for Patient Safety. *WHO Draft Guidelines for Adverse Event Reporting and Learning Systems: From Information to Action*. Geneva, Switzerland: World Health Organization; 2005.

12 Cultura de la seguridad

Richard A. Santos y Myra Rubio

VIÑETA CLÍNICA

La Sra. M, una mujer de 56 años de edad con hipertensión, se presentó en el hospital quejándose de tener heces negras y alquitranadas. Se determinó que estaba anémica y se le ingresó para la evaluación de hemorragia gastrointestinal. Fue trasladada a una habitación semiprivada, en la cama A, que estaba más cerca de la puerta de la habitación. El médico que la ingresó solicitó una tipificación y una evaluación, y pruebas cruzadas de dos unidades de concentrado de hematíes. La paciente observó que la cama B, más cercana a la ventana y con vistas al jardín, estaba vacía y solicitó a la enfermera que la trasladara a esta. La enfermera accedió a trasladar a la paciente de la cama A a la B. Esa noche, la unidad recibió varios pacientes nuevos que llegaron de modo simultáneo, y la enfermera de la Sra. M olvidó notificar al Servicio de admisiones que cambiara la localización de su paciente en el sistema informático de introducción de solicitudes del hospital. Además, la enfermera que atendía a la Sra. M llevaba 15 h trabajando debido a que había acordado trabajar un turno adicional de 6 h para doblar sus honorarios. Mientras tanto, los transportadores de una nueva paciente con demencia llegaron a la planta y asumieron que la cama vacía A era para ella. Durante la noche, el técnico de atención al paciente le extrajo sangre a la paciente equivocada de la cama A, que aún estaba asignada a la Sra. M en el ordenador. El técnico no siguió el protocolo de verificar la identificación de la paciente antes de extraerle sangre. Esa misma noche, la enfermera de la Sra. M se dio cuenta de que había olvidado notificar a Admisiones el cambio de camas y llamó al servicio para corregir la asignación de las pacientes. La enfermera de la Sra. M procedió con la transfusión sanguínea, cuyas pruebas, por desgracia, habían sido cruzadas con las de la otra paciente. La Sra. M tuvo una grave reacción a la transfusión y requirió tratamiento posterior en una unidad de cuidados intensivos.

- ¿Cómo debemos abordar este evento adverso en una cultura de seguridad?
- ¿Cómo puede evaluarse la cultura de seguridad del paciente en esta unidad hospitalaria?
- ¿Cómo puede difundirse la información sobre este evento para evitar que en el futuro ocurran eventos similares?

INTRODUCCIÓN

En la actualidad, los líderes de la atención sanitaria afrontan el reto de desarrollar y apoyar una infraestructura basada en una cultura de seguridad en el ámbito de los cuidados intensivos. En 1983, Uttal definió los fundamentos de la cultura de la seguridad como «valores (qué es importante) y creencias (cómo funcionan las cosas) compartidos que interaccionan con las estructuras y sistemas de control de la organización para producir normas de conducta (cómo se hacen las cosas aquí)».[1] La cultura de la seguridad en la atención sanitaria de las unidades de cuidados intensivos se ha descrito, desde entonces, como «las normas, las prácticas, los valores y las creencias de las personas que trabajan en una unidad, un departamento, un hospital o un sistema hospitalario determinados».[2,3] Según James Reason, conocido por su obra sobre el error humano, «las culturas de la seguridad evolucionan de manera paulatina en respuesta a las condiciones locales, los eventos pasados, el carácter del liderazgo y el estado de ánimo de los trabajadores».[4] El posicionamiento estratégico de estos factores, con el fin de establecer una cultura de la seguridad en la atención sanitaria, puede resultar un reto. Muchos han sugerido que las organizaciones necesitan establecer actitudes, conductas y prácticas que arraiguen como la «nueva normalidad», estructuradas de manera que se eviten errores.[5]

El desarrollo de una cultura de la seguridad implica adquirir una visión sobre las percepciones de los trabajadores de primera línea y sobre áreas multifacéticas como el trabajo en equipo, las conductas aceptadas, la satisfacción laboral, el liderazgo, el reconocimiento del estrés, la disponibilidad de recursos, el medio de aprendizaje, los informes de errores, la retroalimentación y la comunicación en su entorno laboral.[4] La Agency for Healthcare Research and Quality (AHRQ) de EE.UU., la agencia federal nacional con el objetivo de mejorar la seguridad y la calidad a través de la implementación de la investigación y la práctica, ha identificado cuatro características clave en la cultura de la seguridad del paciente en la atención sanitaria. Estas características incluyen el reconocimiento de actividades de alto riesgo para obtener operaciones fiables, la existencia de entornos libres de culpa por informar de errores o cuasi errores, la práctica colaborativa para identificar soluciones a los problemas de seguridad, y poseer el compromiso de la dirección para abordar las preocupaciones sobre la seguridad del paciente.[5] La AHRQ ha definido la cultura de la seguridad de una organización como «el producto de valores, actitudes, percepciones, competencias y patrones de conducta individuales o grupales que determinan el compromiso, y el estilo y eficiencia de una organización en la gestión sanitaria y de la seguridad».[6]

Una cultura de la seguridad débil se ejemplifica por trabajadores sanitarios que no se comunican; que no utilizan las políticas, los procedimientos y las herramientas de seguridad, y que evitan informar sobre sus errores debido a un fenómeno de «culpa y vergüenza».[3] Las instituciones con culturas sólidas de atención sanitaria y seguridad cuentan con trabajadores de la atención sanitaria altamente fiables y comprometidos, quienes se comunican con eficacia, tienen una fuerte percepción del trabajo en equipo y reaccionan frente a los errores haciendo uso de los sistemas de informes y del análisis de las causas raíz, lo que fomenta un entorno de continuo aprendizaje de los errores y los cuasi errores.

ESTABLECIMIENTO DE UNA «CULTURA JUSTA»

El 24 de mayo de 2001, el Dr. Lucian Leape, profesor en la Harvard School of Public Health, preparó una declaración para el Comité sanitario del Senado de EE.UU. en la que exponía que «no será posible identificar y corregir los fallos de los sistemas si se castiga a los trabajadores por cometer errores. Las industrias seguras crean un entorno no punitivo, y también prestan atención a los factores que afectan al rendimiento, como el horario y la carga de trabajo, las condiciones laborales y las relaciones de equipo; una cuestión que la atención sanitaria debe abordar».[7] El desarrollo de una cultura de la seguridad, que aprende y mejora gracias a la identificación y el examen francos de sus propios puntos fuertes y débiles, es una prioridad en la prevención de errores en la atención sanitaria. No obstante, para ello el entorno no debe ser amenazante ni punitivo, sino estar en equilibrio con la responsabilidad personal.[8] La cultura también debe estar comprometida con un grado de profesionalidad con códigos de conducta que impliquen respeto mutuo e integridad, y resuelvan las conductas disruptivas e inapropiadas que no conduzcan al aprendizaje ni al trabajo.[9]

Un pionero en la cultura justa, David Marx, ingeniero y fiscal de EE.UU., centra su modelo de cultura de la seguridad en el establecimiento de informes abiertos y de la responsabilidad como elementos cruciales en la mejora de los resultados de los pacientes.[10] Cuando se producen errores médicos, la responsabilidad personal tiene un papel clave en el respeto de una cultura justa (para más información sobre la clasificación de la conducta humana, v. cap. 11). Según Marx, la responsabilidad de los errores puede dividirse en:

1. Error humano o inadvertido.
2. Errores debidos a la elección de conductas arriesgadas.
3. Errores debidos a conductas temerarias conscientes.

En este modelo, el error humano hace necesario un examen cuidadoso de los sistemas, los procesos, la formación y el diseño. Cuando la elección conductual desempeña un papel en los errores, es necesario analizar la gestión de los incentivos positivos y negativos, e incrementar la conciencia sobre la situación. Sin embargo, cuando se trata de una conducta temeraria consciente, deben tomarse acciones disciplinarias correctivas. Los modelos disciplinarios pueden basarse en reglas, resultados o riesgos.[10] Algunos consideran que la cultura justa se ha establecido cuando una organización logra definir la delgada línea entre las conductas aceptables y las inaceptables, con un margen de seguridad psicológica cuando se informa de los errores para mejorar los sistemas y reducir el daño a los pacientes.[11]

HERRAMIENTAS PARA EVALUAR LA CULTURA DE LA SEGURIDAD DEL PACIENTE

Medir y analizar la cultura de la seguridad del paciente en entornos de atención sanitaria tiene un papel importante porque identifica los puntos fuertes y débiles de las organizaciones en lo que a los asuntos de la seguridad del paciente se refiere. La evaluación de la cultura de la seguridad permite a las instituciones establecer un punto de referencia para los datos iniciales antes de empezar con las intervenciones, la priorización de las áreas para las iniciativas de seguridad del paciente y el control de las tendencias o cambios en este campo tras las intervenciones. Se han desarrollado diversas herramientas para ayudar a las organizaciones a medir este parámetro.

ENCUESTAS DE LA AHRQ SOBRE LA CULTURA DE LA SEGURIDAD DEL PACIENTE

En 2004, la AHRQ desarrolló una herramienta conocida como Encuesta hospitalaria sobre la cultura de la seguridad del paciente (HSOPS, por sus siglas en inglés), que exploraba 12 componentes de la cultura de la seguridad[12]:

1. Transparencia en la comunicación.
2. Retroalimentación y comunicación de errores.
3. Frecuencia de notificación de eventos.
4. Transferencias y transiciones.
5. Apoyo del personal directivo para la seguridad del paciente.
6. Respuesta no punitiva frente al error.
7. Aprendizaje organizacional; mejora continua.
8. Percepciones generales de la seguridad del paciente.
9. Dotación de personal.
10. Expectativas y acciones del supervisor o gerente para promover la seguridad.
11. Trabajo en equipo entre las unidades.
12. Trabajo en equipo en las unidades.

Para que los hospitales pudieran comparar su cultura de la seguridad del paciente con otras organizaciones, la AHRQ estableció en 2006 una base de datos de más de 382 hospitales voluntarios de EE.UU., que contenía información de más de 108 621 miembros de su personal. En 2007, la AHRQ publicó por primera vez los resultados, los cuales se actualizaron posteriormente en el informe *HSOPS Culture: 2008 Comparative Database Report (Cultura de HSOPS: informe comparativo de bases de datos de 2008)*, que incluía las respuestas de más de 519 hospitales y más de 160 176 trabajadores.[13] Esta base de datos ha permitido a los hospitales comparar entre sí los resultados obtenidos en esta encuesta y ha posibilitado la monitorización de tendencias en la cultura de la seguridad del paciente en el tiempo y entre instituciones.

Establecer una cultura de la seguridad del paciente no es una medida exclusiva de hospitales y unidades de cuidados intensivos. Los entornos ambulatorios y los consultorios médicos también son vulnerables a los errores médicos y a los eventos adversos prevenibles.[14] Crear una cultura de la seguridad en los consultorios médicos ha suscitado un amplio interés. En 2009, la AHRQ publicó la *Medical Office Survey on Patient Safety Culture (Encuesta sobre la cultura de la seguridad del paciente en consultorios médicos).*[15] De forma similar a la del HSOPS, esta encuesta examina las 13 áreas siguientes:

1. Lista de aspectos de la seguridad del paciente y de calidad.
2. Trabajo en equipo.
3. Intercambio de información con otros entornos.
4. Presión y ritmo en el trabajo.
5. Formación del personal.
6. Procesos en el consultorio y su estandarización.
7. Transparencia en la comunicación.
8. Monitorización o seguimiento de la atención al paciente.
9. Comunicación de errores.
10. Apoyo del personal directivo para la seguridad del paciente.
11. Aprendizaje organizacional.
12. Percepciones generales de la seguridad del paciente y la calidad.
13. Puntuación general sobre la calidad y la seguridad del paciente.

En 2010, la AHRQ desarrolló una base de datos de sus resultados respecto a la cultura de la seguridad del paciente en los consultorios médicos. Actualizada en 2012, esta base de datos incluía las respuestas de 234 consultorios médicos de EE.UU. y más de 23 679 miembros del personal médico. Además de los ámbitos hospitalarios y los consultorios médicos, la AHRQ también ha desarrollado herramientas de evaluación de la cultura de la seguridad del paciente a medida para residencias de ancianos y farmacias, apoyando así el objetivo de lograr una mejora en este área en otros entornos de asistencia sanitaria.[16,17]

CLIMAS DE SEGURIDAD DEL PACIENTE Y CUESTIONARIOS SOBRE ACTITUDES DE SEGURIDAD

Dentro de una cultura de la seguridad, existen climas únicos para la seguridad del paciente, que comprenden múltiples componentes específicos para cada unidad o área clínica. La medición de las actitudes y las creencias relevantes para los aspectos de seguridad del paciente se ha incrementado gracias al creciente interés. El Cuestionario de actitudes de seguridad (SAQ, por sus siglas en inglés), financiado por la Robert Wood Johnson Foundation y la AHRQ, fue desarrollado en 2006 por Bryan Sexton, Eric Thomas y Bob Helmreich.[18] Con frecuencia las organizaciones usan modificaciones del SAQ y variaciones de las encuestas del clima de seguridad para lograr una panorámica de las percepciones de la cultura de la seguridad en áreas concretas. Se han adaptado versiones del SAQ para su uso en quirófanos, entornos intrahospitalarios, ámbitos ambulatorios y unidades de cuidados intensivos. Las modificaciones de este tipo de cuestionarios suelen estar dirigidas a temas centrales que rodean la seguridad del paciente, tales como el trabajo en equipo, el reconocimiento del estrés, la comunicación, los recursos, la disciplina, las condiciones y la satisfacción laborales, la organización y el liderazgo. A menudo, los resultados de estos cuestionarios se usan para exponer los puntos fuertes y débiles de las unidades de atención sanitaria en áreas específicas. Estas áreas, entonces, pueden ser el foco de futuras intervenciones con el fin de mejorar los climas de seguridad del paciente.

CREACIÓN DE UNA CULTURA DE LA SEGURIDAD MEDIANTE LOS INFORMES DE ERRORES

Implementación y uso de los sistemas de informes de errores

En 1999, el Institute of Medicine (IOM) pidió la implementación de sistemas de informes de errores en las organizaciones de atención sanitaria.[19] En esa época, ocho estados de EE.UU. contaban con sistemas obligatorios de informes de eventos adversos ya implementados, el primero de los cuales había sido Carolina del Sur en 1976. En 1996, la Joint Commission on Accreditation of Healthcare Organizations (JCAHO, ahora llamada Joint Commission) creó un sistema para la notificación voluntaria de lo que la comisión definió como *eventos centinela*. El propósito de este sistema era que las organizaciones miembro no solo informaran de los detalles del propio evento, sino también del análisis causa raíz efectuado y la intervención llevada a cabo por la organización de atención sanitaria. Otros sistemas de informes implementados en esa época incluían el programa de informes de errores de medicación (MER, por sus siglas en inglés) iniciado por el Institute for Safe Medication Practices en 1975, que compartía informes de errores de medicación con la Food and Drug Administration (FDA) y las compañías farmacéuticas. Estos sistemas de informes eran limitados en muchos aspectos. Los sistemas estatales de informes de eventos adversos y el sistema de eventos centinela de la JCAHO se centraban principalmente en eventos que conducían a daños significativos o a la muerte. Los programas como el MER examinaban los errores de medicación y es posible que no se detectaran los errores en otros aspectos del sistema de administración de atención sanitaria. Ninguno de estos sistemas intentaba resolver los eventos más comunes que no causaban daño o eran cuasi errores, los cuales, a pesar de no implicar daño al paciente, podían evidenciar mejor las vulnerabilidades del sistema de asistencia sanitaria.

El IOM describió la doble función esperada de los sistemas de informes de errores: considerar a los proveedores responsables de su desempeño y mejorar la seguridad del paciente a través del aprendizaje de los errores. Se propusieron dos niveles de sistemas de informes de errores. Se consideró que los sistemas de informes obligatorios hacían a los proveedores responsables de su desempeño, centrándose en errores que conducían a lesiones graves o a la muerte. Estos sistemas serían reglamentados por los programas estatales de regulación con potestad para investigar casos específicos y, si se consideraba apropiado, imponer penalizaciones o multas. El modelo para estos sistemas era el sistema estatal de informes obligatorios de eventos adversos que ya se había implementado. Los objetivos de este sistema eran crear un nivel de protección para los pacientes y, al hacer responsables de sus acciones a las instituciones de atención sanitaria, incentivar a tales instituciones a invertir en iniciativas de seguridad del paciente y la mejora de la calidad.

La Office of Inspector General (OIG) for Health and Human Services buscaba identificar los estados con sistemas de informes de eventos adversos y determinar cómo empleaban esta información.[20] En 2008, 26 estados tenían sistemas hospitalarios de informes de eventos adversos, aunque en el ínterin un 27º estado ha implementado un sistema de informes de eventos adversos. En su informe, la OIG señalaba una gran disparidad entre estados en los eventos adversos de los cuales se pedían informes. Por ejemplo, el tipo de eventos adversos que debían notificarse variaba según el nivel del daño provocado al paciente. Todos los estados consideraban que, por lo menos, un evento adverso que condujera a la muerte del paciente debía informarse. Sin embargo, solo un estado (Pensilvania) requería que se informase de ciertos cuasi errores como eventos adversos. De igual manera, los eventos adversos asociados a fallos en dispositivos médicos debían ser notificados en algunos estados si se producía la muerte, una discapacidad o la pérdida de una parte del cuerpo, pero en otros estados solo debían incluirse en el informe si se producía la muerte. Únicamente tres estados utilizaron una lista estandarizada de eventos graves declarables, como la generada por el National Quality Forum[21], una organización no lucrativa de servicio público que avala el uso de mediciones estandarizadas del desempeño en la atención sanitaria. Aunque la creación de sistemas de informes obligatorios en, como mínimo, la mitad de los estados es una importante mejora respecto a su ausencia, la disparidad entre los estados sobre la información que debe reunirse hace que agrupar estos datos en tendencias nacionales sea en extremo difícil. El IOM detectó este problema, reclamando un formato de informe estándar con elementos básicos requeridos tales como la manera en que se detectó el evento, detalles sobre el propio evento adverso, factores contribuyentes, cualquier análisis causal y las recomendaciones derivadas de este análisis.[22] Esta clase de informe estandarizado también requeriría la generación de una taxonomía estandarizada para los eventos adversos, con el fin de permitir la clasificación y comparación de eventos similares. No obstante, esa estandarización posibilitaría la compilación y el análisis de las tendencias nacionales.

El IOM concibió los sistemas de informes voluntarios como un complemento a los sistemas de informes obligatorios para impulsar mejoras en la seguridad del paciente y la calidad de la atención. Mediante estos sistemas se intentaría detectar todos los errores, independientemente de la gravedad del daño, así como todos los cuasi errores que fueron corregidos antes de que el paciente sufriera el daño. A través de la recopilación de información a partir de múltiples informadores de primera línea, se espera que se evidencien las posibles tendencias o las vulnerabilidades persistentes en la administración de la atención sanitaria. Un posible modelo, citado por el IOM, fue el *Aviation Safety Reporting System* (Sistema de informes de seguridad en aviación), operado por la National Aeronautics and Space Administration (NASA) para la industria aeronáutica.[23] Este sistema recopila informes confidenciales de las operaciones de aeronaves, que podrían afectar a la seguridad. Todos los informes de incidentes son indexados en una base de datos donde se mantiene como anónima la información de identificación, y son analizados por un grupo de expertos. Si el análisis en profundidad de los expertos identifica posibles riesgos o mejoras en el sistema, esta información se difunde dentro del sector aeronáutico mediante comunicados y publicaciones mensuales sobre seguridad. En la actualidad, la Veteran's Administration usa este modelo en la atención sanitaria a través del Sistema de informes de la seguridad del paciente (PSRS, por sus siglas en inglés).

Independientemente de que los estados cuenten con sistemas de informes de eventos adversos, los hospitales están obligados, por regulación federal, a mantener un programa de evaluación de la calidad y mejora del desempeño como condición para participar en Medicare.[24] Dentro de este código, los hospitales deben medir los indicadores de calidad, incluidos los eventos adversos en pacientes, y usar estos datos para identificar áreas en las que mejorar la seguridad y la calidad de la atención. Casi todos los hospitales cuentan con un sistema interno de informes de incidentes al que tiene acceso todo el personal del hospital, y en el cual pueden notificarse los eventos adversos. Sin embargo, las capacidades y la utilización de estos sistemas varían, y solo el 79 % es capaz de documentar la gravedad del daño en un paciente, el 58 % es capaz de recopilar el historial médico del paciente y únicamente el 47 % admite informes anónimos.[25]

Obstáculos para la notificación de errores

Por desgracia, una gran cantidad de estudios han enfatizado la multitud de obstáculos que hay para la notificación de errores. Entre los obstáculos percibidos se encuentra la falta de conocimiento del sistema de notificación, el tiempo invertido en informar de un error, el temor a represalias o la cultura de la culpabilización, y la creencia de que no hay necesidad de notificar los errores que no le causaron daño al paciente.[26] Un estudio realizado en Australia del Sur señaló estas barreras y también subrayó que la falta de retroalimentación sobre la notificación de errores era un disuasivo importante para que se presentaran otros informes.[27] La mayoría de las notificaciones actuales de errores las presenta el personal de enfermería y no los médicos, ni los terapeutas, ni otros miembros del equipo de atención sanitaria. Según una encuesta, el 96 % de los hospitales implicados afirmaron que el personal de enfermería generaba la mayoría o todas las notificaciones sobre incidentes, mientras que solo el 2 % provenía de los médicos en formación, y el 1 %, de los médicos a cargo.[25] Estas barreras, ya sean reales o percibidas, conducen a una falta sustancial de informes de eventos adversos, errores o cuasi errores.

La OIG en un estudio de seguimiento cuantificó con mayor profundidad el problema de la falta de notificación de eventos adversos en los sistemas de informes de errores.[28] La OIG efectuó una revisión de los registros de 780 beneficiarios de Medicare hospitalizados en el mes de octubre de 2008 e identificó 293 eventos adversos en 189 hospitales con sistemas internos de informes de errores. La revisión determinó que de estos eventos, solo 35 (el 14 %) fueron realmente detectados por el sistema de informes de incidentes del hospital. La razón más común por la cual la gran mayoría de los eventos adversos no se había notificado era que el personal no consideró que fuesen dignos de notificación, generalmente debido a la ausencia de un error percibido o a la creencia de que el evento era un efecto secundario esperado del tratamiento. Al comparar los eventos adversos con los datos obtenidos por los sistemas de informes obligatorio del estado, se observó que el 60 % de los eventos se producía en estados con sistemas de informes obligatorios, solo el 12 % cumplía con los requisitos de notificación estatal y solo un total de tres eventos (el 1 %) de todos los incidentes se notificaron realmente al estado.[29] Los informes de estos tres eventos procedían de Pensilvania, que, como se señaló anteriormente, requiere que se informe sobre ciertos eventos sin importar la gravedad del daño al paciente. Por tanto, este estudio concluyó que en realidad solo el 1 % de los eventos adversos se captan en los informes obligatorios estatales, lo cual demuestra que la atención sanitaria aún es en extremo deficiente a la hora de detectar todos los eventos adversos, y mucho más para los eventos que no causan daño o los cuasi errores.

Idealmente, los sistemas de informes de errores deberían encontrarse en todos los ámbitos de la atención sanitaria. Una recopilación dinámica de errores notificados permitiría a las organizaciones aprender de la experiencia. Debe haber un entorno de apoyo, no punitivo, que fomente la notificación de eventos adversos, errores o cuasi errores. Aunque una cultura justa debería reducir el temor a las represalias, se deberían permitir los informes anónimos para garantizar un entorno de apoyo y alentar la notificación de errores. El sistema de informes debe proteger no solo la confidencialidad de los pacientes, sino también la de los informadores. Las notificaciones deben provenir de una amplia gama de personal para asegurar que todos los profesionales sanitarios están implicados en el proceso y que se están considerando múltiples puntos de vista dentro de la organización sanitaria. Por último, debe haber una rápida retroalimentación, un análisis relevante realizado por expertos y la difusión de las lecciones aprendidas para promover una mayor notificación de errores de los profesionales sanitarios de primera línea. El Dr. Charles Billings, uno de los fundadores del Sistema de informes de seguridad en aviación de la NASA, lo resumió de esta manera cuando indicó que los mejores sistemas de informes de errores son seguros (no punitivos), simples (es fácil informar) y valen la pena (análisis de expertos con retroalimentación y difusión oportunas).[30]

APRENDER DE LOS ERRORES

Transparencia

Como se describe en el apartado anterior, se debe informar de los errores para aprender de ellos. Desde las primeras etapas de la formación médica, se pide a los profesionales que aprendan de la experiencia, lo que también supone aprender de las equivocaciones. Gracias a la transparencia en las notificaciones, también se puede aprender de los errores ajenos antes de repetir esos mismos errones con otros pacientes. No obstante, este principio de transparencia también requiere que se acepte la propia falibilidad, lo cual no es fácil en el ámbito de la atención sanitaria. La transparencia requiere que los profesionales sanitarios notifiquen los errores objetivamente, tanto a los sistemas de informes como a los pacientes. La mejora de la calidad a través de un análisis completo de cualquier error se beneficia de la total transparencia del informante. Aunque las notificaciones anónimas deben ser posibles en un entorno propicio, el mismo anonimato no permite que se obtenga un mayor contexto del informante mediante preguntas de seguimiento. El anonimato también impide proporcionar retroalimentación a quien realiza el informe. La transparencia total del informante inicial sobre el evento adverso, la situación correspondiente y el error que se presentó, es vital para determinar las causas raíz del evento adverso. La transparencia que supone el reconocimiento de los errores frente al paciente también satisface la necesidad de establecer una relación de confianza con los usuarios de la atención sanitaria.

La transparencia también puede estar en conflicto con la adjudicación de responsabilidades, otra barrera percibida por notificación voluntaria de errores. Con frecuencia, a los profesionales sanitarios les preocupa que notificar un error pueda utilizarse en eventuales casos de responsabilidad civil. La revelación total de los errores a los pacientes se percibió como una invitación a futuras demandas por negligencia, aunque no se ha demostrado que haya un incremento en las reclamaciones en las organizaciones de atención sanitaria que han implementado la transparencia total.[31] En ausencia de una cultura justa, la preocupación por sanciones, la pérdida de reputación y del medio de subsistencia también obstaculizaron la transparencia total.[32]

En un intento por abordar estas cuestiones, el Congreso de EE.UU. aprobó en 2005 el Acta de seguridad del paciente y mejora de la calidad (PSQIA, por sus siglas en inglés). La PSQIA definía la información implicada en los programas de seguridad del paciente como material de trabajo para la seguridad de este, lo cual otorgaría protección legal si se diera el descubrimiento de casos. El documento también autorizaba a la Agency of Healthcare Research and Quality a crear organizaciones para la seguridad del paciente (OSP), agencias externas que recibirían y analizarían los datos de los informes de error enviados por las organizaciones de atención sanitaria. Las OSP podrían entonces difundir estos resultados dentro de la atención sanitaria para impulsar la mejora de la calidad, de forma similar al papel desempeñado por el Sistema de informes de seguridad en aviación. Cabe subrayar que la protección legal para el material de trabajo de seguridad del paciente (PSWP, por sus siglas en inglés) se aplicaba de modo específico para la información notificada a las OSP; la información empleada para uso interno no entraba en el PSQIA, pero podría tener cabida dentro de las reglas estatales de revisión por pares.[33]

El establecimiento de las OSP con material de trabajo de seguridad del paciente legalmente protegido, podría posibilitar la mayor transparencia requerida para la creación de bases de datos nacionales sobre notificación y análisis de errores. Las OSP certificadas podrían analizar los informes de error de múltiples organizaciones de atención sanitaria y, posiblemente, identificar las debilidades comunes a los sistemas, presentes en todo el ámbito de la atención sanitaria. La capacidad de compartir PSWP con organizaciones externas sin temor a sufrir sanciones puede fomentar la notificación más exhaustiva de los errores. Por último, la capacidad de difundir ampliamente los resultados del análisis subsiguiente de los eventos adversos, en teoría evitaría que las organizaciones de atención sanitaria repitieran los mismos errores en sus instalaciones.

Conferencia de morbimortalidad

Las conferencias de morbimortalidad (MyM) son un marco importante para aprender de los eventos adversos. Uno de los primeros partidarios del aprendizaje a partir de los resultados de los pacientes fue el Dr. Ernest Codman, quien a principios del siglo XX fue un gran defensor del sistema de resultados finales. En este sistema, se creaba una tarjeta para cada paciente quirúrgico en la cual se documentaban el diagnóstico inicial, los detalles operativos, el diagnóstico postoperatorio y las complicaciones inmediatas. Estas tarjetas se revisaban anualmente y se actualizaban para evaluar el resultado final de cada cirugía. Si no se lograba el resultado final deseado, el caso se analizaba más a fondo para determinar las causas y los posibles errores que habían llevado a un resultado no óptimo.[34] El sistema de resultados finales fue uno de los primeros sistemas de registros quirúrgicos en emplear los resultados de los pacientes para impulsar aún más la educación médica y la mejora de la calidad.

El precursor más inmediato de la conferencia MyM moderna fue el Anesthesia Mortality Committee (más tarde denominado Anesthesia Study Commission), creado en 1935 en Filadelfia.[35] Este grupo estaba constituido por cirujanos de área, anestesiólogos e internistas que solicitaban informes de cualquier muerte acontecida en el condado como resultado de la anestesia. Se celebraban reuniones mensuales abiertas a las cuales se invitaba a asistir a médicos, residentes e internos. El presidente de la comisión presentaba al grupo casos seleccionados para su revisión, y después se llevaba a cabo una discusión abierta bajo la moderación del presidente. Después de la discusión, la comisión votaba para decidir si la mortalidad era prevenible y, de serlo, cuáles de los factores implicados podían haber contribuido al evento adverso. Un secretario registraba los resultados de la comisión, y se generaban informes públicos. Asímismo, se alentaba a los médicos presentes a que informaran a sus instituciones base de los resultados generados en estas reuniones para difundir todavía más las conclusiones de la comisión.

La conferencia de morbimortalidad ha sido un requisito del Accreditation Council for Graduate Medical Education (ACGME) para los programas de formación acreditados desde 1983.[36] Encuestas recientes sobre medicina interna y programas de residencia quirúrgica revelan que la conferencia de morbimortalidad es prácticamente ubicua en la formación de residentes, y la mayoría de los programas de medicina interna incluyen conferencias MyM o de mejora de la calidad al menos una vez al mes y casi todos los programas quirúrgicos realizan conferencias MyM cada semana.[37,38] Estas conferencias mantienen de modo casi universal un formato muy semejante al creado originalmente por la Anesthesia Study Commission: los casos se presentan al grupo para su revisión, se lleva a cabo una discusión abierta entre el personal médico y los estudiantes asistentes, y la audiencia intenta aprender de los errores y eventos adversos. Los asistentes a las conferencias de morbimortalidad valoran de manera uniforme muy positivamente el interés educacional de la conferencia, lo que queda confirmado en una encuesta según la cual el 80 % de los estudiantes de cirugía continuaría acudiendo a la conferencia MyM aun cuando la asistencia ya no fuera obligatoria.[38]

No obstante, estas encuestas también muestran posibles áreas de mejora en la conferencia de morbimortalidad. Un sondeo entre los asistentes a la conferencia MyM de medicina interna indicó que el criterio para la selección de casos no es uniforme, y menos de la mitad de los casos seleccionados realmente estan relacionados con la morbimortalidad inesperada.[37] El formato de la presentación y el método de discusión no son uniformes ni estandarizadas, y muchos programas asignan < 10 min a la discusión abierta.[39] La barrera persistente del subregistro de informes también se refleja en la selección de casos, con un estudio según el cual un análisis posterior al alta efectuado por enfermeras revisoras especializadas detectó que se duplicaban los casos de mortalidad y se cuadruplicaba los morbilidad respecto a los identificados y presentados en la conferencia MyM para la institución en cuestión.[40] Por último, a pesar de la solicitud de una cultura justa propicia, los médicos residentes aún señalan que una mayor transparencia y una menor actitud defensiva o de culpabilidad son las principales mejoras necesarias en la conferencia de morbimortalidad.[36]

Varios estudios han intentado abordar estos defectos. Como se ha visto, un método para resolver el subregistro de informes es gracias a enfermeras revisoras especializadas en evaluar la morbimortalidad mediante la revisión de historiales, la codificación informatizada de diagnósticos hospitalarios y el seguimiento de los pacientes a través de cartas y llamadas telefónicas.[40] En otro estudio, se colocó un formulario de posibles complicaciones en el expediente de todos los pacientes quirúrgicos en el momento de su ingreso. Cualquier complicación que se presentara durante el transcurso de la hospitalización se documentaba de inmediato en dicho formulario. También se realizó un seguimiento de todos los pacientes a las seis semanas para detectar las complicaciones aparecidas hasta pasados 30 días del alta. Por medio de este método, se revelaron un 10 % de incremento en la mortalidad y un 106 % de aumento en la morbilidad para su revisión.[41]

Con respecto a la uniformidad de presentación, un estudio evaluó el beneficio de un formato estandarizado para la conferencia de MyM.[42] En este estudio, se les pidió a los ponentes de MyM que utilizaran un formato de presentación adaptado de SBAR (situación, antecedentes, evaluación, recomendaciones). En concreto, todas las presentaciones de casos estaban ahora divididas en situación (diagnóstico al ingreso, procedimiento operativo, resultado adverso); antecedentes (historial del paciente, detalles del procedimiento, curso hospitalario, reconocimiento y tratamiento de la complicación); evaluación (análisis de errores, análisis de causa raíz), y recomendaciones (aspectos a mejorar, puntos de aprendizaje). Los resultados evaluados antes y después de la intervención fueron la satisfacción del usuario, la calidad de la presentación y los resultados educacionales. Todas las medidas mejoraron tras la intervención, pero lo más interesante fue la mejora significativa en los resultados educacionales basados en el rendimiento en una prueba de opción múltiple aplicada después de la conferencia. En otro estudio sobre conferencias MyM de medicina interna, se creó una auditoría de sistemas para proporcionar al orador un marco de referencia con el cual revisar y analizar cada caso.[43] La auditoría de sistemas requería: *1)* que se revisara toda la documentación; *2)* realizar entrevistas con todos los interesados; *3)* llevar a cabo un análisis de las causas raíz mediante una herramienta para la mejora de la calidad; *4)* cálculo del coste global de la atención y del coste de los eventos adversos; *5)* identificación de los problemas de los sistemas, y *6)* propuestas de mejoras para el sistema y priorización de la implementación. A través de esta auditoría, la concienciación de los residentes acerca de la práctica basada en los sistemas aumentó y se propusieron e implementaron múltiples intervenciones para el sistema de la institución.[43] Estudios como estos muestran el valor educacional y el potencial de mejora de los sistemas de la conferencia de morbimortalidad, y también hacen evidente la necesidad de formatos estandarizados y de directrices formales para los elementos necesarios en la conferencia MyM.

En resumen, las conferencias de morbimortalidad son un componente vital para aprender de los errores, en especial en el ámbito de la educación médica. Un formato estandarizado puede asegurar que se maximice el valor educativo. Deben crearse directrices formales sobre los objetivos de la conferencia MyM. Como mínimo, la conferencia MyM debe identificar los eventos adversos, generar una discusión abierta y libre de culpabilización sobre la manera en que producen los errores, e intentar identificar las causas raíz de estos. Las lecciones aprendidas deben luego difundirse ampliamente entre todos los profesionales de la atención sanitaria. En definitiva, la MyM ideal debe identificar que la medicina es complicada, admitir la responsabilidad de proporcionar una atención de calidad, pero reconocer que los errores también permiten un mayor aprendizaje y la mejora de la calidad.[39]

DIFUSIÓN Y MANTENIMIENTO DEL CAMBIO
Difusión

Como se señaló anteriormente, las lecciones que tanto ha costado aprender y que se derivan de la notificación de errores y su análisis deben difundirse de modo subsiguiente para lograr la máxima rentabilidad. Para los sistemas de notificación externa, de nuevo un posible modelo es el Sistema de informes de seguridad en aviación (ASRS, por sus siglas en inglés) a cargo de la NASA. Esta organización publica boletines mensuales sobre seguridad, en los cuales se analizan informes sobre casos, y una actualización mensual sobre alertas del ASRS. Además, se generan comunicados de alerta, según sea necesario, para destacar temas que puedan haber surgido del análisis de informes sobre incidentes con respecto a las condiciones o situaciones que puedan comprometer a la seguridad.[23]

Los sistemas actuales de notificación externa de errores médicos intentan difundir la información de modo similar. El PSRS de la Veterans Administration de EE.UU. distribuye comunicados trimestrales sobre seguridad para divulgar los conocimientos adquiridos de sus evaluaciones de incidentes. El sistema de eventos centinela de la Joint Commission (JC) publica alertas de este tipo de eventos para poner de relieve los posibles problemas del sistema, identificados a través de su base de datos de informes sobre errores, y propone medidas potenciales para su mejora. Hasta el 2013, se habían generado 50 alertas de eventos centinela mediante este sistema, las cuales se enviaron a sus organizaciones miembro. Estos informes están también disponibles para su revisión (www.jointcomission.org). El Institute for Safe Medication Practices genera un boletín quincenal por correo electrónico llamado

Medication Safety Alert Acute Care, que se envía a los suscriptores en hospitales, farmacias, compañías farmacéuticas y la Food and Drug Administration (FDA) para presentar información actualizada sobre errores de medicación y de dispositivos, así como sobre reacciones farmacológicas adversas.

La difusión del conocimiento adquirido gracias a la notificación interna voluntaria de errores es vital para garantizar una cultura de la seguridad. Como se indicó anteriormente, un obstáculo para la notificación voluntaria de errores es la ausencia de retroalimentación, lo cual crea la percepción de que informar de errores no vale la pena.[27] Como mínimo, los sistemas de informes de errores que tienen éxito ofrecen una retroalimentación oportuna a los participantes tanto para fomentar la mejora de la calidad como para alentar futuras notificaciones.[30] Los boletines y correos electrónicos que abarcan todo un hospital pueden representar una manera eficiente de difundir las lecciones aprendidas de los eventos adversos; no obstante, es posible que estos medios tengan un menor impacto si la información se pierde en el mar de mensajes electrónicos generados diariamente en un entorno hospitalario típico. Un programa que ha resultado prometedor es el uso de rondas ejecutivas, donde los directivos de la institución, como el gerente del hospital o la enfermera jefe, realizan rondas semanales en diferentes áreas del hospital junto con los coordinadores de la seguridad del paciente.[44] En cada área, el grupo se integra con el personal médico, de enfermería y otros trabajadores en sus rondas informales para recabar información sobre posibles asuntos de seguridad, como cuasi errores o vulnerabilidades del sistema. Además, se anima al personal a que comente posibles soluciones o describa sus propias prácticas para mejorar la seguridad del paciente. El objetivo de este programa era inculcar más profundamente una cultura de la seguridad mediante dos métodos: obtener información sobre los problemas de seguridad y reforzar la importancia de la seguridad en la administración de la atención sanitaria. Como mínimo un estudio sugiere que la implementación de estas rondas puede conllevar mejoras en el clima de seguridad de una institución, y que el personal de enfermería tiene la impresión generalizada de que la seguridad del paciente se refuerza constantemente y que el personal directivo le da la prioridad adecuada.[45]

Implementación

El objetivo fundamental de una cultura de la seguridad es la implementación de cambios significativos y mejoras de la calidad mediante el uso de las lecciones aprendidas a partir de eventos adversos y errores. Como se verá en el siguiente capítulo, debe efectuarse un análisis de eventos adversos poniendo énfasis en la determinación de las mejoras del sistema que puedan fortalecer la seguridad del paciente. El análisis causa raíz, enfocado en la identificación de la miríada de causas que conducen a los eventos adversos, puede permitir la identificación y la corrección de procesos subóptimos. De esta manera, las organizaciones pueden promover la mejora continua para proveer a sus pacientes una atención sanitaria más segura, eficiente y eficaz.

Sin embargo, las organizaciones deben estar dispuestas e interesadas en aplicar cambios para permitir que las mejoras del proceso se mantengan. En una serie de informes de casos que describían la implementación a gran escala de mejoras en la seguridad realizada por organizaciones de atención sanitaria,[46] el tema común a todas ellas era la necesidad de cambiar la cultura existente mediante la creación de expectativas, la recompensa de las mejoras de seguridad y el apoyo a una cultura de aprendizaje en la cual las reformas se basaban en datos procedentes de información interna y externa. Cerrar el ciclo de retroalimentación por medio de la implementación de las mejoras derivadas de los informes de errores y del análisis de eventos envía una clara señal a todos los implicados de que notificar los errores vale la pena, y puede conducir a cambios significativos. Un seguimiento estricto por parte del personal directivo para garantizar que se implementen los planes de acción generados por el análisis causa raíz no solo asegura que se diriman responsabilidades, sino que refuerza, ante todos los miembros de la organización, la importancia que los directivos le dan a la cultura de la seguridad.[47]

En resumen, un cambio sostenido únicamente puede ocurrir si existe el compromiso generalizado del sistema a evolucionar. La organización debe estar dispuesta a adoptar el cambio y reconocer que el estado presente no es satisfactorio. Debe existir un liderazgo fuerte para comunicar de modo claro y consistente la importancia de la seguridad del paciente e implementar las mejoras del proceso. La retroalimentación debe ser oportuna y continua, fomentando el uso de técnicas que reduzcan los errores y resuelvan los procesos subóptimos del sistema según se vayan identificando. Por último, el compromiso para cambiar no puede debilitarse a medida que se logren mejoras; de lo contrario, es posible que no se produzca el cambio permanente deseado en la cultura.[45,48,49]

PUNTOS CLAVE

- Las encuestas sobre la cultura de la seguridad son necesarias para obtener información basal sobre el entorno cultural del momento antes de cualquier intervención destinada a mejorar los resultados de los pacientes.
- Establecer una cultura justa requiere equilibrar la notificación de errores, evitar la culpabilización, analizar los sistemas, aplicar la responsabilidad personal y mantener el máximo grado de profesionalidad para evitar errores y cuasi errores.
- Los sistemas de informes de errores funcionan mejor en un entorno no punitivo, cuando la notificación es simple y fácil de llevar a cabo y cuando se proporciona retroalimentación clara al personal que notifica.
- Los sistemas de informes de eventos adversos y errores requieren un análisis oportuno por parte de expertos con el enfoque apropiado en las causas raíz y las posibles mejoras del sistema.
- La conferencia de morbimortalidad es una oportunidad poderosa, aunque poco utilizada, para promover la responsabilidad y la mejora de la calidad.
- Las lecciones que se han aprendido con tanto esfuerzo gracias a la notificación de eventos adversos y errores deben difundirse ampliamente para sacarle el máximo partido a dichas lecciones.
- El cambio sostenido solo puede lograrse a través de un fuerte liderazgo que enfatice la importancia de la seguridad del paciente.

RECURSOS EN LÍNEA

1. Agency for Healthcare Research and Quality (AHRQ): http://psnet.ahrq.gov/primer. aspx?primerID=5
2. *Safety Attitudes Questionnaire* (SAQ; cuestionario sobre actitudes seguras): https:// med.uth.edu/chqs/surveys/safety-attitudes-and-safety-climate-questionnaire/

BIBLIOGRAFÍA

1. Uttal B. The corporate culture vultures. *Fortune.* 1983;108(8):66–72.
2. Wachter R, Sexton JBS. Conversation with…J. Bryan Sexton, PhD, MA. http://www. webmm.ahrq.gov/perspective.aspx?perspectiveId=143. Cited July/August 2013.
3. Sexton JBS, Grillo S, Fullwood C, et al. Assessing and improving safety culture. In: Frankel A, Leonard M, Simmonds T, Haraden C, Vega KB, eds. *The Essential Guide for Patient Safety Officers.* Oak Brook, IL: Joint Commission Resources; 2009:11–9.
4. Reason J. Achieving a safe culture: theory and practice. *Work Stress.* 1998;12(3):293–306.
5. Hoff TJ. Establishing a safety culture: thinking small. http://webmm.ahrq.gov/perspective. aspx?perspectiveID=35. Cited December 2006.
6. Patient Safety Primer. http://psnet.ahrq.gov/primer.aspx?primerID=5

7. Prepared Statement of Lucian L. Leape, MD. Harvard School of Public Health Subject— Reporting and Prevention of Medical Errors Before the Senate Committee on Health, Education, Labor and Pensions. http://md-jd.info/leap2001.html. Cited May 2001.

8. Wachter RM. Personal accountability in healthcare: searching for the right balance. *BMJ Qual Saf.* 2013;22(2):176–80.

9. DuPree E, Anderson RM, Brodman M. Professionalism: a necessary ingredient in a culture of safety. *Jt Comm J Qual Patient Saf.* 2011;37(10):447–55.

10. Marx D. Patient safety and the "just culture:" a primer for health care executives medical event reporting system—transfusion medicine (MERS-TM). http://www.safer.healthcare.ucla.edu/safer/archive/ahrq/FinalPrimerDoc.pdf. Cited April 2001.

11. Frankel AS, Leonard MW, Denham CR. Fair and just culture, team behavior, and leadership engagement: the tools to achieve high reliability. *Health Serv Res.* 2006;41(4):1690–709.

12. Westat R, Sorra J, Nieva V. Hospital survey on patient safety culture. AHRQ Publication No. 04–0041. http://www.ahrq.gov/professionals/quality-patient-safety/patientsafetyculture/hospital/resources/hospcult.pdf. Cited September 2004.

13. Hospital Survey on Patient Safety Culture Comparative Database. http://www.ahrq.gov/professionals/quality-patient-safety/patientsafetyculture/index.html

14. Clancy CM. New patient safety culture survey helps medical offices assess awareness. *Am J Med Qual.* 2009;24:441–3.

15. Agency for Healthcare Research and Quality. Medical office survey on patient safety culture. http://www.ahrq.gov/professionals/quality-patient-safety/patientsafetyculture/medical-office/

16. Agency for Healthcare Research and Quality. Nursing home survey on patient safety culture. http://www.ahrq.gov/professionals/quality-patient-safety/patientsafetyculture/nursinghome/index.html

17. Agency for Healthcare Research and Quality. Pharmacy survey on patient safety culture. http://www.ahrq.gov/professionals/quality-patient-safety/patientsafetyculture/pharmacy/index.html

18. Sexton JB, Helmreich RL, Neilands TB, et al. The safety attitudes questionnaire: psychometric properties, benchmarking data, and emerging research. *BMC Health Serv Res.* 2006;6:44.

19. Kohn L, Corrigan J, Donaldson M, eds. *To Err is Human: Building a Safer Health System.* Washington, DC: National Academies Press; 1999.

20. Office Inspector General. *Adverse events in hospitals: state reporting systems.* OEI-06-07-00471, 2008.

21. National Quality Forum. *Serious Reportable Event in Healthcare 2006 Update.* Washington, DC: National Quality Forum; 2007.

22. Aspden P, Corrigan JM, Wolcott J, et al., eds. *Patient Safety: Achieving a New Standard for Care.* Washington, DC: National Academies Press; 2004.

23. National Aeronautics and Space Administration. Aviation Safety Reporting System. ASRS: the case for confidential incident reporting systems. *NASA ASRS Pub. 60.* 2001.

24. Condition of participation: quality assessment and performance improvement program, *42 C.F.R. Sect. 482.21*, 2011.

25. Farley DO, Haviland A, Champagne S, et al. Adverse-event-reporting practices by US hospitals: results of a national survey. *Qual Saf Health Care.* 2007;17:416–23.

26. Uribe CL, Schweikhart SB, Pathak DS, et al. Perceived barriers to medical-error reporting: an exploratory investigation. *J Healthc Manage.* 2002;47(4):263–80.

27. Evans SM, Berry JG, Smith BJ, et al. Attitudes and barriers to incident reporting: a collaborative hospital study. *Qual Saf Health Care.* 2006;15:39–43.

28. Office Inspector General. Hospital incident reporting systems do not capture most patient harm. *OEI-06-09-00091*, 2012.

29. Office Inspector General. Few adverse events in hospitals were reported to state adverse event reporting systems. *OEI-06-09-00092*, 2012.

30. Leape LL. Reporting of adverse events. *N Engl J Med.* 2002;324(20):1633–8.

31. Kraman SS, Hamm G. Risk management: extreme honesty may be the best policy. *Ann Intern Med.* 1999;131(12):963–7.

32. Paterick ZR, Paterick BB, Waterhouse BE, et al. The challenges to transparency in reporting medical errors. *J Patient Saf.* 2009;5(4):205–9.

33. Fassett WE. Patient safety and quality improvement act of 2005. *Ann Phamacother.* 2006; 40:917–24.

34. Kaska SC, Weinstein JM. Historical perspective: Ernest Armor Codman, 1869–1940. *Spine.* 1998;23(5):629–33.

35. Ruth HS. Anesthesia study commissions. *JAMA.* 1945;127(5):514–7.

36. Harbison SP, Reghr G. Faculty and resident opinions regarding the role of morbidity and mortality conference. *Am J Surg.* 1999;177:136–9.

37. Orlander JD, Fincke GF. Morbidity and mortality conference: a survey of academic internal medicine departments. *J Gen Intern Med.* 2003;18:656–8.

38. Gore DC. National survey of surgical morbidity and mortality conferences. *Am J Surg.* 2006;191:708–14.

39. Orlander JD, Barner TW, Fincke GF. The morbidity and mortality conference: the delicate nature of learning from error. *Acad Med.* 2002;77(10):1001–6.

40. Hutter MM, Rowell KS, Devaney LA, et al. Identification of surgical complications and deaths: an assessment of the traditional surgical morbidity and mortality conference compared with American College of Surgeons-National Surgical Quality Improvement Program. *J Am Coll Surg.* 2006;203(5):618–24.

41. McVeigh TP, Waters PS, Murphy R, et al. Increasing reporting of adverse events to improve the educational value of the morbidity and mortality conference. *J Am Coll Surg.* 2013;216(1):50–6.

42. Mitchell EL, Lee DY, Arora S, et al. Improving the quality of the surgical morbidity and mortality conference: a prospective intervention study. *Acad Med.* 2013;88(6):824–30.

43. Szostek JH, Wieland ML, Loertscher LL, et al. A systems approach to morbidity and mortality conference. *Am J Med.* 2013;123(7):663–8.

44. Frankel A, Graydon-Baker E, Neppl C, et al. Patient safety leadership WalkRounds. *Jt Comm J Qual Patient Saf.* 2003;29(1):16–26.

45. Thomas EJ, Sexton JB, Neilands TB, et al. The effect of executive walk rounds on nurse safety climate attitudes: a randomized trial of clinical units. *BMC Health Serv Res.* 2005;5(28):1–9.

46. McCarthy D, Blumenthal D. Stories from the sharp end: case studies in safety improvement. *Milbank Q.* 2006;84(1):165–200.

47. Gandhi TK, Graydon-Baker E, Neppl Huber C, et al. Closing the loop: follow-up and feedback in a patient safety program. *Jt Comm J Qual Patient Saf.* 2005;1(11):614–21.

48. Narine L, Persaud DD. Gaining and maintaining commitment to large-scale change in healthcare organizations. *Health Serv Manage Res.* 2003;16(3):179–87.

49. Weaver SJ, Lubomski LH, Wilson RF, et al. Promoting a culture of safety as a patient safety strategy. *Ann Intern Med.* 2013;158(5):369–74.

13 Análisis de eventos

Rosalyn Corcoran y Katherine E. Henderson

VIÑETA CLÍNICA

La Sra. W es una mujer de 67 años de edad con cáncer de pulmón que ingresó en el hospital por dificultades respiratorias. Durante la entrevista inicial, se observó que tenía un historial de caídas en casa. Se tomaron las medidas estándar de prevención de caídas. A las 21:40 h, la paciente usó el sistema de llamadas para solicitar que alguien la ayudara a ir al lavabo. El profesional de recepción de la unidad le respondió que iría alguien enseguida. A las 21:43 h, la enfermera a cargo de la paciente entró en la habitación y encontró a la mujer en el suelo. La paciente tenía una pequeña laceración en el codo derecho y se quejaba de dolor en la cadera derecha. Una radiografía mostró una fractura aguda del cuello del fémur derecho. La compañera de habitación de la paciente fue testigo de la caída. Según ella, la paciente intentó llegar hasta el cuarto de baño, aunque disponía de un inodoro portátil junto a la cama.

- ¿Quién debe ser notificado sobre este evento?
- ¿Cuáles son las siguientes medidas que se deberían tomar?
- ¿Cómo debería clasificarse este evento?

INTRODUCCIÓN

Los errores médicos son eventos devastadores tanto para los pacientes como para los profesionales sanitarios. Contar con un plan bien meditado sobre cómo actuarán el profesional y su institución cuando se produzca un error antes de que este realmente suceda, asegurará una respuesta más eficaz. En este capítulo, se cubren los aspectos básicos del análisis de eventos incluida la respuesta inicial ante un error, la clasificación de los eventos, las reuniones informativas, el análisis causa raíz y la gestión de crisis.

QUÉ HACER SI SE PRODUCE UN ERROR

Acciones inmediatas

- El error debe ser comunicado de inmediato al médico a cargo del paciente, si este no está aún al corriente de la situación. También se le debe notificar al personal de gestión de riesgos, ya sea mediante la introducción de los detalles en el sistema de informes de eventos de la institución o, en especial si el evento causó daño al paciente, llamando directamente.
- Los hechos, tal y como se conocen, deben revelarse al paciente. El responsable del registro debe comunicar la información al paciente. Para una explicación más detallada de la forma de revelar los hechos, *véase* el capítulo 14.
- Cualquier dispositivo implicado en el evento (p. ej., bomba y sondas intravenosas [i.v.], monitor cardíaco, etc.) debe ser retirado inmediatamente del servicio y requisado para su evaluación.

- De acuerdo con el Acta de dispositivos médicos seguros (SMDA, por sus siglas en inglés) de 1990 (Ley pública 101-629 de EE.UU.)[1], todos los dispositivos médicos que puedan haber causado o contribuido a la muerte o a una lesión grave deben ser notificados a la Food and Drug Administration (FDA), al fabricante, o a ambos, en un plazo de 10 días hábiles.
- La FDA puede imponer sanciones civiles por el incumplimiento de este requisito en las notificaciones.
- Para ampliar el proceso de evaluación de seguridad, muchos hospitales promueven la notificación de todos los dispositivos médicos que fallen, sin importar el nivel de daño.
- Los eventos declarables de dispositivos médicos con fallos pueden incluir los siguientes:

  ○ Fallo de un dispositivo de diagnóstico cuando la información disponible sugiere una probabilidad razonable de que un diagnóstico equivocado o la ausencia de un diagnóstico provocó o pudo haber provocado, o contribuyó a la muerte o a una lesión grave.
  ○ Evento debido a error del usuario o a falta de servicio o de mantenimiento del dispositivo.
  ○ Fallo de un dispositivo implantado quirúrgicamente.
  ○ Funcionamiento inadecuado de un dispositivo de soporte vital.
  ○ Disfunción o fallo de un dispositivo que requiere una intervención médica o quirúrgica para evitar la pérdida total de una función corporal o daños permanentes en una estructura del organismo.
  ○ Dispositivo que causa la pérdida total de una función corporal o daños permanentes en una estructura del organismo.

- Gestión de riesgos debe efectuar una evaluación para determinar el peligro inminente. El *peligro inminente* constituye una situación en la cual el incumplimiento, por parte del hospital, de uno o más requisitos de las condiciones de participación (CoP) de los Centers for Medicare & Medicaid Services (CMS) ha causado, o podría causar, lesiones graves, daños, discapacidad, o la muerte de un paciente (v. tabla 13-1).[2]

Si existe una situación de peligro inminente, deben tomarse medidas correctivas para reducirla y corregir las prácticas deficientes. Si un hospital recibe una citación por peligro inminente, ese hospital y cualquier otro dentro de su sistema debe someterse a una inspección completa dentro de un plazo de 23 días o arriesgarse a perder el financiamiento de Medicare y Medicaid. Cabe señalar que los inspectores pueden colocar a un hospital en peligro inminente aunque solo un paciente haya recibido daño o esté en riesgo de sufrirlo. Las consecuencias por incumplimiento de las CoP de CMS pueden incluir lo siguiente:

- Terminación tanto del programa de Medicare como del de State Medicaid.
- Pérdida del estatus estimado por su cuerpo de acreditación, que resultará en un cambio de jurisdicción a la agencia estatal.
- Deterioro del buen nombre de la institución y pérdida de la confianza del público.
- Pérdida de los contratos de financiamiento por terceros si están vinculados a la participación continua con Medicare.

Investigación de eventos

- Después de un error, es importante establecer los hechos en torno al evento. La mejor forma de hacer esto es con una reunión de revisión, a la cual asisten todas las personas directamente implicadas en la atención del paciente. Lo mejor es llevarla a cabo en las primeras 48-72 h tras el evento, antes de que la memoria de las personas comience a fallar. La reunión de revisión es una misión de búsqueda de los hechos con el propósito de comprender e identificar las vulnerabilidades del sistema de atención sanitaria (los agujeros del queso suizo), que permitieron que el daño llegara al paciente. Esta reunión *no* es una oportunidad para acusar ni buscar culpables. Cuando se convoca una reunión de revisión, es importante que, al acudir a la junta, los directivos no asuman que ya saben lo

TABLA 13-1	Indicios *(triggers)* de peligro inminente de los CMS

Problema	Indicios
A. Fracaso a la hora de proteger frente al abuso	1. Lesiones graves tales como traumatismo craneal o fracturas 2. Interacciones sexuales no consensuadas, por ejemplo, acoso sexual, coacción sexual o agresión sexual 3. Lesiones graves inexplicables que no se han investigado 4. Golpes o trato brusco de un individuo por parte del personal 5. Gritos, improperios, gestos o insultos del personal hacia un individuo 6. Hematomas alrededor de mamas o área genital, o lesiones sospechosas, por ejemplo, ojos morados, marcas de ataduras, quemaduras de cigarrillos, hematomas inexplicables
B. Fracaso a la hora de evitar la negligencia	1. Falta de evaluación oportuna de los individuos tras sufrir una lesión 2. Ausencia de supervisión de los individuos con necesidades especiales conocidas 3. Incumplimiento de las indicaciones del médico 4. Sucesos repetidos, como caídas, que colocan al individuo en riesgo de daño sin intervención 5. Acceso a peligros químicos y físicos en individuos que están en riesgo 6. Acceso a agua caliente con temperatura suficiente como para causar daño en tejidos 7. Sistema de llamadas estropeado y ausencia de medidas compensatorias 8. Individuo que fuma sin supervisión cuando existe un riesgo de seguridad conocido 9. Falta de supervisión de los individuos con discapacidad cognitiva y riesgo de fuga conocido 10. Falta de una vigilancia adecuada para las personas con conductas autodestructivas graves conocidas 11. Ausencia de monitorización e intervenciones adecuadas en trastornos médicos/quirúrgicos graves 12. Uso de las restricciones químicas o físicas sin un control adecuado 13. Falta de seguridad para evitar el secuestro de bebés 14. Alimentación o posicionamiento inadecuado de los individuos con riesgo conocido de aspiración 15. Supervisión inapropiada para evitar altercados físicos
C. Fracaso a la hora de proteger del daño psicológico	1. Aplicación de restricciones químicas o físicas sin indicaciones clínicas 2. Presencia de conductas del personal, como amenazas o descalificaciones, que resultan en manifestaciones de temor, indisposición para comunicarse y cambios recientes o repentinos en la conducta de las personas 3. Ausencia de una intervención para evitar que los individuos creen una atmósfera de temor

(Continúa.)

| **TABLA 13-1** | Indicios *(triggers)* de peligro inminente de los CMS *(cont.)* |

Problema	Indicios
D. Fracaso a la hora de proteger de consecuencias adversas indebidas causadas por un medicamento y/o fracaso a la hora de administrar los fármacos de acuerdo a la prescripción	1. Administración de un fármaco a un individuo con antecedentes conocidos de reacciones alérgicas a este 2. Ausencia de monitorización e identificación de una posible interacción farmacológica grave, efectos secundarios y reacciones adversas 3. Administración de fármacos contraindicados 4. Patrón de errores de medicación repetitivos sin intervención 5. Ausencia de control diabético que resulta o puede resultar en una reacción hipoglucémica o hiperglucémica grave 6. Falta de una monitorización oportuna y adecuada necesaria para el ajuste de dosis de fármacos
E. Fracaso a la hora de proporcionar la nutrición e hidratación adecuadas para sostener y mantener la salud	1. Provisión de alimentos insuficiente para cubrir las necesidades nutricionales del individuo 2. Fallo a la hora de proporcionar la nutrición e hidratación adecuadas, lo que resulta en desnutrición; por ejemplo, en pérdida grave de peso y valores anómalos de laboratorio 3. Suspensión de la nutrición y la hidratación sin instrucciones previas 4. Falta de suministro de agua potable
F. Fracaso a la hora de proteger frente a la propagación de las infecciones asociadas a la atención sanitaria (IAAS), por ejemplo, el fracaso a la hora de poner en práctica las precauciones estándar, fracaso a la hora de mantener las técnicas estériles durante procedimientos invasivos y/o fracaso a la hora de identificar y tratar las IAAS	1. Gestión inapropiada generalizada de los líquidos corporales o de las sustancias de un individuo con una enfermedad infecciosa 2. Número elevado de infecciones o enfermedades contagiosas para las cuales no hay informes, intervenciones ni cuidados adecuados 3. Patrón de precauciones ineficaces para el control de infecciones 4. Número elevado de IAAS derivadas de la contaminación cruzada del personal y/o del equipo o los materiales
G. Fracaso a la hora de identificar correctamente a los individuos	1. Productos sanguíneos administrados al individuo equivocado 2. Procedimiento quirúrgico o tratamiento aplicado al paciente equivocado o en el sitio erróneo 3. Administración de fármacos o tratamientos al individuo equivocado 4. Entrega de un bebé a la persona equivocada

(Continúa.)

TABLA 13-1	Indicios *(triggers)* de peligro inminente de los CMS *(cont.)*

Problema	Indicios
H. Fracaso a la hora de administrar de manera segura productos sanguíneos y de monitorizar la seguridad del trasplante de órganos	1. Transfusión del grupo sanguíneo equivocado 2. Almacenamiento inadecuado de productos sanguíneos 3. Número elevado de reacciones sanguíneas graves 4. Pruebas cruzadas inadecuadas y utilización equivocada de productos sanguíneos y órganos para trasplante 5. Falta de supervisión de las reacciones durante las transfusiones
I. Fracaso a la hora de proporcionar seguridad frente a incendios, humo y riesgos ambientales y/o fracaso a la hora de formar al personal para la gestión de situaciones de emergencia	1. Equipo de urgencias y/o fuente de energía inexistentes o estropeados 2. Fumar en áreas de alto riesgo 3. Incidentes como descargas eléctricas, fuegos 4. Equipo eléctrico sin tierra/peligroso 5. Desconocimiento generalizado de los procedimientos de urgencia por parte del personal de salud 6. Infestación extendida de insectos o roedores 7. Ausencia de sistemas funcionales de ventilación, calefacción o aire acondicionado 8. Uso de estufas portátiles no aprobadas, como las de queroseno o las eléctricas, en las áreas de residentes o de pacientes 9. Gestión o eliminación inadecuadas de materiales peligrosos, sustancias químicas y desechos 10. Bloqueo de las puertas de salida incumpliendo con el estándar NFPA 101 11. Obstrucción de pasillos y salidas que eviten la huida 12. Falta de mantenimiento de los sistemas contra incendios o de seguridad personal 13. Prácticas alimentarias peligrosas que resultan en un alto potencial para el contagio de enfermedades transmitidas por alimentos
J. Fracaso a la hora de proporcionar una evaluación médica inicial, una estabilización de las afecciones médicas de urgencia, y un traslado seguro de los individuos y de las mujeres de parto que requieren tratamiento urgente (Acta de tratamiento médico de urgencia y parto activo)	1. Individuos que son rechazados en el servicio de urgencias sin un examen de evaluación médica 2. Mujeres con contracciones que no son valoradas por un médico para determinar la etapa del parto 3. Ausencia de registros de evaluación médica en urgencias y obstetricia 4. Fracaso a la hora de estabilizar un episodio médico de urgencia 5. Fracaso a la hora de trasferir adecuadamente a un individuo con un episodio médico de urgencia sin estabilizar

CMS, Centers for Medicare & Medicaid Services. (De: *CMS State Operations Manual, Appendix Q – Guidelines for Determining Immediate Jeopardy*, http://www.cms.gov/Regulations-and-Guidance/Guidance/Manuals/downloads/som107ap_q_immedjeopardy.pdf) que ocurrió durante el evento. Con mucha frecuencia, las suposiciones iniciales son erróneas o incompletas. La Joint Commission publicó una colección de 12 buenas prácticas para las reuniones de revisión (téngase en cuenta que estas prácticas pueden aplicarse en eventos recurrentes como reuniones de revisión posprocedimiento o incidentes críticos como errores médicos)[3]:

- Las reuniones de revisión deben ser diagnósticas: el equipo debe entender que la revisión pretende ser una oportunidad de aprendizaje dirigida a una mejor comprensión de los puntos débiles inherentes al sistema en el cual trabajan.
- El entorno de la reunión de revisión debe ser un medio de apoyo y aprendizaje donde los miembros del equipo se sientan cómodos al contribuir a la conversación y compartir observaciones y opiniones. Los directivos deben apreciar los beneficios de estas reuniones y proporcionar el tiempo para que los miembros del equipo participen.
- Las conductas durante el trabajo en equipo como la coordinación, la comunicación efectiva, la valoración conjunta de la situación y los mandos directivos deben tratarse durante la reunión de revisión.
- Los coordinadores/facilitadores deben tener formación en el arte y la ciencia de dirigir una reunión de revisión, y entender su papel y sus responsabilidades como reguladores de esta.
- Es de vital importancia que los miembros del equipo se sientan cómodos durante estas reuniones. La atmósfera debe ser profesional y no amenazadora. Todos los participantes deben tener un papel igual y una participación equivalente sin importar sus funciones en el equipo de atención al paciente (esto es, médicos a cargo, residentes, personal de enfermería y estudiantes, deben tener voz y voto por igual). Idealmente, los miembros del equipo deben sentarse en un lugar cómodo, al mismo nivel visual, y en un espacio tranquilo donde puedan escucharse entre sí con facilidad.
- Hay que centrarse en los factores críticos del rendimiento. Por lo general, el tiempo disponible para llevar a cabo la reunión de revisión es limitado, así que es importante que el equipo focalice su atención en sacar a la luz y enfatizar todos los elementos que contribuyeron al evento.
- Se deben describir las interacciones específicas del trabajo en equipo y los procesos que fueron elementos clave para el rendimiento del equipo, incluidos los aspectos de dirección, delegación, comunicación y valoración de problemas.
- Es necesario apoyar la retroalimentación con indicadores objetivos del desempeño.
- Se debe proporcionar retroalimentación sobre los resultados después de y con menor frecuencia que la retroalimentación sobre los procesos, ya que incluso con resultados exitosos puede existir una oportunidad para mejorar los procesos.
- Es importante proporcionar retroalimentación individual y orientada al equipo, pero también lo es saber cuándo es adecuada cada una de ellas.
- Se debe acortar la demora entre la realización de las tareas y la retroalimentación tanto como sea posible.
- Es necesario registrar las conclusiones alcanzadas y los objetivos establecidos durante la reunión de revisión para facilitar la retroalimentación en futuras reuniones y para dar seguimiento al proceso en el tiempo.

Las reuniones de revisión también deben emplearse con los cuasi errores, así como también con los eventos reales, ya que las mismas circunstancias que rodean al cuasi error de un paciente pueden dañar al siguiente.

CLASIFICACIÓN DE EVENTOS

El informe *To Err is Human (Errar es humano)* del Institute of Medicine (IOM) define los errores médicos como «el fracaso a la hora de completar una acción planeada como se esperaba, o el uso de un plan equivocado para lograr un objetivo».[4] Con el fin de responder a los errores y trabajar para prevenirlos, primero se deben estudiar y comprender por qué sucedieron. Existen varios sistemas de clasificación para ayudar en el estudio de los errores médicos.

TABLA 13-2	Lista de eventos centinela susceptibles de revisión de la Joint Comission

Eventos que resultan en una muerte inesperada o en una importante pérdida permanente de función, sin relación con el curso natural de la enfermedad del paciente o de su condición subyacente

Suicidio de cualquier paciente que reciba atención, tratamiento y servicios en un centro con personal las 24 h o en las 72 h siguientes a ser dado de alta

Muerte inesperada de un recién nacido a término

Secuestro de cualquier paciente que reciba atención, tratamiento y servicios

Entregar un recién nacido a la familia equivocada

Violación, ataque (que conduzca a la muerte o a la pérdida permanente de función) u homicidio de cualquier paciente que reciba atención, tratamiento y servicios

Violación, ataque (que conduzca a la muerte o a la pérdida permanente de función) u homicidio de un miembro del personal, médico titulado externo, visitante o vendedor mientras se encuentre en las instalaciones de la organización de atención sanitaria

Reacción hemolítica por transfusión que implique la administración de sangre o productos sanguíneos que tengan incompatibilidades importantes con los grupos (ABO, Rh, otros grupos sanguíneos)

Procedimiento invasivo, incluida la cirugía, en el paciente equivocado, el sitio erróneo o con el procedimiento incorrecto

Retención accidental de un objeto extraño en un paciente tras la cirugía u otros procedimientos invasivos

Hiperbilirrubinemia neonatal grave (bilirrubina > 30 mg/dL)

Fluoroscopia prolongada con dosis acumulativa > 1 500 rad en un solo campo o cualquier aplicación de radioterapia en la región equivocada del cuerpo o > 25 % por encima de la dosis de radioterapia planeada

(Adaptado de: *The Joint Commission Sentinel Event Policy and Procedures in the Comprehensive Accreditation Manual for Hospitals*, http://www.jointcommission.org/assets/1/6/CAMH_2012_Update2_24_SE.pdf)

- **Los eventos centinela de la Joint Commission**
  - La Joint Commission define un evento centinela como «un suceso inesperado que implica la muerte o lesiones físicas o psicológicas graves, o el riesgo de causarlas».[5] Estos eventos (v. tabla 13-2), requieren una investigación y una respuesta inmediatas. Cabe señalar que la Joint Commission reconoce que no todos los eventos centinela se presentan por un error y que no todos los errores tienen como resultado un evento centinela.
  - Respuesta a un evento susceptible de revisión:
    - Preparar un análisis causa raíz (v. ap. «Análisis causa raíz» más adelante) y un plan de acción en un período de 45 días naturales a partir del evento o de haber detectado el evento.
    - Enviar el análisis causa raíz y el plan de acción a la Joint Commission en un plazo de 45 días naturales tras la fecha conocida del incidente. La Joint Commission determinará, entonces, si el análisis causa raíz y el plan de acción son aceptables.
- **Taxonomía de la Organización Mundial de la Salud (OMS)**
  La OMS ha publicado un conjunto de conceptos estandarizados para el uso de las organizaciones de todo el mundo a la hora de informar y clasificar los eventos (v. tabla 13-3).

TABLA 13-3	Marco de referencia conceptual de la OMS para la clasificación internacional de la seguridad del paciente
Tipo de incidente	Incidentes de naturaleza común agrupados por compartir características acordadas (p. ej., «proceso/procedimiento clínico» o incidente por «medicación/líquido i.v.»). Un incidente de seguridad del paciente puede clasificarse como más que un tipo de incidente
Resultados en el paciente	Conceptos que se relacionan con el impacto sobre un paciente, que son atribuibles de forma parcial o total a un incidente. Pueden clasificarse según el tipo de daño, el grado de este o con cualquier impacto social o económico
Características del paciente	Clasifica la demografía del paciente, la razón original por la cual este solicitó atención y el diagnóstico primario
Características del incidente	Clasifica la información sobre las circunstancias que rodean al incidente: dónde y cuándo se produjo, quién estuvo implicado y quién informó del evento
Factores o riesgos contribuyentes	Circunstancias, acciones o influencias que se considere hayan tenido un papel en el origen o el desarrollo de un incidente o que aumentan su riesgo. Por lo general, más de un factor contribuyente y/o riesgo están implicados en un incidente particular de seguridad del paciente
Resultados organizacionales	El impacto directo sobre una organización, ya sea total o parcialmente atribuible a un incidente, como un aumento en el uso de recursos para atender a un paciente, la atención a los medios o las ramificaciones legales. Los resultados organizacionales difieren de los del paciente, los cuales deben incluir consecuencias clínicas o terapéuticas
Detección	Acción o circunstancia que da como resultado el descubrimiento de un incidente. Los mecanismos de detección pueden desarrollarse de modo informal o estar integrados en el sistema como barreras oficiales (p. ej., alarmas de monitores, auditorías, etc.)
Factores atenuantes	Acciones o circunstancias que previenen o moderan el avance de un incidente que podría dañar al paciente. Los factores atenuantes están diseñados para minimizar el daño al paciente una vez que se ha producido el error mediante la activación de mecanismos de control de daños. El trabajo conjunto de los factores de detección y atenuación representa la recuperación del incidente (prevención secundaria) y puede impedir que un incidente avance y alcance o dañe al paciente

(Continúa.)

TABLA 13-3	Marco de referencia conceptual de la OMS para la clasificación internacional de la seguridad del paciente *(cont.)*
Medidas de mejora	Acciones efectuadas o circunstancias alteradas para mejorar o compensar cualquier daño al paciente y a la organización tras un incidente (p. ej., revelación y disculpas, tratamiento clínico del daño al paciente, reuniones de revisión del equipo, etc.). Las medidas de mejora se emplean en la fase de rescate de la recuperación del incidente (prevención terciaria)
Medidas para reducir el riesgo	Estas son las medidas que se toman tanto para prevenir la repetición del mismo o de un incidente similar en la seguridad del paciente como para mejorar la resiliencia del sistema, y puede orientarse hacia el paciente, los agentes terapéuticos, el equipo implicado en la atención del paciente, o la propia organización

(Adaptado de: More than words: Conceptual framework for the international classification for patient safety, version 1.1. *WHO Technical Report*, enero 2009.)

El documento, llamado *Clasificación internacional para la seguridad del paciente*, es un marco conceptual diseñado para estandarizar las definiciones y los términos, y facilitar el establecimiento de tendencias, la monitorización y el análisis de eventos para mejorar la seguridad del paciente en su conjunto.[6]

• **Modelo de clasificación de Eindhoven**

El modelo de Eindhoven[7] fue diseñado originalmente para la industria de procesos químicos, pero desde entonces se ha adaptado para la atención sanitaria. El modelo clasifica los factores que contribuyen a los errores en tres tipos diferentes: técnicos (p. ej., problemas con el diseño o la instalación del equipo, software, formularios, etc.), organizacionales (p. ej., cultura, políticas o prioridades de la organización) y humanos. El modelo usa un orden predefinido de operaciones —el cual especifica que el error humano debe ser considerado el último— para contrarrestar la tendencia tradicional a suspender el análisis del evento al nivel de los trabajadores sin tener en consideración las contribuciones técnicas u organizacionales al fallo del sistema.

• **Graduación del daño o la gravedad**

Algunas escalas clasifican los errores según la gravedad del resultado.

• **Índice del National Coordinating Council for Medication Error Reporting and Prevention (NCC MERP)**

Aunque en un inicio el NCC MERP desarrolló su proceso de clasificación para los errores de medicación, el índice se ha adoptado ampliamente en la atención sanitaria como una herramienta para clasificar todos los errores médicos. Este índice emplea una escala de clasificación de la A a la I que abarca desde condiciones poco seguras que no causan daño hasta eventos que tienen como resultado la muerte (v. tabla 13-4).[8,9]

ANÁLISIS CAUSA RAÍZ

Como ya subrayó en 1999 el informe del IOM *Errar es humano*, la mayoría de los errores médicos son cometidos por personas brillantes y bien intencionadas que llevan a cabo su trabajo a diario dando lo mejor de sí mismos en un ámbito muy complejo que, en gran medida, los condena al fallo. En muchos casos, se podría cambiar a todas las personas implicadas en un error médico —el equipo médico, el personal e, incluso, los propios pa-

TABLA 13-4	Índice National Coordinating Council for Medication Error Reporting and Prevention modificado para informes de errores médicos o eventos adversos

Ningún evento real

A	Situación insegura

Evento, sin daño

B1	El evento no alcanzó al paciente por pura casualidad (cuasi error)
B2	El evento no alcanzó al paciente gracias a las iniciativas de recuperación activa de los profesionales sanitarios (cuasi error)
C	El evento alcanzó al paciente, pero no causó daño
D	El evento alcanzó al paciente y requirió monitorización o tratamiento adicionales para prevenir el daño

Evento, con daño

E	El paciente sufrió daño temporal y requirió tratamiento o intervención
F	El paciente sufrió daño temporal y requirió hospitalización inicial o prolongada
G	El paciente sufrió daño permanente
H	El paciente sufrió daño permanente y requirió una intervención imprescindible para preservar la vida (p. ej., transferencia a la unidad de cuidados intensivos)
I	Muerte del paciente

(Adaptado de: Griffin FA, Resar RK. *IHI Global Trigger Tool for Measuring Adverse Events.* 2nd ed. IHI Innovation Series White Paper. Cambridge, MA: Institute for Healthcare Improvement; 2009, disponible en: www.IHI.org)

cientes— y, si se dieran de nuevo las mismas circunstancias, se obtendrían los mismos resultados. Para realmente prevenir errores médicos, se debe focalizar la atención en hacer cambios en el entorno donde se producen.

La Joint Commission define el análisis causa raíz (ACR) como «un proceso para identificar los factores que subyacen a la variación del rendimiento, incluida la incidencia, o posible incidencia, de un evento centinela». El análisis causa raíz debe centrarse en los sistemas y los procesos más que en un rendimiento individual, y el resultado de este análisis es un plan de acción que identifique estrategias para reducir el riesgo de eventos similares en el futuro. Los planes de acción deben abordar la responsabilidad de implementación y control, las pruebas piloto (cuando sea adecuado), las líneas de tiempo y la medición de la eficacia del plan. Los eventos que cumplen con los criterios para un evento centinela (v. tabla 13-2) requieren un análisis causa raíz y un plan de acción que se enviarán a la Joint Commission en un plazo de 45 días. La Joint Commission revisará el análisis causa raíz para decidir si es aceptable, exhaustivo y creíble según los criterios que se señalan a continuación[5]:

- Un análisis causa raíz *aceptable* posee las siguientes características:
  - El análisis se centra principalmente en los sistemas y los procesos, no en el rendimiento individual.
  - El análisis progresa desde causas especiales en los procesos clínicos hasta causas comunes en los procesos organizacionales.
  - El análisis profundiza progresivamente al preguntar de modo reiterado: «¿por qué?»
  - El análisis identifica cambios que podrían hacerse en los sistemas y procesos (ya sea mediante el rediseño o por desarrollo de nuevos sistemas o procesos) que reducirían el riesgo de que tales eventos ocurrieran en el futuro.
  - El análisis es exhaustivo y creíble.

- Un análisis de causa raíz *exhaustivo* debe incluir lo siguiente:
  - La determinación del factor humano y de otros factores más directamente asociados con el evento centinela y los procesos y sistemas relacionados con su incidencia.
  - Un análisis de los sistemas y los procesos subyacentes a través de una serie de preguntas «¿por qué?» para determinar dónde un rediseño podría reducir el riesgo.
  - Una investigación en todas las áreas apropiadas para el tipo específico de evento (p. ej., valoración conductual, proceso de identificación del paciente, proceso de planificación de la atención, atención continuada, niveles del personal, orientación y formación, evaluación de la competencia o certificación, supervisión, comunicación entre el personal y con el paciente o la familia, disponibilidad de la información, idoneidad del apoyo tecnológico, mantenimiento y gestión del material, entono físico, sistemas o procesos de seguridad, gestión de fármacos).
  - La identificación de los puntos de riesgo y su posible contribución a este tipo de evento.
  - Determinación de mejoras potenciales en los procesos o los sistemas que tenderían a incrementar la posibilidad de que se presentaran tales eventos en el futuro, o una determinación, tras el análisis, de que la mejora no es posible.
- Un análisis de causa raíz *creíble* debe hacer lo siguiente:
  - Incluir la participación de la dirección del hospital y de los individuos más estrechamente implicados en los procesos y sistemas examinados.
  - Ser internamente consistentes (no contradecirse ni dejar preguntas obvias sin respuesta).
  - Proporcionar una explicación para todos los hallazgos de «no aplicable» o «no hay problema».
  - Incluir la consideración de cualquier documentación relevante.

En los últimos años, el estudio de la ingeniería de factores humanos se ha integrado en el proceso de ACR. La Human Factors and Ergonomics Society define los factores humanos como «la aplicación de lo que sabemos sobre las personas, sus capacidades, características y limitaciones para el diseño del equipo que emplean, los entornos por los que se desenvuelven y las tareas que llevan a cabo».[10] Abordar los factores que afectan al rendimiento (p. ej., fatiga, estrés, interrupciones o distracciones, familiaridad con la tarea, etc.) durante el proceso de ACR ayudará a garantizar que el equipo verdaderamente ha enfatizado los problemas del sistema y del proceso que llevaron al error. Incorporar las estrategias de diseño de la ingeniería de factores humanos, tales como las funciones forzadas, las listas de verificación y los procesos redundantes en el plan de acción resultante, conducirá al diseño de sistemas más resilientes frente a eventos inesperados. (Para una descripción más detallada de la ingeniería de factores humanos en la atención sanitaria, v. cap. 16.)

GESTIÓN DE CRISIS

Como dijo Benjamin Franklin en cierta ocasión: «Si fallamos en la preparación, nos preparamos para fallar». Todas las organizaciones de atención sanitaria sufrirán, en algún momento, una crisis, ya sea un desastre natural, un accidente con múltiples víctimas o un error médico que permita que el daño alcance al paciente. En esos momentos, la organización será juzgada tanto por su respuesta ante la crisis como respecto al evento en sí mismo. Las organizaciones necesitan estar preparadas para las crisis inesperadas, y no solo para reaccionar ante ellas. La mayoría de las organizaciones cuentan con un plan de gestión para afrontar las crisis inesperadas en una instalación o las debidas a causas metereológicas, pero pocas han adaptado este proceso para responder a un evento en la seguridad del paciente. El Institute for Healthcare Improvement (IHI) ha desarrollado un documento técnico que contiene herramientas para ayudar a las organizaciones en la gestión de crisis y ha identificado algunos elementos clave de la gestión eficaz de las crisis clínicas (v. tabla 13-5).[11,12] El documento del IHI subraya la importancia de establecer un plan e implementarlo cuando se presenta un evento grave mediante la afirmación: «Los riesgos por no responder a un

TABLA 13-5	Elementos clave de la gestión de las crisis clínicas
Planificación anticipada	La organización debe desarrollar un plan de trabajo que impulse acciones específicas en la primera hora, el primer día, la primera semana, el primer mes, etc. Los miembros clave del equipo de gestión de crisis deben identificarse con anticipación
Liderazgo, responsabilidad y enfoque del personal directivo	El director general debe tener visibilidad inmediata y continua durante la crisis, y establece el tono para la respuesta de la organización
Prioridades claras para los pacientes y sus familias, el personal y la organización	El personal ejecutivo (jefes de área, servicio, departamento o superior) debe tener comunicación temprana y respetuosa con aquellos afectados por el evento, entendiendo que esto incluye a los miembros del personal, así como al paciente y la familia
Estrategia de comunicación	Los interesados deben tener contacto frecuente y directo con el personal ejecutivo (jefes de área, servicio, departamento o superior) de la organización
La investigación	Debe usarse el análisis causa raíz para analizar de modo sistemático todos los factores contribuyentes
Aprendizaje y mejora	Los resultados del análisis causa raíz de la crisis en curso deben verse como una oportunidad para tener un impacto positivo sobre todas las áreas de la organización mediante la difusión de las «lecciones aprendidas»

(Adaptado de: Conway JB, Sadler BL, Stewart K. Planning for a clinical crisis. *Healthc Exec.* 2010;25(6):78–81.)

evento grave de manera oportuna y eficaz incluyen, pero no se limitan, la pérdida de la confianza de los pacientes, el transmitir mensajes contradictorios a los empleados con respecto al compromiso de la organización con la seguridad y la calidad, la ausencia de una recuperación, la ausencia de aprendizaje y mejora, el incremento de la probabilidad de acciones reguladoras o demandas legales, y los medios de comunicación que suelen estar predispuestos a sacar los trapos sucios de una organización que no está preparada para abordar públicamente un evento clínico grave».[12]

En 2011, basándose en la retroalimentación recibida de los lectores, el documento técnico del IHI se revisó para que incluyera un enfoque más profundo en cuatro áreas clave: la disculpa, el reembolso y la compensación, las segundas víctimas y la creación de una plataforma de lanzamiento para el cambio.[13] La versión actualizada es una excelente referencia para los sistemas de atención sanitaria, con el fin de crear un programa proactivo para la gestión de crisis.

PAPEL DE LA GESTIÓN DE RIESGOS

Históricamente, el papel de la gestión de riesgos era el de actuar como un recurso para el personal, así como el de proteger a la organización después de que ya había sucedido algo malo. La colaboración con el personal de calidad no era consistente. Muchas veces las estructuras de notificación no se alineaban, lo cual resultaba en silos de información, comunicación ineficaz, iniciativas redundantes e ineficaces para la mejora de procesos. Las funciones tradicionales de la gestión de riesgos se centraban en proteger los valores financieros y la reputación de la organización (p. ej., evitar pérdidas, gestión de reclamaciones, revisión de políticas y contratos, compensación de trabajadores, etc.). Los gestores de calidad, por su parte, normalmente se centraban en mejorar la atención al paciente y los resultados, aunque no necesariamente se preocupaban por las pérdidas económicas o los litigios.[14]

A lo largo de la última década, los papeles de gestión de riesgos y mejora de calidad han convergido para desarrollar una asociación con el objetivo de mejorar la seguridad del paciente de manera coordinada. Algunos cambios clave que han promovido esta nueva colaboración incluyen[15]:

- El establecimiento de nuevos modelos organizativos en los cuales la gestión de riesgos, la mejora de la calidad, y las funciones de seguridad del paciente están integradas en un departamento.
- El desarrollo de nueva terminología para abarcar los roles tradicionales (p. ej., «gestión de calidad de riesgos» y «efectividad clínica»).
- El cambio en la cultura para pasar de ser reactivo a ser proactivo en respuesta a los eventos de la seguridad del paciente.
- La investigación y análisis conjuntos de los eventos de seguridad del paciente.
- La necesidad de responder a los requerimientos en aumento y evolución continuos de las agencias de regulación externas.

Independientemente de cómo se implementen los cambios, la comunicación franca entre los gestores de riesgos y los gestores de calidad se ha vuelto vital. En la era actual de la seguridad del paciente, estas funciones han comenzado a solaparse. Con el fin de incrementar el avance de la seguridad del paciente, el personal de gestión de riesgos y los gestores de calidad deben comunicarse de modo eficaz y coordinar sus actividades.

PUNTOS CLAVE

- Todos los errores médicos y cuasi errores deben informarse a través del sistema de informes de eventos de seguridad de la institución.
- Cualquier dispositivo implicado en el evento debe retirarse del servicio inmediatamente y someterse a evaluación.
- Las reuniones de revisión de eventos deben llevarse a cabo lo antes posible con respecto al evento y con la participación de aquellos involucrados directamente en la atención del paciente.
- El análisis causa raíz debe efectuarse para identificar problemas en el sistema y en los procesos que hayan contribuido al evento.
- Todas las organizaciones de atención sanitaria deben tener un plan proactivo para responder a los eventos de seguridad del paciente.

RECURSOS EN LÍNEA

1. Sitio web de la Joint Commission: http://www.jointcommission.org/
2. Sitio web de los Centers for Medicare & Medicaid Services (CMS): http://www.cms.gov/
3. National Coordinating Council for Medication Error Reporting and Prevention: http://www.nccmerp.org/
4. Documento técnico del IHI *Respectful Management of Serious Clinical Adverse Events (Gestión respetuosa de eventos adversos clínicos graves)*: http://www.ihi.org/resources/Pages/IHIWhitePapers/RespectfulManagementSeriousClinicalAEsWhitePaper.aspx

BIBLIOGRAFÍA

1. Safe Medical Devices Act of 1990. Government Printing Office. http://www.gpo.gov/fdsys/pkg/STATUTE-104/pdf/STATUTE-104-Pg4511.pdf. Accessed 8/25/13.
2. CMS State Operations Manual, Appendix Q—Guidelines for Determining Immediate Jeopardy. http://www.cms.gov/Regulations-and-Guidance/Guidance/Manuals/downloads/som107ap_q_immedjeopardy.pdf. Accessed 9/8/13.
3. Salas E, Klein C, King H, et al. Debriefing medical teams: 12 evidence-based best practices and tips. *Jt Comm J Qual Patient Saf* 2008;34:518–27.
4. Kohn LT, Corrigan JM, Donaldson MS, eds. *To Err is Human: Building a Safer Health System*. Washington, DC: National Academy Press, Institute of Medicine; 1999.
5. *The Joint Commission Sentinel Event Policy and Procedures in the Comprehensive Accreditation Manual for Hospitals*. Available at: http://www.jointcommission.org/assets/1/6/CAMH_2012_Update2_24_SE.pdf. Accessed 9/8/13.
6. More than words: Conceptual framework for the international classification for patient safety, version 1.1. World Health Organization Technical Report. January 2009. http://www.who.int/patientsafety/taxonomy/icps_full_report.pdf. Accessed 9/29/13.
7. Van Vuuren W, Shea CE, Van Der Schaaf TW. *The Development of an Incident Analysis Tool for the Medical Field. ETU Report*. Eindhoven, The Netherlands: Eindhoven Institute of Technology; 1997.
8. National Coordinating Council for Medication Error Reporting and Prevention. http://www.nccmerp.org/. Accessed 10/1/13.
9. Griffin FA, Resar RK. *IHI Global Trigger Tool for Measuring Adverse Events*. 2nd ed. *IHI Innovation Series White Paper*. Cambridge, MA: Institute for Healthcare Improvement; 2009. http://www.IHI.org
10. Human Factors and Ergonomics Society. *Educational Resources*. http://www.hfes.org/Web/EducationalResources/HFEdefinitionsmain.html. Accessed 10/3/13.
11. Conway JB, Sadler BL, Stewart K. Planning for a clinical crisis. *Healthc Exec.* 2010;25(6):78–81.
12. Conway J, Federico F, Stewart K, et al. *Respectful Management of Serious Clinical Adverse Events*. 2nd ed. *IHI Innovation Series white paper*. Cambridge, MA: Institute for Healthcare Improvement; 2011. Available at: http://www.IHI.org
13. Federico F, Conway J. Planning for a clinical crisis: next steps. *Healthc Exec.* 2011;26(6):74–6.
14. *Risk Management, Quality Improvement and Patient Safety*. Vol. 2. ECRI Institute; July 2009. http://www.scribd.com/doc/241454752/Risk-Quality-Patient-Safety#scribd. Accessed 10/3/13.
15. Perry DG, Bokar V. Different roles, same goal: risk and quality management partnering for patient safety. By the ASHRM Monographs Task Force. *J Healthc Risk Manag.* 2007;27:17–25. Available at: http://www.ashrm.org

Revelación de eventos adversos y errores médicos: apoyo para el paciente, la familia y el profesional sanitario

Stephen Y. Liang, Mary Taylor y Amy D. Waterman

VIÑETA CLÍNICA

Un hombre de 79 años de edad fue ingresado en la unidad de cuidados intensivos con neumonía multifocal y septicemia. Lo habían intubado de urgencia por un fallo respiratorio y colocado bajo ventilación mecánica. El paciente tenía solo un catéter venoso periférico en la mano derecha a través del cual recibía líquidos intravenosos y antibióticos. Ante la hipotensión refractaria, se determinó que era necesario un acceso venoso central para administrarle vasopresores. Tras más de cinco intentos fallidos, un médico residente por fin tuvo éxito al insertar un catéter venoso central subclavio derecho y, a continuación, se inició la infusión con norepinefrina. Pasados 30 min, el paciente presentó hipoxemia y taquicardia agudas. El ventilador registró un incremento en las presiones de las vías aéreas y un profesional de enfermería notó una disminución de los sonidos respiratorios en el lado derecho, con desviación traqueal hacia la izquierda. Se efectuó una descompresión con aguja con cierta mejoría en los signos vitales. Una placa de tórax portátil confirmó un gran neumotórax derecho.

INTRODUCCIÓN

Los eventos adversos imprevistos y los errores médicos dañinos son sucesos desafortunados, pero comunes en la atención sanitaria. Un **evento adverso** se define como un daño derivado de la atención médica (p. ej., anafilaxis relacionada con fármacos, nefropatía inducida por contraste, neumotórax debido a la inserción de un catéter venoso central) y no tanto como derivado de un proceso de enfermedad subyacente. Aunque el resultado es indeseable, un evento adverso no implica error, negligencia ni una atención deficientes. Un **error médico** se presenta cuando una acción no se completa según lo previsto o cuando una acción incorrecta no logra el efecto deseado (p. ej., prescribir un fármaco al cual el paciente tiene una alergia documentada, administrar un líquido de contraste intravenoso a un paciente con insuficiencia renal aguda, realizar una cirugía ortopédica en la extremidad equivocada). Por lo general, los errores médicos son accidentales, pero es común que se presenten en el marco de diagnósticos incorrectos, procesos complejos, sistemas mal diseñados, falta de formación o experiencia clínica, y fallos en la comunicación entre los miembros del equipo.

El impacto que los eventos adversos y los errores médicos tienen en nuestros pacientes y sus familias va desde el daño temporal hasta la muerte, y el coste puede ser económico, emocional y físico. En EE.UU., los errores médicos por sí solos son responsables de entre 44 000 y 98 000 muertes hospitalarias prevenibles anuales.[1] Los eventos adversos y los errores médicos son comunes, y hay una elevada probabilidad de que cualquier profesional sanitario se vea implicado en uno o varios de ellos durante el curso de su carrera clínica.

Revelar los errores a los pacientes y sus familias, y afrontar los resultados de dichos errores, tanto personal como profesionalmente, son dos de los aspectos más difíciles de llevar a cabo para un profesional sanitario. En este capítulo se exploran las razones para revelar los incidentes en la atención sanitaria y se identifican las buenas prácticas que el profesional sanitario debe adoptar frente a las consecuencias de un evento adverso o un error médico. Se enfatizan las estrategias efectivas para facilitar la comunicación clara y precisa con los pacientes y sus familias. Además, se analiza el desgaste que los eventos adversos y los errores médicos le suponen al profesional sanitario como «segunda víctima». Se proponen recomendaciones para afrontar estas estresantes circunstancias profesionales. Planear un método estructurado para cuando se revelen errores y una estrategia para buscar apoyo con anticipación puede ayudar al profesional sanitario a gestionar mejor el estrés asociado a tales eventos, lo cual le permitirá concentrarse en dar todo su apoyo al paciente en su recuperación tras un evento adverso o un error médico devastador.

LAS RAZONES PARA LA REVELACIÓN

Es requisito ético fundamental que un médico siempre trate de manera honesta y abierta a sus pacientes. Los pacientes tienen derecho a conocer su estado médico pasado y presente, y a estar libres de cualquier creencia errónea con respecto a sus dolencias. En ocasiones se presentan situaciones en las cuales un paciente sufre complicaciones médicas significativas que pueden haber resultado de un error médico o un dictamen equivocado. Desde el punto de vista ético, se requiere que en estas situaciones el médico informe al paciente de todos los hechos necesarios para garantizar la comprensión de lo sucedido. Solo mediante la revelación total, el paciente puede tomar decisiones informadas respecto a su futura atención médica.

Code of Medical Ethics (Código de ética médica), *American Medical Association*[2]

Aunque el concepto de revelar los eventos adversos y los errores médicos a los pacientes no es nuevo, a partir del año 2000 ha ido ganando atención y aceptación en la atención sanitaria con la publicación del emblemático informe del Institute of Medicine[1] *To Err is Human: Building a Safer Health System (Errar es humano: la creación de un sistema sanitario más seguro)* y la adopción de nuevos estándares de seguridad y transparencia por parte de la Joint Commission on Accreditation of Healthcare Organizations (JCAHO) un año después. En su nivel más elemental, la revelación de los hechos está enraizada en las responsabilidades éticas hacia los pacientes que comparten los profesionales sanitarios. El respeto por la autonomía de los pacientes y la preservación del consentimiento informado son razones fundamentales por las cuales es necesaria la revelación de resultados imprevistos. La obligación profesional y moral de los proveedores de atención sanitaria de tratar a los pacientes de manera franca y honesta también favorece una comunicación eficaz. A pesar de esto, muchos profesionales sanitarios se muestran reticentes a revelar los eventos adversos y los errores médicos.

Un obstáculo común para la revelación de los errores es el temor al litigio. No obstante, las experiencias de varias instituciones prominentes, con programas que promueven la transparencia en concordancia con la pronta resolución de las demandas por mala praxis, muestran un cuadro diferente. La revelación, la honestidad y la transparencia se han asociado a reducciones en los costes por responsabilidad, los gastos legales y, en algunos casos, incluso al número de reclamaciones y pleitos legales presentados.[3-5] Estas estrategias proactivas tienen mayor probabilidad de promover una compensación equilibrada y justa de los pacientes tras un evento adverso o un error médico, defender una atención médica razonable y limitar las demandas punitivas costosas. De hecho, la mala comunicación entre el médico y sus pacientes es el centro de muchas demandas por mala praxis.[6] El hecho de no informar a la familia, la percepción de que algunos médicos han mostrado actitudes equívocas o deshonestas, y la sensación de que otros médicos no les escucharían ni responderían a sus preguntas, son factores que se han descrito como motivos clave para presentar una demanda.[7] Desde este punto de vista, la revelación es una oportunidad única para proporcionar la información necesaria a los pacientes y a sus familias, así como el reconocimiento formal de la situación por la cual atraviesan, y, también, puede servir para limar asperezas entre pacientes, miembros de la familia y proveedores de atención sanitaria.

Litigios aparte, el temor de sufrir una acción disciplinaria y la pérdida de la reputación entre los pacientes y sus colegas hace que a muchos profesionales sanitarios les preocupe la revelación de los errores. Desde hace tiempo, las conferencias de morbimorbilidad y los comités de revisión de pares ofrecen a los médicos oportunidades para que revisen los resultados adversos, aunque históricamente se han asociado, en cierto modo, a la vergüenza y la culpa. El paradigma de una cultura justa, donde los errores pueden analizarse de manera franca y sin juicios ni censura, ha sido un pilar para otras industrias altamente fiables y ha ganado cada vez mayor aceptación como un fundamento necesario para la atención sanitaria moderna. Si se llevan a cabo correctamente, las revelaciones aportan un nuevo nivel de transparencia y responsabilidad a la atención sanitaria, que los pacientes aprecian y los hospitales valoran como parte de una mejora continua de la calidad. Además, aunque los pacientes esperan que las interacciones con la atención sanitaria sean ideales, los estudios han mostrado que la mayoría de ellos entiende que en ocasiones se producen errores médicos.[8,9] De hecho, al ser consultados, los pacientes sostienen que la revelación aumenta su confianza en la honestidad de su médico y les aporta la tranquilidad de tener una visión general de su cuidado.

La información que los médicos eligen revelar a sus pacientes tras un error varía significativamente, lo cual subraya la necesidad de un método estándar para la revelación, no solo para satisfacer las expectativas del paciente, sino también para preservar la responsabilidad del médico.[10] La formación académica con prácticas supervisadas de revelación es particularmente beneficiosa para los estudiantes, incluidos los médicos residentes y los estudiantes de medicina, e incrementa su comodidad y su predisposición a revelar errores en el futuro.[11,12]

Asimismo, Los profesionales de la atención sanitaria temen que la revelación podría causarle una preocupación adicional e innecesaria al paciente. Aunque las emociones fuertes como la tristeza, la ansiedad e, incluso, el enojo son comunes después de un error, la manera en que se realiza la revelación tiene una importancia directa sobre la reacción del paciente. A veces, el deseo del médico por mostrar la cara amable de un error no solo afecta al flujo libre de la información, sino que también transmite una impresión de evasividad, lo cual incrementa la desconfianza del paciente hacia sus médicos.[8] Hay menos probabilidades de que el paciente se altere si este percibe que el error se reveló de manera honesta y compasiva, y que se ofreció una disculpa sincera.[8]

En resumen, la revelación es una parte crucial para el discurso franco entre pacientes y profesionales sanitarios, tras presentarse un evento adverso o un error médico. Esto proporciona un reconocimiento formal del sufrimiento del paciente y la validación de su experiencia emocional. Además, ofrece un punto de partida único para que los profesionales sanitarios puedan comenzar a aprender de sus errores, identificar maneras de evitar que estos ocurran de nuevo, y encontrar un apoyo profesional muy necesario para seguir avanzando.

EL PROCESO DE LA REVELACIÓN

Principios generales

La revelación es apropiada cuando, como consecuencia de un evento adverso o un error médico, se produjo daño temporal o permanente, se requirió transferir al paciente a una unidad de cuidados intensivos (UCI) o fue necesaria una cirugía adicional u otra intervención médica. Una medida más simple, aunque más subjetiva, de la pertinencia consistiría en plantearse si le gustaría tener conocimiento de un evento adverso o un error médico específico si el afectado fuese usted o un miembro de su familia. El principio fundamental que guía a la revelación debería ser el derecho del paciente a conocer los eventos significativos que pueden tener un impacto en su salud y bienestar. La revelación de eventos insignificantes que no causen daño al paciente debe guiarse por el juicio clínico del proveedor. Lo mejor es considerar la revelación como una responsabilidad proporcional; cuanto mayor sea el daño o el riesgo de daño provocado por un evento, mayor será el deber de revelar dicho evento al paciente.

Los pacientes que han sufrido un evento adverso o un error médico esperan sistemáticamente lo siguiente[8]:

• El reconocimiento explícito de que ocurrió un error.
• Una explicación de qué es lo que salió mal y por qué.
• Una evaluación del impacto clínico sobre su salud.
• Una disculpa por la situación que deben soportar.
• Una descripción de cómo se evitará el error en el futuro.

Los pacientes esperan que los profesionales sanitarios que los atienden estén bien preparados para comentar el evento adverso o el error médico con empatía y atención. Buscan el diálogo, el apoyo y el seguimiento mientras se recuperan del evento, y a medida que más información sale a la luz. También desean saber que los profesionales sanitarios han aprendido del evento y que los procesos se han mejorado. Sin embargo, muchas revelaciones no logran cumplir con estas necesidades y expectativas fundamentales.[13,14]

Preparación para la revelación

La preparación previa a una revelación garantiza que el mensaje que se transmita sea preciso y consistente. Cuando múltiples proveedores están implicados, se debe hacer todo lo posible por promover la colaboración y conformar la conversación de revelación antes de discutir el tema con el paciente o su familia. Los médicos residentes y los becarios deben trabajar de común acuerdo con el médico titular. De antemano, debe llegarse a un consenso sobre cuál es la información básica que se revelará. Cada profesional sanitario solo debe revelar los errores de los cuales es personalmente responsable. Los médicos no deben hablar sobre errores cometidos por otros proveedores ni implicar a estos en la conversación. Resulta útil anticipar las preguntas que el paciente o sus familiares podrían formular y acordar, entre los profesionales sanitarios, un conjunto de respuestas uniformes. Los simulacros y el practicar la conversación de revelación en un entorno seguro pueden incrementar la confianza y ayudar a identificar las áreas que deben mejorarse. Muchas instituciones han desarrollado programas de asesoría sobre revelación para ofrecer apoyo en este proceso. Las consultas oportunas y la inclusión de especialistas en gestión de riesgos y seguridad del paciente pueden proporcionar una orientación y un apoyo invaluables para refinar la conversación de revelación y comprender el verdadero riesgo de la mala praxis del evento o el error.[15]

Siempre que sea apropiado y posible, puede ser útil reunir al equipo al cuidado del paciente (es decir, médicos, enfermeras, farmacéuticos, técnicos, trabajadores sociales, gestores de casos) para verificar los hechos del suceso y aunar un mensaje preciso y consistente de todo el equipo de atención y los múltiples servicios clínicos. Las diferentes perspectivas de cada miembro del equipo pueden proporcionar una visión inestimable sobre el estado mental del paciente y su familia, así como de su nivel de comprensión y de los conocimientos médicos. También se pueden identificar y abordar las barreras culturales e idiomáticas para facilitar la conversación.

Para determinar qué profesionales de la atención sanitaria deben participar en la conversación de revelación es necesario tener en cuenta el nivel de implicación del profesional en cuestión en el evento, su capacidad para proporcionar una contribución positiva a la discusión y su estado emocional. Es importante identificar al profesional que conducirá la conversación, preferentemente alguien con una relación consolidada y de confianza con el paciente. Aunque normalmente se trata del médico a cargo, el personal de enfermería y otros profesionales también pueden desempeñar este papel según la naturaleza del evento. Al planificar la conversación de revelación, es necesario tener presente que el paciente puede beneficiarse del apoyo de sus familiares o amigos durante dicha conversación, y, por lo tanto, se debe coordinar su presencia. La presencia de un capellán, un trabajador social, un defensor del paciente o un intérprete, si existe alguna barrera con el idioma, también puede ser apropiada en muchas circunstancias.

Comunicación de un error

La comunicación oportuna, honesta y continua es esencial tras un evento adverso o un error médico. Idealmente, se trata de una serie de conversaciones. La primera debe tener lugar tan pronto como el paciente se encuentre lo bastante estable como para comprender la información que se le presente y haya tenido lugar una preparación apropiada para la conversación. En algunos casos, la conversación inicial puede ser con un miembro autorizado de la familia del paciente, si este es incapaz de participar en esta. No retrase la primera conversación aunque esté pendiente un análisis completo del evento.

Al conformar la primera conversación, es crucial recordar que la revelación no supone declararse responsable, poner excusas o criticar la atención que proporcionan otros profesionales sanitarios. Se trata de un encuentro formal que se centra en el intercambio sin ambigüedades de información clínica, en escuchar activamente y aceptar las preguntas y preocupaciones del paciente y su familia, y en la identificación de soluciones constructivas para abordar la situación actual del paciente y, así, evitar eventos futuros, asegurándole al paciente que usted siempre está a su disposición para conversaciones posteriores. Identificar quién será el contacto principal es un punto de partida importante. Un método estructurado para la revelación incrementa la probabilidad de que las necesidades del paciente se cubran adecuadamente. Hemos determinado que las siguientes directrices son útiles para mejorar la calidad y el éxito de una conversación de revelación (tabla 14-1).

A lo largo de toda la conversación de revelación, los profesionales sanitarios deben sentarse al mismo nivel visual que el del paciente. Deben hablar despacio y con claridad. Se deben dar varias oportunidades para hacer preguntas. Es razonable preguntar si se están cubriendo las necesidades del paciente o la familia, tanto en términos de la información presentada como respecto a la atención médica proporcionada. También es necesario asegurarles y recordarles que los esfuerzos para corregir el evento o el error están en proceso y que se les mantendrá informados de manera oportuna en futuras conversaciones.

Documentación de un error

El registro médico del paciente debe contener documentación precisa del evento, incluidos la fecha, la hora y el lugar. La condición médica del paciente, inmediatamente anterior y posterior al evento, seguida de las intervenciones médicas iniciadas (p. ej., estudios diagnósticos, medicación, procedimientos, consultas, si fuese apropiado) deben describirse con claridad junto con la respuesta del paciente a dichas intervenciones. Se deben esbozar los planes para futuros tratamientos.

Las revelaciones y otras conversaciones importantes con los pacientes y sus familiares sobre la atención médica siempre deben documentarse en el registro médico, incluidos la hora, la fecha y el lugar de la discusión. Se debe detallar el nombre y el parentesco de las personas presentes en la discusión, los temas tratados y las respuestas del paciente/la familia. De esta manera, todos los miembros subsiguientes del equipo de atención sanitaria sabrán lo que se le dijo al paciente/la familia, lo cual afianzará la transparencia del equipo con el paciente.

Cómo proporcionar apoyo a los pacientes después de un error

Tras una revelación, es crucial mantener una línea abierta de comunicación entre los pacientes, sus familias y los profesionales de la atención sanitaria. Es habitual que los pacien-

TABLA 14-1	Directrices para llevar a cabo la revelación con éxito

1. Iniciar la conversación con una declaración explícita de que se produjo un evento adverso o un error médico.

2. Describir los hechos del evento con claridad y compasión en términos simples. Evitar la jerga médica. No especular ni hipotetizar sobre la causa exacta del suceso si aún se desconoce.

3. Informar al paciente de que es necesaria una revisión, que esta está en proceso para comprender mejor las causas del evento y que se mantendrá informado al paciente a medida que se disponga de nuevos datos.

4. Asesorar al paciente respecto a las posibles repercusiones clínicas del evento sobre su salud. Identificar los pasos subsiguientes en la atención médica y esbozar las opciones de tratamiento disponibles y recomendadas.

5. Ofrecer expresiones sinceras de pesar o de comprensión del sufrimiento del paciente y su familia. Si se cometió un error médico, ofrecer disculpas. Una disculpa es un acto de compasión y responsabilidad.

6. Preguntar al paciente/la familia si tiene alguna duda más y responder de acuerdo con los datos disponibles en el momento de la conversación.

7. Entrar en contacto con el paciente/la familia y enfatizar la disposición para hablar con ellos en cualquier momento. Designar a un profesional sanitario (p. ej., el médico a cargo) como contacto para futuras conversaciones y preguntas del paciente/la familia, y asegurarse de que cuenta con medios fiables para comunicarse con esa persona.

8. Identificar al miembro del equipo de la atención sanitaria que continuará implicado en el cuidado del paciente. Si está claro que no se puede restaurar la relación eficaz entre el médico y el paciente, derive la atención del paciente a otro profesional sanitario.

9. Acabar la conversación con un resumen de los temas tratados y repetir las preguntas clave formuladas sobre el evento.

10. Establecer un marco de tiempo definido para volverse a reunir con el paciente/la familia y comunicarles los resultados finales de la revisión junto con un plan de los pasos que pueden seguirse para evitar que eventos semejantes sucedan nuevamente en el futuro.

---

tes tengan otras preguntas después de la conversación inicial, y estas deben resolverse de manera honesta y oportuna. Aunque algunos pacientes se conforman con saber que se produjo un evento adverso o un error médico y que se está haciendo algo para solucionarlo, otros pueden desear información adicional y más detallada a medida que esta esté disponible. Es posible encontrar apoyo emocional adicional en capellanes, clínicos de la salud mental, terapeutas, trabajadores sociales, defensores de los pacientes y otro personal capacitado, y su participación debe ser bienvenida.

En muchos casos, es razonable y apropiado que un profesional sanitario que se haya visto directamente implicado en un evento adverso o un error médico, permanezca activo en la atención clínica de la víctima. Con esto no solo se preserva la continuidad de la atención, sino que se fortalece el vínculo terapéutico entre los proveedores y los pacientes. No obstante, también habrá veces en las que sea necesaria una transferencia de la atención para restaurar la certidumbre y la confianza en dicha relación. En conclusión, revelar un error requiere que el médico planee con anticipación y cuidado la mejor manera de apoyar al paciente y a su familia, que revele el error de manera franca y honesta, y que escuche y responda a las necesidades inmediatas y continuas del paciente y los miembros de la familia.

ATENCIÓN A LA SEGUNDA VÍCTIMA

Casi cualquier miembro del personal médico y profesional de enfermería tiene su historia, su caso y su noche. Recuerdan los detalles como si fuera ayer, aunque hayan pasado 10 o 20 años. Relatan sus historias con una intensidad emocional que hace que se le salten las lágrimas tanto a quien la narra como a quien la escucha. Muchos no han compartido nunca sus historias con nadie; algunos, solamente con su pareja o con un amigo cercano. Estas historias suelen terminar con expresiones de vergüenza, aislamiento y sin una verdadera resolución. La atención recibida en el momento del incidente, si es que la hubo, incluía expresiones como: «estas cosas pasan»; «no puedes obsesionarte con esto»; «se trata de hacerlo mejor la próxima vez»; «vuelve al trabajo»... Dado que la gran mayoría de los errores se debe a fallos en un sistema deficiente y no a las personas en sí mismas, proporcionar apoyo a los clínicos y al personal en contacto con la dura realidad de la atención médica son, sencillamente, las medidas respetuosas y compasivas a seguir.

James B. Conway, M.D., *Institute for Healthcare Improvement* [16]

Tradicionalmente, brindar apoyo a las necesidades físicas y emocionales de los pacientes y sus familias ha sido el único objetivo después de producirse un evento adverso o un error médico, sin reconocer que los proveedores de la atención sanitaria pueden convertirse en «segundas víctimas», silenciosas y olvidadas.[17] Para muchos profesionales sanitarios, un error médico grave puede estar entre las peores experiencias de su vida, les invade un profundo sentimiento de tristeza, enojo, vergüenza y temor.[18,19] La pérdida de la autoconfianza, el sentir una menor satisfacción en el trabajo, la dificultad para conciliar el sueño y el aumento de la ansiedad frente a la posibilidad de cometer errores futuros son comunes y pueden ser debilitantes.[20] Los médicos tienen más probabilidades de sentirse angustiados tras errores graves si durante la revelación tienen una experiencia negativa; les preocupa tener un alto riesgo de ser demandados o sienten que no tienen apoyo después de que se produzca un error.

Uno de los mayores retos que afrontan muchos médicos después de un evento es aprender a perdonarse por haber cometido un error.[8] Ningún médico desea que sus decisiones o acciones se asocien de manera inadvertida con el daño a un paciente. Los remordimientos y el culparse a sí mismos pueden conducir a los profesionales sanitarios a aislarse, a sufrir desgaste profesional y agotamiento emocional, e, incluso, a dejar por completo la práctica de la medicina.[21] En los casos más graves, hay informes sobre profesionales sanitarios que se han quitado la vida como resultado de un error médico.[22]

La historia natural de la recuperación tras un evento adverso o un error médico cometido por profesionales sanitarios se ha conceptualizado basándose en entrevistas cualitativas con médicos, personal de enfermería y otros profesionales del sector.[23,24] Como secuela inmediata de un evento, y en primer lugar, el profesional sanitario se esfuerza por comprender qué sucedió (caos y respuesta al accidente). Pueden distraerse con la introspección, incluso, en algunos casos, mientras continúan con la atención del paciente. A medida que se estabiliza la crisis inicial, el médico rememora una y otra vez el evento, haciéndose preguntas del tipo «¿y si?» (reflexiones intrusivas). Esta conducta cultiva un sentimiento de insuficiencia y aislamiento. Con frecuencia, el profesional sanitario busca apoyo en un colega de su confianza, un supervisor, amigo o familiar (para restaurar su integridad personal). Les preocupa su futuro profesional, la opinión de sus colegas, y si alguna vez les confiarán de nuevo la atención de un paciente. Conforme se establece el impacto total del evento, el profesional sanitario se enfrenta a un futuro incierto en el cual podría perder su trabajo o su licencia médica, o afrontar un litigio (soportar la investigación). Busca palabras que le tranquilicen y la guía de una figura de confianza y «segura» (consiguiendo primeros auxilios emocionales). Finalmente, el profesional sanitario renuncia a todo, sobrevive o progresa (continúa con su vida). En la primera opción, el profesional encuentra un trabajo diferente, cambia de localidad o deja por completo la profesión. En la segunda, el profesional continúa con su trabajo, pero el evento lo persigue para siempre. En la última, el profesional convierte la experiencia negativa del evento en algo positivo, quizá mediante cambios positivos a nivel personal, departamental o, incluso, de todo el hospital.

Como se observa en investigaciones previas, es natural que la mayoría de los profesionales sanitarios presente elevados niveles de estrés y fuertes sentimientos negativos después de un evento adverso o un error médico grave.[25] Sin embargo, puede ser difícil buscar apoyo, en especial con médicos experimentados en la resolución de situaciones complicadas comunes en la práctica diaria de la medicina.[20,26] Por lo general, el estigma social derivado del uso de los sistemas de salud mental o de apoyo institucional (es decir, los programas de asistencia para trabajadores) fomenta aún más un halo de silencio y anonimato. A los proveedores sanitarios les suele preocupar el hecho de que el mero acto de buscar apoyo se incluirá en su expediente laboral y tendrá un impacto negativo en su carrera. Asimismo, saber qué servicios hay disponibles, cómo acceder a ellos y saber si son confidenciales en caso de una demanda por mala praxis son enormes obstáculos. Por último, puede resultar difícil aceptar el apoyo, aun cuando este esté disponible. Muchos médicos y profesionales sanitarios son unos maestros en la negación de sus propias necesidades médicas y emocionales, ya sea por estar acostumbrados al papel de cuidar de los demás regularmente o por el temor a mostrarse vulnerables. Los profesionales que se aíslan o que sienten que carecen de apoyo suelen ser aquellos con mayor dificultad para recuperarse tras un error.[20]

Independientemente de los obstáculos, el personal médico y otras segundas víctimas buscan y reciben respaldo de sistemas informales u oficiales de apoyo tras los errores médicos (tabla 14-2). A medida que el conocimiento y la conciencia de la existencia de la segunda víctima evolucionen, se irán desarrollando estrategias activas que favorecerán el reconocimiento oportuno y la rápida intervención que ayuden a garantizar la protección de estos valiosos miembros del equipo.

Ayuda informal

Entre el personal médico, hablar sobre el evento con un colega médico de confianza es una práctica mucho más habitual que buscar acceso a los mecanismos de ayuda tradicionales como los programas de asistencia para trabajadores y los servicios de salud mental.[26] La cultura, las experiencias clínicas y las cargas de responsabilidad en común pueden crear un medio honesto y no amenazante para hablar sobre un evento. Este apoyo es aún mayor si el médico que proporciona la ayuda tuvo una experiencia personal semejante con un evento adverso o un error médico. Asimismo, los médicos pueden buscar el apoyo de un profesional de referencia en su campo, como el director de un departamento. Entre el personal de enfermería y otros profesionales de la atención sanitaria también se observa una confianza semejante en colegas y gerentes accesibles para proporcionarles apoyo informal.

TABLA 14-2 Posibles sistemas de apoyo a las segundas víctimas	
Sistemas oficiales de apoyo	**Sistemas informales de apoyo**
• Sistema de apoyo de pares o profesionales sanitarios especializados, muchos de los cuales han sufrido errores previamente • Programa de asistencia para trabajadores • Programas de seguridad del paciente y gestión de riesgos • Programas de salud mental comunitarios • Psiquiatra o terapeuta • Capellán	• Colega de confianza que trabaja en atención sanitaria • Supervisor o médico a cargo • Cónyuge o pareja • Familiar • Amigo cercano

Con frecuencia, los profesionales sanitarios comparten sus experiencias con sus cónyuges o sus parejas.[25] La aceptación incondicional que subyace en este tipo de relaciones, o la de un amigo cercano, permite compartir abiertamente y mostrar vulnerabilidad emocional.

Ayuda oficial de la salud mental

A veces, la discusión informal con los colegas de confianza, los cónyuges, las parejas y los amigos cercanos no es suficiente. Las oficinas de seguridad del paciente y gestión de riesgos, donde se informa inicialmente sobre la mayoría de estos eventos, pueden ser una fuente inestimable de apoyo. Los médicos y los profesionales sanitarios que sufren insomnio, depresión o ansiedad tras los errores pueden beneficiarse de las reuniones con profesionales y asesores especializados en salud mental. Los programas de asistencia para trabajadores proporcionan una amplia gama de servicios que cubren el alcoholismo y la drogadicción, otras adicciones, los conflictos en el puesto de trabajo, la gestión del estrés y las cuestiones relacionadas con el matrimonio, la paternidad, el envejecimiento y las finanzas personales. El personal que conforma estos programas integrales proviene de áreas como la psicología clínica, el asesoramiento y el trabajo social. Aunque no están específicamente dirigidos a las segundas víctimas de los errores, estos programas pueden proporcionar una asesoría profesional y una terapia muy necesarias, en particular después de eventos asociados al sufrimiento emocional y los traumas significativos. La consulta con un psiquiatra puede estar justificada en casos graves para sopesar la terapia médica y otros tipos especializados. El consuelo también puede provenir de parte de un consultor espiritual o religioso, como un capellán.

Sistemas de apoyo de pares y otros profesionales de la atención sanitaria

Durante la última década, un nuevo recurso de ayuda oficial, un sistema de apoyo de pares dedicado a atender a las segundas víctimas, ha alcanzado la madurez en muchos hospitales de EE.UU.[27,28] Basado en modelos exitosos diseñados originalmente para ayudar a los primeros intervinientes de los cuerpos de policía y los servicios de urgencias a hacer frente a los eventos traumáticos, los sistemas de apoyo de pares son diferentes de los programas tradicionales de asistencia para trabajadores y de salud mental, ya que utilizan a los proveedores de la atención clínica en lugar de a los profesionales de la salud mental para proporcionar el apoyo de pares. Los pares que dan apoyo son profesionales respetados dentro de la institución, incluidos médicos, que se han formado para identificar a las segundas víctimas y a las personas en riesgo de serlo tras un evento adverso o un error médico. Contar con otros profesionales sanitarios como pares de apoyo garantiza que las experiencias emocionales comunes, posteriores a los errores, puedan normalizarse y validarse. Otros médicos también pueden ayudar a cambiar el énfasis de la «vergüenza y la culpa» individual a una «cultura justa», y a reconocer que los sistemas y procesos contribuyen a los errores médicos. El apoyo de pares también intenta combatir el aislamiento que pueden sentir las segundas víctimas mediante una participación oportuna, activa y continua.

El método de apoyo de pares es diferente a la terapia tradicional. Los colegas que ayudan a la segunda víctima están capacitados para escuchar y mostrar empatía, con lo que proporcionan «primeros auxilios» emocionales inmediatos. Algunos pares de apoyo se ofrecen como voluntarios porque ellos, en su día, también estuvieron implicados en un error y saben lo estresante que puede ser la experiencia. Las segundas víctimas pueden ser derivadas para recibir apoyo de pares mediante los informes de eventos adversos, de seguridad del paciente y de gestión de riesgos, o por auto remisión.

Aunque los errores médicos son comunes en todo el sistema de atención sanitaria, es poco probable que el profesional sanitario tenga una extensa experiencia con los errores a nivel individual; si se ha visto implicado en un error médico, el profesional se suele encontrar en un estado de confusión y, posiblemente, de caos. Contar con un guía experimentado que le explique lo que pasará como consecuencia del error, cómo funciona la revelación y cómo operan las prácticas hospitalarias relacionadas con errores, puede establecer expectativas precisas respecto a lo que puede ocurrir. Para mantener la confidencialidad, los pares de apoyo, por lo general, escuchan, pero no toman notas. Para que este sistema tenga éxito, debe:

• Crear un entorno seguro.
• Ser de acceso fiable y fácil inmediatamente después del evento.
• Mantener la confidencialidad de la segunda víctima.
• Conferir empatía y tranquilidad sin emitir juicios.
• Contrarrestar la tendencia natural al aislamiento.
• Proporcionar guía y apoyo continuos, si se desea, durante el análisis subsiguiente del evento.
• Poner a las segundas víctimas en contacto con los recursos profesionales adicionales cuando sean necesarios (p. ej., programas de asistencia para trabajadores y programas de salud mental).

Un objetivo clave del apoyo de pares es convencer al profesional sanitario de que el cuidado personal no es egoísta, sino que es un paso crucial para la recuperación y para retomar el cuidado de los demás.

Es frecuente que los pares de apoyo instruyan a los profesionales sanitarios sobre los procesos utilizados para analizar los eventos adversos y los errores médicos, y que les expliquen lo que ocurrirá en las entrevistas con el personal de gestión de riesgos, en las reuniones de revisión, los análisis de causa raíz, las juntas de mejora de calidad y las conferencias de morbimortalidad. En ocasiones, los pares de apoyo u otros colegas se ofrecen a acompañar a las segundas víctimas a estas reuniones. Periódicamente, es necesario asegurar a las segundas víctimas que no están solas y que pueden confiar tanto en sus redes de apoyo informal como en el sistema de pares de apoyo para atravesar este difícil período.

El apoyo de pares es una labor de cooperación. Cada segunda víctima es única en cuanto a sus experiencias y necesidades. El grado y naturaleza de la participación variará ampliamente. Los pares de apoyo deben hacer reuniones de revisión regulares con otros pares de apoyo y con responsables de la seguridad del paciente para compartir ideas, analizar estrategias y desarrollar las buenas prácticas sobre cómo continuar apoyando a sus colegas.

Finalmente, un enfoque escalonado del apoyo de la segunda víctima equilibra las preferencias de los profesionales sanitarios de «estar entre los suyos», con la responsabilidad de usar lo mejor posible los limitados recursos de la salud mental.[28] Aunque es probable que proporcionar primeros auxilios emocionales en el momento del evento adverso o el error médico por parte de los pares de apoyo cubra las necesidades de la mayoría de las segundas víctimas, algunas pueden requerir mayor orientación y cuidados durante semanas o meses. Cuando sea necesario, los pares de apoyo también pueden subir de nivel y acelerar la derivación a programas de asistencia para trabajadores y otros servicios especializados que proporcionen asesoramiento profesional, tratamiento médico y atención longitudinal de salud mental, si estuviese justificado.

REVISIÓN DE LA VIÑETA CLÍNICA

Se practicó una toracostomía por sonda del lado derecho con mejoría radiográfica en el tamaño del neumotórax. Se convocó a una breve reunión a los médicos, el personal de enfermería y el terapeuta respiratorio que participaron en la atención del paciente. Se determinó con rapidez que el médico residente había efectuado múltiples intentos antes de cateterizar con éxito la vena subclavia. Además, no se había solicitado una placa torácica postinserción. Los médicos se reunieron con la familia del paciente. Después de realizar las presentaciones, el médico encargado se disculpó y explicó la naturaleza del evento adverso y lo que se había hecho para corregirlo. Para concluir, señaló que se estaban analizando con mayor profundidad las circunstancias del evento y lo que se podría hacer en el futuro para evitar que este volviera a suceder.

Como era de esperar, el médico residente estaba muy afligido y habló en privado tanto con un colega como con su esposa sobre sus sentimientos después de revelar el error. Asimismo, un miembro del equipo de pares de apoyo se puso en contacto con él poco después del incidente y le explicó extensamente lo que se esperaba que pasara a continuación. El par de apoyo mantuvo contacto regular con el residente durante las dos semanas siguientes. Al final, acudieron juntos a una reunión de revisión de seguridad del paciente y a un análisis de causa raíz del evento. De acuerdo con una revisión de las buenas prácticas para la inserción de un catéter venoso central, el médico residente desarrolló un protocolo que capacitaba al profesional de enfermería presente en una inserción de catéter para que suspendiera el procedimiento si un operador se excedía de los tres intentos sin obtener éxito. También desarrolló, en los meses siguientes, un módulo en línea para instruir a otros estudiantes sobre la cateterización venosa central segura y adecuada.

Mientras tanto, el paciente fue extubado a la semana del evento adverso. Se le retiró con éxito la sonda de toracostomía y se le dio de alta sin ninguna otra complicación. El equipo mantuvo al paciente y a su familia continuamente informados sobre el análisis del evento, y el paciente les comentó que estaba contento de que se hicieran esfuerzos para mejorar la seguridad de las inserciones de catéteres venosos centrales en la UCI.

PUNTOS CLAVE

- Los eventos adversos y los errores médicos son comunes.
- La revelación promueve la transparencia, la responsabilidad y la validación de la experiencia emocional del paciente tras un evento adverso o un error médico.
- Un enfoque estructurado de la revelación fomenta la comunicación clara y precisa entre los proveedores sanitarios y los pacientes.
- Los profesionales sanitarios pueden convertirse en la segunda víctima de un evento adverso o un error médico, en ocasiones con consecuencias trágicas.
- Existen recursos para identificar, proteger y apoyar a las segundas víctimas.

BIBLIOGRAFÍA

1. Kohn L, Corrigan J, Donaldson M. *To Err is Human: Building a Safer Health System.* Washington, DC: National Academies Press; 2000.
2. American Medical Association. *Code of Medical Ethics of the American Medical Association: Current Opinions with Annotations, 2012–2013 edition.* Chicago, IL: American Medical Association; 2012.
3. Kraman SS, Hamm G. Risk management: extreme honesty may be the best policy. *Ann Intern Med.* 1999;131:963–7.
4. Boothman RC, Blackwell AC, Campbell DA, Jr., et al. A better approach to medical malpractice claims? The University of Michigan experience. *J Health Life Sci Law.* 2009;2:125–59.
5. Conway J, Federico F, Stewart K, et al. *Respectful Management of Serious Clinical Adverse Events. 2nd ed. IHI Innovation Series White Paper.* Cambridge, MA: Institute for Healthcare Improvement; 2011.
6. Levinson W, Roter DL, Mulooly JP, et al. Physician–patient communication. The relationship with malpractice claims among primary care physicians and surgeons. *JAMA.* 1997;277:553–9.
7. Hickson GB, Clayton EW, Githens PB, et al. Factors that prompted families to file medical malpractice claims following perinatal injuries. *JAMA.* 1992;267:1359–63.
8. Gallagher TH, Waterman AD, Ebers AG, et al. Patients' and physicians' attitudes regarding the disclosure of medical errors. *JAMA.* 2003;289:1001–7.
9. Burroughs TE, Waterman AD, Gallagher TH, et al. Patients' concerns about medical errors during hospitalization. *Jt Comm J Qual Patient Saf.* 2007;33:5–14.

10. Gallagher TH, Garbutt JM, Waterman AD, et al. Choosing your words carefully: how physicians would disclose harmful medical errors to patients. *Arch Intern Med.* 2006;166: 1585–93.

11. White AA, Gallagher TH, Krauss MJ, et al. The attitudes and experiences of trainees regarding disclosing medical errors to patients. *Acad Med.* 2008;83:250–6.

12. White AA, Bell SK, Krauss MJ, et al. How trainees would disclose medical errors: educational implications for training programmes. *Med Educ.* 2011;45:372–80.

13. Iedema R, Allen S, Britton K, et al. Patients' and family members' views on how clinicians enact and how they should enact incident disclosure: the "100 patient stories" qualitative study. *BMJ.* 2011;343:d4423.

14. Mazor KM, Greene SM, Roblin D, et al. More than words: patients' views on apology and disclosure when things go wrong in cancer care. *Patient Educ Couns.* 2013;90:341–6.

15. Loren DJ, Garbutt J, Dunagan WC, et al. Risk managers, physicians, and disclosure of harmful medical errors. *Jt Comm J Qual Patient Saf.* 2010;36:101–8.

16. Conway JB, Weingart SN. Leadership: assuring respect and compassion to clinicians involved in medical error. *Swiss Med Wkly.* 2009;139:3.

17. Wu AW. Medical error: the second victim. The doctor who makes the mistake needs help too. *BMJ.* 2000;320:726–7.

18. Lander LI, Connor JA, Shah RK, et al. Otolaryngologists' responses to errors and adverse events. *Laryngoscope.* 2006;116:1114–20.

19. O'Beirne M, Sterling P, Palacios-Derflingher L, et al. Emotional impact of patient safety incidents on family physicians and their office staff. *J Am Board Fam Med.* 2012;25:177–83.

20. Waterman AD, Garbutt J, Hazel E, et al. The emotional impact of medical errors on practicing physicians in the United States and Canada. *Jt Comm J Qual Patient Saf.* 2007;33: 467–76.

21. West CP, Huschka MM, Novotny PJ, et al. Association of perceived medical errors with resident distress and empathy: a prospective longitudinal study. *JAMA.* 2006;296:1071–8.

22. Cadwell SM, Hohenhaus SM. Medication errors and secondary victims. *J Emerg Nurs.* 2011;37:562–3.

23. Scott SD, Hirschinger LE, Cox KR, et al. The natural history of recovery for the healthcare provider "second victim" after adverse patient events. *Qual Saf Health Care.* 2009;18:325–30.

24. Luu S, Patel P, St-Martin L, et al. Waking up the next morning: surgeons' emotional reactions to adverse events. *Med Educ.* 2012;46:1179–88.

25. Newman MC. The emotional impact of mistakes on family physicians. *Arch Fam Med.* 1996;5:71–5.

26. Hu YY, Fix ML, Hevelone ND, et al. Physicians' needs in coping with emotional stressors: the case for peer support. *Arch Surg.* 2012;147:212–7.

27. van Pelt F. Peer support: healthcare professionals supporting each other after adverse medical events. *Qual Saf Health Care.* 2008;17:249–52.

28. Scott SD, Hirschinger LE, Cox KR, et al. Caring for our own: deploying a systemwide second victim rapid response team. *Jt Comm J Qual Patient Saf.* 2010;36:233–40.

15 Trabajo en equipo y comunicación

Denise M. Murphy y James R. Duncan

VIÑETA CLÍNICA

Durante la colocación de una línea central, una jeringa etiquetada como heparina 100 unidades/mL se llenó con 1 000 unidades/mL de esta sustancia. Como consecuencia, un niño recibió alrededor de 2 500 unidades de heparina cuando se lavó el catéter. El origen del error se localizó en un fallo en la comunicación entre los miembros del equipo. Todos ellos eran personas experimentadas, pero hacía poco que trabajaban juntos. La persona que preparó la jeringa creyó que la heparina se diluiría antes de usarse. El médico que lavó el catéter supuso que la heparina ya se había diluido.

INTRODUCCIÓN

El trabajo en equipo es una parte esencial de la atención sanitaria moderna. Ningún individuo por sí mismo puede crear todo el material necesario para atender a un paciente, poseer todo el conocimiento requerido para su uso eficaz ni proporcionar una cobertura de 24/7 durante un período prolongado. Como resultado, la atención de los pacientes depende de una red extensa de personas, procesos y tecnologías. Whitt et al. determinó que durante una hospitalización típica[1] un paciente es atendido por entre 17-26 personas de primera línea, y cada una de estas personas está apoyada por un conjunto aún mayor de personal adicional y de dispositivos médicos. La información necesaria para coordinar la atención aumenta, de modo exponencial, a medida que los equipos crecen y se eleva el número de posibles intervenciones. Visto desde esta perspectiva, no es sorprendente que los fallos en la comunicación y en el trabajo en equipo sean las causas más comunes de eventos hospitalarios desafortunados.[2]

Al igual que la seguridad y la calidad, la comunicación y el trabajo en equipo son propiedades del sistema. Reclutar y retener individuos motivados y cualificados no es garantía de una buena comunicación ni de equipos eficaces. Más bien, los sistemas de atención sanitaria deben diseñarse para promover y mejorar de manera continua estas características. Aunque el trabajo en equipo y la comunicación son altamente interdependientes, en este capítulo se revisarán, por separado, los principios fundamentales de cada uno. El objetivo es comprender mejor la fisiopatología de los equipos disfuncionales y de la comunicación deficiente. La esperanza es que, una vez diagnosticados, estos problemas puedan remediarse con herramientas y estrategias para la mejora.

MIEMBROS DEL EQUIPO DE ATENCIÓN AL PACIENTE

El núcleo del equipo de atención al paciente es este último y su grupo de apoyo. Ciertas enfermedades y dolencias exceden las capacidades de este grupo y provocan que el paciente busque la asistencia de los profesionales de atención sanitaria. Al llegar al centro médico, el equipo se expande con rapidez y engloba a todas las personas que el paciente encuentra a lo largo de su trayectoria. Con frecuencia, esto incluye a los encargados del aparcamiento, los recepcionistas, el personal de enfermería, los doctores, el personal técnico, los farmacéuticos, los intendentes y un grupo de apoyo que abarca a técnicos de laboratorio, administradores y fabricantes de productos médicos. Los pacientes esperan que todos los miembros del equipo se coordinen de manera eficiente. Sin embargo, dado el gran número de personas implicadas incluso en el sistema de atención sanitaria más simple, el personal se organiza en diferentes equipos pequeños que trabajan en microsistemas distintos.[3] Los hospitales son sistemas macroscópicos en los que colaboran múltiples microsistemas diferentes en lo que a las actividades de atención al paciente se refiere.

BENEFICIOS DEL TRABAJO EN EQUIPO

Aunque el desempeño individual se determina por medio de la planificación de la ejecución,[4,5] el trabajo en equipo requiere la realización coordinada de planes compartidos. En casi cualquier situación clínica, los equipos de alto rendimiento exceden en gran medida las capacidades de los individuos, sin importar su destreza, inteligencia o dedicación.[6] Los equipos crean planes sólidos al agregar el conocimiento diseminado entre los numerosos individuos, en especial en situaciones donde no hay una única respuesta o un curso de acción óptimos.[7,8] La mejor manera de afrontar tales problemas «enrevesadamente complejos» es mediante equipos diversos que aplican sus diferentes puntos de vista para analizar la situación y crear soluciones.[9] Por ejemplo, los equipos proporcionan una valiosa visión respecto a la vulnerabilidad del sistema en uso, si se les expone el caso hipotético de un evento catastrófico en su área y se describen las circunstancias que condujeron a dicho evento.[10] Los equipos coordinan sus acciones y son capaces de una mayor vigilancia durante períodos extensos al realizar revisiones cruzadas entre sí o dividir la atención para centrarse en diferentes fuentes de información.[11]

La ejecución coordinada de los planes compartidos requiere que los miembros del equipo compartan sus planes individuales o modelos mentales.[12] Los **modelos mentales compartidos** resultantes describen las acciones necesarias para transformar las aportaciones en resultados para cada segmento del proceso general. En cada paso, los miembros del equipo son capaces de observar las acciones de los demás y, por tanto, las acciones se comunican con facilidad. Por contra, los planes o modelos mentales que impulsan tales acciones se mantienen a nivel interno. Resolver las diferencias entre el modelo mental de cada miembro del equipo requiere una inversión sustancial en comunicación. Como consecuencia, la formación de equipos de alto rendimiento es difícil.[13] Estos equipos requieren tiempo para integrarse, trabajar sus diferencias y mejorar su rendimiento (fig. 15-1).

CARACTERÍSTICAS DE LOS EQUIPOS EFICACES

Los equipos comienzan como un conjunto de individuos o grupos de trabajo informales. Es típico que el rendimiento disminuya durante las primeras etapas del desarrollo del grupo. Esta incapacidad para lograr una mejora inmediata, aunque predecible, puede llevar a las personas a ignorar a sus compañeros de equipo y a trabajar por su cuenta. Aunque estas conductas pueden parecer justificadas en el momento, dan lugar a equipos disfuncionales. La formación de un equipo comienza por la creación de confianza[13,15] y luego avanza a través de etapas adicionales (fig. 15-2).

Los equipos de éxito se construyen sobre la confianza. Las diferentes definiciones de la confianza incluyen atributos como seguridad, integridad y predictibilidad. Una cantidad mínima de confianza acompaña cada nueva relación interpersonal y es responsable del período de «luna de miel» que se da en cualquier equipo nuevo. Cuando la confianza se refuerza gracias a muestras de integridad, intención y destreza, el trabajo en equipo mejora. Sin embargo, es más fácil perder la confianza que ganarla. Esta asimetría explica, en parte, la fragilidad de los equipos y la relativa escasez de equipos de alto rendimiento. El tiempo necesario para generar confianza también es responsable de la disminución en el rendimiento organizacional durante los períodos de alta rotación de personal.[16,17]

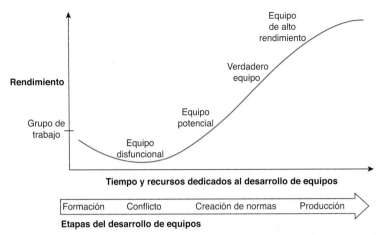

Figura 15-1. Líneas de tiempo para el desarrollo de equipos. Los individuos forman grupos de trabajo donde las acciones son, en gran medida, independientes. Es típico que las etapas iniciales del desarrollo de equipos lleven a la reducción del rendimiento general y, en algunos casos, es mejor mantener grupos de trabajo en lugar de intentar formar equipos. Las etapas que acompañan al desarrollo de equipos fueron descritas por primera vez por Tuckman.[14]

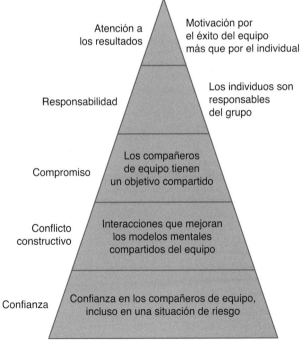

Figura 15-2. Factores que influyen en el desarrollo de equipos. Múltiples autores enfatizan la importancia de la confianza como un prerrequisito para crear equipos eficaces.[13,15] Los factores subsiguientes se apoyan sobre esta base.

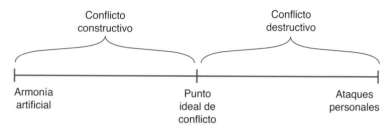

Figura 15-3. Escala del conflicto. Lencioni identificó el conflicto como un factor clave para mejorar el rendimiento del equipo, pero hipotetizó que hay un nivel ideal de este.[13]

El conflicto es un factor clave de impulso para mejorar el rendimiento. El conflicto constructivo obliga a los individuos a compartir y corregir los modelos mentales que aplican en la resolución de las tareas a llevar a cabo. Los equipos de alto rendimiento poseen modelos mentales compartidos que incluyen conocimientos adquiridos en experiencias previas y planes de contingencia para situaciones poco comunes. Aunque un nivel moderado de conflicto es beneficioso, la ausencia o el exceso de este es perjudicial (fig. 15-3). La escasez de conflicto crea una armonía artificial y provoca que se pierda la oportunidad de mejorar los modelos mentales. Por contra, un exceso de conflicto a menudo se convierte en ataques personales que disminuyen la confianza y también consume tiempo y energía de la resolución tanto de problemas como de conflictos.

Los equipos de éxito están comprometidos con objetivos compartidos. Esto incluye la aceptación, en la que los individuos acuerdan una decisión, pero no la apoyan en forma natural. Dicha aceptación no indica el consenso del grupo ni la resignación individual. Más bien, refleja una predisposición de mente abierta para seguir un camino propuesto por un compañero de equipo. La capacidad del equipo para estar en desacuerdo pero mantener el compromiso debe ir acompañada de objetivos claros. Con demasiada frecuencia, la discusión termina antes de que los equipos desarrollen una comprensión conjunta de los objetivos y su impacto en todos y cada uno de los miembros del equipo. Aunque la clara descripción de los objetivos reduce la ambigüedad, los diferentes puntos de vista pueden persistir. La falta de detalles y de vinculación con situaciones del mundo real causa confusión. Incluso, en los casos donde el acuerdo es total, se produce una desviación con el paso del tiempo y a medida que los objetivos se comunican por toda la organización.

En los equipos de alto rendimiento, los miembros se consideran responsables entre sí de los estándares de rendimiento establecidos por el grupo. La presión entre colegas y el temor a fallar ante un compañero de confianza son fuertes motivaciones. Es típico que la organización tenga más importancia que las reprimendas que puedan proceder de fuera del equipo. Esta responsabilidad se inicia con el jefe de grupo. Sus acciones deben ser congruentes con los objetivos del equipo, ya que incluso pequeñas diferencias entre su actos y los compromisos minan la confianza. El jefe de equipo marca la pauta y debe fomentar la retroalimentación de los miembros. De esta manera, los equipos pueden comenzar a superar las dudas naturales que acompañan a la necesidad de proporcionar retroalimentación desfavorable.

Los equipos de éxito se concentran en los resultados. Miden los logros de acuerdo con el éxito del equipo, más que por distinciones individuales. Aunque cualquier intento de medir el rendimiento general del equipo puede generar dudas acerca de cuál es el baremo a utilizar y cómo debe aplicarse exactamente, no hay sustitutos para la medición de los indicadores clave y compartirlos con el grupo. Es frecuente que los equipos establezcan sus propias metodologías para medir el éxito, las cuales refinan con el tiempo a la vez que revisan sus objetivos.

Conocimiento del equipo y liderazgo

Los estudios sobre la manera en que los equipos aprenden, retienen y transfieren los conocimientos sugieren que los grupos aprenden mediante la experiencia, y almacenan sus conocimientos en las personas, los procesos y la tecnología.[16] La pérdida de conocimiento útil afecta al rendimiento, ya sea a través de la rotación de personal o del olvido de lo aprendido. Los procesos por escrito y la tecnología son herramientas que promueven la retención de conocimiento. No obstante, a diferencia de otras disciplinas, los equipos de atención sanitaria rara vez describen las tareas cotidianas y los modelos mentales utilizados para desempeñar esas tareas con el suficiente detalle como para que un nuevo miembro del equipo se integre y realice de inmediato una tarea compleja. Más bien, la atención sanitaria mantiene una estructura gremial donde el conocimiento clave está en posesión de los individuos.[18] En contraste con el conocimiento explícito que se encuentra en los protocolos escritos y la tecnología, el conocimiento implícito pasa del maestro al discípulo mediante aprendizajes extensos. Mientras que las descripciones explícitas promueven la transferencia de conocimiento y el trabajo en equipo gracias a la inducción de modelos mentales compartidos, en el caso del conocimiento implícito, dicha transferencia es ineficiente y, con frecuencia, resulta en modelos mentales contradictorios entre los diferentes miembros del equipo.[12] Una ventaja clave de integrar el conocimiento en la tecnología es que el desarrollo de dispositivos crea una descripción explícita del problema y de la solución. Por ejemplo, los cirujanos antes cosían las anastomosis entéricas y ahora utilizan dispositivos de grapado. Los dispositivos actuales se benefician de la acumulación de conocimiento explícito y proporcionan soluciones más estandarizadas, eficientes y efectivas. Los equipos pierden el conocimiento implícito de un miembro cuando este se marcha o se retira. Por contra, el conocimiento almacenado en los procesos por escrito y la tecnología se transfieren con facilidad en el tiempo y el espacio a otros miembros y a otros equipos. A veces, esta compartición promueve la aceleración del aprendizaje organizacional.[16]

Los miembros de los equipos con un alto grado de funcionamiento comparten y analizan la información de manera continua, lo cual promueve una comprensión conjunta que se ha denominado *toma de conciencia colectiva*.[19,20] Esta conciencia compara periódicamente el rendimiento esperado con el observado. El primero se deriva del trabajo estándar, en especial cuando este va acompañado de una descripción explícita de sus pasos y de su razonamiento. En cambio, el uso reiterado de un método no estandarizado para el trabajo estándar promueve la normalización de la desviación.[21] La toma de conciencia identifica estas desviaciones y busca una explicación. Estos métodos se han usado para mejorar el rendimiento de los equipos en la atención sanitaria y otros entornos.[20,22]

Los miembros de los equipos recurren a los jefes designados y a los no designados para que organicen el trabajo, resuelvan los conflictos, proporcionen ejemplos y monitoricen el progreso en general. Los jefes designados aparecen en los organigramas, mientras que los no designados se mantienen en un segundo plano. Dado que los equipos eficaces tienden a ser pequeños (< 10 miembros), en todas las organizaciones, excepto en las más pequeñas, los individuos tendrán múltiples oportunidades para alcanzar los puestos de liderazgo. Al igual que cualquier conducta compleja, el conocimiento, la aptitud y la capacidad de liderazgo no son cualidades innatas, sino más bien aprendidas a través de la experiencia y la formación. Una discusión detallada sobre el liderazgo está fuera del alcance de este capítulo. Los lectores interesados pueden consultar otros textos sobre el tema[23,24] y sobre el desarrollo del liderazgo.[25]

LA COMUNICACIÓN

La comunicación es un componente esencial de la atención sanitaria, en general, y del trabajo en equipo, en particular. A pesar de su reconocida importancia a todos los niveles, rara vez se define la comunicación en la atención sanitaria. Esto sucede a pesar de que la comunicación es una disciplina científica bien desarrollada basada en una estricta teoría.[26-28] A continuación se proporciona una breve revisión de la teoría de la comunicación con el fin de crear un marco de referencia para comprender cómo se producen las interrupciones en la comunicación y cómo podrían evitarse.

La comunicación implica transmitir información en el tiempo y el espacio. Esto incluye informar de las prescripciones del médico a la farmacia, o sobre los riesgos, beneficios y alternativas de un procedimiento al paciente. En cada caso, el transmisor intenta comunicar información al receptor. Claude Shannon definió la información por su capacidad para reducir la incertidumbre en el receptor.[26-28] En los casos en que el receptor está completamente seguro sobre un tema, no hay necesidad de comunicarse. Las instrucciones predeterminadas abordan la certidumbre y, en dichas circunstancias, la comunicación se centra en cuándo empezar a ejecutarlas. Con el trabajo estandarizado, un conjunto largo y complicado de instrucciones puede reducirse a «empezar ya». Dado que tal certeza rara vez existe en los medios de atención sanitaria, un intercambio verbal más común entre colegas de equipo experimentados es «iniciar antibióticos tras el ingreso». Entonces, el receptor utiliza su conocimiento preexistente de variables del paciente, ámbito clínico y ejemplos previos para extraer el mensaje y transformarlo en un fármaco, una dosis, una vía de administración y una pauta de tratamiento para un paciente particular.

CODIFICAR, TRANSMITIR, DESCODIFICAR

En cada caso, el emisor codifica la información, esta se transmite del emisor al receptor y luego el receptor la descodifica (fig. 15-4). Dado que el emisor desea eliminar la incertidumbre en el receptor, este debe tener cierta comprensión del marco mental del receptor. Si el receptor solo habla ruso, un mensaje perfectamente claro en español no reducirá la incertidumbre en el receptor. Sin duda, al emisor le interesa traducir el mensaje deseado a un formato que sea descodificado de manera adecuada por el receptor. Al comunicarse con los pacientes, los profesionales sanitarios deben evitar la jerga y los conceptos que no son parte del léxico ni de los modelos mentales establecidos de un paciente.

En cada fase de la trayectoria del mensaje se producen errores. Los errores de codificación y descodificación se presentan cuando el emisor y el receptor poseen diferentes modelos mentales. La viñeta del inicio de este capítulo ilustra cómo pequeñas diferencias pueden tener consecuencias evidentes. También se presentan errores durante la transmisión porque, inevitablemente, se agrega ruido al mensaje a medida que este viaja en el tiempo y el espacio desde el emisor hasta el receptor. Las salas de procedimientos ruidosas y las máquinas de fax con baja resolución son ejemplos comunes.

Los sistemas de comunicación bien diseñados contienen procesos que detectan los errores e implementan acciones correctivas. Las estrategias de mitigación de errores más habituales implican redundancia. Esta se da cuando el mensaje se repite en el marco de una sala ruidosa. También puede producirse dentro del propio mensaje. Esto evita el problema de la sala ruidosa y, además, reduce los errores de codificación y descodificación. Un mensaje

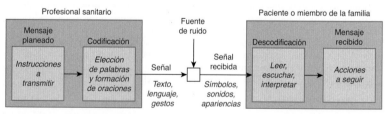

Figura 15-4. Esquema de la comunicación. Cuando están enfermos, los pacientes o sus familias se enfrentan a la incertidumbre de qué se puede hacer para tratar su enfermedad o aliviar sus síntomas. Al llegar a un diagnóstico, el profesional sanitario intenta transmitir esta información. Estas instrucciones se codifican como texto, lenguaje o gestos, y se transmiten al paciente o a un miembro de la familia. Durante la transmisión, invariablemente se añade ruido al mensaje. A continuación, el paciente o el miembro de la familia descodifica el mensaje y usa la información para reducir su incertidumbre.

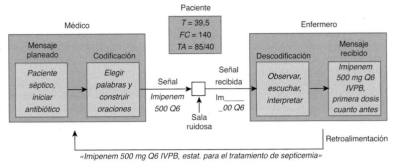

Figura 15-5. Comunicación y trabajo en equipo con modelos mentales compartidos. Tanto la médica como el enfermero observan al paciente y revisan los signos vitales. Cada uno forma, independientemente, un modelo mental de un paciente séptico que requiere tratamiento inmediato. La médica comunica una orden verbal, pero el estruendo de la sala hace que el enfermero solo escuche «im___, ___cientos Q6». Aunque en otras circunstancias «im» podría interpretarse como Imitrex®, Imodium® e, incluso, inmovilización, el enfermero descodifica correctamente «im___, ____cientos Q6» como «imipenem 500 Q6», dado que esperaba una prescripción de antibióticos. A continuación, utiliza el modelo mental para añadir la información respecto a la vía y la urgencia. Asimismo, proporciona retroalimentación para confirmar que recibió el mensaje. El mensaje de retroalimentación, aunque es más largo de lo necesario, sirve a dos propósitos: primero, garantiza a la médica de que se recibió el mensaje original y fue bien interpretado. Segundo, ratifica un modelo mental que será utilizado como la base para una comunicación posterior en la atención de este paciente. Los pasos para codificar y descodificar el mensaje de retroalimentación se omiten para mayor claridad. T, temperatura; FC, frecuencia cardíaca; TA, tensión arterial.

internamente redundante podría indicar «lavar con heparina, 100 unidades/mL», donde tanto el emisor como el receptor comparten un modelo mental que indica que la concentración estándar para el lavado con heparina en este caso es 100 unidades/mL. Cuanto más largo sea el mensaje, mayor es la probabilidad de que contenga tales redundancias internas. Shannon demostró esta característica leyendo un pasaje de un libro, deteniéndose a media oración y pidiéndole a un oyente que adivinase la siguiente palabra.[27,28]

Aunque la redundancia interna en el mensaje es una manera de mejorar la comunicación, la retroalimentación es una estrategia todavía más eficaz. Al pedirle al receptor que envíe un mensaje de vuelta, el emisor se cerciora de que el mensaje fue recibido y descodificado correctamente (fig. 15-5). Esta es la filosofía tras las estrategias que requieren que el receptor vuelva a leer el mensaje original. Esta estrategia aún falla si el receptor solo repite el mensaje fonéticamente como un loro. En este caso, el mensaje no fue descodificado por el receptor. No redujo la incertidumbre. Una estrategia más eficaz es hacer que un receptor genere una respuesta donde el mensaje resultante indica una transformación con conocimiento del contenido del mensaje original. Esta es la filosofía de las estrategias de la enseñanza demostrativa, donde el receptor produce una respuesta que tiene sentido para ambas partes.

AMPLITUD DE BANDA

La comunicación requiere amplitud de banda, definida como bits de información/s que puede transmitirse a través del canal de comunicación. Habitualmente, la amplitud de banda se conserva por medio de estrategias que agrupan la información en segmentos. Las abreviaturas son un ejemplo de esta estrategia por segmentos. Sin embargo, dividir la información reduce la redundancia del mensaje y, en consecuencia, aumenta la probabilidad de errores en la comunicación. Esto se da especialmente en situaciones en las que se usan abreviaturas no estandarizadas. El emisor y el receptor deben compartir modelos mentales para cada segmento de información. El trabajo estándar es una estrategia de división en segmentos donde pueden crearse planes complejos de atención a partir de múltiples tareas predefinidas. Esta estrategia conserva la amplitud de banda de la comunicación y se observa siempre que los equipos deben trabajar bajo presión porque el tiempo apremia. En el ejemplo anterior, la orden verbal de «imipenem 500 Q6» se descodifica para incluir la urgencia de obtener la primera dosis, establecer el acceso intravenoso (i.v.) y el procedimiento estándar para administrar el fármaco.

Las consideraciones sobre la amplitud de banda también explican por qué las tasas de error aumentan durante los intentos por transmitir rápidamente la información a través de un canal restringido. En estas situaciones, el canal puede saturarse por completo con información que fluye del emisor al receptor. La amplitud de banda disponible para la redundancia dentro del mensaje es escasa o nula, y para la retroalimentación es nula por completo. Los canales de alta capacidad proporcionan suficiente amplitud de banda para la retroalimentación y la redundancia del mensaje. Dicho de otra manera, las restricciones de tiempo conducen al aumento de los errores debido a que se sacrifican los efectos protectores de la retroalimentación y de la redundancia. No obstante, en situaciones de emergencia, la necesidad de la acción inmediata puede superar a la preocupación por los errores en la comunicación. Es en estas condiciones cuando se hacen evidentes el tiempo y el esfuerzo invertidos en crear trabajo estándar y fomentar los equipos de alto rendimiento.

En resumen, la teoría de la comunicación no solo proporciona una visión de la dificultad para transmitir la información, sino que también sugiere estrategias para mejorar el rendimiento del equipo. Las operaciones de portaaviones y otras organizaciones altamente fiables potencian estas estrategias desde hace tiempo para mejorar los resultados.[19] La siguiente sección ilustra los retos de aplicar este conocimiento en la atención a los pacientes. La sección final describe los resultados de distintas estrategias de mejora.

BARRERAS PARA EL TRABAJO EN EQUIPO Y LA COMUNICACIÓN EFICACES

Como se señaló anteriormente en el capítulo, el trabajo en equipo y la comunicación son cruciales para la prevención de errores. El estudio y el análisis de las causas de accidentes efectuados tras eventos graves de seguridad designan a la interrupción del trabajo en equipo (con frecuencia asociada a una falta de liderazgo efectivo) a factores humanos y a fallos de comunicación, como aspectos comunes recopilados en los informes como causas raíz de incidentes resultantes en daño al paciente (tabla 15-1).

Las barreras para la eficacia de los equipos, a las que se hace referencia en este capítulo, incluyen restricciones de tiempo, comunicación deficiente, jerarquía rígida, objetivos en conflicto, rotación de personal y diferencias en la cultura organizacional. El factor humano se analiza en el capítulo 16. Las personas se identifican con mayor facilidad con las barreras de tiempo y las interrupciones, pero las conductas disfuncionales son más difíciles de reconocer y abordar. Se entiende por cultura organizacional las actitudes, las creencias y valores que conforman las conductas de grupo y pueden tener una fuerte influencia en la capacidad

TABLA 15-1	Las tres causas principales identificadas de eventos centinela revisadas por la Joint Commission por año		
2010 *N* = 802	**2011** *N* = 1243	**2012** *N* = 901
Liderazgo = 710 (89 %)	Factores humanos = 899 (70 %)	Factores humanos = 614 (68 %)
Factores humanos = 699 (87 %)	Liderazgo = 815 (66 %)	Liderazgo = 557 (62 %)
Comunicación = 661 (82 %)	Comunicación = 760 (61 %)	Comunicación = 532 (59 %)

del equipo para desenvolverse de una manera segura y fiable. El capítulo 12 presenta un análisis detallado de la cultura de seguridad, pero aquí se analiza en el contexto del trabajo en equipo y la comunicación. Las culturas también son únicas en los grupos locales dentro del macrosistema y pueden diferir entre departamentos.

Para que los equipos prosperen, deben estar apoyados no solo por la dirección local, sino por una cultura organizacional que promueva la colaboración y la comunicación franca y respetuosa. Una barrera que se observa comúnmente es la jerarquía tradicional de la medicina, que puede inhibir el trabajo en equipo efectivo mediante la promoción de la división del trabajo (silos), donde los individuos son compensados por su rendimiento individual en lugar de por el trabajo en equipo llevado a cabo con éxito. Esta cultura tradicional aún fomenta una distancia al poder y un gradiente de autoridad, lo cual erosiona el trabajo sano en equipo. La distancia al poder se define como la aceptación entre los subordinados de que el poder está distribuido de manera desigual, lo cual es una barrera para la estrategia de seguridad de «deferencia ante la experiencia». Esto describe la idea de que la observación de primera mano, con frecuencia, puede reemplazar la destreza, el conocimiento y las capacidades del personal, los cuales no se encuentran en el sitio pero que, en otras circunstancias, se considerarían autoridades en la materia. Este hecho motiva a las organizaciones altamente fiables a dejar las decisiones en manos de los integrantes de la primera línea, siempre que sea posible.[19]

La Agency for Healthcare Research and Quality (AHRQ) define el gradiente de autoridad como el equilibrio en el poder para la toma de decisiones o la inclinación de la jerarquía de mando en una situación dada. Estos conceptos pueden traducirse en la renuncia de un miembro del equipo a aceptar las alertas o las visiones de todos los miembros del grupo, recurriendo, en su lugar, a un gradiente de autoridad tácito. A menudo, este fenómeno permite que aquellos con más poder «estén al mando» en una cierta situación, incluso cuando la decisión de esa persona conlleva un riesgo conocido. La distancia al poder y el gradiente de autoridad pueden ser el problema subyacente observado en muchos casos donde, durante las entrevistas para el análisis de causas, los miembros preocupados del equipo admiten que temían expresar sus inquietudes, en especial a alguien con mayor autoridad. En el estudio de 2005, «Silence Kills» («El silencio mata»), *VitalSmarts*, y la American Association of Critical-Care Nurses determinaron que el 84 % del personal de enfermería y médico informó de haber observado a sus colegas tomar «atajos» peligrosos al trabajar con los pacientes, y aun así, < 10 % estaba dispuesto a expresar sus inquietudes.[29]

Residentes y estudiantes se enfrentan a situaciones en las que hablar sobre las preocupaciones no es la norma. En culturas jerárquicas, donde aquellos con menos poder perciben que serán ignorados o incluso castigados por «hablar a favor de la seguridad», el silencio y las lealtades divididas pueden causar daño al paciente. Esto es especialmente cierto si el personal médico y los empleados hospitalarios tienen diferentes intereses o modelos mentales divergentes.

Un ejemplo común es cuando un miembro del equipo sospecha que, por accidente, un cuerpo extraño puede haber quedado en una herida. Ese miembro solicitaría una radiografía para evaluar la posibilidad. El cirujano está ansioso por completar el procedimiento porque hay una solicitud urgente para evaluar a un paciente en urgencias. Cada miembro del equipo intenta optimizar la situación para adecuarla a su modelo mental de lo que funcionará mejor para todos los pacientes del sistema. El trabajo en equipo implica comunicarse y equilibrar los intereses contrapuestos.

Con frecuencia, las prioridades contrapuestas como las restricciones de tiempo son la razón alegada para la falta de cumplimiento de las políticas de seguridad. Las políticas y el trabajo estándar se desarrollan con la intención de garantizar que nunca se comprometa la seguridad del paciente por la conveniencia de los profesionales sanitarios. Por esta razón, es frecuente que los equipos de alto rendimiento analicen o simulen estas situaciones comunes antes de que sucedan y acuerden un método flexible y equilibrado para el cumplimiento de las políticas, el cual tiene en consideración las necesidades de los pacientes primero y después las del resto de los miembros del equipo.

Los pacientes y las familias son una parte importante de la ecuación y los miembros más importantes del equipo de la atención sanitaria, por lo que los profesionales sanitarios deben tener en consideración su experiencia con la distancia al poder y el gradiente de autoridad. En la atención sanitaria, los médicos suelen estar situados en el nivel superior de la jerarquía, con un gradiente de autoridad inferido pronunciado con respecto al paciente y a su familia. Al igual que en otras industrias del sector servicios, aunque quizá es más evidente en la atención sanitaria, las personas tienden a ser cautelosas antes de cuestionar o quejarse de la calidad de la atención con los proveedores de dicha atención. La razón de esta falta de discusión puede ser el temor del paciente a represalias que pudieran tener un impacto negativo en la atención clínica que reciben. Aunque las personas que están enfermas y asustadas están en una posición vulnerable, muchos clínicos se muestran reticentes a hacer cambios que equilibrarían el poder en la relación paciente-profesional sanitario. Por ejemplo, invitar a los pacientes y a sus familias a formar parte de las rondas donde se discuten abiertamente los objetivos y los planes de atención podría promover una evaluación subjetiva del conocimiento y las prácticas clínicas por parte de las personas a las que se considera como poseedoras de menos conocimientos. Los estándares de acreditación de los objetivos nacionales de seguridad del paciente de la Joint Commission señalan que «la participación de un individuo en las decisiones de la atención no solo es un derecho ya identificado, sino también una fuente de información precisa sobre la evaluación y el tratamiento». Estos estándares encaminan a los proveedores hacia el establecimiento de tales asociaciones con los pacientes y a romper el paradigma tradicional que se ha centrado más en el profesional sanitario que en el paciente.[30]

Un informe de la *Health Affairs* sobre políticas proporciona un marco multidimensional para la implicación del paciente y su familia en la salud y la atención sanitaria, el cual esboza tres niveles de participación: consulta, colaboración y asociación/liderazgo compartido. En la consulta, el paciente recibe información sobre su diagnóstico; la colaboración significa que se le pregunta al paciente por sus preferencias respecto al desarrollo del plan de tratamiento, y se demuestra una verdadera asociación mediante decisiones de tratamiento estructuradas de acuerdo con las preferencias del paciente, la evidencia médica y el juicio clínico. El marco incluye factores que influyen en la participación, como las creencias del paciente sobre su papel, sus conocimientos sobre salud y su nivel educativo.[31]

La jerarquía representa otro reto más para el trabajo en equipo, al cual se hará referencia como jerarquía dividida que resulta en un conflicto de lealtades. Los profesionales sanitarios, ya sea en centros médicos académicos o en hospitales comunitarios, con frecuencia se enfrentan a estructuras organizacionales duales que se traducen en objetivos y prioridades diferentes y, probablemente, en conflicto. Los aspectos de la infraestructura pueden afectar a los recursos, el trabajo en equipo y la comunicación. Los miembros de la facultad o los médicos a cargo responden ante el jefe de departamento, mientras que el personal de enfermería, los técnicos y otros profesionales reciben instrucciones de la cadena de mando del hospital. El personal médico de los hospitales comunitarios, con frecuencia, está constituido por médicos con consultorios privados que entran en competencia con la administración hospitalaria por el tiempo, los recursos e, incluso, los pacientes, lo cual se traduce en retos financieros para ambas partes. Las metas estratégicas y los objetivos pueden diferir, lo que coloca a los miembros del equipo en una posición de lealtades divididas y confusión de papeles. Por ejemplo, una facultad de medicina puede establecer la investigación y la formación como la principal prioridad, mientras que el hospital está interesado en impulsar el volumen y los servicios que no están en línea con el programa de investigación de la facultad. Es posible que los investigadores clínicos encuentren dificultades para que el equipo se centre en las tareas de investigación si esos empleados están obligados a cumplir con los objetivos de productividad establecidos por los supervisores del hospital.

Los diversos estilos de comunicación son otra posible barrera para el trabajo en equipo seguro. El género, la edad y las diferencias culturales y de idioma a menudo pueden tener un impacto negativo en la capacidad de los miembros del equipo para enviar o recibir mensajes precisos. Los patrones de comunicación se estructuran en función de la formación personal y profesional, la práctica y la experiencia, y esas referencias, con frecuencia inconscientemente, enseñan a ser miembros compatibles o disfuncionales de un equipo. El tipo de cultura organizacional también juega un papel importante en la manera en que funcionan los equipos. En las culturas jerárquicas y, peor, patológicas, los problemas o las debilidades se «barren bajo la alfombra» por temor a una respuesta punitiva. En cambio, las organizaciones de aprendizaje adoptan una cultura colaborativa que promueve la comunicación abierta y honesta, y anima a aquellos que hablan sin reservas sobre el riesgo.

Desde la perspectiva de cualquier miembro del equipo, la comunicación eficaz se obstaculiza aún más por una falta de formación formal en técnicas respetuosas de asertividad. La asertividad asume que los individuos dirán lo que piensan y expondrán su información o sus preguntas con la persistencia adecuada hasta que se dé una resolución clara. La asertividad se ve dificultada por las mismas barreras globales para la comunicación de la distancia al poder, la ausencia de un modelo mental compartido, la falta de confianza y las experiencias anteriores (en especial, si se ha experimentado intimidación). El uso de métodos estándar de comunicación que proporcionan la cantidad y el tipo adecuados de información útil, y abogar en favor de los miembros del equipo cuando se es testigo de la intimidación son estrategias útiles que se cubrirán en detalle en la tabla de herramientas para la prevención de errores, hacia el final de este capítulo.

CÓMO CREAR EQUIPOS MÁS EFICACES

Los programas de formación para el trabajo en equipo han sido de gran ayuda en la mejora de la fiabilidad. Las listas de verificación y los paquetes de medidas no solo promueven los modelos mentales, sino que, también, fomentan el desarrollo de una cultura de seguridad. A lo largo de los últimos años, comenzando con la Campaña de 100 000 vidas (2005) del Institute for Healthcare Improvement (IHI), los equipos han aprendido a hacer paquetes de medidas preventivas y a usar las listas de verificación para mejorar la atención de los pacientes. La experiencia con la implementación demuestra que los paquetes y las listas por sí solos no son la respuesta para una atención más segura debido a que estas herramientas se crearon para individuos que pueden decidir ignorarlas o no implementarlas del todo. Saber qué es lo que predispone a las personas a cumplir con las conductas de seguridad (factores humanos) y la influencia de los equipos funcionales son dos factores cruciales para el éxito en la mejora de la calidad y la seguridad clínicas, un viaje sin final.

El Comprehensive Unit-Based Safety Program se ha destacado como una iniciativa exitosa de trabajo en equipo que mejoró la atención de los pacientes en unidades de cuidados intensivos (UCI) a lo largo de EE.UU. Esta iniciativa integraba el enfoque sobre el cumplimiento con paquetes de medidas clínicas para reducir las infecciones sanguíneas asociadas a catéteres (ISAC) y los principales factores culturales que podrían promover la adopción de prácticas seguras. La combinación de intervenciones clínicas y culturales ayudaba a salvar la separación o la distancia al poder entre diversos miembros de la atención a los pacientes. El compromiso de la dirección administrativa, los jefes de equipo fuertes y los miembros responsables y con formación en la mejora de los equipos colaboraron en cientos de UCI de todo el país para conseguir una reducción de casi el 40 % en las ISAC. En la encuesta de clima de seguridad efectuada en las UCI participantes, se observó que el mejor factor de predicción de la excelencia clínica (parámetro: cero ISAC durante cinco meses o más) fue que los cuidadores se sentían cómodos para expresarse si percibían un problema en la atención a los pacientes.[32] El personal de las UCI, los médicos y los administradores de los hospitales recibieron formación en las competencias del trabajo en equipo, lo cual incluía: 1) monitorización mutua del desempeño y adaptabilidad (conciencia situacional); 2) conducta de apoyo o respaldo; 3) liderazgo eficaz del equipo; 4) asertividad relacionada con las tareas; 5) resolución de conflictos, y 6) comunicación de circuito cerrado.[33] Otros programas, como TeamSTEPPS (Estrategias y herramientas para mejorar el rendimiento y la seguridad de los pacientes) y Team Performance Plus (Plus en el rendimiento en equipo), han traído los principios de alta fiabilidad a los equipos de atención sanitaria, enfatizando los efectos positivos del trabajo conjunto y la comunicación.

TABLA 15-2	Directrices de comunicación para el personal de enfermería[34]

- ¿Revisé y evalué personalmente a este paciente antes de llamar?
- ¿Existen órdenes permanentes?
- ¿Tengo a mano
  - el expediente?
  - la lista de fármacos, líquidos i.v. y pruebas de laboratorio actuales?
  - los signos vitales más recientes?
  - en caso de pruebas de laboratorio, la fecha y la hora en que se realizaron y los resultados de pruebas anteriores para su comparación?
  - el código de estado?
- ¿He leído las notas más recientes de progreso médico y las anotaciones del profesional de enfermería que trabajó en el turno anterior al mío?
- ¿Comenté esta llamada con mi enfermera jefe?
- Cuando todo esté listo para llamar:
  - Recuerde identificarse, identificar su unidad, el paciente y el número de habitación.
  - Conozca el diagnóstico de ingreso y la fecha en que se produjo.
  - Exponga brevemente el problema, de qué se trata, cuándo sucedió o se inició, y su gravedad.
- ¿Qué espera que suceda como resultado de esta llamada?
- Documente con quién habló, la hora de la llamada y un resumen de la conversación.
- Colabore y trate al personal médico con respeto.

Los métodos punteros para las conductas de fiabilidad y seguridad demostrados mediante el uso de herramientas para la prevención de errores son la base para mejorar la cultura de seguridad, el trabajo en equipo, la comunicación y la reducción del daño. Las herramientas de prevención de errores están dirigidas a las causas y los tipos de errores humanos (según las destrezas, los conocimientos y las reglas). Las tablas 15-2 a 15-5 resumen ejemplos y estrategias para mejorar tanto la comunicación como la asertividad.

WIKIS, PIZARRAS INTERACTIVAS Y OTRAS TECNOLOGÍAS INSTRUMENTALES PARA LA ORGANIZACIÓN INTERNA DE LOS EQUIPOS

El modelo tradicional de mando y control se basaba en la experiencia centralizada y una infraestructura jerárquica para enviar la información a los equipos de primera línea. Los modelos colaborativos promueven las conversaciones como un medio para compartir infor-

TABLA 15-3	Elementos clave para mejorar la comunicación y la asertividad

- Considere los objetivos de la conversación antes de iniciar la comunicación.
- Atraiga la atención de la persona colocándose frente a ella y estableciendo contacto visual.
- Preséntese si no le conocen.
- Use el nombre de pila de la persona o su título formal, lo que sea más apropiado.
- Pida la información que debe saber.
- Pida explícitamente la opinión.
- Proporcione información.
- Hable sobre los pasos a seguir.
- Fomente la monitorización continua y la revisión cruzada.
- Utilice siempre un tono y lenguaje respetuosos.

TABLA 15-4	**Herramientas para la prevención de errores**

Herramienta	Descripción	Ejemplo
STAR	**S**top, **T**hink, **A**ct, **R**eview (detente, piensa, actúa y revisa). Esta herramienta lleva 2-3 s, ayuda a prestar atención a los detalles y puede reducir el riesgo en 10 veces.	Cuando prescriba un fármaco de alto riesgo, deténgase a revisar el paciente, el fármaco deseado, la dosis y el horario, escriba la prescripción, revísela, ejecútela (presione «aceptar»).
SBAR	**S**ituation, **B**ackground, **A**ssessment, **R**ecommendation, or **R**equest (situación, antecedentes, evaluación, recomendación o solicitud). Proporciona herramientas para organizar las ideas y crear un traspaso de información estándar y conciso. Ayuda a romper la distancia al poder o el gradiente de autoridad cuando se usa en cada uno de los niveles organizacionales.	**Situación**: «La Sra. Gómez, de la habitación 1130A, ha tenido un cambio en el estado mental en la última hora, parece desorientada». **Antecedentes:** «La Sra. Gómez tiene 83 años y antecedentes de EVP, día postoperatorio #1 de tromboembolectomía de arteria en la pierna izquierda. Estaba lúcida hace 45 min cuando le administré metoprolol y simvastatina. Carece de historial de demencia durante esta o cualquier hospitalización previa». **Evaluación**: «Los signos vitales parecen normales: T 37,1, P 72, TA 114/68, saturación de O_2 = 97 % en aire ambiental. Lectura de Accu-Chek® = 102. Me preocupa que pueda presentar ictus». **Recomendación**: «Me gustaría que viniera a verla de inmediato. ¿Hay algo que deba hacer mientras?»
Informar, ejecutar, comunicar	Proceso empleado por los equipos para prepararse, ejecutar y compartir información tras un procedimiento. Garantiza la concienciación respecto a la situación (todos están de acuerdo sobre lo que va a suceder y cómo, para tener claro el papel de cada uno y alcanzar el consenso de que el procedimiento tuvo el resultado deseado). Puede usarse un guion o tabla para estandarizar el proceso (p. ej., tablas para la UCI).	El informe previo al procedimiento se realiza durante la tradicional «pausa quirúrgica», la cual se expande a la discusión tras el proceso para compartir las lecciones aprendidas y alcanzar el consenso de que se logró el resultado deseado. Puede usarse en todas las áreas del proceso o en la cabecera del paciente.

(Continúa.)

TABLA 15-4	Herramientas para la prevención de errores *(cont.)*	
Herramienta	**Descripción**	**Ejemplo**
Revisión por pares Asesoría por pares	Todo el mundo es responsable de practicar conductas seguras hasta que estas se conviertan en un hábito. Se es responsable de la propia conducta y de la de los miembros del equipo. Los cursos de desarrollo organizacional, como «Conversaciones cruciales», proporcionan guiones para ayudar al personal en su acercamiento a los miembros del equipo con el propósito de recordarles las conductas seguras (verificación) y asesorarlos cuando se requiera apoyo. Los programas de «Asesoramiento en seguridad» se centran en las herramientas para evaluar y asesorar por pares.	Con frecuencia, el mal cumplimiento de la higiene de manos y de las precauciones de aislamiento proporcionan oportunidades para la evaluación y el asesoramiento por pares. El uso de la herramienta ARCC (v. a continuación) ayuda a abordar las preocupaciones de manera calmada y respetuosa. Recuerde al personal la importancia de las conductas seguras y pregunte si hay alguna manera en que pueda ayudarles a cumplirlas. La presentación de modelos a seguir es la mejor manera de evaluar y asesorar por pares. Otras herramientas útiles incluyen el modelo a tres bandas de la repetición y la relectura (responder, «es correcto»), las aclaraciones fonéticas («el nombre es Sr. Dieguez... D-I-E-G-U-E-Z») y numéricas («son cincuenta: 5-0»), o hacer preguntas aclaratorias («debo aclarar un punto»). Los asesores de seguridad son miembros del equipo especializados en observar las conductas de trabajo y proporcionar retroalimentación en tiempo real sobre la práctica y el cumplimiento con herramientas para evitar errores y métodos de fiabilidad. Estos asesores son expertos en la aplicación de los métodos de evaluación y asesoría por pares.
Detener la línea	Suspender toda acción cuando el riesgo de daño sea grave e inminente. Se escribe un guion de modo que todos los miembros del equipo comprendan el significado de la frase. Use un tono de voz bajo y respetuoso. Se emplea para asegurar que todos los miembros del equipo están de acuerdo en las acciones inminentes al tiempo que proporciona una alerta, indicando que seguir adelante sin la oportuna aclaración podría causar un daño.	Durante una acción de un equipo de respuesta rápida, un miembro del grupo observa que hay colgada una bolsa de infusión donde se añadió penicilina. La médica residente repara en que el paciente tiene una pulsera de alergia con la palabra «penicilina» escrita en ella, así como una nota en la sección de alergia del registro médico electrónico (RME). La residente señala de inmediato: «Por favor, detengan la línea, necesito aclarar esto». Después, señala la infusión y la pulsera para centrar la atención de todos en lo que probablemente es la causa del deterioro del paciente.

(Continúa.)

| TABLA 15-4 | Herramientas para la prevención de errores *(cont.)* |

Herramienta	Descripción	Ejemplo
ARCC	h**A**ga una pregunta, presente un **R**equerimiento, exprese una preo**C**upación y, después, use la **C**adena de mando.	La Dra. García está a punto de entrar en la habitación de un paciente que está bajo precauciones de contacto por *Staphylococcus aureus* resistente a meticilina (SARM) sin usar un equipo protector. La Dra. López, una residente, dice: «Dra. García, ¿necesita ayuda con su bata y sus guantes?» (Si persiste...) "Dra. García, nos pidieron que fuéramos meticulosos con el cumplimiento del aislamiento. ¿Le puedo ayudar con su equipo, por favor?" (No hay respuesta...) «Dra. García, me preocupan los múltiples pacientes de trasplante que hay en esta unidad y la diseminación del SARM». Por lo general, estos pasos dan como resultado el cumplimiento. Si no se corrige la actitud tras estos pasos, la conversación entre la persona adecuada y el supervisor de la Dra. García está justificada.
Reglas rojas	Una regla roja es un *imperativo de seguridad* que debe seguirse cuando la posibilidad de daño es frecuente y el resultado de un error podría ser grave. Las reglas rojas son pocas, pero su incumplimiento suele conllevar una acción correctiva grave. Las reglas rojas pueden ser organizacionales, departamentales, o ambas.	Regla roja organizacional: el uso de dos factores de identificación del paciente (p. ej., nombre y fecha de nacimiento) antes de cualquier procedimiento o tratamiento durante el cual un error de identificación del paciente podría resultar en daño grave. Regla roja departamental de la UCI: nadie puede pasar junto a un monitor con una alarma activada sin verificar la lectura de este y observar al paciente.
Programa «Great Catch» (Excelente observación)	Las excelentes observaciones se celebran cuando cualquier miembro del equipo de atención sanitaria va más allá de las obligaciones de su puesto de trabajo para evitar un daño y promover la cultura de seguridad.	Un camillero detiene la línea cuando la enfermera jefe le pide que lleve a un paciente dependiente de oxígeno al área de procedimientos con un tanque bajo de O$_2$. El camillero recibe el reconocimiento no solo por evitar el daño al paciente, sino también por dar preferencia a la seguridad frente a «la distancia al poder/el gradiente de autoridad» existentes en la unidad.

EVP, enfermedad vascular periférica; T, temperatura; TA, tensión arterial; UCI, unidad de cuidados intensivos.

TABLA 15-5	Métodos en equipo para mejorar la fiabilidad y la comunicación	
Hacer de la seguridad un valor esencial	Se señala a la seguridad como una prioridad notoria cuando lo primero que se dice es en pro de la seguridad del paciente y se establece un modelo donde nada es más importante.	Se inician todas las reuniones con el caso de un paciente. Se vinculan todas las decisiones con la seguridad. Se fomenta la creación de informes sobre eventos y cuasi errores, y se da reconocimiento a aquellos que se manifiestan a favor de la seguridad.
Localizar y solucionar los problemas	Todos muy alerta ante el riesgo, los problemas se identifican antes de que causen daño. Sensibles a las operaciones, presentes en primera línea para ayudar a identificar los problemas que dificultan proporcionar una atención segura de los pacientes, resolviendo con rapidez las causas de los problemas.	Las consultas cotidianas en grupo proporcionan un foro para localizar y solucionar problemas, al igual que las rondas diarias (o con mayor frecuencia). Poner en marcha el cronómetro de los asuntos de seguridad significa que una persona responsable resolverá los problemas de alto riesgo o urgentes dentro de una línea de tiempo definida, con seguimiento apropiado para todos aquellos que necesiten estar al corriente. Informar, ejecutar, comunicar es otra herramienta para localizar y solucionar problemas.
Consulta en grupo diaria de seguridad	Se usa diariamente para localizar y arreglar los problemas de acuerdo con formularios y guiones estandarizados. Estas reuniones deben ser breves, de aproximadamente 15 min de duración. Se espera que los cargos principales asistan en persona o por teléfono.	Centrarse en lo que ocurrió en las últimas 24 h que generó riesgos, cómo se atenuaron estos, lo que puede suceder en las próximas 24 h y cómo se mitigará el riesgo. Esto incluye las partes responsables, los plazos de actuación, y el seguimiento en la siguiente consulta grupal del día siguiente (si no antes).
Crear y mantener la responsabilidad	La fiabilidad se crea mediante hábitos de práctica segura que muestran los equipos eficaces. Los jefes y los colegas deben considerarse mutuamente responsables en dar prioridad a la seguridad.	Las rondas de influencia de los jefes de equipo implican que estos se centran en una herramienta específica de prevención de errores, pidiendo a los demás que demuestren su competencia mediante el análisis de la aplicación práctica de las herramientas. La retroalimentación 5:1 es una herramienta que promueve la responsabilidad a través de un reconocimiento de las buenas prácticas de seguridad cinco veces superior respecto a la retroalimentación por la mejora necesaria del rendimiento. Esta estrategia crea confianza gracias al rápido y frecuente reconocimiento de conductas positivas y, de manera subsiguiente, una mejor aceptación por parte de los individuos que reciben retroalimentación por su rendimiento cuando es necesaria una mejora.

mación con el personal de primera línea. Las situaciones dinámicas como el tratamiento de un paciente en estado crítico o la inclusión de pacientes de urgencias en un esquema ya existente requiere una revaloración y una reformulación continuas de los planes. Las pizarras interactivas y otras tecnologías similares se utilizan desde hace tiempo en la gestión de los sistemas dinámicos. Estos medios permiten que múltiples trabajadores actualicen continuamente la información sobre el estado del sistema. En fecha reciente, se introdujeron las pizarras interactivas y herramientas semejantes en las UCI con resultados alentadores. Aunque antes se utilizaban conversaciones 1:1 para organizar la atención de pacientes en estado crítico, estas pizarras son un medio más eficiente para crear un modelo mental compartido sobre la condición del paciente y las intervenciones planificadas. Asimismo, la información por escrito apoya la comunicación asincrónica, de manera que, aunque haya pérdidas de atención durante un período, la información permanece accesible. En contraste, la comunicación verbal requiere atención y una secuenciación apropiada.

Las versiones electrónicas de estas pizarras promueven, incluso, una mayor visibilidad del estado del sistema. Esa transparencia suprime las llamadas telefónicas que se requerían antes para gestionar el flujo de trabajo y ajustar la cantidad de personal para adecuar los cambios de horarios. Las versiones en red de pizarras electrónicas constituyen un tipo de wiki, entendiendo como wiki un sitio en red que permite que sus visitantes hagan cambios, contribuciones o correcciones. Wikipedia.com es el ejemplo más conocido de una wiki. Aunque los expertos en los temas siempre estarán preocupados por la precisión y la fiabilidad de la información actualizada por amplios grupos de diversos autores, las wikis responden más fácilmente a los eventos en rápida transformación.[35-38] Las wikis y las pizarras afianzan la comprensión de que el personal de primera línea y otros observadores de primera mano son los expertos *de facto* cuando se trata de evaluar la situación local.

PUNTOS CLAVE

- El trabajo en equipo es esencial en la atención al paciente. El equipo incluye al paciente, a todos los profesionales sanitarios y al personal de apoyo.
- El rendimiento del equipo depende de la existencia de modelos mentales compartidos y de la comunicación. Ambos se benefician de la experiencia de trabajar juntos como equipo.
- La comunicación puede dividirse en tres pasos: codificación del mensaje, su transmisión y su descodificación.
- Los errores de comunicación siguen patrones comunes. La redundancia, la retroalimentación y la construcción del mensaje con el receptor en mente son estrategias de prevención de eficacia probada.

BIBLIOGRAFÍA

1. Whitt N, Harvey R, McLeod G, et al. How many health professionals does a patient see during an average hospital stay? *N Z Med J.* 2007;120(1253):U2517.
2. Commission J. *The Joint Commission Guide to Improving Staff Communication.* 2nd ed. Oakbrook Terrace, IL: Joint Commission Resources; 2008.
3. Nelson EC, Batalden PB, Huber TP, et al. Microsystems in health care: Part 1. Learning from high-performing front-line clinical units. *Jt Comm J Qual Improv.* 2002;28(9):472–93.
4. Reason JT. *Human Error.* New York, NY: Cambridge University Press; 1990.
5. Schmidt RA, Lee TD. *Motor Control and Learning: A Behavioral Emphasis.* 4th ed. Champaign, IL: Human Kinetics; 2005.
6. Wuchty S, Jones BF, Uzzi B. The increasing dominance of teams in production of knowledge. *Science.* 2007;316(5827):1036–9.
7. Tapscott D, Williams AD. *Wikinomics: How Mass Collaboration Changes Everything.* New York, NY: Portfolio; 2006.
8. Gleick J. *Chaos: Making a New Science.* New York, NY: Viking; 1987.
9. Surowiecki J. *The Wisdom of Crowds: Why the Many are Smarter than the Few and How Collective Wisdom Shapes Business, Economies, Societies, and Nations.* 1st ed. New York, NY: Doubleday; 2004.

10. Klein GA. *Streetlights and Shadows: Searching for the Keys to Adaptive Decision Making.* Boston, MA: The MIT Press; 2009.

11. The Better the Team, the Safer the World. Paper presented at: Conference on Group Interaction in High Risk Environments, Ruschlikon, Switzerland, 2004.

12. Senge PM. *The Fifth Discipline: The Art and Practice of the Learning Organization.* Revised and updated edition. New York, NY: Doubleday/Currency; 2006.

13. Lencioni P. *The Five Dysfunctions of a Team: A Leadership Fable.* 1st ed. San Francisco, CA: Jossey-Bass; 2002.

14. Tuckman BW. Developmental Sequence in Small Groups. *Psychol Bull.* 1965;63:384–99.

15. Covey SMR, Merrill RR. *The Speed of Trust: The One Thing that Changes Everything.* New York, NY: Free Press; 2006.

16. Argote L. *Organizational Learning: Creating, Retaining and Transferring Knowledge.* New York, NY: Springer; 2005.

17. Argote L, Epple D. Learning curves in manufacturing. *Science.* 1990;247(4945):920–4.

18. Emanuel L, Berwick DM, Conway J, et al. What exactly is patient safety? In: Henriksen K, Battles J, Keyes M, eds. *Advances in Patient Safety: New Directions and Alternative Approaches.* Rockville, MD: Agency for Healthcare Research and Quality; 2008.

19. Weick KE, Sutcliffe KM. *Managing the Unexpected: Assuring High Performance in an Age of Complexity.* 1st ed. San Francisco, CA: Jossey-Bass; 2001.

20. Liker JK. *The Toyota Way: 14 Management Principles from the World's Greatest Manufacturer.* New York, NY: McGraw-Hill; 2004.

21. Prielipp RC, Magro M, Morell RC, et al. The normalization of deviance: do we (un)knowingly accept doing the wrong thing? *Anesth Analg.* 2010;110(5):1499–502.

22. James BC, Savitz LA. How Intermountain trimmed health care costs through robust quality improvement efforts. *Health Aff (Millwood).* 2011;30(6):1185–91.

23. Deming WE. *Out of the Crisis.* 1st ed. Cambridge, MA: MIT Press; 2000.

24. Kotter JP. *Leading Change.* Boston, MA: Harvard Business Review Press; 2012.

25. Bennis WG. *On Becoming a Leader.* [Rev. ed.]. Cambridge, MA: Perseus Pub.; 2003.

26. Shannon CE, Weaver W. *The Mathematical Theory of Communication.* Urbana, IL: University of Illinois Press; 1949.

27. Gleick J. *The Information: A History, a Theory, a Flood.* 1st ed. New York, NY: Pantheon Books; 2011.

28. Pierce JR. *An Introduction to Information Theory: Symbols, Signals & Noise.* 2nd rev. ed New York, NY: Dover Publications; 1980.

29. Maxfield D, Grenny J, McMillan R, et al. *Silence Kills: The Seven Crucial Conversations for Healthcare.* 2005. http://www.aacn.org/WD/practice/docs/publicpolicy/silencekills.pdf. Accessed 9/24/13.

30. Methods DoSaS. *Standards Supporting the Provision of Culturally and Linguistically Appropriate Services.* 2009. http://www.jointcommission.org/assets/1/6/2009_CLASRelatedStandardsOME.pdf. Accessed 9/24/13.

31. Carman KL, Dardess P, Maurer M, et al. Patient and family engagement: a framework for understanding the elements and developing interventions and policies. *Health Aff (Millwood).* 2013;32(2):223–31.

32. Pronovost P, Needham D, Berenholtz S, et al. An intervention to decrease catheter-related bloodstream infections in the ICU. *N Engl J Med.* 2006;355(26):2725–32.

33. CUSP Toolkit. http://www.ahrq.gov/professionals/education/curriculum-tools/cusptoolkit/index.html. Accessed 9/24/13.

34. *Practical Tactics that Improve Both Patient Safety and Patient Perceptions of Care.* Gulf Breeze, FL: Studer Group; 2007.

35. Tapscott D, Williams AD. *Wikinomics: How Mass Collaboration Changes Everything.* (Expanded ed.). New York, NY: Portfolio; 2008.

36. Tapscott D, Williams AD. *Macrowikinomics: Rebooting Business and the World.* New York, NY: Portfolio/Penguin; 2010.

37. Giles J. Internet encyclopaedias go head to head. *Nature.* 2005;438(7070):900–1.

38. Clauson KA, Polen HH, Boulos MN, et al. Scope, completeness, and accuracy of drug information in Wikipedia. *Ann Pharmacother.* 2008;42(12):1814–21.

16 Factores humanos

Laurie Wolf y Sergio E. Trevino

VIÑETA CLÍNICA

La Sra. W es una mujer de 50 años de edad con linfoma, ingresada para un trasplante de células madre. También tiene antecedentes de fibrilación auricular con frecuencia ventricular rápida, por lo cual está recibiendo esmolol por goteo intravenoso y tiene colocado un monitor cardíaco. El monitor y la pantalla de la frecuencia cardíaca están situados junto a la cama, pero los datos también se transmiten a la estación de enfermería. Por la tarde, el servicio de terapia intravenosa sometió a la paciente a la inserción de una línea periférica de catéter central (PICC, por sus siglas en inglés). Mientras preparaba el equipo para colocar la línea PICC, el terapeuta golpeó accidentalmente el monitor cardíaco que se encuentra junto a la cama, lo que provocó que se desconectara un cable en la parte trasera. Esto hizo que el monitor emitiera una alarma. El terapeuta volvió a conectar el cable al monitor, la alarma se detuvo y la frecuencia cardíaca se pudo visualizar de nuevo en la pantalla situada junto a la cama. A continuación, se colocó la línea PICC sin incidentes. Algo más tarde, una de las enfermeras observó que el monitor de la paciente ya no transmitía a la estación de enfermería. Entró a la habitación de la paciente y la encontró en asistolia, por lo que emitió un código. Durante el código, se percató de que el cable del monitor se había conectado a la entrada incorrecta. Cuando el cable se conecta a este puerto, la frecuencia cardíaca puede visualizarse junto a la cama, pero no se transmite a la estación de enfermeras. Cuando se conecta a la entrada correcta, el ritmo se muestra en ambos sitios. El código de color de la entrada incorrecta era naranja; la clavija era verde. No obstante, las entradas no eran fácilmente visibles. Aunque las entradas hubieran sido visibles y el código de color hubiera coincidido, la luz era escasa, lo que dificultaba la visibilidad del color.

- ¿Qué factores humanos contribuyeron al incidente?
- ¿Cómo influyeron en el evento los diseños del equipo o de la habitación?
- ¿Cómo se podría prevenir el evento en el futuro?

INTRODUCCIÓN

La ingeniería de factores humanos (IFH), también llamada ergonomía, es una disciplina que realiza investigaciones relacionadas con las características psicológicas, sociales, físicas y biológicas del ser humano y que aplica esta información al diseño, la operación o el uso de productos o sistemas que optimizan el rendimiento, la salud, la seguridad y/o la habitabilidad humanas.[1] La siguiente definición es la más ampliamente adoptada por la comunidad de IFH, desarrollada por la Asociación Internacional de Ergonomía[2]:

> *La ergonomía (o estudio de los factores humanos) es la disciplina científica que se ocupa de la comprensión de las interacciones entre los seres humanos y otros elementos de un sistema, y la profesión que aplica la teoría, los principios, datos y métodos a diseñar con el fin de optimizar el bienestar humano y el rendimiento global de los sistemas.*

El término «factores humanos» en ocasiones se usa como una denominación equivocada, al atribuir la causa de un error a la acción humana. No obstante, la ciencia de la IFH rechaza la premisa de que los seres humanos son los principales culpables y, en lugar de ello, emplea un enfoque sistemático para comprender completamente las circunstancias que conducen a un error.[3] En la viñeta clínica, de acuerdo con la IFH, la causa del error fue la presencia de dos conexiones no funcionales, más que la acción del terapeuta (fig. 16-1). La solución estaba enfocada al sistema (el monitor cardíaco) más que al usuario (terapeuta). El ser humano inventa los sistemas y, en consecuencia, deberían diseñarse para que el resto de seres humanos los utilice de manera correcta. Cualquier error debido al usuario es, por tanto, atribuible al diseño del sistema.[4]

La IFH se inició como una disciplina formal después de la Segunda Guerra Mundial, principalmente en el ámbito militar y de la aeronáutica, antes de pasar a otras industrias en

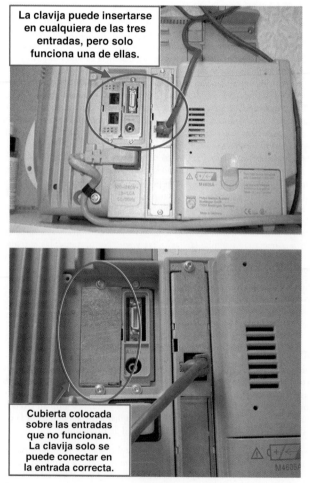

La clavija puede insertarse en cualquiera de las tres entradas, pero solo funciona una de ellas.

Cubierta colocada sobre las entradas que no funcionan. La clavija solo se puede conectar en la entrada correcta.

Figura 16-1. Intervención de la ingeniería de factores humanos (IFH) en el monitor cardíaco.

la década de 1970.[4-6] Los eventos en otras industrias, como el accidente nuclear de Three Mile Island en EE.UU. y la tragedia de Bhopal en la India, dieron como resultado varios documentos reguladores que esbozaban cómo se debe incorporar de modo sistemático la IFH en el diseño de sistemas. La IFH se ha utilizado en la atención sanitaria en pequeña medida desde la década de 1980; sin embargo, esta se hizo más prominente en este sector una década después con el cambio de cultura que dejó de «culpar al usuario» y la identificación de fallos activos (usuario) y latentes (sistema).[7]

Hay tres principios fundamentales de la IFH que se han aplicado a la atención sanitaria[8,9]:

1. Orientación de sistemas. El rendimiento es resultado de la interacción del sistema sociotécnico y no solo de un único componente (usuario).
2. Basada en el diseño. Mejoras dirigidas al diseño del ambiente de trabajo, equipo, estructuras y procesos.
3. Centrada en las personas. Los sistemas deben diseñarse para satisfacer las necesidades de los usuarios.

Los cimientos de la IFH se basan en los dominios de las características físicas, cognitivas y organizacionales (psicosociales) de las personas.[10] Algunos ejemplos de dichos dominios incluyen:

- Ergonomía cognitiva. Incluye la carga de trabajo mental, la toma de decisiones, la interacción humano-ordenador, la fiabilidad humana, el estrés y la formación. Estos conceptos pueden usarse en la atención sanitaria para evaluar la facilidad de uso de la tecnología, para diseñar sistemas de formación y la interfaz de usuario en la tecnología de la información. Los aspectos cognitivos son cruciales para comprender los sistemas de informes de incidentes o eventos y los procesos de análisis.
- Ergonomía física. Incluye manejo de materiales, postura, repetición, disposición del lugar de trabajo y capacidades físicas (todos los sentidos). Estos conceptos pueden utilizarse en la atención sanitaria para reducir las lesiones en trabajadores y pacientes y lograr las óptimas condiciones en el lugar de trabajo (sonido, iluminación, brillo, ruido) y del material. Deben considerarse los aspectos físicos para conseguir una atención segura del paciente.
- Ergonomía organizacional. Incluye comunicación, diseño del empleo/trabajo, turnos laborales, diseño participativo, trabajo en equipo, políticas, procedimientos y gestión de la calidad. Estos conceptos pueden aplicarse en la atención sanitaria para diseñar puestos de trabajo que reduzcan el estrés y el desgaste profesional y mejoren la satisfacción de los pacientes y del personal. Es necesario tener en cuenta los aspectos organizacionales a la hora de diseñar los modelos de atención a los pacientes para crear horarios de trabajo apropiados y mejorar el rendimiento de los trabajadores y los procesos.

La tabla 16-1 muestra los factores que afectan negativamente al rendimiento humano y que pueden abordarse durante una valoración de IFH.

TABLA 16-1 Factores que afectan al rendimiento humano

Fatiga	Ruido	Turno de trabajo	Basarse en la memoria
Tedio	Calor	Enfermedad y lesiones	Basarse en la vigilancia
Frustración	Desorden	Interrupciones	Dispositivos mal diseñados
Temor	Movimiento	Distracciones	Procedimientos mal diseñados
Estrés	Iluminación/brillo	Flujo de trabajo poco natural	

MARCO ESTRUCTURAL Y MODELOS
Modelo aplicado

Un método sistemático para llevar a la práctica los dominios de la IFH abarca numerosas disciplinas, pero, a fines prácticos, estas pueden agruparse en tres componentes: organizacionales, humanos y ambientales (fig. 16-2). Cuando se presentan errores o ineficiencias, suele ser el resultado de la combinación de estos componentes.

- Organización: incluso cuando los componentes individuales de un sistema se diseñan con la IFH en mente, es posible que haya un resultado no deseado si no se tiene en cuenta el diseño de todo el sistema de trabajo. La macroergonomía es una subdisciplina de la IFH que estudia el sistema de trabajo.[10] El estudio de la macroergonomía concluye que, para que los factores humanos sean eficaces, hay que integrar la organización y la administración en el proceso de diseño del sistema.
- Capacidades y limitaciones humanas: un desajuste entre las capacidades físicas y las exigencias del trabajo puede conducir a molestias físicas y lesiones. Un desajuste entre las capacidades cognitivas y las capacidades de percepción puede llevar a la frustración y al error.
  - Capacidades físicas: para comprender las capacidades y limitaciones físicas de los humanos, se requiere el conocimiento de la talla, la fuerza y las actividades físicas de la persona que desempeña una tarea específica. La antropometría de la ingeniería trata de la aplicación de métodos de mediciones científicas físicas para desarrollar estándares de diseño en ingeniería. Este campo incluye mediciones estáticas y funcionales (dinámicas) de las dimensiones posturales, las fuerzas y los gastos de energía. Existen numerosas tablas de datos con diversas poblaciones humanas que típicamente indican los percentiles 5, 50 y 95 para dimensiones como la estatura estando de pie, la estatura y anchura sedentes, la longitud de las piernas, etc.[6] Los datos antropométricos pueden aplicarse al diseño de equipo y de instalaciones con el fin de producir entornos de asistencia sanitaria y procesos que concuerden con las capacidades físicas de los profesionales sanitarios y sus pacientes.

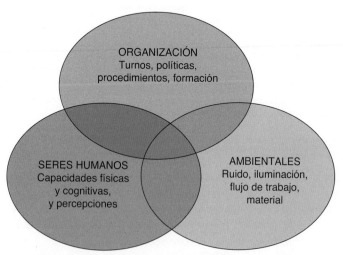

Figura 16-2. La aplicación práctica de un método por sistemas de factores humanos.

- ◦ Capacidades cognitivas: hay muchas consideraciones cuando se trata de comprender los procesos mentales que se producen durante la ejecución de una tarea. Los aspectos cognitivos son una fuente significativa de errores en la atención sanitaria.[11]
- ◦ Percepción: cada uno de los cinco sentidos tiene limitaciones para reconocer diversos estímulos. La tabla 16-2 describe algunos aspectos perceptivos comunes en la atención sanitaria.
- ◦ El diseño y la implementación de la tecnología en la atención sanitaria han generado numerosas preocupaciones cognitivas, como la facilidad de uso de los dispositivos médicos y la carga de trabajo cognitiva. Un profesional sanitario debe interactuar diariamente con múltiples interfaces informáticas y sistemas de comunicación de información. El diseño apropiado de las pantallas del menú y la jerarquía de acceso a la información se hacen críticos a medida que los registros médicos electrónicos se vuelven más complejos y esenciales en la comunicación. Otro problema común es la sobrecarga de alarmas auditivas y visuales que puede conducir a la insensibilización y a ignorar dichas alarmas.
- Entorno: el entorno puede clasificarse en dos categorías. La primera incluye el espacio físico donde se realiza el trabajo; abarca la estación de trabajo inmediato, entornos intermedios —como el edificio donde se lleva a cabo el trabajo— y, de forma más general, la comunidad o la ciudad. La segunda categoría incluye diversos aspectos del entorno como la iluminación, el ruido, el calor, el frío, la vibración y la contaminación.

Todos estos factores ambientales pueden interactuar para influir en la manera en que el profesional funciona en el entorno de atención sanitaria. Por ejemplo, en una unidad de cuidados intensivos (UCI) se observó que las personas a menudo chocaban con la puerta de cristal de la entrada de la unidad. El pasillo para entrar a la UCI era de color blanco. La puerta de vidrio tenía un letrero también blanco. La falta de contraste entre las letras blan-

TABLA 16-2	Aspectos perceptivos comunes en la atención sanitaria
Limitaciones perceptivas	**Ejemplo**
Auditiva	El volumen y la frecuencia apropiados de las alarmas dependen de la frecuencia y del volumen de ruido ambiental. La insensibilización auditiva es común si hay alarmas frecuentes.
Visual	Un tamaño de letra pequeño y las luces tenues dificultan que las personas mayores puedan leer la información vital y crean la posibilidad de error.
Detección de señales	Buscar la lectura en un monitor con información de varios pacientes con telemetría puede ser una tarea monótona y laboriosa que dificulte la detección de lecturas anómalas.
Figuras, iconos y selección de menús	Los registros médicos electrónicos pueden resultar difíciles de navegar en busca de información crucial de manera oportuna.
Procesamiento de información	El profesional de enfermería puede tener 10 tareas en la cabeza al tiempo que procesan de modo simultáneo nueva información, con más de tres interrupciones por hora en un entorno en cambio constante.[12]

cas y el fondo blanco, combinados con el brillo de las luces del pasillo, dificultaba la lectura del letrero. Incrementar el contraste de este, mediante letras blancas sobre un fondo negro, aumentó significativamente la legibilidad del letrero.

Modelo SEIPS

Un modelo de IFH de sistemas sociotécnicos centrados en las personas que se ha empleado de manera extensa en la atención sanitaria es el llamado iniciativa de ingeniería de sistemas para la seguridad del paciente (SEIPS, por sus siglas en inglés). Fue introducido por Carayon *et al.* en 2006[13] y se desarrolló en la University of Wisconsin. Este modelo ha sido adoptado por los responsables de la seguridad del paciente y se ha utilizado para enmarcar el diseño y el análisis de investigación en este ámbito. Una versión actualizada del modelo fue propuesta por Holden *et al.*[9], denominada SEIPS 2.0 (fig. 16-3).

Como se muestra en la figura, la estructura del modelo SEIPS 2.0 plantea que un sistema de trabajo sociotécnico (izquierda) produce ciertos procesos de trabajo (centro) que dan lugar a los resultados (derecha). Esto incluye bucles de retroalimentación desde los resultados hacia los otros dos componentes, llamados adaptación (abajo), con el fin de mejorar los resultados.

- Sistema de trabajo. Está compuesto por seis componentes que interactúan: persona(s), tareas, herramientas y tecnologías, organización y entorno interno y externo. Todos los componentes giran en torno a las personas, lo cual implica que el diseño debe ayudar a las personas implicadas, incluidos los profesionales sanitarios, los pacientes y las familias.
- Procesos. Este es el flujo de trabajo, y puede clasificarse en procesos de rendimiento físico, cognitivo o social/conductual. Hay diferentes agentes que encabezan cada proceso, incluidos profesionales, pacientes, o la colaboración entre ambos.
- Resultados. Son el producto de los procesos de trabajo que reflejan los objetivos de los diferentes intereses, incluidos pacientes, profesionales de la atención sanitaria y directores de la organización. Los resultados de un proceso pueden ser deseables o no deseables, e inmediatos (proximales) o reflejarse en el futuro (distales).
- Adaptación. Se refiere a cambios debidos a la retroalimentación de los resultados. Las adaptaciones son inevitables en los sistemas sociotécnicos complejos y pueden ser intencionadas o accidentales, reactivas o planeadas y de corta o larga duración.

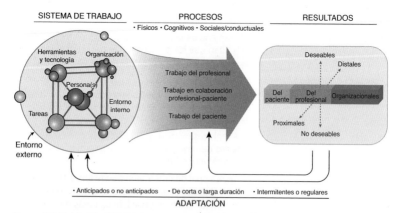

Figura 16-3. Modelo SEIPS 2.0 propuesto por Holden *et al.* (De: Holden RJ, et al. SEIPS 2.0: a human factors framework for studying and improving the work of healthcare professionals and patients. *Ergonomics.* 2013;56(11):1669–86.)

Para una explicación más detallada del modelo SEIPS 2.0, se puede consultar la publicación de Holden *et al.* en *Ergonomics*.[9]

Ejemplos publicados de los modelos de IFH en funcionamiento

Hay una cantidad significativa de información publicada sobre los modelos de IFH empleados en los diferentes aspectos de los entornos de atención sanitaria. Algunos de estos sirven para ayudar a comprender mejor los efectos de los IFH en este ámbito.

* Adquisición de dispositivos médicos. Una institución llevó a cabo la investigación de IFH antes de adquirir una bomba de infusión. Se grabó en vídeo a los profesionales sanitarios que suelen operar estos dispositivos mientras utilizaban cada una de las de las cuatro bombas disponibles comercialmente para poder seleccionar la más segura y la más orientada a personas.[14]
* Administración de medicación en la UCI. Este estudio empleó un método de IFH para evaluar los posibles errores en la administración de fármacos y los factores que contribuían a ello. Mediante grupos de enfermeras de UCI, se identificaron los potenciales modos de error, los factores contribuyentes y los procesos de recuperación utilizados por el personal de enfermería en el proceso de administración de fármacos. Estos resultados pueden usarse para el rediseño del proceso.[15]
* Impacto de la administración de fármacos con código de barras (BCMA, por sus siglas en inglés). Una valoración de IFH puede describir y cuantificar el impacto deseable y no deseable que la implementación de la BCMA puede tener sobre un proceso de trabajo. Este estudio determinó que el paso a un proceso de BCMA tenía efectos tanto deseables como no deseables.[16]

FORMULARIO DE EVALUACIÓN DE FACTORES HUMANOS

El formulario de evaluación en la tabla 16-3 se adaptó del sistema de análisis y clasificación de factores humanos de la Mayo Clinic (HFACS, por sus siglas en inglés). Este formulario puede usarse para evaluar un área de trabajo, una parte del equipo o incluso para valorar aspectos de IFH que puedan haber contribuido a un evento adverso. La evaluación tiene en cuenta el impacto de las siguientes características:

1. Entorno/disposición.
2. Entorno/condiciones.
3. Equipo (suministros, material, disponibilidad).
4. Facilidad de uso del equipo *(hardware).*
5. Facilidad de uso del equipo *(software).*
6. Capacidad y limitaciones físicas.
7. Capacidad y limitaciones cognitivas.
8. Organización (políticas y procedimientos).
9. Comunicación.

Para cada una de las características anteriores, el evaluador puede registrar la puntuación del bloque que mejor describe el estado de la situación que se evalúa. Por ejemplo, si no se detectó una alarma sonora en la estación del personal de enfermería durante un cambio de turno, deben considerarse las siguientes puntuaciones:

* Disposición del entorno = 2 (el entorno permite que se realice la tarea, pero se completa con dificultad y es posible que no sea precisa).
* Condiciones del entorno = 2 (los niveles de ruido pueden causar errores de percepción).
* Equipo/suministros = 4 (el equipo necesario estaba disponible, pero no era posible oírlo).
* Facilidad de uso del equipo = 4 (la señal sonora era fácil de entender, pero no era posible oírla).

TABLA 16-3 Formulario de evaluación de la ingeniería de factores humanos

Fecha: Describa lo que se evalúa, por ejemplo, estación del personal de enfermería, bomba intravenosa (i.v.), recepción, sala del personal médico:

Instrucciones: para cada «característica de factores humanos», registre la puntuación del bloque que describe mejor el estado de la situación que se evalúa. Señale las oportunidades de mejora.

Característica de factores humanos	5 Puntos	4 Puntos	3 Puntos	2 Puntos	1 Punto	0 Puntos	Puntuación
	Sobresaliente. Sin errores, sin problemas	Excelente. Sin errores, tarea realizada a tiempo	Buena. Se termina la tarea cuando se necesita	Marginal. Desempeño adecuado	Pobre. Tarea inadecuada o retrasada	Inaceptable. No se realizó la tarea, errores	
Entorno/disposición: ¿el entorno general promueve un desempeño óptimo?	Entorno físico óptimo sin barreras físicas. El entorno permite terminar las tareas con facilidad y comodidad	El entorno físico promueve la ejecución correcta de la tarea (disposición ordenada, limpia y adecuada)	El entorno permite que la tarea se ejecute de manera adecuada con interferencia mínima	El entorno permite hacer la tarea, pero esta se completa con dificultad y puede no ser precisa	Hay barreras físicas extremas, pero la tarea puede lograrse mínimamente. (El desempeño o la calidad están comprometidos.)	La disposición física imposibilita completar la tarea	
Entorno/condiciones: ¿las condiciones ambientales, como ruido, iluminación y temperatura, son apropiadas?	Niveles óptimos de iluminación, ruido y temperatura que aseguran el éxito de la tarea	Las condiciones, como el nivel de iluminación, ruido y temperatura, permiten finalizar la tarea	Niveles tolerables de iluminación, ruido y temperatura que no interfieren en la tarea requerida	Niveles de iluminación, ruido y temperatura incómodos o que pueden causar una percepción visual o verbal deficiente	Niveles de iluminación, ruido o temperatura que dificultan la realización de la tarea y/o la detección de errores	Condiciones extremas de iluminación, ruido o temperatura que imposibilitan completar la tarea	

Disponibilidad de equipo, suministros y material: ¿equipo, tiempo y lugar adecuados?	Equipo, provisiones y materiales siempre están disponibles, son prácticos, fáciles de obtener y funcionan bien. Las tareas se terminan con precisión y a tiempo	Equipo, suministros y material están donde tienen que estar cuando se necesitan para realizar la tarea deseada en todo momento	Equipo, suministros y material se obtienen con dificultad moderada, pero esto no interfiere en la finalización de la tarea o en la oportunidad de realizar la tarea	La tarea se completa, pero no a tiempo o con éxito total debido a la falta de suministros o equipos apropiados	La tarea no se completa adecuadamente debido a la carencia o la distancia para obtener equipos o suministros adecuados	El equipo necesario para realizar la tarea no está disponible o no funciona adecuadamente, lo cual hace imposible realizar la tarea
Facilidad de uso del equipo (hardware): ¿el equipo es fácil de usar?	Los controles y las pantallas son fáciles de usar, de comprender y tienen interacciones obvias. El uso incorrecto es imposible	Controles, pantallas y etiquetas son fáciles de comprender con una formación mínima	Si los controles y/o las pantallas se malinterpretan o se usan de manera incorrecta, el trabajador puede detectar el error y corregirlo antes de que ocurra un incidente	Los operadores pueden acostumbrarse a los controles y/o a las pantallas con una formación amplia y práctica continua. El equipo se ha modificado (p. ej., etiquetas para aclarar la operación)	El equipo requiere una formación amplia y práctica constante para recordar cómo se usa. Las pantallas no indican el estado normal o anómalo. Los errores no se detectan	Los modelos tradicionales (como rojo es «malo», o hacia arriba es «encendido») se infringen en la disposición de los controles. Las pantallas no avisan al usuario, lo que hace que los errores pasen desapercibidos

(Continúa.)

TABLA 16-3 Formulario de evaluación de la ingeniería de factores humanos *(cont.)*

Facilidad de uso del equipo (*software*): ¿el equipo es fácil de entender?	La interacción con el equipo no solo es fácil de entender, sino que es imposible usarlo de modo equivocado (p. ej., barandillas en la bomba i.v.). El software predecirá las necesidades de los usuarios y sugerirá acciones apropiadas	Equipo fácil de usar, que incluye advertencias o alertas para identificar los errores	Si se introducen datos incorrectos, estos se detectan y aparecen en pantalla, y pueden corregirse fácilmente antes de que se cometa el error	El trabajador ha modificado el equipo (ha ideado un «atajo» para cubrir mejor sus necesidades)	El equipo requiere una amplia formación y práctica constante para recordar cómo se usa	Las advertencias críticas no alertan al usuario, lo cual hace que los errores pasen desapercibidos
Capacidad y limitaciones físicas: ¿la tarea se encuentra dentro de las capacidades físicas del usuario (levantar, empujar, estirar, ver, oír, tocar)?	Todas las tareas pueden realizarse sin causar estrés físico ni fatiga. Si la tarea se deben excederse las capacidades, siempre está disponible un dispositivo de adaptación (p. ej., elevador, lupa, equipo protector)	Empujar, estirar, levantar y caminar pueden llevarse a cabo con un mínimo de estrés. Es posible tomar períodos de descanso cuando se requieren	Un trabajador sano puede realizar las tareas y tener energía todavía al final de su jornada laboral	El trabajador está cansado y hambriento después de su turno laboral. Piensa que nunca hay tiempo suficiente para terminar el trabajo	Completar la tarea causa agotamiento o molestias físicas. No es posible tomar descansos para comer o beber agua. Tomar un analgésico al principio o al final del día ayuda	La tarea es físicamente imposible de realizar y no se completa o se completa de forma incorrecta

Capacidad y limitaciones cognitivas: ¿la tarea está dentro de las capacidades cognitivas del trabajador?	Las tareas se realizan con la atención adecuada, con mínimas distracciones y sin que el trabajador se sienta apremiado, frustrado o estresado	Se integran recordatorios en el proceso, de modo que el trabajador pueda recordar varias tareas sin que las interrupciones causen errores	Cuando la carga de trabajo es elevada, existen recordatorios, fáciles de usar, para asegurar que no se olvide nada	Las tareas se completan, pero de modo confuso, con interrupciones frecuentes y oportunidades para cometer errores. Es posible que el trabajador deje una tarea que se le ha olvidado para el siguiente turno	Demasiado para recordar e interrupciones frecuentes que dificultan mucho la finalización de las tareas. Al final del turno, el trabajador tiene la impresión de que se le olvidaron cosas	Distracciones y carga de trabajo excesiva que causan frustración y tienen como resultado turnos prolongados y trabajo incompleto e impreciso
Organización, políticas, procedimientos: ¿la organización, las políticas, los compañeros y la administración permiten que las tareas tengan éxito?	Las políticas administrativas y de Organización de atención sanitaria (OAS) permiten que las tareas requeridas se completen como se necesita con la seguridad del paciente/empleado como la mayor prioridad	Las creencias y las políticas de la OAS refuerzan las prácticas seguras y las recompensas, la seguridad del paciente/empleado y la conducta de calidad	Las políticas se revisan periódicamente con el personal. Las tareas del trabajo diario están en consonancia con las políticas. El apoyo de la administración es reconocido por el personal	Las políticas no se revisan ni se usan en el trabajo del día a día. Las iniciativas para nuevos programas de formación se toleran como «una moda pasajera»	La cadena de mando es confusa y la misión de la OAS no está clara. Es bien sabido que las políticas documentadas no reflejan las actividades reales en el área de trabajo	Los supervisores y colaboradores fomentan que se ignoren las normas. Se incentiva el uso de «atajos». No hay ayuda cuando se requiere formación

(Continúa)

TABLA 16-3	Formulario de evaluación de la ingeniería de factores humanos *(cont.)*				
Comunicación: ¿hay información clara y sin ambigüedades disponible según las necesidades?	La comunicación es excelente en todos los niveles. La transferencia de tareas entre turnos y sitios es impecable y sin ambigüedades	La comunicación es buena con reuniones de revisión estándares entre transferencias de pacientes. Si una tarea no está clara, es fácil conseguir ayuda	Las transferencias se dan con terminología estándar. Se admiten preguntas. La resolución se consigue con la mínima dificultad	La comunicación es mínima. Se admiten preguntas, pero es difícil alcanzar la resolución y lleva tiempo	Las asignaciones provienen de diferentes fuentes y suelen ser confusas y conflictivas. El apoyo para la clarificación es mínimo. Hablar sobre un error es incómodo y engorroso	La comunicación es confusa y no hay reuniones de revisión. Los supervisores o colaboradores no están disponibles para hacer aclaraciones. No se tolera hablar de un error

Oportunidades de mejora:

Puntuación total de factores humanos:

Promedio

(Adaptado de: Mayo Clinic Human Factors Analysis and Classification System (HFACS); Perrow C. *Normal Accidents*, 1984; Ciavarelli A. *Human factors checklist. An Aircraft Accident Investigation Tool*, 2002.)

En este ejemplo la causa principal de no oír la alarma son las condiciones del entorno y no la facilidad de uso ni las características humanas (como las capacidades físicas o cognitivas).

Este formulario de evaluación puede usarse de modo proactivo para predecir lo que puede contribuir a un error o de modo reactivo una vez que el error se ha producido. Durante las reuniones de revisión de errores, el formulario puede garantizar que se tengan en cuenta múltiples aspectos de los factores humanos en la fase de descubrimiento/diagnóstico con el fin de llegar a comprender las causas.

CONCLUSIÓN

La IFH proporciona la oportunidad de que los profesionales sanitarios identifiquen los retos para realizar una tarea sin asumir que las cosas suceden por su culpa. A menudo, los diseñadores de una tecnología no se dan cuenta de la cantidad de interrupciones, de las tareas múltiples y de la complejidad del entorno donde se lleva a cabo una actividad. Introducir el rigor de la IFH en la atención sanitaria permitirá obtener más soluciones sistémicas para algunos de los desafíos de este entorno.[4]

PUNTOS CLAVE

- Los factores humanos deben incorporarse en el diseño de sistemas.
- Se deben minimizar los «atajos» en el proceso.
- Hay que evitar la sobrecarga mental, física o sensorial.
- Si no es posible «eliminar del diseño» los posibles errores, el estado debe ser visible.
- El error humano es inevitable; se deben diseñar sistemas que faciliten realizar la acción correcta y dificulten llevar a cabo la acción equivocada.

BIBLIOGRAFÍA

1. Stramler JH. *The Dictionary for Human Factors/ergonomics*. Boca Raton, FL: CRC Press; 1993;xiii:413.
2. IEA. *What is Ergonomics?* 2000 [cited December 3, 2013]. http://www.iea.cc/whats/index.html
3. Russ AL, et al. The science of human factors: separating fact from fiction. *BMJ Qual Saf.* 2013;22(10):802–8.
4. Cafazzo JA, St-Cyr O. From discovery to design: the evolution of human factors in healthcare. *Healthc Q.* 2012;15:24–9.
5. Wilson JR, Corlett EN. *Evaluation of Human Work*. 3rd ed. Boca Raton, FL: Taylor & Francis; 2005;xix:1026.
6. McCormick EJ, Sanders MS. *Human Factors in Engineering and Design*. 5th ed. New York, NY: McGraw-Hill; 1982;viii:615.
7. Reason J. Understanding adverse events: human factors. *Qual Health Care.* 1995;4(2):80–9.
8. Dul J, et al. A strategy for human factors/ergonomics: developing the discipline and profession. *Ergonomics.* 2012;55(4):377–95.
9. Holden RJ, et al. SEIPS 2.0: a human factors framework for studying and improving the work of healthcare professionals and patients. *Ergonomics.* 2013;56(11):1669–86.
10. Carayon P. *Handbook of Human Factors and Ergonomics in Health Care and Patient Safety*. Human Factors and Ergonomics. Mahwah, NJ: Lawrence Erlbaum Associates; 2007;xiv:995.
11. Bisantz AM, Burns CM, Fairbanks RJ. *Cognitive Systems Engineering in Health Care*. Boca Raton, FL: CRC Press; 2014:224. https://www.crcpress.com/Cognitive-Systems-Engineering-in-Health-Care/Bisantz-Burns-Fairbanks/9781466587960#googlePreview Container.

12. Wolf LD, et al. Describing nurses' work: combining quantitative and qualitative analysis. *Hum Factors.* 2006;48(1):5–14.

13. Carayon P, et al. Work system design for patient safety: the SEIPS model. *Qual Saf Health Care.* 2006;15(Suppl 1):i50–8.

14. Nemeth C, et al. Between choice and chance: the role of human factors in acute care equipment decisions. *J Patient Saf.* 2009;5(2):114–21.

15. Faye H, et al. Involving intensive care unit nurses in a proactive risk assessment of the medication management process. *Jt Comm J Qual Patient Saf.* 2010;36(8):376–84.

16. Holden RJ, et al. That's nice, but what does IT do? Evaluating the impact of bar coded medication administration by measuring changes in the process of care. *Int J Ind Ergon.* 2011;41(4):370–9.

17 Cognición y toma de decisiones

Bryan Kane y Christopher Carpenter

VIÑETA CLÍNICA

El Dr. P es un profesor retirado de la facultad de medicina, de 80 años de edad y previamente sano, el cual vive en casa con su esposa de 55 años de edad y juega al tenis dos veces por semana. Toma diariamente ácido acetilsalicílico y medicación para su hipertensión, pero niega haber sido hospitalizado con anterioridad y haber sido sometido a cirugías. Se presenta en el servicio de urgencias (SU) después de sufrir un episodio de síncope mientras caminaba desde su coche a la pista de tenis. Los testigos no observaron actividad de tipo convulsivo, confusión postsíncope, ni otras secuelas tras el desmayo. Está despierto y alerta, y no presenta lesiones posteriores a la caída. No tiene dolor ni refiere queja alguna durante el examen físico. Sus pruebas son normales, incluida una radiografía de tórax, un electrocardiograma, la hemoglobina, y los análisis químicos y de enzimas cardíacas. Mientras la doctora del SU evalúa a un paciente de nivel I y decide si enviar a otro paciente con infarto de miocardio con elevación del segmento ST al laboratorio de cateterización cardíaca, contempla las posibilidades diagnósticas de riesgo inmediato para la vida. Los tres últimos pacientes con síncope a los que trató fueron diagnosticados finalmente de embolia pulmonar (EP), uno de ellos en el momento de su autopsia, dos días después de que se le diera de alta. No obstante, la campaña «Choosing Wisely» (Elección inteligente) ha llamado la atención de los médicos respecto al sobrediagnóstico y al pseudodiagnóstico. Por ello, tras determinar que el paciente está en riesgo moderado de EP con una regla de estratificación de riesgo validada, la doctora del SU solicita una gammagrafía de ventilación y perfusión (V/Q), en lugar de una tomografía computarizada (TC) del protocolo para la EP, e indica una dosis de radiación significativamente reducida a través del estudio previo. Antes de que le realicen la gammagrafía V/Q, el paciente pregunta si esa prueba identifica la disección aórtica, ya que su hermano pequeño murió debido a esa dolencia el año pasado. Se discuten las limitaciones de la V/Q para los diagnósticos no relacionados con la EP y los riesgos de la TC con el paciente, quien opta por la TC, la cual muestra una disección aórtica tipo I para la que se solicita rápidamente la cirugía torácica.

- ¿Cómo asimilan los profesionales sanitarios la información para guiar la toma de decisiones?
- ¿Qué errores y factores cognitivos conducen a decisiones clínicas subóptimas?
- ¿Cómo puede la toma estructurada de decisiones clínicas reducir el error diagnóstico y terapéutico en entornos caóticos?

INTRODUCCIÓN

Los errores cognitivos en medicina no son raros ni se limitan al frenético servicio de urgencias (SU), donde los errores que conducen a diagnósticos tardíos son los más frecuentes.[1-4] La prensa no especializada identifica, cada vez con mayor frecuencia, los errores del personal médico en la toma de decisiones.[5-8] Por desgracia, las facultades de medicina tradicionales, la formación para residentes y la educación médica continua descuidan la «caja negra» del razonamiento cognitivo.[9] Incorporar la toma de decisiones en la educación médica en cualquier ámbito es un reto, ya que la «caja negra» de los conceptos cognitivos carece de pruebas objetivas de su existencia y nadie ha demostrado la capacidad para reducir eficientemente el error o alterar la conducta del equipo médico mediante la comprensión de estas entidades hipotéticas.[10-12] Además, la formación médica tradicional a través de sistemas de impartición, como las conferencias de morbimortalidad, incide en la falta de agudeza del profesional médico.[13] Con frecuencia, los participantes en las conferencias reciben el mensaje de que un diagnóstico equivocado es el peor error que puede cometer un médico.[14] Por otro lado, los profesionales sanitarios reciben poca retroalimentación interna o externa objetiva, basada en la evidencia sobre su conducta en la práctica, lo cual promueve un entorno en el que las pruebas excesivas puedan recibir un refuerzo positivo. Por ejemplo, un exceso de pruebas está asociado a un incremento en las ganancias y a una disminución del riesgo de mala praxis, lo cual fortalece la mentalidad de que un mayor uso de los recursos equivale a una atención médica de mayor calidad.[15,16] El fallo en el diagnóstico es uno de los temas principales del informe del Institute of Medicine (IOM) *To Err Is Human (Errar es humano)*.[17,18] Por ejemplo, el término *error de medicación* aparece 70 veces en dicho informe, mientras que el término *error de diagnóstico* solo aparece dos veces.[19]

El primer paso para comprender el proceso intelectual que ocurre entre el contacto inicial con el paciente (una constelación de síntomas, factores de riesgo y pruebas disponibles) y la identificación de la etiología es revisar los modelos para la toma de decisiones. El estudio del razonamiento cognitivo continúa su evolución con la creencia de que las estrategias y *curricula* efectivos para la seguridad del paciente requieren la comprensión de los modelos cognitivos que, tradicionalmente, caen dentro del campo de los psicólogos.[20-22]

MODELOS PARA LA TOMA DE DECISIONES CLÍNICAS

Los filósofos, psicólogos cognitivos y expertos en la toma de decisiones catalogan y definen múltiples entidades hipotéticas que conducen a rutas equívocas para alcanzar la «verdad» (http://www.fallacyfiles.org/taxonomy.html). La tabla 17-1 resume estas falacias lógicas. La mayor parte de las investigaciones sobre la toma de decisiones ocurrieron en campos no médicos, pero, en la última década, estas teorías han pasado a los ámbitos de la medicina y la formación médica.[9,10] La adquisición de experiencia profesional en música, atletismo, escritura u otras tareas basadas en destrezas como la toma de decisiones médicas requiere de asesoría adecuada y de práctica deliberada.[23,24] La comprensión de los profesionales sanitarios sobre su proceso de toma de decisiones, lo que piensan mientras piensan, se llama **metacognición.**[25] Uno de los componentes de la metacognición es la comprensión de los marcos estructurales consciente e inconsciente dentro de los cuales ocurre el razonamiento clínico.

Hay una gran variedad de teorías en el proceso cognitivo, aunque comprobar su existencia y medir su prevalencia e impacto constituye un reto.[20,26] En los entornos donde se deben tomar muchas decisiones en poco tiempo, como el SU, se cree que la toma de decisiones basadas en la racionalidad es la más prevalente (fig. 17-1).[27] El «control cognitivo» de la figura 17-1 sirve para determinar si el paciente encaja en un patrón previamente definido. Este modelo y otras entidades teóricas para la toma de decisiones también encajan en el modelo de razonamiento del proceso dual[26] (fig. 17-2). El modelo del proceso dual consta de dos subtipos que poseen diferentes factores de confusión y caminos hacia la aptitud: el sistema 1 y el sistema 2. El **sistema 1** está impulsado por la intuición subyacente, con frecuencia inconsciente y no analítica. Cuando la enfermedad se reconoce mediante el sistema 1, el diagnóstico se hace sin conciencia reconocida utilizando la teoría de los pensamientos inconscientes.[26,28] Algunos autores de psicología cognitiva también se refieren al sistema 1 como *«Augenblink»* o «instante».[29] Los profesionales sanitarios expertos utilizarán frecuentemente con éxito el *Gestalt* clínico para lograr un diagnóstico, mientras que los

TABLA 17-1	Subtipos de falacias lógicas	
Subtipos de tipos de falacias lógicas	**Descripción**	**Ejemplos**
Proposicional Afirmar lo consecuente Negar lo antecedente Afirmar una premisa disyuntiva Negar una premisa conjuntiva Transposición impropia	Relaciones lógicas entre proposiciones como un todo, con conectividad en la verdad funcional	Hoy es domingo y está lloviendo
Probabilística Negligencia de la tasa básica Falacia del jugador Falacia de la comparación múltiple	Tasa de resultados basada en una premisa de probabilidad concebida	
Silogística Proceso ilícito Premisas exclusivas Falacia de cuatro términos	Razonamiento con dos premisas (silogismo) y una conclusión	Todo dolor torácico es letal Ningún dolor torácico es benigno
Modal	Relación en la lógica y las modalidades de posibilidad con la necesidad, la verdad pasada y futura, o el conocimiento y la creencia	Si la paciente es una persona mayor, entonces debe estar muriéndose Si los segmentos ST están elevados, entonces tiene que ser infarto de miocardio (IM)
Malas razones	La conclusión es falsa porque el argumento proporcionado es incorrecto, no se ha comprobado o está incompleto	Las radiografías de tórax son imprecisas para la disección aórtica, así que al paciente no se le puede realizar una disección
Unilateralidad Citas fuera de contexto	Presenta solo la evidencia que favorece su conclusión preferida o postulada, ignorando la evidencia contra esta conclusión	Una víctima de 20 años, previamente sana, que sufrió un accidente de tráfico y tiene dolor torácico y troponina elevada creciente, y un ECG no diagnóstico no puede tener una enfermedad coronaria cuando la imagenología eventual demuestra disección coronaria
Ambigüedad Anfibología Acento Equivocación	Característica del lenguaje donde una palabra o frase tiene > 1 significado y provoca que la forma de razonamiento parezca de validación	

(Continúa.)

TABLA 17-1	Subtipos de falacias lógicas *(cont.)*

Subtipos de tipos de falacias lógicas	Descripción	Ejemplos
Accidente	Aplicación de la generalización sin considerar las excepciones	La mayoría de los pacientes gravemente embriagados con estado mental alterado no tienen lesiones; el paciente X está ebrio y desorientado, por tanto, el paciente X no tiene lesiones
Apelación a la ignorancia	La ausencia de evidencia es evidencia de ausencia	Ningún ensayo aleatorio controlado demuestra que los paracaídas puedan salvar vidas; por tanto, saltar desde un avión con paracaídas no es beneficioso
Cortina de humo Muñeco de paja Falacia genética Falacia «del carro» Atractivo emocional Culpa por asociación Apelación a las consecuencias Dos males hacen un bien	Razonamiento que distrae a la persona que toma la decisión clave debido a la introducción de una irrelevancia	Una paciente con dolor en el cuadrante derecho inferior del tórax y 7 leucocitos en microscopía de orina debe tener infección de las vías urinarias
Composición	Atribuir propiedades de una parte al todo, bajo la suposición de que el atributo de la parte se aplica a todos los niveles del todo	El cuerpo humano está hecho de células invisibles; por tanto, el cuerpo es invisible
Non causa pro causa Falacia de regresión Falacia del francotirador *Cum hoc, ergo propter hoc* *Post hoc, ergo propter hoc*	Falacias en las que se puede incurrir al razonar y sacar conclusiones acerca de una cosa como causa de otra	Atribuir los hematomas difusos asociados a la violencia doméstica al hecho de haber tropezado por accidente con la manguera del jardín semanas antes
Blanco o negro	Lógica basada en un dilema constructivo erróneo o en una premisa disyuntiva	El dolor torácico se debe bien a infarto agudo de miocardio (IAM), bien a neumotórax; la radiografía de tórax es normal, así que este dolor torácico se debe a IAM
Vaguedad Precisión falsa Pendiente resbaladiza	Existencia de ejemplos limítrofes que no pertenecen claramente o no corresponden a esa categoría	

(Continúa.)

TABLA 17-1	Subtipos de falacias lógicas *(cont.)*	
Subtipos de tipos de falacias lógicas	**Descripción**	**Ejemplos**
Petición de principio Palabras con carga Analogía que fuerza la pregunta	Forma de lógica circular en la cual la conclusión aparece como una de las premisas para apoyar dicha conclusión	La tomografía computarizada (TC) es la regla de oro para diagnosticar la embolia pulmonar (EP) y se asume que la estimación PIOPED-II de la sensibilidad de la TC (93 %) es una subestimación de la verdadera sensibilidad del 100 % de la TC para la EP
Alegato especial	Argumento para una excepción especial a una regla de oro basada en una característica irrelevante que no define a una excepción	Los médicos de emergencias atienden partos, por tanto, los médicos de emergencias deberían practicar la obstetricia
Analogía débil Muestra no representativa Falacia anecdótica	Conclusiones erróneas o poco probables basadas en comparaciones o en contextos que no son lo bastante fuertes para el argumento	Las arterias obstruidas requieren cirugía para prevenir la enfermedad; por tanto, las autopistas saturadas deben vaciarse para evitar los traumatismos por accidente automovilístico

ECG, electroencefalograma.

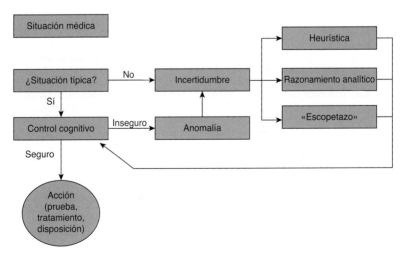

Figura 17-1. Toma de decisiones basadas en la racionalidad. (Adaptado de: Klein G, Orasanu J, Calderwood R. *Decision Making in Action: Models and Methods.* Norwood, NJ: Ablex Publishing; 1993.)

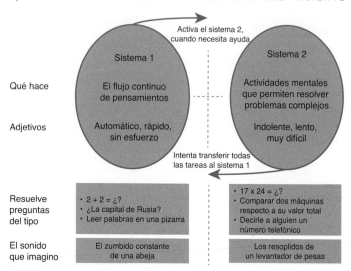

Figura 17-2. Modelo para la toma de decisiones por proceso dual. (De: Campbell SG, Croskerry P, Bond WF. Profiles in patient safety: a "perfect storm" in the emergency department. *Acad Emerg Med.* 2007;14(8):743–9.)

profesionales menos experimentados solo pueden lograrlo a través del uso de listas de verificación de la medicina basada en la evidencia (MBE).[30,31]

La forma de pensar del sistema 1 puede conducir a un exceso de confianza y tiene múltiples «puntos ciegos» posibles. Es probable que estas deficiencias puedan mitigarse con la experiencia, pero completar la formación de residencia puede ser insuficiente.[32,33] Tradicionalmente, la mayoría de los errores cognitivos se ha atribuido a los problemas del sistema 1, aunque investigaciones recientes cuestionan esta teoría.[34,35] La automaticidad del sistema 1 puede verse afectada por la emoción, las tendencias cognitivas intrínsecas y la personalidad.[36] Los ejemplos de aspectos de la personalidad que pueden provocar un error en la toma de decisiones del sistema 1 incluyen el exceso de confianza,[37] la tolerancia al riesgo,[38] la motivación y el medio cultural. Por otro lado, el **sistema 2** es el método racional y metodológico para valorar la situación médica dentro del contexto de los libros de texto y la investigación, mientras reevalúa la precisión basándose en la evolución de los resultados de las pruebas y la respuesta terapéutica. En ocasiones, estas influencias dan lugar a una conducta irracional que se denomina *disracionalidad*.[26,39] Ambos sistemas no son mutuamente excluyentes. De hecho, la toma de decisiones efectivas con el sistema 1 requiere la supervisión del sistema 2 (reconocer cuando el patrón inicial no encaja con la situación médica en evolución y, en consecuencia, ajustar el plan diagnóstico/terapéutico). El sistema 2 es más intenso respecto al tiempo y los recursos que el sistema 1, y no es inmune al error. Las características de la persona que toma las decisiones como la indolencia cognitiva y la fatiga, así como las condiciones ambientales y las distracciones en las tareas, impiden que existan procesos fiables en el sistema 2. La disrupción de la toma de decisiones con el sistema 2 incrementa el riesgo de error en el sistema 1 al reducir la eficacia del sistema 2.[26]

Los expertos definen una diversidad de subtipos de error en la toma de decisiones clínicas de la tabla 17-1, que se incluyen en la tabla 17-2.[36] El sesgo de anclaje, el sesgo de confirmación, el sesgo de disponibilidad, la negligencia de la tasa básica y la señalización

TABLA 17-2	**Nomenclatura de clasificación para los sesgos cognitivos en medicina**

Error por apego excesivo a un diagnóstico particular

Anclaje	La tendencia a centrarse en características específicas de una presentación en una etapa demasiado temprana del proceso diagnóstico y el fallo subsiguiente para ajustarlo
Sesgo de confirmación	La tendencia a buscar una evidencia de confirmación para apoyar una hipótesis, en lugar de buscar una evidencia que no la confirme para refutarla
Cierre prematuro	Aceptar un diagnóstico antes de que se haya verificado por completo

Error debido a no tener en cuenta diagnósticos alternativos

Sesgo de alternativas múltiples	Inercia irracional para optimizar la elección entre posibles alternativas
Restricción de representatividad	Restricción para considerar un diagnóstico particular de un paciente porque la presentación no es lo bastante representativa de la clase
Satisfacción de búsqueda	La tendencia a suspender una búsqueda cuando se encuentra algo y no considerar hallazgos o diagnósticos adicionales
Error de Sutton	Fijación en la respuesta o interpretaciones más obvias
Principio de desempaquetado	Influencia ejercida por la forma en que se presentan los hechos
Error de pensamiento vertical	Rigidez e inflexibilidad en el método para tratar los problemas clínicos (sin pensamiento lateral)

Error debido a que se heredó la forma de pensar de otro

Señalización de triaje	Predisposición hacia una decisión particular como resultado de un juicio realizado por profesionales de atención sanitaria al inicio del proceso de atención al paciente
Dinámica diagnóstica	La tendencia a que un diagnóstico particular se establezca a pesar de la existencia de otras evidencias
Efecto de enmarcado	Decisión en la que influye la manera en la que el cuadro se presenta o «enmarca»
Efecto de comprobación	Cuando el pensamiento está previamente moldeado por las expectativas

Errores en la percepción o estimación de la prevalencia

Sesgo de disponibilidad	La tendencia a juzgar con más frecuencia las cosas si vienen con facilidad a la mente
Negligencia de la tasa básica	No tener en cuenta adecuadamente la prevalencia de una enfermedad particular

(Continúa.)

TABLA 17-2	Nomenclatura de clasificación para los sesgos cognitivos en medicina (cont.)
Falacia del jugador	La creencia de que una secuencia de diagnósticos similares se revertirá (creencia de que la misma cosa no pasará de nuevo)
Sesgo retrospectivo	Una vez que se conoce el resultado, una subestimación (ilusión de fracaso) o sobreestimación (ilusión de control) de la calibración de la decisión original
Probabilidades de ganar	Decidir que un paciente no tiene una enfermedad particular sobre la base de un juicio de probabilidad (apuesta a la frecuencia)
Error de probabilidad *a posteriori*	Permitir que lo que se conoce como un caso pasado influya indebidamente en un juicio
Efectos de orden	Centrarse en información proporcionada al principio o el final de una historia, con el descuido de «los asuntos intermedios»

Error que implica a las características del paciente o el contexto de presentación

Error de atribución fundamental	Atribuir la culpa por una circunstancia o evento a las cualidades personales del paciente más que a la situación
Sesgo por género	Cuando la decisión está influida indebidamente por el género del paciente o de la persona que toma la decisión
Error por perturbación	Diversidad de sesgos asociados con la percepción del profesional sanitario respecto a un paciente psiquiátrico
Yin-yang out	Suposición de que una investigación previa extensa descartó cualquier diagnóstico grave

Error asociado a sentimientos o personalidad del médico

Sesgo de comisión	Tendencia a la acción más que a la inacción
Sesgo de omisión	Tendencia a la inacción más que a la acción
Sesgo del resultado	Elegir un curso de acción de acuerdo con un resultado deseado; evitar las posibilidades que podrían sugerir un resultado no deseado
Sesgo visceral	Tomar decisiones influidas por sentimientos personales (positivos o negativos) hacia el paciente (sesgo afectivo)
Exceso/falta de confianza	Tener exceso (más probable) o falta de confianza respecto a la eficacia de la decisión tomada
Sesgo por creencias	Tendencia a aceptar solo las cosas que concuerdan con nuestro sistema de creencias
Sesgo por ego	En este contexto, una sobreestimación sistemática del pronóstico para los propios pacientes
Costes a fondo perdido	Resistencia a renunciar a un diagnóstico en el cual se ha invertido un esfuerzo considerable
Refugio de la cebra	Reticencia a continuar con un diagnóstico raro por una diversidad de razones

(De: Campbell SG, Croskerry P, Bond WF. Profiles in patient safety: a "perfect storm" in the emergency department. *Acad Emerg Med*. 2007;14(8):743–9.)

de triaje son particularmente comunes. Las estrategias para comprender el perfil de tendencias cognitivas de los profesionales clínicos incluyen las simulaciones y los intentos de captar los procesos cognitivos durante los turnos clínicos.[22,40,41]

IMPACTO DE LA TOMA DEFICIENTE DE DECISIONES CLÍNICAS SOBRE LA SEGURIDAD DEL PACIENTE

Eliminar los errores diagnósticos es poco realista dadas las complejidades de los procesos patológicos, la disponibilidad de las pruebas y las imprecisiones inherentes, además de los pacientes y profesionales sanitarios heterogéneos en la interfaz de un sistema de atención sanitaria en evolución permanente.[42] Sin embargo, reducir los errores cognitivos obliga a comprender la prevalencia, los factores desencadenantes y las consecuencias. Los primeros investigadores de la seguridad del paciente emplearon revisiones retrospectivas de expedientes médicos que dificultaban la detección de los fallos en el proceso cognitivo; en particular, en los diagnósticos.[18] Por el contrario, los errores de medicación y en los procedimientos son, por lo general, claramente visibles. Los errores diagnósticos siguen siendo subestimados como causa de los errores médicos. Por ejemplo, la actual *Global Trigger Tool* (herramienta indicio) del Institute for Healthcare Improvement (IHI) no identifica los errores de diagnóstico.[18,43] A pesar de esto, existe un creciente cuerpo de evidencias que señala los errores cognitivos como un objetivo tangible para las iniciativas de la mejora de calidad enfocada a la seguridad del paciente.

Un estudio prospectivo basado en el SU de casi 2 000 visitas determinó que una quinta parte de los errores en los informes eran de tipo diagnóstico.[1] Otro estudio retrospectivo en el SU demostró que la mitad (50 %) de las muertes inesperadas en un período de 7 días se relacionaban con la visita al SU y que cerca del 60 % podía estar relacionado con errores cognitivos. Los obstáculos que encontraron los médicos de los SU en esta cohorte incluían interpretación, consumo de drogas y embriaguez coexistentes, y características del paciente como gravedad de la enfermedad, enfermedad psiquiátrica o neurológica y escasos conocimientos médicos.[44] El uso de MBE o listas de verificación heurísticas es una solución posible,[31] pero aquí, el potencial para seleccionar la lista de revisión equivocada, conocido como sesgo de confirmación, es un error posible significativo.[45] Un estudio sobre demandas de mala praxis cerradas determinó que la causa arrolladora de las reclamaciones era el error cognitivo (96 %). Se determinó que los factores de sistemas, como las comunicaciones de transferencia, carga de trabajo y supervisión, se combinaban con exámenes incompletos y solicitudes o interpretaciones inadecuadas de las pruebas, para generar las situaciones en las que se dañó a los pacientes y se presentaron las demandas legales subsiguientes. Cabe señalar que, en la mayoría de los casos de esta serie, se observó que sucedieron múltiples errores.[2]

Como subrayara Elstein,[46] también ocurren errores de diagnóstico fuera del SU. Una encuesta a 310 clínicos de 22 instituciones sugiere que los clínicos de todas las especialidades, en ocasiones, reconocen tener problemas con los procesos cognitivos. En este estudio, se informó de 583 errores diagnósticos, de los cuales el 28 % fue considerado como «grave» y la mayoría de los diagnósticos erróneos o tardíos fueron, entre otros, EP, interacciones farmacológicas, cáncer, accidentes cerebrovasculares y síndromes coronarios agudos.[3]

DISPOSICIONES COGNITIVAS PARA RESPONDER

Las disposiciones cognitivas para responder (DCR) se pueden considerar como la forma en que los seres humanos procesan intrínsecamente la información con el fin de llegar a la decisión. Las DCR no tienen la intención de ser peyorativas.[47] Dado que, a veces, es un reto separar la cognición del propio estado emocional, con frecuencia la DCR se vincula con las disposiciones afectivas para responder (DAR). El Morsani Medical College of Medicine (University of South Florida) forma a sus estudiantes médicos en la regla mnemotécnica HALT: **H**ambriento, Enojado (***A****ngry*), Retrasado (***L****ate*) y Cansado (***T****ired*). Estos y otros factores ambientales e intrínsecos, incluidos los físicos, los emocionales y los psiquiátricos, pueden influir en la disposición general de un médico para responder o en su capacidad para tomar una decisión.[48] Al final, la comprensión, tanto de las DCR como de las DAR, así como su interacción, es vital para comprender cómo se producen los errores médicos en la toma de decisiones.

Dado que los médicos no pueden saberlo todo sobre la enfermedad (o la salud) de los pacientes, la capacidad de ser completamente racional es limitada. Una solución propuesta es acotar la información y tener una «racionalidad controlada»,[49] y comprender los motivadores económicos[50] como una manera de tomar decisiones con información incompleta o imperfecta. El problema, entonces, consiste en determinar dónde situar el límite entre la información suficiente y la insuficiente, ya que su ubicación puede conducir directamente al error.

Las DCR son el medio a través del cual se adquieren, analizan e interpretan estos umbrales de información. La tabla 17-2 resume muchas DCR y agrupa formas erróneas de pensar similares.[36] Al comprender la diversidad de los errores cognitivos en el razonamiento médico, los profesionales médicos pueden incorporar la toma de decisiones compartidas. Por ejemplo, a un paciente con dolor torácico en el SU se le podría mostrar una tarjeta que represente su riesgo personal de síndrome coronario agudo para reducir la prevalencia de errores de percepción.[51]

Los vehículos de formación médica tradicional como la conferencia de morbimortalidad crean un entorno cognitivo en el cual el diagnóstico erróneo se considera mucho peor que el exceso de pruebas y el uso desmedido de recursos.[52] Fundamentada en una teoría según la cual las decisiones médicas complejas evolucionaron en un entorno basado en las recompensas, la teoría de administración de errores (TAE) implica que los esfuerzos para mejorar la toma de decisiones clínicas son un reto mucho mayor que la modificación de la formación médica.[53] Básicamente, las TAE buscan explicar, a menudo en un sentido darwiniano, cómo los sesgos en la toma de decisiones pueden, a largo plazo, conducir a mejores resultados. Bajo las TAE, mejorar la calidad general y la fiabilidad de la toma de decisiones clínicas requerirá que cada médico «desaprenda» las conductas potencialmente peligrosas que antes se recompensaban. El reto para los defensores de la seguridad de los pacientes es encontrar intervenciones que anulen la conducta aprendida basada en recompensas. Aunque los recientes intentos por mejorar la toma de decisiones clínicas han fracasado,[12] los esfuerzos deben continuar.

SITUACIONES ESPECIALES

La fatiga y la transferencia de pacientes

La fatiga es una causa bien reconocida de errores y de problemas subsiguientes en la seguridad de los pacientes.[54,55] Comenzando con la Bell Commission en 1989 y culminando finalmente con los reglamentos extensos del Accreditation Council for Graduate Medical Education (ACGME) en 2003, los médicos en formación han tenido restricciones temporales como medida para abordar este asunto. Artículos recientes han señalado que la reducción de responsabilidades clínicas ha conducido a un incremento de los errores notificados.[56] Esto confirma estudios previos con versiones anteriores de las reglas de las horas de servicio donde la seguridad farmacológica no mejoraba, sino que tendía hacia una disminución de esta.[57] La especulación temprana de que la falta de mejora en la seguridad del paciente se derivaba de un aumento en las transferencias se confirmó recientemente en un estudio que terminó de forma prematura.[58] Las transferencias de pacientes en la atención sanitaria permiten numerosos errores cognitivos.[59] El traspaso de la atención más obvio, relacionado con un error cognitivo incluido en la tabla 17-2, es «heredar la forma de pensar de otro». Siendo conscientes de la importancia de la comunicación en la transferencia de pacientes, en 2007 la Joint Commission se centró en la comunicación de la transferencia como un objetivo nacional de la seguridad del paciente. Se recomendó el modelo SBAR (situación, antecedentes, evaluación, recomendación; por sus siglas en inglés).[60] El ACGME también ha reconocido la importancia de la comunicación durante la transferencia, como una posible amenaza para la seguridad del paciente. Las visitas de «Revisión del ambiente de aprendizaje clínico» que efectúa ahora el ACGME se fundamentan en las seis áreas siguientes: seguridad del paciente, mejora de la calidad, supervisión, control de las horas de servicio/gestión y mitigación de la fatiga, transferencia de la atención y profesionalidad (https://www.acgme.org/acgmeweb/Portals/0/PDFs/CLER/CLER_Brochure.pdf). En los últimos años, se ha descrito un método institucional para mejorar este aspecto de la atención del paciente.[61]

Procedimientos y seguridad del paciente

La seguridad de los procedimientos relacionada con la seguridad del paciente ha recibido mayor atención en los últimos tiempos. Tradicionalmente, los equipos médicos se han centrado en los aspectos técnicos de la realización de un procedimiento. Por ejemplo, un estudio sobre la punción lumbar observó 26 pasos importantes, y ninguno de ellos tenía que ver con la selección de los pacientes,[62] la probabilidad de enfermedad,[63] los umbrales prueba-tratamiento[64] ni otras decisiones tomadas antes de realizar el procedimiento.[65] Recientemente, organizaciones externas tales como la Joint Commission buscan mitigar los errores diagnósticos como el diagnóstico no verificado (p. ej., «la bandeja de las sondas torácicas se encuentra en el lado derecho de la cama del paciente, así que ese debe ser el lado en el cual debe realizarse la toracostomía»), al usar una «pausa quirúrgica» como parte de un «protocolo universal" (http://www.jointcommission.org/standards_information/up.aspx). Otro ejemplo sería el paquete de medidas para las líneas centrales del IHI, que se centra en las decisiones cognitivas tomadas antes y después, y no durante el procedimiento. A pesar de la teoría educacional, la cual define la competencia como un continuo que bascula entre la incompetencia inconsciente y la competencia inconsciente, el ACGME ha definido tradicionalmente la competencia procedimental como el número de procedimientos realizados (http://www.gordontraining.com/free-workplace-articles/learning-a-new-skill-is-easier-said-than-done/).[66] Recientemente, el ACGME ha trasladado toda la formación de los residentes desde las competencias básicas hasta el *Next Accreditation System* (NAS; sistema siguiente de acreditación), que con frecuencia se denomina *Proyecto de objetivos mayores (milestones)* (https://www.acgme.org/acgmeweb/tabid/430/ProgramandInstitutionalAccreditation/NextAccreditationSystem/Milestones.aspx). Uno de los objetivos fundamentales de este proyecto es codificar las destrezas específicas que deben demostrarse. Aunque este incluye el número de procedimientos esperados, en la actualidad también hay un énfasis sobre las decisiones para realizar tal procedimiento (https://www.acgme.org/acgmeweb/Portals/0/PDFs/Milestones/EmergencyMedicineMilestones.pdf). Algunas especialidades han elegido describir el nivel más alto de competencia en este marco estructural como una «actividad profesional asignada», denotando que un estudiante puede realizar el procedimiento sin supervisión de expertos (https://www.acgme.org/acgmeweb/Portals/0/PDFs/Milestones/MilestonesFAQ.pdf).

Pensamiento crítico en una emergencia

En muchos sectores de la atención sanitaria se requiere la toma de decisiones rápida, urgente o emergente, que incluye, pero no se limita, al quirófano, a la sala de trabajo de parto y de partos, y a las unidades de cuidados intensivos. Se han descrito retos únicos para el ámbito del SU (tabla 17-3).[67] El trabajo por turnos intensifica los problemas de las transferencias analizados anteriormente y, con el advenimiento de un creciente uso del modelo de atención «hospitalista», no solo es relevante en el SU, sino también en la medicina interna, la pediatría, la cirugía general o de traumatología y obstetricia y ginecología, entre otras. En el segmento de pacientes hospitalizados en el sistema de atención sanitaria, la cultura del servicio las 24 h del día no solo puede generar fatiga, sino también el «síndrome del trabajo por turnos». A medida que la atención sanitaria, especialmente la de pacientes hospitalizados, se vuelve más fragmentada, la tradicional relación médico-paciente a largo plazo y sus beneficios más racionales, desde una perspectiva cognitiva, pueden llegar a ser más raros.

TABLA 17-3	Características operativas únicas del servicio de urgencias que predisponen al error médico

Altos niveles de incertidumbre diagnóstica

Alta densidad de toma de decisiones

Carga cognitiva elevada

Elevados niveles de actividad

Inexperiencia de algunos miembros del personal médico y de enfermería

Interrupciones y distracciones

Atención desigual y breve

Poco tiempo disponible

Trabajo por turnos

Rotaciones de turno

Trabajo en equipo comprometido

Retroalimentación deficiente

(De: Croskerry P, Sinclair D. Emergency medicine: a practice prone to error? *CJEM*. 2001; 3(4):271–6.)

PUNTOS CLAVE

- El error diagnóstico se ha subestimado. La formación médica tradicional se centra solo en una parte del problema y en los diagnósticos erróneos, y tiende a minimizar los errores tipo 1 o de falsos positivos.
- Los humanos usan los procesos del sistema 1 («instante») y el sistema 2 para tomar decisiones clínicas. El sistema 1 puede ser más vulnerable a los errores, pero ambos sistemas son interdependientes.
- Las DCR humanas son numerosas. Evolucionar hacia un entorno de atención sanitaria más seguro con el uso de estos modelos teóricos continúa siendo un reto e implicará modificaciones de conducta para «desaprender» respuestas situacionales arraigadas basadas en la recompensa.
- Con el fin de mejorar la toma de decisiones y la seguridad del paciente, debe prestarse especial atención al período de tiempo periprocedimental, a la fatiga del profesional sanitario y a las transferencias subsiguientes de pacientes, y al SU como un entorno donde se toman muchas decisiones.

RECURSOS EN LÍNEA

1. Tipos de falacia lógica: http://www.fallacyfiles.org/taxonomy.html
2. Society for Medical Decision Making: http://www.smdm.org/
3. The Brunswick Society: http://www.brunswik.org/
4. Decision Analysis Society: https://www.informs.org/Community/DAS
5. Society for Judgment and Decision Making: http://www.sjdm.org/
6. Center for Adaptive Behavior and Cognition: http://www.mpib-berlin.mpg.de/en/research/adaptive-behavior-and-cognition

BIBLIOGRAFÍA

1. Fordyce J, Blank FSJ, Pekow P, et al. Errors in a busy emergency department. *Ann Emerg Med.* 2003;42(3):324–33.
2. Kachalia A, Gandhi TK, Puopolo AL, et al. Missed and delayed diagnoses in the emergency department: a study of closed malpractice claims from 4 liability insurers. *Ann Emerg Med.* 2007;49(2):196–205.
3. Schiff GD, Hasan O, Kim S, et al. Diagnostic error in medicine: analysis of 583 physician-reported errors. *Arch Intern Med.* 2009;169(20):1881–7.
4. Tehrani AS, Lee H, Mathews SC, et al. 25-Year summary of US malpractice claims for diagnostic errors 1986–2010: an analysis from the National Practitioner Data Bank. *BMJ Qual Saf.* 2013;22(8):672–80.
5. Gigerenzer G. *Calculated Risks: How to Know When Numbers Deceive You.* New York City, NY: Simon & Schuster; 2002.
6. Groopman J. *How Doctors Think.* New York City, NY: Houghton Mifflin; 2007.
7. Newman DH. *Hippocrates' Shadow: Secrets from the House of Medicine.* New York City, NY: Scribner; 2008.
8. Wen L, Kosowsky J. *When Doctors Don't Listen: How to Avoid Misdiagnosis and Unnecessary Tests.* New York City, NY: St. Martin's Press; 2012.
9. Sandhu H, Carpenter C. Clinical Decision making: Opening the black box of cognitive reasoning. *Ann Emerg Med.* 2006;48(6):713–22.
10. Bowen JL. Educational strategies to promote clinical diagnostic reasoning. *N Engl J Med.* 2006;355(21):2217–25.
11. Graber ML. Educational strategies to reduce diagnostic error: can you teach this stuff? *Adv Health Sci Educ Theory Pract.* 2009;14(Suppl 1):63–9.
12. Sherbino J, Kulasegaram K, Howey E, et al. Ineffectiveness of cognitive forcing strategies to reduce biases in diagnostic reasoning: a controlled trial. *CJEM.* 2014;16(1):34–40.
13. Orlander JD, Barber TW, Fincke BG. The morbidity and mortality conference: the delicate nature of learning from error. *Acad Med.* 2002;77(10):1001–6.
14. Deis JN, Smith KM, Warren MD, et al. Transforming the morbidity and mortality conference into an instrument for system wide improvement. In: Henrikson K, Battles JB, Keyes MA, Grady ML, eds. *Advances in Patient Safety: New Directions and Alternative Approaches. Vol 2: Culture and Redesign.* Rockville, MD: Agency for Healthcare Research & Quality; 2008.
15. Brownlee S. *Overtreated: Why too Much Medicine is Making us Sicker and Poorer.* New York, NY: Bloomsbury; 2007.
16. Welch HG, Schwartz L, Woloshin S. *Overdiagnosed: Making People Sick in the Pursuit of Health.* Boston, MA: Beacon Press; 2011.
17. Kohn LT, Corrigan JM, Donaldson MS. *To Err Is Human: Building a Safer Health Care System.* Washington, DC: National Academy Press; 1999.
18. Croskerry P. Perspectives on diagnostic failure and patient safety. *Healthc Q.* 2012;15 Spec No:50–6.
19. Wachter RM. Why diagnostic errors don't get any respect--and what can be done about them. *Health Aff.* 2010;29(9):1605–10.
20. Norman G. Research in clinical reasoning: past history and current trends. *Med Educ.* 2005;39(4):418–27.
21. Croskerry P. From mindless to mindful practice—cognitive bias and clinical decision making. *N Engl J Med.* 2013;368(26):2445–8.
22. Ericsson KA. An expert-performance perspective of research on medical expertise: the study of clinical performance. *Med Educ.* 2007;41(12):1124–30.
23. Ericsson KA. Deliberate practice and the acquisition and maintenance of expert performance in medicine and related domains. *Acad Med.* 2004;79(10 Suppl):S70–81.
24. Ericsson KA. Deliberate practice and acquisition of expert performance: a general overview. *Acad Emerg Med.* 2008;15(11):988–94.
25. Marcum JA. An integrated model of clinical reasoning: dual-process theory of cognition and metacognition. *J Eval Clin Pract.* 2012;18(5):954–61.

26. Croskerry P. Critical thinking and reasoning in emergency medicine. In: Croskerry P, Cosby KS, Schenkel SM, Wears RL, eds. *Patient Safety in Emergency Medicine*. Philadelphia, PA: Lippincott Williams & Wilkins; 2009:213–8.

27. Weingart SD. Critical decision making in chaotic environments. In: Croskerry P, Cosby KS, Schenkel SM, Wears RL, eds. *Patient Safety in Emergency Medicine*. Philadelphia, PA: Lippincott Williams & Wilkins; 2009:209–12.

28. Dijksterhuis A, Meurs T. Where creativity resides: the generative power of unconscious thought. *Conscious Cogn.* 2006;15(1):135–46.

29. Gladwell M. *Blink: The Power of Thinking Without Thinking*. New York, NY: Little Brown & Company; 2005.

30. Penaloza A, Verschuren F, Meyer G, et al. Comparison of the unstructured clinician gestalt, the wells score, and the revised geneva score to estimate pretest probability for suspected pulmonary embolism. *Ann Emerg Med.* 2013;62(2):117–24.

31. Ely JW, Graber ML, Croskerry P. Checklists to reduce diagnostic errors. *Acad Med.* 2011;86(3):307–13.

32. Christakis NA, Lamont EB. Extent and determinants of error in doctors' prognoses in terminally ill patients: prospective cohort study. *BMJ.* 2000;320(7233):469–72.

33. Berk WA, Welch RD, Levy PD, et al. The effect of clinical experience on the error rate of emergency physicians. *Ann Emerg Med.* 2008;52(5):497–501.

34. Croskerry P. Cognitive and affective dispositions to respond. In: Croskerry P, Cosby KS, Schenkel SM, Wears RL eds. *Patient Safety in Emergency Medicine*. Philadelphia, PA: Lippincott Williams & Wilkins; 2009:219–27.

35. Sherbino J, Dore KL, Wood TJ, et al. The relationship between response time and diagnostic accuracy. *Acad Med.* 2012;87(6):785–91.

36. Campbell SG, Croskerry P, Bond WF. Profiles in patient safety: a "perfect storm" in the emergency department. *Acad Emerg Med.* 2007;14(8):743–49.

37. Croskerry P, Norman G. Overconfidence in clinical decision making. *Am J Med.* 2008;121(5 Suppl):S24–9.

38. Tubbs EP, Broeckel-Elrod JA, et al. Risk taking and tolerance of uncertainty: implications for surgeons. *J Surg Res.* 2006;131(1):1–6.

39. Stanovich KE. Dysrationalia: a new specific learning disability. *J Learn Disabil.* 1993;26(8):501–15.

40. Bond WF, Kuhn G, Binstadt E, et al. The use of simulation in the development of individual cognitive expertise in emergency medicine. *Acad Emerg Med.* 2008;15(11):1037–45.

41. McLellan L, Tully MP, Dornan T. How could undergraduate education prepare new graduates to be safer prescribers? *Br J Clin Pharmacol.* 2012;74(4):605–13.

42. Graber ML, Gordon R, Franklin N. Reducing diagnostic errors in medicine: what's the goal? *Acad Med.* 2002;77(10):981–92.

43. Classen DC, Resar R, Griffen F, et al. 'Global trigger tool' shows that adverse events in hospitals may be ten times greater than previously measured. *Health Aff.* 2011;30(4):581–9.

44. Sklar DP, Crandall CS, Loeliger E, et al. Unanticipated death after discharge home from the emergency department. *Ann Emerg Med.* 2007;49(6):735–45.

45. Pines JM. Profiles in patient safety: confirmation bias in emergency medicine. *Acad Emerg Med.* 2006;13(1):90–4.

46. Elstein AS. Thinking about diagnostic thinking: a 30-year perspective. *Adv Health Sci Educ Theory Pract.* 2009;14(Suppl 1):7–18.

47. Croskerry P. Achieving quality in clinical decision making: cognitive strategies and detection of bias. *Acad Emerg Med.* 2002;9(11):1184–204.

48. Croskerry P, Abbass AA, Wù AW. How doctors feel: affective issues in patients' safety. *Lancet.* 2008;372(9645):1205–6.

49. Marewski JN, Gigerenzer G. Heuristic decision making in medicine. *Dialogues Clin Neurosci.* 2012;14(1):77–89.

50. Brennan TJ, Lo AW. An evolutionary model of bounded rationality and intelligence. *PLoS One.* 2012;7(11):e50310.

51. Hess EP, Knoedler MA, Shah ND, et al. The chest pain choice decision aid: a randomized trial. *Circ Cardiovasc Qual Outcomes.* 2012;5(3):251–9.

52. Kaldjian LC, Forman-Hoffman VL, Jones EW, et al. Do faculty and resident physicians discuss their medical errors? *J Med Ethics.* 2008;34(10):717–22.

53. Johnson DD, Blumstein DT, Fowler JH, et al. The evolution of error: error management, cognitive constraints, and adaptive decision-making biases. *Trends Ecol Evol.* 2013;28(8):474–81.

54. Croskerry P, Singhal G, Mamede S. Cognitive debiasing 1: origins of bias and theory of debiasing. *BMJ Qual Saf.* 2013;22(Suppl 2):ii58–64.

55. Keers RN, Williams SD, Cooke J, et al. Causes of medication administration errors in hospitals: a systematic review of quantitative and qualitative evidence. *Drug Saf.* 2013;36(11):1045–67.

56. Sen S, Kranzler HR, Didwania AK, et al. Effects of the 2011 duty hour reforms on interns and their patients: a prospective longitudinal cohort study. *JAMA Intern Med.* 2013;173(8):657–62.

57. Landrigan CP, Fahrenkopf AM, Lewin D, et al. Effects of the accreditation council for graduate medical education duty hour limits on sleep, work hours, and safety. *Pediatrics.* 2008;122(2):250–8.

58. Desai SV, Feldman L, Brown L, et al. Effect of the 2011 vs. 2003 duty hour regulation-compliant models on sleep duration, trainee education, and continuity of patient care among internal medicine house staff: a randomized trial. *JAMA Intern Med.* 2013;173(8):649–55.

59. Perry S. Transitions in care: safety in dynamic environments. In: Croskerry P, Cosby KS, Schenkel SM, Wears RL, eds. *Patient Safety in Emergency Medicine.* Philadelphia, PA: Lippincott Williams & Wilkins; 2009:201–4.

60. Haig KM, Sutton S, Whittington JC. SBAR: a shared mental model for improving communication between clinicians. *Jt Comm J Qual Patient Saf.* 2006;32(3):167–75.

61. DeRienzo CM, Frush K, Barfield ME, et al. Handoffs in the era of duty hours reform: a focused review and strategy to address changes in the Accreditation Council for Graduate Medical Education Common Program Requirements. *Acad Med.* 2012;87(4):403–10.

62. Mark DG, Hung YY, Offerman SR, et al. Nontraumatic subarachnoid hemorrhage in the setting of negative cranial computed tomography results: external validation of a clinical and imaging prediction rule. *Ann Emerg Med.* 2013;62(1):1–10.

63. Perry JJ, Stiell IG, Sivilotti ML, et al. Sensitivity of computed tomography performed within six hours of onset of headache for diagnosis of subarachnoid haemorrhage: prospective cohort study. *BMJ.* 2011;343:d4277.

64. Pines JM, Carpenter CR, Raja AS, et al. Diagnostic testing in emergency care. In: Pines JM, Carpenter C, Raja AS, Schuur JD, eds. *Evidence-Based Emergency Care: Diagnostic Testing and Clinical Decision Rules.* 2nd ed. Oxford, UK: Wiley-Blackwell; 2013:3–10.

65. Lammers RL, Temple KJ, Wagner MJ, et al. Competence of new emergency medicine residents in the performance of lumbar punctures. *Acad Emerg Med.* 2005;12(7):622–8.

66. Flower J. In the mush. *Physician Exec.* 1999;25(1):64–6.

67. Croskerry P, Sinclair D. Emergency medicine: a practice prone to error? *CJEM.* 2001;3(4):271–6.

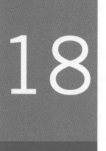

18 Herramientas para mejorar la seguridad de los pacientes

James J. Fehr y Jason C. Wagner

VIÑETA CLÍNICA

Se programa la reparación quirúrgica de una hernia inguinal izquierda en un niño de 4 años de edad. El cirujano obtiene el consentimiento informado y marca el sitio quirúrgico en el área de espera preoperatoria. Trasladan al niño a quirófano, lo anestesian y preparan el campo quirúrgico. Se preparan y cubren ambas áreas inguinales y se realiza una pausa quirúrgica antes de la incisión. Durante esta pausa, se escucha música, las personas conversan y alguien contesta una llamada de teléfono. El equipo no nota que alguien limpió de manera accidental la marca preoperatoria durante la preparación estéril. La incisión quirúrgica se efectúa en el área inguinal derecha. Después de la disección, no se identifica ningún saco herniario. El cirujano revisa la documentación clínica y se descubre el error.

Preguntas

• ¿Por qué se realizó la cirugía en el lado equivocado?
• ¿Qué podría prevenir que esto vuelva a suceder?

INTRODUCCIÓN

Los primeros informes sobre eventos adversos en la atención a los pacientes se derivaron de análisis de eventos que condujeron a demandas por mala praxis.[1] Descripciones adicionales sobre eventos adversos en pacientes hospitalizados revelaron cuán comunes eran estos problemas.[2,3] La creciente atención a los factores causales de eventos adversos en pacientes hospitalizados y a los métodos para abordarlos ha estimulado a todo el ámbito médico hacia un mayor compromiso para mejorar el entorno de la atención sanitaria. En las últimas décadas, ha habido un interés por mejorar la seguridad de los pacientes y se han requerido mejores herramientas para enseñar al personal médico prácticas óptimas de seguridad, a mejorar la atención clínica y a medir el desempeño y los resultados. Numerosas organizaciones han encabezado esta iniciativa en EE.UU., incluidas la Joint Commission, la Agency for Healthcare Research and Quality (AHRQ) y el Institute for Healthcare Improvement (IHI). Los objetivos de la Joint Commission en los Objetivos nacionales de seguridad del paciente de 2013 fueron asegurar que los pacientes se identifiquen correctamente, se mejore la comunicación entre el personal, se usen los fármacos con seguridad, se prevengan infecciones, se identifiquen los riesgos de la seguridad del paciente y se eviten los errores quirúrgicos.[4] Esto ha dado como resultado el desarrollo de numerosas herramientas para formar a los profesionales sanitarios y a los usuarios acerca de los asuntos complejos que rodean la seguridad de los pacientes, y ayudar a los clínicos en el tratamiento de los pacientes cada vez más complicados. Algunas de estas herramientas son sencillas, otras son elaboradas; pero todas ellas sirven a un objetivo común: reducir los errores médicos a cero, salvando así cientos de miles de vidas durante la siguiente década y aliviando una cantidad sustancial de sufrimiento mediante la prevención de daños y de eventos adversos.

EE.UU. posee la atención sanitaria más costosa del mundo, pero los resultados son pobres si se comparan con los de otras naciones desarrolladas. Esta brecha en los resultados se mantiene incluso cuando se establece un control para el estatus socioeconómico.[5] En un intento por reducir el coste de la atención sanitaria, atender las disparidades de esta y mejorar la seguridad del paciente, se ha trabajado con una amplia gama de métodos. Este capítulo revisa algunas de las lecciones que se aplican en el campo médico procedentes de otras disciplinas, las cuales deben operar con un margen de error extremadamente pequeño, como las industrias de la energía nuclear y la aeronáutica. Las herramientas para mejorar la seguridad del paciente, que proceden de otros ámbitos y se han adaptado para la práctica clínica, incluyen listas de verificación, simulación médica y gestión de recursos en crisis (CRM, por sus siglas en inglés). Las listas de verificación previas al vuelo son un procedimiento estándar para pilotos de aerolínea y se integran en la gestión cotidiana de las plantas de energía nuclear. Se aplican cada vez más en el sector de la atención sanitaria, desde el quirófano hasta la unidad de cuidados intensivos, para reducir los eventos adversos asociados con los procedimientos de alto riesgo. Los simuladores de vuelo también se emplean en la aviación para entrenar a pilotos noveles, evaluar a pilotos experimentados y probar nuevo equipo. Los principios de gestión de recursos de la tripulación se desarrollaron a partir de una evaluación de accidentes de aviación acontecidos en la década de 1970. Esta técnica implica aumentar la concienciación de la situación de todos los integrantes de un equipo y fomentar un sentido de responsabilidad con respecto a las tareas a realizar y el desarrollo de una comunicación clara y efectiva.

Este capítulo explora algunas de estas herramientas y su actual impacto en la seguridad de los pacientes. Se examina cómo han sido creadas las listas de verificación para evitar que los médicos cometan errores simples y prevenibles con posibles ramificaciones graves como la cirugía en el lado equivocado. Se explorará la simulación como una plataforma de formación en la seguridad del paciente, el aprendizaje de los equipos y la evaluación del desempeño. Los principios del CRM se describirán como un método para optimizar el desempeño de los equipos. En el análisis final, sin embargo, la disponibilidad de herramientas útiles y eficaces no es beneficiosa si no se utilizan o aplican de manera correcta. Y aunque pueden obtenerse lecciones valiosas de otras industrias, en el campo de la medicina, los médicos y otros profesionales sanitarios no se hunden con el barco, son el paciente y su familia quienes soportan el riesgo asociado a los eventos adversos. Por tanto, para los médicos y los otros profesionales de la atención sanitaria, es un imperativo moral incorporar siempre herramientas que puedan mejorar la seguridad de los pacientes en todos los niveles de la práctica.

LISTAS DE VERIFICACIÓN

Durante mucho tiempo, la lista de verificación previa al vuelo ha sido el estándar antes de que cualquier piloto despegue con cualquier aeronave, desde una tan simple como un Piper Cub de un solo motor hasta el bombardero B-2 Stealth. A pesar de la rápida adopción de las listas de verificación en otras industrias, la medicina se ha resistido al uso rutinario de estas para evitar los errores comunes. Un impulso importante fue la publicación, en 2009, de *The Checklist Manifesto (Manifiesto de las listas de verificación)* de Gawande, que llegó a la lista de libros más vendidos del *New York Times* y condujo a una queja pública para que el campo médico adoptara las listas de verificación.[6] Una convergencia de concienciación pública e institucional sobre los problemas de seguridad de los pacientes y la disponibilidad de herramientas como las listas de verificación que pueden mejorar la seguridad ha conducido a un incremento continuo en la integración de dichas listas en procesos que van desde los procedimientos simples hasta la gestión compleja de las crisis médicas. En 2013, un consenso de expertos sobre seguridad de pacientes recomendó encarecidamente la adopción inmediata de las listas de verificación como una estrategia para la seguridad de los pacientes.[7] En particular, se trataba de listas de verificación perioperatorias y sobre anestesia para reducir los eventos perioperatorios, y listas para reducir las infecciones sanguíneas asociadas a líneas centrales.

Las listas de verificación se han utilizado en la colocación de la vía central para asegurar que todas las colocaciones siguen las recomendaciones estándar de los Centers for Disease Control. En un estudio efectuado en la Johns Hopkins, el profesional de enfermería de cabecera completaba una lista de verificación de cinco preguntas (fig. 18-1), la cual registraba si la persona que realizaba el procedimiento seguía prácticas basadas en la evidencia para la colocación estéril de la vía central.[8] Antes de la introducción de las listas de verificación, sus datos demostraban un cumplimiento del 62 % de las directrices de control de infecciones. Tras la intervención, hubo una reducción en la tasa de infección de la vía central de 11,3/1 000 días/catéter a cero durante el período de estudio. También se ha demostrado que las listas de verificación mejoran el resultado de los pacientes en situaciones más complejas que procedimientos simples. Un estudio que incluyó a ocho hospitales de ocho países, efectuado por el Safe Surgery Saves Lives Study Group, demuestra el impacto de la

---

Infección sanguínea asociada a catéter
Lista de verificación del equipo sanitario

Propósito:	trabajar en equipo para reducir el daño al paciente debido a infecciones sanguíneas asociadas a catéteres
Cuándo:	durante todas las inserciones de líneas venosas o arteriales centrales, o cambio
Por quién:	profesional de enfermería de cabecera

1. Fecha de hoy _____ / _____ / _____
   mes   día   año

2. Procedimiento: ☐ Nueva vía ☐ Cambio

3. El procedimiento es: ☐ Electivo ☐ Emergente

4.

	Sí	No	No lo sé
Antes del procedimiento, el personal:			
¿Se ha lavado las manos (clorhexidina o jabón) inmediatamente antes?	☐	☐	☐
¿Ha esterilizado el sitio del procedimiento?	☐	☐	☐
¿Ha cubierto por completo al paciente de manera estéril?	☐	☐	☐
Durante el procedimiento, el personal:			
¿Ha usado guantes estériles?	☐	☐	☐
¿Ha usado gorro, mascarilla y bata estériles?	☐	☐	☐
¿Ha mantenido un campo estéril?	☐	☐	☐
¿Todo el personal de asistencia ha seguido las precauciones anteriores?	☐	☐	☐
Tras el procedimiento:			
¿Se ha aplicado un apósito estéril en el sitio?	☐	☐	☐

Por favor, devuelva el formulario cumplimentado al lugar designado en su unidad de cuidados intensivos.

Figura 18-1. Lista de verificación para líneas centrales. (De: Berenholtz SM, Pronovost PJ, Lipsett PA, et al. Eliminating catheter-related bloodstream infections in the intensive care unit. *Crit Care Med.* 2004;32:2014–20.)

TABLA 18-1	Elementos de la lista de verificación de seguridad quirúrgica

Entrada

Antes de inducir la anestesia, los miembros del equipo (por lo menos el personal de enfermería y el profesional anestesista) confirman verbalmente que:

El paciente verificó su identidad, el sitio y el procedimiento quirúrgicos, y su consentimiento

El sitio quirúrgico está marcado o la marca del sitio no es aplicable

El paciente tiene colocado el oxímetro de pulso y este funciona

Todos los miembros del equipo están informados de las posibles alergias conocidas del paciente

La vía aérea del paciente y el riesgo de aspiración han sido evaluados, y el equipo y la asistencia apropiadas están disponibles

Si hay un riesgo de pérdida de sangre de por lo menos 500 mL (o 7 mL/kg de peso corporal, en niños), el acceso y los fluidos adecuados están disponibles

Pausa quirúrgica

Antes de la incisión en la piel, todo el equipo (personal de enfermería, cirujanos, profesionales de la anestesia y otras personas participantes en la atención al paciente) verbalmente:

Confirma que se ha presentado a todos los miembros del equipo por su nombre y función

Confirma la identidad del paciente, el sitio quirúrgico y el procedimiento

Revisa los eventos críticos anticipados

El cirujano revisa los pasos críticos e inesperados, la duración operativa y la pérdida de sangre anticipada

El personal de anestesia revisa los aspectos específicos del paciente

El personal de enfermería confirma la verificación de la esterilidad, la disponibilidad del material y otras cuestiones de interés

Confirma que se administraron los antibióticos profilácticos ≤60 min antes de hacer la incisión o que los antibióticos no están indicados

Confirma que todos los resultados esenciales de imagenología del paciente correcto se encuentran expuestos en el quirófano

Salida

Antes de que el paciente abandone el quirófano:

El profesional de enfermería repasa los pasos en voz alta con el equipo

Verifica que el nombre del procedimiento sea el que se registró

Que el recuento de agujas, esponjas e instrumentos sea el correcto (o no sea aplicable)

Que la muestra (si la hay) está correctamente etiquetada, incluido el nombre del paciente

Si hay algún aspecto relacionado con el material que se deba abordar

El cirujano y los profesionales de enfermería y anestesia revisan en voz alta los aspectos claves para la recuperación y la atención del paciente

---

(De: Haynes AB, Weiser TG, Berry WR, et al. A surgical safety checklist to reduce morbidity and mortality in a global population. *N Engl J Med.* 2009;360:491-9.)

lista de verificación de seguridad quirúrgica (tabla 18-1) en la seguridad de los pacientes quirúrgicos. Entre octubre de 2007 y septiembre de 2008, hubo una reducción en la tasa de muerte perioperatoria del 1,5 % al 0,8 %, así como una reducción en las complicaciones de pacientes hospitalizados del 11 % al 7 %.[9]

Más allá de la planificación previa de los casos quirúrgicos, las listas de verificación mejoran los resultados de los pacientes cuando se implementan para gestionar crisis en el quirófano. En un estudio piloto de 2011, Ziewacz et al. demostraron una reducción de seis veces en el incumplimiento de los pasos críticos en la gestión de diversas situaciones quirúrgicas raras simuladas. Este incumplimiento era del 24 % sin la lista de verificación y del 4 % con ella. La figura 18-2 muestra un ejemplo de los casos utilizados y de la lista de verificación.[10] La expansión de este estudio piloto, realizada por Arriaga et al. en 2013, demostró una reducción semejante en el incumplimiento de los pasos críticos pasando del 23 % sin el uso de las listas de verificación al 6 % cuando estas se utilizaban.[11]

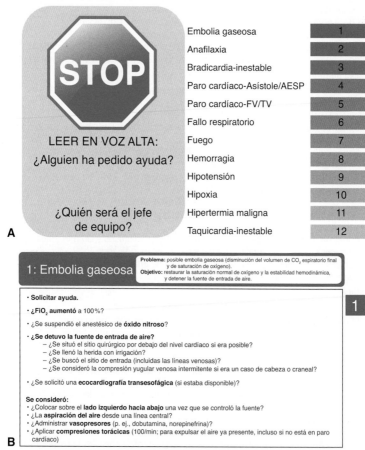

Figura 18-2. Lista de verificación de eventos críticos en el quirófano. El panel *A* muestra la portada de la lista de verificación de eventos críticos en el quirófano que guía a los usuarios hacia la lista de verificación adecuada. El panel *B* muestra la lista de verificación para la gestión de una embolia gaseosa. AESP, actividad eléctrica sin pulso; FV/TV, fibrilación ventricular y taquicardia ventricular (De: Ziewacz JE, Arriaga AF, Bader AM, et al. Crisis checklists for the operating room: development and pilot testing. *J Am Coll Surg.* 2011;213:212–9.)

Dado que se han demostrado reducciones claras en la morbimortalidad, es imperativo implementar listas de verificación en la práctica diaria. El uso de estas listas representa un coste mínimo para los hospitales debido a la formación inicial y a un tiempo breve antes, durante y después de cada situación en la cual se utiliza la lista de verificación. Estos costes en capital y en tiempo se compensan fácilmente con la disminución de los errores médicos, los cuales suponen estancias hospitalarias más prolongadas y cada vez menos costes reembolsados, y un mayor consumo del tiempo de que disponen los profesionales sanitarios. Esta limitación del tiempo no es insignificante, ya que la «fatiga por listas de verificación» puede provocar que no se aplique este método simple y eficaz. En el campo perioperatorio, el personal de enfermería, los cirujanos y los anestesiólogos, en general, pueden estar de acuerdo en que las listas de verificación reducen el error humano y mejoran la seguridad del paciente, pero admiten que no se usan para todos los procedimientos en todos los quirófanos.[12]

SIMULACIÓN

La simulación es un método educacional que proporciona una oportunidad para aprender y practicar la atención médica compleja sin colocar a ningún paciente en riesgo. Existen numerosas herramientas y técnicas utilizadas en el ámbito de la simulación, incluidos los instructores de tareas, los pacientes estandarizados, maniquís controlados por ordenador y programas informáticos. Este método puede adaptarse al estado del estudiante, la experiencia del profesional sanitario y las situaciones clínicas que se afrontan. La simulación puede centrarse en la instrucción de un equipo, la CRM, y la formación y evaluación de los individuos y los equipos.

La simulación puede exponer a los estudiantes noveles a conocimientos básicos como el uso de buenas prácticas de lavado de manos y a solicitar ayuda en caso de urgencia. Los conceptos de la seguridad de los pacientes se pueden integrar en todos los niveles de la instrucción por simulación. Por ejemplo, los estudiantes que inician su aprendizaje pueden recibir formación para presentarse cuando conocen a los pacientes. Estos conceptos pueden reforzarse durante la instrucción de profesionales sanitarios más experimentados a medida que se integran nuevos niveles en el aprendizaje. Los componentes básicos de la atención médica pueden tratarse a través de la simulación, incluyendo la ventilación con bolsa y mascarilla, el soporte vital básico y la práctica para entrevistar pacientes. Mientras los estudiantes avanzan en los temas, la simulación puede centrarse en técnicas más avanzadas como la reanimación cardiopulmonar efectiva, el tratamiento avanzado de vías aéreas y las técnicas de comunicación efectiva.

En un consenso reciente entre expertos, se promovieron las prácticas de simulación y la instrucción de equipos como estrategias de adopción inmediata para la seguridad de los pacientes.[7] La simulación se ha utilizado para mejorar la formación de los equipos en el ámbito de los servicios de urgencias[13] y, también, para evaluar las habilidades no técnicas para los anestesiólogos en la gestión de tareas, el trabajo en equipo, la conciencia situacional y la toma de decisiones.[14] Se ha usado para evaluar las amenazas latentes para la seguridad de los pacientes en equipos nuevos que trabajan en nuevas instalaciones de atención sanitaria y en unidades de cuidado intensivo neonatal.[15,16] Esta labor permite la identificación y la corrección de estas amenazas latentes antes de la exposición del paciente. La simulación también se ha utilizado para demostrar la eficacia de las listas de verificación y la mejora del rendimiento durante una crisis simulada.[11]

GESTIÓN DE RECURSOS EN CRISIS

Al igual que en las listas de verificación, el origen de la simulación se encuentra en la industria de la aeronáutica, y no en la medicina, gracias al descubrimiento de que la mayoría de los accidentes aéreos no se debían a fallos en el equipo ni a la falta de experiencia, sino más bien a la incapacidad de la tripulación para sacar partido de sus recursos en momentos críticos. A partir de esta toma de conciencia, en la década de 1980 el modelo de simulación de gestión de recursos de la tripulación creció en la aviación como una empresa conjunta entre el sector de las aerolíneas privadas, la NASA y el ejército estadounidense.[17] Desde entonces, se ha adoptado en medicina como CRM. Del mismo modo que la aviación, la medicina ofrece un entorno dinámico donde pueden ocurrir múltiples problemas de modo espontáneo o combinarse entre sí. Otro aspecto común entre ambos ámbitos es que los grupos de personas (tripulaciones/equipos) con frecuencia colaboran hacia un objetivo común. El proceso de toma de decisiones y las conductas suelen ser las mismas, ya se trate de un equipo de profesionales sanitarios que atiende a un paciente descompensado o de pilotos que intentan evitar un accidente aéreo.

En la CRM, cada disciplina en la atención sanitaria se considera una «tripulación». Los equipos están formados por tripulaciones que trabajan juntas. En consecuencia, un caso en quirófano puede constar de una tripulación individual de un cirujano, un anestesiólogo, personal de enfermería de quirófano y un técnico quirúrgico. El conjunto de tripulaciones es el equipo reunido a cargo del caso que se presenta. Aunque un gran porcentaje de instrucción por simulación implica formar a individuos o grupos de la misma tripulación, la clave de la CRM está en integrar las tripulaciones en equipos. La integración del equipo permite que los individuos de una tripulación y las propias tripulaciones pongan en práctica sus conocimientos específicos y sus contribuciones al caso, pero lo más importante es que hace posible que las tripulaciones desarrollen los componentes críticos del trabajo en equipo y la comunicación necesarios para lograr buenos resultados en los pacientes. Otro beneficio colateral es que los individuos de una tripulación con frecuencia aprenden a apreciar las habilidades y los conocimientos que los miembros de otra tripulación aportan al equipo de la atención sanitaria.

Los principios clave de la CRM, como fueron establecidos por Gaba[18] y Salas, y modificados por Carne,[19] son:

- Conocer el entorno.
- Anticipar el mando y la claridad en las funciones.
- Comunicación eficaz.
- Pedir ayuda oportunamente.
- Distribuir la atención de forma inteligente: evitar la fijación.
- Repartir la carga de trabajo: supervisar y apoyar a los miembros del equipo.

Por lo general, la CRM consta de tres componentes principales: didácticos, escenarios de simulación y reuniones de revisión. Con frecuencia, la porción didáctica es el primer componente de la instrucción para la CRM, pero también puede insertarse entre las sesiones de simulación como componente de las reuniones de revisión. Cuando se efectúe con anticipación, el componente didáctico debe ser razonablemente conciso, con cantidades pequeñas y asimilables de información. Esta información se aplica de inmediato en las sesiones de simulación en las cuales el equipo comienza a integrar la nueva información en su práctica simulada. La sección final, y la que suele recibir menos atención, es la reunión de revisión. Estas reuniones, que suelen llevarse a cabo entre los escenarios de simulación y que, a menudo, implican grabaciones de vídeo y audio, permiten que los miembros del equipo vean lo que se hizo bien y lo que podría mejorarse en un escenario determinado. Los registros digitales son una herramienta inestimable en estos escenarios, ya que dejan poco espacio para los desacuerdos cuando las cosas van mal, a la vez que permiten que todo el equipo sea testigo de las acciones efectuadas correctamente. Para extraer el mayor provecho de una simulación, se deben tener reuniones de revisión de 2-3 min por cada minuto de simulación. Durante las reuniones de revisión de la CRM, hay que tener presente que el énfasis no se pone en las tareas o las habilidades cognitivas individuales, sino en las conductas de gestión cruciales para la CRM. Son las interacciones entre las tripulaciones y el trabajo en equipo las que deben ser controladas estrechamente y ser objeto de crítica.

Finalmente, hay que preguntar: «¿La práctica mediante la simulación de la CRM supone una diferencia en los resultados de los pacientes?». Dar una respuesta es difícil, ya que las situaciones donde la CRM es más significativa suelen ser situaciones de poca incidencia y muy agudas. Estos eventos, por su propia naturaleza, dificultan la recopilación de suficientes casos reales como para impulsar de modo apropiado un estudio que demuestre un beneficio clínico. Docenas de estudios han demostrado que, según los datos de encuestas de los medios simulados, los estudiantes se sienten mucho más cómodos después de la formación en CRM. Aunque estas mediciones tienen lugar en un mundo simulado, los datos sugieren que el ser humano actúa a la práctica tal y como juega, de manera que deben esperarse resultados similares en el mundo real.

La AHRQ ha desarrollado el curso TeamSTEPPS (Estrategias y herramientas para mejorar el rendimiento y la seguridad del paciente) como un sistema de formación en el trabajo en equipo para mejorar la seguridad del paciente en las organizaciones. El objetivo de TeamSTEPPS es producir equipos altamente eficaces que empleen de manera eficaz los recursos, la información y los miembros del equipo disponibles para conseguir resultados óptimos en los pacientes. Está basado en la evidencia y se creó fruto de la colaboración entre la AHRQ y el Departamento de Defensa estadounidense.

CONCLUSIÓN

La medicina ha avanzado más en los últimos 150 años que en los dos milenios previos. Sin embargo, los grandes avances han generado grandes retos para identificar y gestionar los eventos que derivan en lesiones y en la muerte de los pacientes. Se estima que un millón de lesiones y 100 000 muertes anuales en EE.UU. se deben a eventos adversos, lo cual hace de los errores médicos la sexta causa más importante de muerte. Datos recientes sugieren que esta cifra no ha disminuido de forma sustancial en la última década.[20] Como respuesta al creciente interés de cada vez más partes implicadas, se han desarrollado numerosas herramientas y técnicas entre las cuales se encuentran las listas de verificación, las pausas quirúrgicas, la instrucción del equipo, y la formación y la evaluación basadas en la simulación. Las listas de verificación han demostrado una reducción en la morbimortalidad cuando se utilizan para la colocación de líneas centrales, así como para la preparación quirúrgica preoperatoria.[21] A pesar de las evidencias que apoyan el uso de listas de verificación para optimizar la seguridad de los pacientes, hay indicios de que estas no se usan de modo uniforme y que siguen dándose «eventos que nunca deberían suceder» *(«never events»)*.[22] Los ejemplos de eventos centinela que nunca deberían suceder incluyen la cirugía en el lado equivocado, los objetos retenidos tras la cirugía y la entrega de un recién nacido a la familia equivocada. Por desgracia, estos eventos siguen produciéndose. De los 6 994 eventos centinela notificados entre 2004 y 2012, 928 fueron procedimientos efectuados en el paciente equivocado, en el sitio erróneo o con el procedimiento equivocado; 773 fueron eventos con retención accidental de un cuerpo extraño, y tres recién nacidos se entregaron a la familia errónea.[23] Estos eventos no representan un fenómeno histórico que va desapareciendo de modo paulatino. De los 928 procedimientos en el sitio equivocado, 93 sucedieron en 2010, 152 en 2011, y 109 en 2012. Un patrón similar se repite en todos los eventos centinela de los que se informó y sugiere que la seguridad del paciente es un problema de salud pública importante que apenas está empezando a recibir atención. Un análisis de 9 744 eventos quirúrgicos que nunca deberían suceder, ocurridos entre 1990 y 2010, demostró una mortalidad del 6,6 %, un 33 % de lesiones permanentes y un 59 % de lesiones temporales en los pacientes. Durante este período, los costes por demandas de mala praxis médica por este tipo de eventos se estimaron en más de 1 300 millones de USD.[24] Estos eventos son prevenibles y se evitarían si los médicos siguieran las recomendaciones existentes para la atención durante los procedimientos, incluyendo usar las listas de verificación, proporcionar liderazgo para proteger a los pacientes y garantizar la comunicación efectiva. La medicina tiene una escasa tradición de atención a la seguridad del paciente. Los futuros médicos y profesionales de la atención sanitaria necesitarán mantener un equilibrio entre los recursos cada vez más limitados y el imperativo de optimizar la seguridad del paciente. Las herramientas basadas en la evidencia deben utilizarse para alcanzar estos objetivos y para cumplir con la intención de no hacer daño recogida en el juramento hipocrático: *Primum non nocere* (lo primero es no hacer daño).

PUNTOS CLAVE

- Hay numerosas herramientas disponibles para atender el ubicuo problema de la seguridad de los pacientes, las cuales incluyen listas de verificación, simulaciones e instrucción del equipo. Estas herramientas son inútiles si no se utilizan.
- Se ha demostrado que las listas de verificación reducen la morbimortalidad.
- Las pausas quirúrgicas antes de los procedimientos bien aplicadas reducen los errores médicos.
- Las simulaciones son un método educacional de reflexión, repetición y evolución hacia la maestría.
- Las simulaciones proporcionan un espacio para la práctica sin exponer a los pacientes al riesgo de una lesión.
- La formación en CRM persigue la creación de equipos que usen todos los recursos disponibles siendo conscientes de la situación, con adaptabilidad, liderazgo y comunicación eficaz.
- TeamSTEPPS es un sistema de instrucción de equipos enfocado a desarrollar equipos altamente funcionales que produzcan resultados óptimos en los pacientes.

RECURSOS EN LÍNEA

La siguiente es una lista no exhaustiva de recursos en línea para obtener mayor información sobre las herramientas para la seguridad de los pacientes:

1. AHRQ: http://www.ahrq.gov/professionals/quality-patient-safety/index.html
2. AHRQ TeamSTEPPS: http://teamstepps.ahrq.gov/
3. IHI: http://www.ihi.org/explore/patientsafety/Pages/default.aspx
4. Institute for Safe Medication Practices: www.ismp.org
5. The Joint Commission: http://www.jointcommission.org/topics/patient_safety.aspx
6. The Leapfrog Group: http://www.leapfroggroup.org/
7. Society for Pediatric Anesthesia: http://www.pedsanesthesia.org/
8. Quality Net (Red de calidad) [Centers for Medicare & Medicaid Services]: https://www.qualitynet.org/
9. Programa de cirugía segura de la Organización Mundial de la Salud: http://www.safesurg.org/

BIBLIOGRAFÍA

1. Couch NP, Tilney NL, Rayner AA, et al. The high cost of low frequency events: the anatomy and economics of surgical mishaps. *N Engl J Med*. 1981;304:634–7.
2. Brennan TA, Leape LL, Laird NM, et al. Incidence of adverse events and negligence in hospitalized patients. Results of the Harvard Medical Practice Study I. *N Engl J Med*. 1991;324:370–6.
3. Leape LL, Brennan TA, Laird N, et al. Incidence of adverse events and negligence in hospitalized patients. Results of the Harvard Medical Practice Study II. *N Engl J Med*. 1991;324:377–84.
4. Parker J. *Meeting the Joint Commission's 2013 National Patient Safety Goals*. Oakbrook Terrace, IL: The Joint Commission; 2012.
5. Murray CJL, Frenk J. Ranking 37th—measuring the performance of the US health care system. *N Engl J Med*. 2010;362:98–9.
6. Gawande A. *The Checklist Manifesto: How to Get Things Right*. New York, NY: Henry Holt; 2011.
7. Shekelle PG, Pronovost PJ, Wachter RM, et al. The top patient safety strategies that can be encouraged for adoption now. *Ann Int Med*. 2013;158(5 Part 2):365–8.
8. Berenholtz SM, Pronovost PJ, Lipsett PA, et al. Eliminating catheter-related bloodstream infections in the intensive care unit. *Crit Care Med*. 2004;32:2014–20.

9. Haynes AB, Weiser TG, Berry WR, et al. A surgical safety checklist to reduce morbidity and mortality in a global population. *N Engl J Med*. 2009;360:491–9.

10. Ziewacz JE, Arriaga AF, Bader AM, et al. Crisis checklists for the operating room: development and pilot testing. *J Am Coll Surg*. 2011;213:212–9.

11. Arriaga AF, Bader AM, Wong JM, et al. Simulation-based trial of surgical-crisis checklists. *N Engl J Med*. 2013;368:246–53.

12. O'Connor P, Reddin C, O'Sullivan M, et al. Surgical checklists: the human factor. *Patient Saf Surg*. 2013;7:14.

13. Shapiro MJ, Morey JC, Small SD, et al. Simulation based teamwork training for emergency department staff: does it improve clinical team performance when added to an existing didactic teamwork curriculum? *Qual Saf Health Care*. 2004;13:417–21.

14. Flin R, Patey R, Glavin R, et al. Anaesthetists' non-technical skills. *Br J Anesth*. 2010;105(1):38–44.

15. Geis GL, Pio B, Pendergrass TL, et al. Simulation to assess the safety of new healthcare teams and new facilities. *Sim Healthc*. 2011;6:125–33.

16. Wetzel EA, Lang TR, Pendergrass TL, et al. Identification of latent safety threats using high-fidelity simulation-based training with multidisciplinary neonatology teams. *Jt Comm J Qual Patient Saf*. 2013;39(6):268–73.

17. Gaba DM, Howard SK, Fish KJ, et al. Simulation-based training in anesthesia crisis resource management (ACRM): a decade of experience. *Simul Gaming*. 2001;32:175–93.

18. Gaba DM, Fish KJ, Howard SK. *Crisis Management in Anesthesiology*. New York, NY: Churchill Livingston; 1994.

19. Carne B, Kennedy M, Gray T. Review article: crisis resource management in emergency medicine. *Emer Med Australas*. 2012;24:7–13.

20. Landrigan CP, Parry GJ, Bones CB, et al. Temporal trends in rates of patient harm resulting from medical care. *N Engl J Med*. 2010;363:2124–34.

21. Pronovost P, Needham D, Berenholtz S, et al. An intervention to decrease catheter-related bloodstream infections in the ICU. *N Engl J Med*. 2006;355:2725–32.

22. Ring DC, Herndon JH, Meyer GS. Case 34–2010: a 65-year-old woman with an incorrect operation on the left hand. *N Engl J Med*. 2010;363:1950–7.

23. The Joint Commission. Sentinel event statistics as of December 31, 2012. http://www.jointcommission.org/assets/1/18/2004_4Q_2012_SE_Stats_Summary.pdf. Accessed 12/13/15.

24. Mehtsun WT, Ibrahim AM, Diener-West M, et al. Surgical never events in the United States. *Surgery*. 2013;153:465–72.

19 Cirugía y áreas de procedimientos

Paul Santiago, Kathleen S. Bandt, Peter Vila y Brian Nussenbaum

VIÑETA CLÍNICA

La Sra. G es una mujer de 34 años de edad con antecedentes de 4 años de dolor de espalda torácico progresivo con adormecimiento asociado y debilidad de la pierna derecha. Su historial médico previo es significativo para trastorno bipolar. Tiene fama de no seguir las indicaciones médicas. En la actualidad, está bajo tratamiento para diabetes tipo II, hipertensión e hiperlipidemia. El examen para sus problemas de columna revela una gran hernia de disco torácico con compresión de médula espinal. La Sra. G tiene un nivel de estudios de secundaria y recurre a su familia para que le ayude a tomar decisiones. Está angustiada por la cirugía, pero también le preocupa la debilidad de su pierna derecha y su dificultad para caminar. Pregunta reiteradamente si la cirugía es «necesaria».

- ¿Qué inconvenientes podría haber para obtener el consentimiento informado en este caso?
- ¿Cuáles son los pasos esenciales para obtener el consentimiento informado?
- ¿Qué otro tipo de eventos adversos pueden presentarse durante el período perioperatorio?

INTRODUCCIÓN

Cada año se gastan más de 400 000 millones de USD en procedimientos quirúrgicos en EE.UU.[1] Estos se efectúan en diversos ámbitos de atención sanitaria, que van desde consultorios ambulatorios hasta centros de atención terciaria. Por encima de cualquier otra forma de atención médica, la intervención quirúrgica representa una forma de «daño» controlado para el paciente. El objetivo de este «daño» es proporcionar un resultado favorable para dicho paciente. Sin embargo, las intervenciones o los procedimientos quirúrgicos pueden desembocar en complicaciones accidentales que quizá no beneficien al paciente ni a corto ni a largo plazo. Es fundamental para la relación médico-paciente que los pacientes sean conscientes de este riesgo, con el fin de que ellos mismos determinen si están dispuestos a aceptar estos peligros en aras de los posibles beneficios. Este capítulo cubre algunos de los aspectos relacionados con el proceso de informar al paciente o a sus representantes de los riesgos y beneficios asociados a las intervenciones médicas en general, así como revisar algunas de las complicaciones perioperatorias más comunes, incluidos los eventos tromboembólicos, la cirugía en el sitio equivocado (CSE) y los objetos extraños retenidos. Asimismo, se incluye una breve discusión de los procesos que están en desarrollo para reducir la incidencia de estos eventos. Hoy en día, las tasas notificadas de complicaciones perioperatorias o de periprocedimientos se encuentran en el rango del 3-17 % y se cree que no siempre se notifican estos eventos.[1] Es evidente que hay un «coste» significativo tanto en el daño a los pacientes como de recursos para el sistema sanitario asociado a la atención proporcionada en las áreas quirúrgicas y de procedimientos. Tanto los pacientes como los profesionales de atención sanitaria deben ser conscientes de estos costes y esforzarse por limitarlos.

Consentimiento informado

Es raro que un paciente no haga preguntas sobre la finalidad de un tratamiento particular y de las posibles consecuencias de este tratamiento. La conversación de «riesgos y beneficios» es una interacción común entre los profesionales sanitarios y los pacientes. Sin embargo, la mayoría de estos tiene poca información sobre la que basar sus decisiones. Es más, la fuente de gran parte de su información es un miembro del equipo de atención sanitaria que se encarga del tratamiento, lo cual resulta un sesgo inherente. El objetivo de la asesoría previa al procedimiento es no solo informar al paciente sobre el tratamiento, sino también obtener su permiso para que se le administre el tratamiento en cuestión. Hasta qué punto se analizan con el paciente las complicaciones potenciales o los posibles eventos adversos puede variar de un caso a otro. La siguiente es una breve introducción a la historia del consentimiento informado y a las directrices generales para obtenerlo en diversas circunstancias.

El concepto de consentimiento informado formal es relativamente reciente, aunque existen abundantes referencias históricas entre profesionales médicos y pacientes respecto al tratamiento. Uno de estos casos implicó la atención en el campo de batalla del general Thomas *Stonewall* Jackson. En 1863, el general Jackson sufrió una grave lesión en su brazo izquierdo. Existe documentación sobre una discusión cara a cara entre el general y su cirujano donde se debatió el procedimiento propuesto (amputación) y se obtuvo el consentimiento verbal.[2] No se hace mención de las posibles complicaciones asociadas con el procedimiento. Aunque, de hecho, el general Jackson sobrevivió a la cirugía, murió de neumonía 8 días después. El término *consentimiento informado* apareció por primera vez en el léxico médico al inicio de la década de 1960, durante el caso de mala praxis de Natanson *vs.* Kline (1960).[3] La Sra. Natanson fue referida al Dr. Kline para el tratamiento por radiación de su cáncer de mama. En aquel tiempo, la radioterapia estaba todavía en sus inicios y aún no se habían establecido los estándares para el tratamiento eficaz con lesiones mínimas del tejido circundante. Como consecuencia del tratamiento proporcionado por el Dr. Kline, la Sra. Natanson desarrolló necrosis de la pared del tórax adyacente al sitio del tratamiento y alegó que el Dr. Kline no le había informado sobre este riesgo potencial asociado al tratamiento y que, si lo hubiera sabido, no habría consentido el procedimiento. Después de varias apelaciones, la Corte Suprema del estado de Kansas falló lo siguiente: «El deber del médico de revelar, no obstante, está limitado a las revelaciones que un profesional médico razonable haría bajo las mismas circunstancias. La manera en que el médico [aplica su responsabilidad] hacia el paciente [...] es cuestión de juicio médico». Las definiciones de un profesional médico razonable y un buen juicio son términos que no se aclararon y aún son base de litigio. El fallo, sin embargo, representa un cambio importante en el proceso de consentimiento. Antes de esto, los asuntos legales respecto al consentimiento se enfocaban sobre todo en el derecho del paciente a rechazar un tratamiento, más que en su derecho a estar informado sobre este (Schloendorff *vs.* Society of New York Hospital, 1914).[4]

Componentes del consentimiento informado

Aunque no hay un estándar absoluto sobre qué constituye el consentimiento informado, algunos principios generales están ampliamente aceptados. Entre los más básicos, con la excepción del consentimiento de emergencia, está la discusión de los objetivos del tratamiento y la probabilidad de complicaciones o eventos adversos. No debe asumirse que el paciente comprende *a priori* que hay riesgos asociados al tratamiento. En segundo lugar, se debe registrar la discusión e incluirla en el expediente médico. Con este fin, la mayoría de los practicantes utilizan formularios estandarizados para documentar esta discusión. El uso de dichos formularios no reemplaza la necesidad de hablar con el paciente antes del tratamiento. Como mínimo, esta discusión debe abordar las siguientes cuestiones:

- El diagnóstico del paciente y el curso esperado de la enfermedad o la dolencia.
- La naturaleza del tratamiento o el procedimiento propuesto.

- Los riesgos y beneficios más comúnmente asociados al tratamiento o procedimiento propuesto.
- Alternativas para el procedimiento propuesto y sus riesgos y beneficios asociados, incluida la opción de cesar el tratamiento.
- Durante la discusión, debe usarse un lenguaje llano, y la persona que solicita el consentimiento debe verificar que el paciente comprende el lenguaje que se utiliza.
- La persona que proporciona el consentimiento debe tener la oportunidad de hacer preguntas. El individuo que requiere el consentimiento debe hacer lo posible por cerciorarse de que quien lo otorga entiende lo que es importante, ya que esto varía de un paciente a otro.

Quién puede proporcionar consentimiento informado

Cualquier adulto de edad legal y en pleno uso de sus facultades puede proporcionar consentimiento para un tratamiento. Los pacientes que están desorientados, inconscientes, encefalopáticos, psicóticos o con algún otro tipo de alteración no pueden dar consentimiento para ser tratados. A menos que la ausencia del tratamiento represente un riesgo significativo para el paciente, dicho tratamiento no puede llevarse a cabo hasta que el paciente sea capaz de proporcionar el consentimiento o se encuentre una alternativa aceptable. La jerarquía exacta de quién puede conceder el consentimiento informado para un paciente incapaz de hacerlo por sí mismo puede variar, pero la lista siguiente es un ejemplo típico de la que se suele utilizar:

1. Poder legal ante notario.
2. Cónyuge del paciente.
3. Hijo adulto del paciente*.
4. Progenitor del paciente*.
5. Hermano del paciente*.
6. Nieto adulto del paciente u otro pariente adulto*.
7. Amistad cercana del paciente*.
8. Tutor legal de los bienes del paciente.

Consideraciones especiales
Pacientes con discapacidad cognitiva

Hay un espectro de discapacidad cognitiva. Aunque algunos individuos con discapacidad cognitiva leve son incapaces de vivir de modo independiente, muchos pacientes con ese mismo grado de discapacidad pueden y deben tomar decisiones respecto a su atención sanitaria. Es importante establecer si un paciente toma este tipo de decisiones de forma autónoma o con la ayuda de un tutor o un poder legal ante notario. En caso de duda, lo mejor es solicitar la ayuda de los familiares disponibles. Debe hacerse todo lo posible por incluir al paciente en las discusiones sobre su atención en la medida en que este sea capaz de participar.

Pacientes pediátricos

Los pacientes con suficiente edad para manifestar su comprensión y expresar una opinión respecto al tratamiento médico deben incluirse en el proceso para obtener el consentimiento informado. A pesar de que, desde el punto de vista legal, el consentimiento informado se obtiene del tutor del menor, éticamente también se debe solicitar la aprobación de este último. La falta de aprobación debería causar el retraso del tratamiento para procedimientos no emergentes. En ciertas circunstancias, los menores pueden tratarse como adultos en lo que respecta al consentimiento para el tratamiento médico. Los menores

---

*Los miembros con prioridad equivalente deben llegar a un acuerdo.

«emancipados» representan una clase especial de paciente. Los criterios que definen a un menor emancipado pueden variar. En general, los menores que viven de forma independiente o con hijos propios se consideran «emancipados». En determinados países y en algunas circunstancias, los menores, que en la mayoría de los casos necesitarían el consentimiento de sus progenitores o tutores, pueden dar su consentimiento con independencia de estos, en particular en referencia al tratamiento para el embarazo y las enfermedades de transmisión sexual.

Pacientes cuya lengua materna no es el español
Un intérprete médico certificado, aprobado, debe estar presente siempre que se intente obtener consentimiento informado de un paciente que no hable español. No se debe dejar a cargo de los familiares en circunstancias no emergentes, a menos que el paciente sea incapaz de participar en el proceso de consentimiento. En la mayoría de los hospitales disponen de los servicios de un intérprete o es posible ponerse en contacto con uno de ellos por teléfono.

El paciente inconsciente
El trabajo de preparación para tratar a un paciente incapaz de proporcionar consentimiento y sin nadie que lo pueda conceder se estableció a principios del siglo xx. Mary Schloendorff dio permiso para que le realizara un examen bajo anestesia para determinar si un fibroma era maligno,[4] pero no proporcionó consentimiento para que se le extirpara el tumor. Mientras estaba anestesiada, el cirujano determinó que el tumor era maligno y lo extirpó. La Sra. Schloendorff demandó al hospital y no al cirujano. Aunque el caso tuvo un impacto significativo en la inmunidad de las organizaciones de caridad para ser demandadas por las acciones de sus empleados, el caso también tuvo repercusión en la capacidad de los médicos para emplear su juicio en el tratamiento de un paciente incapaz de dar su consentimiento. En Schloendorff *vs.* Society of New York Hospital (1914), la corte falló: «Todo ser humano de edad adulta y en pleno uso de sus facultades tiene derecho a determinar lo que se hará con su cuerpo [...] Esto se aplica siempre, excepto en casos de emergencia en que el paciente está inconsciente y sea necesario operar antes de poder obtener el consentimiento». Para obtener el consentimiento emergente, dos profesionales médicos deben estar de acuerdo en que un procedimiento es necesario para tratar una enfermedad emergente en un paciente que no responde, y cuando se han agotado todas las medidas posibles para contactar con los familiares. En ese punto, ambos profesionales médicos firman el formulario de consentimiento, documentan la necesidad del procedimiento y los intentos efectuados para localizar a los parientes más cercanos, y luego se procede a la intervención quirúrgica.

COMPLICACIONES DE LOS PROCEDIMIENTOS INVASIVOS

El propósito del proceso de consentimiento informado es dar a conocer a los pacientes y sus familias los riesgos y beneficios razonablemente esperados asociados a un tratamiento en particular. En la mayoría de los casos, es imposible predecir qué complicación sufrirá cada paciente. Sin embargo, ciertas complicaciones se producen con mayor frecuencia y su impacto es lo bastante significativo en el resultado de los pacientes como para que merezcan una consideración especial, y se les ha denominado *eventos que nunca deberían suceder (never events)*. La consecuencia deseada de esta designación es proporcionar a los pacientes una atención más segura y mejores resultados. El impacto de estas medidas en los resultados de los pacientes aún debe valorarse.

Los Centers for Medicare and Medicaid Services (CMS) han usado el término *eventos que nunca deberían suceder* para describir aquellas afecciones con costes médicos asociados que no serán reembolsados, ya que estos se derivan de dichos eventos.[5] El objetivo es promover la administración de una atención más segura a los pacientes, incentivando que los hospitales establezcan programas de calidad y seguridad (tabla 19-1). A continuación, se revisan algunos de los eventos adversos más comunes.

TABLA 19-1	Lista de afecciones graves adquiridas en el hospital no reembolsables por los Centers for Medicare and Medicaid Services (2013)[5]

- Caída que provoca lesiones.
- Infección de vías urinarias (IVU) asociada a catéter.
- Infección vascular asociada a catéter.
- Infección de sitio quirúrgico tras injerto de derivación de arteria coronaria (IDAC), cirugía bariátrica u ortopédica, o tras la colocación de un dispositivo electrónico implantable cardíaco.
- Trombosis venosa profunda/embolia pulmonar (TVP/EP) tras reemplazo total de cadera o de rodilla.
- Muerte o discapacidad asociadas a cetoacidosis diabética, coma hiperosmolar no cetósico, coma hipoglucémico, diabetes secundaria con cetoacidosis o hiperosmolaridad.
- Objeto extraño retenido tras la cirugía.
- Embolia gaseosa.
- Incompatibilidad sanguínea.
- Úlcera por presión en estadio III o IV.
- Neumotórax iatrogénico durante cateterización venosa.

Infecciones sanguíneas asociadas a líneas centrales

La colocación de un catéter venoso central (CVC) es uno de los procedimientos invasivos de aplicación más frecuente. En el paciente quirúrgico, estos catéteres pueden utilizarse para monitorizar la presión venosa central, administrar antibióticos o fármacos, proporcionar una vía para la reanimación con líquidos o la transfusión, dar soporte nutricional y extraer sangre. Dado que estos catéteres se suelen mantener en el mismo sitio durante largos períodos de tiempo y se accede a ellos con frecuencia, el riesgo de infección es significativo. Se ha estimado que las infecciones asociadas a CVC suponen más de 2 000 millones de USD en costes adicionales para la atención sanitaria.[6] La incidencia para este tipo de infección a menudo se monitoriza como la incidencia de infección durante cierto número de días de catéter. Por medio de este método, se ha observado que la incidencia de las infecciones sanguíneas asociadas a catéteres va de 0,1 a 2,7/1 000 días de catéter y que depende, en gran medida, del tipo de catéter.[7] Los catéteres venosos centrales temporales, como los que se suelen utilizar en el perioperatorio, tienen la mayor tasa de infección. Los estafilococos son los organismos implicados más comunes. Se cree que la infección es debida a la migración tanto extra como intraluminal de bacterias y levaduras a través del catéter. La tunelización de los catéteres a largo plazo reduce el riesgo de la diseminación extraluminal. Por lo general, el tratamiento consiste en la retirada del catéter y de una tanda de antibióticos intravenosos (i.v.), pero depende del organismo causante y del tipo de línea afectada. La prevención sigue siendo la base principal del tratamiento. Numerosos estudios han demostrado que el cumplimiento estricto de los protocolos estandarizados de tratamiento puede dar lugar a una disminución significativa en las tasas de infección por CVC. Estos protocolos y los paquetes de medidas aportan tanto recomendaciones de conducta como de tratamiento.[6] Un resumen de dichas recomendaciones, se muestra en la tabla 19-2.[8] Para más información sobre las infecciones sanguíneas asociadas a líneas centrales, *véase* el capítulo 9.

Tromboembolismo venoso

La incidencia de la trombosis venosa profunda (TVP) en pacientes críticos es bastante elevada. La intervención quirúrgica por sí misma se considera un factor de riesgo independiente para el desarrollo de TVP. La profilaxis química y mecánica pueden reducir sustan-

TABLA 19-2	Prácticas recomendadas para la prevención de infecciones sanguíneas asociadas a catéteres venosos centrales[8]

- La inserción solo debe realizarla personal capacitado.
- Evitar el uso de la vena femoral.
- Usar vena subclavia en lugar de yugular interna o femoral según el riesgo de lesión durante la inserción.
- Utilizar un catéter venoso central con el mínimo número de luces requeridas para la atención del paciente.
- Completar la higiene de manos antes de la inserción, la revisión o el cambio de vendajes en el sitio de salida del catéter.
- No administrar profilaxis antimicrobiana sistémica.
- Usar catéteres venosos centrales impregnados en clorhexidina/sulfadiazina de plata o minociclina/rifampina cuando la tasa local de infecciones sanguíneas asociadas a catéteres venosos centrales no disminuya a pesar de la formación en prácticas óptimas de inserción y mantenimiento.
- Emplear clorhexidina >0,5% más alcohol para la preparación de la piel antes de la inserción.
- Usar precauciones máximas de barrera estéril que incluyan gorro, mascarilla, bata y guantes estériles y un paño estéril de cuerpo entero para la inserción y durante el intercambio de la guía metálica.
- Colocar un apósito semipermeable transparente o una gasa sobre el sitio de inserción.
- Elegir una gasa si el sitio de salida tiene sangre o está húmedo.
- Restringir la aplicación del ungüento antimicrobiano a los sitios de salida de los catéteres de hemodiálisis y solo usarlos cuando el fabricante del catéter así lo autorice.
- Revisar el sitio de salida diariamente.
- Cambiar el apósito del sitio de salida cuando esté húmedo, flojo o sucio.
- Reemplazar las gasas cada 2 días.
- Reemplazar los apósitos semipermeables transparentes cada 7 días.
- Si el cumplimiento de la técnica aséptica se comprometió durante la inserción, sustituir el catéter lo antes posible.
- No reemplazar rutinariamente los catéteres venosos centrales para prevenir infecciones.
- Retirar cualquier catéter intravascular de inmediato cuanto ya no sea necesario para la atención del paciente.

cialmente las tasas de TVP, pero esto no soluciona el problema. Alrededor de 1/3 de las casi 200 000 muertes anuales asociadas a tromboembolismo venoso (TEV) se producen en pacientes postoperatorios y, aunque cerca del 50% de los pacientes de traumatismo presenta TVP, parece ser que solo el 5% de estos pacientes llega a desarrollar TEV sintomático.[9-11] En ambos casos, el uso de profilaxis química y mecánica se ha convertido en el estándar de atención sanitaria. Algunos pacientes quirúrgicos y de traumatismo, a pesar de correr un alto riesgo de desarrollar TVP/TEV, también lo tienen de desarrollar otras complicaciones hemorrágicas debido a la profilaxis farmacológica. El aumento en el riesgo de hemorragia en estos pacientes mientras se encuentran bajo tratamiento anticoagulante varía en la bibliografía y depende de la naturaleza exacta de la lesión y del método de tratamiento. Los filtros de vena cava inferior (VCI) no se recomiendan para la prevención primaria de TEV en general, ni para pacientes de cirugía abdominal-pélvica o de traumatismo.[9] Los filtros de VCI pueden usarse en pacientes hospitalizados con TEV en los cuales el tratamiento anticoagulante no puede iniciarse, debe suspenderse o es insuficiente para protegerlos de una embolia pulmonar (EP) clínica significativa; pero solo protege de eventos tromboembólicos grandes y no trata la enfermedad subyacente.[12] Además, no todos los filtros se pueden recuperar al final. Un filtro interno de VCI supone tratamiento anticoagulante de por vida en los pacientes, si no hay contraindicaciones para la anticoagulación ni la posibilidad de trombosis por el filtro.[12] Los filtros de VCI deben usarse con prudencia, en particular si se trata de pacientes jóvenes, enfermos no terminales o si existe un riesgo elevado de caídas, ya que puede ser necesario un tratamiento anticoagulante o antiplaquetario permanente. A pesar de todo lo expuesto, la movilización oportuna y la profilaxis mecánica o farmacológica son el estándar de atención en pacientes quirúrgicos y de traumatismo, y existen abundantes datos en la bibliografía que apoyan el impacto que este estándar tiene en la tasa de TVP.[9,13-15] Para más información sobre la prevención de TEV, *véase* el capítulo 8.

Caídas

Uno de cada cinco pacientes sufre al menos una caída durante su estancia hospitalaria.[16,17] Estas caídas conllevan lesiones, una prolongación de la estancia hospitalaria y un aumento en los gastos médicos. Se ha discutido extensamente en el terreno público si es posible o no evitar las caídas en el ámbito hospitalario. La respuesta reaccionaria a las consecuencias económicas de no considerar una caída del paciente hospitalizado como reembolsable ha llevado a las instituciones sanitarias a limitar, de manera química o física, a los pacientes considerados en «riesgo de caída», aunque estos no cumplan los criterios de restricción en otros aspectos. El uso excesivo de restricciones, sea cual sea su naturaleza, puede dar lugar a consecuencias adversas y no deseadas, incluidas complicaciones tromboembólicas importantes derivadas de la inmovilidad y/o el retraso en la recuperación debido a la sedación prolongada, así como a una pérdida de funcionalidad, el delirio y las úlceras por presión.[16] Una revisión sistemática reciente concluyó que, en el mejor de los casos, hasta el 20 % de las caídas en pacientes hospitalizados podía prevenirse.[17] Por desgracia, no se ha encontrado ninguna intervención que reduzca el riesgo de lesiones graves en un paciente hospitalizado tras la caída. Para más información sobre la prevención de caídas, *véase* el capítulo 8.

Infecciones del sitio quirúrgico

Las infecciones del sitio quirúrgico (ISQ) son el tercer tipo de infecciones nosocomiales más comunes y representan cerca del 15 % del total de infecciones adquiridas en el hospital. En pacientes quirúrgicos, las ISQ son las infecciones más comunes adquiridas en el hospital, con un 38 % del total. Dos terceras partes de estas se definen como ISQ superficiales y el tercio restante, como ISQ profundas. Las ISQ se asocian a morbimortalidad significativa para los pacientes que las desarrollan, prolongan la duración de las estancias hospitalarias hasta en una semana después de los procedimientos quirúrgicos de rutina, y contribuyen a un incremento importante en los costes de atención sanitaria de los pacientes.[18] Una mayor concienciación de las infecciones postoperatorias de las heridas y de las medidas para prevenirlas puede tener resultados favorables, como p. ej., la atención meticulosa en la técnica quirúrgica apropiada y el cuidado postoperatorio de las heridas. Pero el uso excesivo de antibióticos puede ayudar a la resistencia bacteriana o a infecciones secundarias, incluida la colitis por *Clostridium difficile*. Además, las comorbilidades de los pacientes con frecuencia contribuyen a las complicaciones en el sanado de las heridas, como en el caso de diabetes o la exposición previa a radioterapia. Decir que todas las ISQ son prevenibles es imposible, pero el cumplimiento estricto de las buenas prácticas debe ser la norma, sin importar el reembolso. Para más información sobre las infecciones del sitio quirúrgico, *véase* el capítulo 9.

Esponjas e instrumentos retenidos

Existen varios términos para referirse al hecho de que un objeto se quede en el interior del paciente tras un procedimiento quirúrgico como, por ejemplo, cuerpos extraños retenidos, objetos extraños retenidos, instrumentos quirúrgicos retenidos o, como se emplea aquí, esponjas e instrumentos retenidos (EIR). Sin importar el término empleado, el consenso generalizado es que siempre que se presenta esta situación, hay un daño resultante para los pacientes, con implicaciones físicas, emocionales, sociales y económicas. Además, legalmente se puede responsabilizar a los cirujanos por ello, incluso si el personal de enfermería admite su responsabilidad.[19] A principios de 2002, el National Quality Forum (NQF) de EE.UU., una organización sin ánimo de lucro encargada de la mejora de las mediciones de la calidad de la atención sanitaria y de los informes, publicó una lista de eventos graves declarables. La «retención accidental de un objeto extraño en un paciente tras una cirugía u otro procedimiento invasivo», o EIR, es uno de estos eventos.[20] Asimismo, los Centers for Medicare and Medicaid Services decidieron, desde 2007, no reembolsar el coste de un procedimiento quirúrgico en el caso de EIR. A pesar de los múltiples estudios e intervenciones que se han implementado para reducir la incidencia de EIR, como el recuento de las esponjas y los instrumentos, por ejemplo, estos «eventos que nunca deberían suceder» siguen produciéndose.

Se ha estimado que la incidencia de EIR se encuentra entre 1 de cada 5 500 y 1 de cada 18 760 operaciones en pacientes hospitalizados por año.[21-23] En un estudio de referencia realizado por Gawande et al. de 54 pacientes con EIR, 37 (69 %) tuvieron que ser operados de nuevo y uno de ellos murió (2 %). Los factores de riesgo más comunes para que se presentaran EIR incluyeron cirugía de emergencia, cambio inesperado en el procedimiento quirúrgico e índice de masa corporal (IMC) elevado. El tiempo transcurrido hasta la detección de los EIR fue muy variable, con un intervalo que iba desde 0 días tras el procedimiento hasta más de 6 años después de este, y el tiempo medio para la detección fue de 21 días postoperatorios.[22] Lincourt et al. replicaron este estudio y examinaron casos de EIR desde 1996 hasta 2005 en un gran centro médico académico.[24] Durante este período, se dieron 37 casos de EIR, 25 de los cuales (83 %) requirieron ser operados de nuevo. Este estudio determinó factores de riesgo adicionales para EIR, incluidos el registro de un recuento incorrecto y el número total de procedimientos mayores. Un estudio semejante realizado por Cima et al. de 34 casos de EIR entre 2003 y 2006 en un gran centro médico académico replicó en gran medida estos resultados; sin embargo, en este estudio, ninguno de los casos de EIR resultó de cirugías de emergencia, múltiples equipos quirúrgicos o procedimientos tardíos.[23] Las tablas 19-3 y 19-4 resumen las características y los factores de riesgo de EIR tras un procedimiento quirúrgico.

Una gran revisión de más de 9 000 demandas por mala praxis presentadas en Massachusetts entre los años 1988 y 1994 reveló que los procedimientos que con mayor frecuencia resultaban en EIR eran aquellos donde se abría una cavidad corporal, con 40 casos de EIR en total. En conjunto, los procedimientos de ginecología/obstetricia (23 de 40 casos) y de cirugía general (12 de 40 casos) constituían más del 80 % de las demandas, donde dos laminectomías, una Caldwell-Luc (cirugía de senos maxilares) y dos injertos de derivación de arteria coronaria completaban las demandas restantes.[19] Otros estudios han encontrado resultados consistentes, según los cuales la localización más común de los EIR incluye el abdomen o la pelvis (47-54 %), el tórax (7,4-23 %) o la vagina (22 %).[22,24]

El recuento quirúrgico es un método ampliamente empleado para detectar EIR. El protocolo estandarizado por la Association of Perioperative Registered Nurses (AORN) implica un recuento inicial (antes del procedimiento), recuentos intermedios (durante el procedimiento), recuento de cierre (al final del procedimiento, antes de cerrar la piel) y el recuento de reconciliación (después de que todos los instrumentos se retiran del campo y se cierra el sitio quirúrgico). El profesional de enfermería circulante y el técnico de cirugía realizan estos recuentos y le comunican al cirujano cualquier discrepancia.[25]

En un estudio de los recuentos efectuados durante casos de cirugía general electiva, los autores observaron que, de promedio, se daban cerca de 17 recuentos por caso, y se presentaban discrepancias en los recuentos en 1 de cada 8 casos, y una vez cada 14 h de tiempo quirúrgico. Cuando se producía una discrepancia, la razón más común era un objeto fuera de lugar (59 %), lo que significaba que el objeto se había perdido de manera accidental y

TABLA 19-3	Características de los casos de esponjas e instrumentos retenidos tras un procedimiento quirúrgico		
		Número de casos	
Característica		n	%
Tipo de objeto retenido (n = 118)[22-24]			
Esponja		60	51
Pinza		18	15
Otro		24	20
Resultados (n = 84)[22,24]			
Reintervención		62	74
Reingreso o estancia hospitalaria prolongada		40	48
Muerte		1	1
Recuento correcto registrado al finalizar el procedimiento (n = 118)[22-24]		NR	80

NR, no registrado.

TABLA 19-4	Factores de riesgo para esponjas e instrumentos retenidos tras un procedimiento quirúrgico	
Característica	Razón de riesgo (IC del 95 %)	Valor de p
Recuento incorrecto registrado[24]	16,3 (1,3-19,8)	0,02
Operación de emergencia[22]	8,8 (2,4-31,9)	<0,001
Cambio inesperado en la operación[22]	4,1 (1,4-12,4)	0,01
Equipos quirúrgicos múltiples[22]	3,4 (0,8-14,1)	0,10
Cambio del personal de enfermería durante la operación[22]	1,9 (0,7-5,4)	0,24
Número total de cirugías[24]	1,6 (1,1-2,3)	0,008
Índice de masa corporal (por incremento de 1 unidad)[22]	1,1 (1,0-1,2)	0,01
Volumen estimado de pérdida sanguínea (por incremento de 100 mL)[22]	1,0 (1,0-1,0)	0,19
Recuento efectuado[22]	0,6 (0,03-13,9)	0,76
Sexo femenino[22]	0,4 (0,1-1,3)	0,13
Cambio inesperado en procedimiento operatorio[24]	NR	>0,05
Duración del caso[24]	NR	>0,05
Procedimiento realizado después de las 17:00 h[24]	NR	>0,05

NR, no registrado.

acababa en cualquier parte, desde la papelera hasta dentro del paciente (no obstante, no se detectó ningún EIR durante este estudio). Un error de documentación era la segunda razón más frecuente (38 %) y el simple recuento equivocado era raro (3 %). La rotación del profesional de enfermería circulante o del técnico de cirugía durante el procedimiento supuso un riesgo tres veces mayor de discrepancia.[26]

Dado que el recuento quirúrgico está sujeto al error humano y, por tanto, es un proceso imperfecto, algunos han cuestionado su eficacia. Cabe señalar que en pacientes con EIR, el recuento se documentó como correcto en el 88 % de las ocasiones, con una diferencia estadísticamente no significativa respecto a los controles del estudio sin EIR (92 %).[22] En un estudio sobre cirugías de derivación coronaria en el estado de Nueva York, Egorova *et al.* demostraron que la especificidad de un recuento normal en la detección de EIR era del 99,3 %, con un valor de predicción negativo de casi el 100 %. En cambio, la sensibilidad de una discrepancia en el recuento fue del 77 %, con un valor de predicción positivo del 1,6 %.[21]

Se han propuesto medidas adicionales para minimizar la incidencia de EIR, como los contadores de esponjas, los códigos de barras para esponjas, la tecnología de identificación por radiofrecuencia (RF) o la evaluación por rayos X o tomografía computarizada (TC). Aunque las medidas de bajo coste como los contadores de esponjas (bolsas para contener las esponjas) se han adoptado ampliamente sin haberse estudiado en profundidad, la bibliografía publicada ha demostrado que hay otros métodos útiles. Un ensayo aleatorizado controlado que comparaba un protocolo de recuento tradicional con el recuento de esponjas por códigos de barras evidenció que esto suponía un tiempo de recuento superior (9 *vs.* 12 min por caso), pero su uso también implicaba una mayor detección de recuentos discrepantes.[27]

La tecnología de RF ha mostrado una excelente precisión diagnóstica en cadáveres[28,29] y estudios humanos preliminares,[30] con una tasa de detección del 100 %. No obstante, antes de utilizar de forma extensa esponjas RF, se deben realizar análisis de costo-efectividad, además de ensayos aleatorios controlados para justificar el aumento en los costes. Aun cuando los datos preliminares ofrecen resultados excelentes, es posible que esponjas retenidas pasen desapercibidas si se escanea incorrectamente o demasiado pronto, antes de que se usen todas las esponjas.[29] Además, la Food and Drug Administration (FDA) ha señalado el riesgo potencial de que la tecnología de RF interfiera con otros dispositivos médicos electrónicos, como marcapasos y desfibriladores cardioversores implantables.[31]

Se ha demostrado que el uso de rutina de rayos X postoperatorios, aunque costoso, localizó el 59 % de los EIR detectados, todos en pacientes con un registro de recuento correcto. Por desgracia, la imagenología por rayos X, por sí sola, no es suficiente para detectar todos los casos de EIR, ya que el cuerpo extraño no se descubrió en 6 de 18 pacientes en el mismo estudio. Las razones por las que es posible que este método fracase, como sugieren los autores, son mala calidad de la imagen, múltiples objetos extraños en el campo y fallo al comunicar al radiólogo la razón para obtener la imagen.[23] Además, las evidencias muestran que no sería costo-efectivo realizar radiografías intraoperatorias de rutina. Un estudio costo-efectivo reveló que, incluso si se asume que los rayos X tienen un sensibilidad del 100 % para la detección de esponjas, el coste de prevenir una esponja quirúrgica retenida sería superior a 1,3 millones de USD por esponja.[32]

Aunque la incidencia de EIR es baja, puede tener un impacto devastador tanto en el paciente como en el profesional sanitario. En la actualidad, están en desarrollo nuevos métodos que servirán como adyuvantes en el recuento quirúrgico, pero aún no se ha encontrado un método libre de desventajas. Conseguir que los EIR sean realmente un «evento que nunca debería suceder», a la vez que se trabaja con un presupuesto realista, puede resultar un enorme reto. A pesar de sus fallos, es importante tomar en serio el recuento quirúrgico y no permitir que el propio ego se interponga en la realización de cirugías seguras.

Cirugía en el sitio equivocado, pausas quirúrgicas y listas de verificación

Tanto los pacientes como la población general, los medios de comunicación y otros profesionales están de acuerdo en que no hay excusa para un evento adverso como es la cirugía en el sitio equivocado (CSE). Tanto la prensa no especializada como las publicaciones médicas más importantes han escrito sobre el tema. La cirugía realizada en la parte errónea del cuerpo o en el paciente equivocado, y el sometimiento del paciente a una intervención quirúrgica incorrecta, son «eventos que nunca deberían suceder» de acuerdo con la definición del NQF. Este tipo de sucesos se engloban típicamente en la categoría de cirugías en el sitio equivocado, ya que comparten causas fundamentales e intervenciones de prevención comunes.

Aunque es difícil medir la incidencia verdadera de la CSE, estos eventos adversos constituyeron el 13 % (928/6 994) de los eventos centinelas de los que se informó a la Joint Commission entre 2004 y 2012.[33] En 2011, Kaiser Health News informó de que funcionarios de la Joint Commission estimaban que las CSE se producían 40 veces por semana en los hospitales y clínicas de EE.UU.[34] Estudios basados en datos de mala praxis de las aseguradoras y de encuestas muestran amplias variaciones en la incidencia estimada, en particular entre las cirugías de columna y otras partes del cuerpo.[35-39] Aunque han habido diversas intervenciones e iniciativas para evitar las CSE, la incidencia parece ir en aumento. No está claro si esto se relaciona con un verdadero incremento o con una mejora en los informes de eventos.[33]

Hay varios factores que contribuyen a los eventos de CSE y que pueden clasificarse como factores humanos, del paciente, de procedimiento y de sistema.[40] Una vez que se toma la decisión de realizar una operación, las complejidades del proceso para trasladar al paciente a quirófano e iniciar la cirugía implican varias etapas con riesgo de cometer errores que podrían conducir a una CSE.[41] El Joint Commission Center for Transforming Healthcare identificó 29 causas principales de CSE durante la secuencia quirúrgica preoperatoria que incluían la programación (n = 4), la espera preoperatoria (n = 12), el quirófano (n = 8) y la cultura de la organización (n = 5).[42] Por otra parte, la Joint Commission notificó en 2012 que, de 879 casos de CSE, las tres causas raíz más comunes se relacionaban con el liderazgo, la comunicación y los factores humanos.[43]

En 2003, la Joint Commission introdujo el protocolo universal (PU) para la prevención del CSE. El PU incluía una reunión de revisión (inmediatamente tras la llegada del paciente al quirófano) y la pausa quirúrgica (después de preparar y cubrir al paciente y antes de la incisión), lo cual fomenta las verificaciones preoperatorias, el marcado del sitio y otras confirmaciones estandarizadas.[44] Poco después de su introducción, el PU pasó a ser obligatorio para la acreditación de hospitales por la Joint Commission. La siguiente iniciativa importante para prevenir las CSE fue la cirugía segura salva vidas, de la Organización Mundial de la Salud (OMS), cuyo objetivo era reducir el número de muertes y complicaciones relacionadas con intervenciones quirúrgicas a escala mundial. Es importante remarcar que esta iniciativa no solo buscaba disminuir la incidencia de CSE, sino todas las muertes y complicaciones asociadas a cirugías. Grupos multi e interdisciplinarios crearon una lista de verificación quirúrgica con la hipótesis de que la mejora en la comunicación en los equipos y la consistencia en la atención reducirían las complicaciones y las muertes asociadas a cirugía.[45] Después de estudiarla en una amplia gama de ámbitos de práctica hospitalaria en todo el mundo, el uso de esta lista redujo de manera significativa las muertes, las reintervenciones imprevistas y las complicaciones,[46] datos que también se tradujeron favorablemente en las operaciones de emergencia.[47] Esta iniciativa se ha expandido con las listas de verificación para crisis quirúrgicas y con listas de verificación a medida, que son específicas para cada procedimiento.[48,49] Asimismo, se han evaluado en profundidad otras listas de verificación quirúrgica, incluido el sistema de seguridad del paciente quirúrgico, y una lista de verificación multidisciplinaria, que sigue el itinerario quirúrgico desde el ingreso hasta el alta del paciente.[50]

Los datos sobre si la acción del PU y las intervenciones con listas de verificación han reducido la incidencia de CSE son ambiguos.[36,51-54] El simple hecho de introducir una lista de verificación quirúrgica no tendrá necesariamente un impacto a menos que haya formación, trabajo en equipo y compromiso de los profesionales sanitarios implicados.[55] Como indicó el Dr. Martin Makary: «El riesgo moral del protocolo universal es que nos basemos en él en lugar de en nosotros mismos. Aunque estoy de acuerdo en que es importante cumplir con el protocolo universal, no se trata de la varita mágica de Merlín».[56]

PUNTOS CLAVES

- Con la excepción del consentimiento de emergencia, el consentimiento informado debe incluir una discusión de los objetivos del tratamiento y de la posibilidad de que se produzcan eventos adversos. Hay consideraciones especiales que conviene tener en cuenta para obtener el consentimiento informado de pacientes con deficiencias cognitivas, pacientes pediátricos, pacientes cuya lengua materna no es el español y pacientes inconscientes.
- El NQF define los eventos que nunca deberían suceder *(never events)*, los cuales incluyen errores en la atención quirúrgica que son identificables, prevenibles y tienen consecuencias graves para los pacientes.
- El cumplimiento de las buenas prácticas puede minimizar la incidencia de diversas complicaciones graves en procedimientos invasivos.
- Los casos de EIR son raros, pero pueden tener un impacto devastador en el paciente y el profesional sanitario. Se han identificado varios factores de riesgo de EIR. En la actualidad hay nuevos métodos en desarrollo para actuar como complemento al recuento quirúrgico.
- Se han llevado a cabo iniciativas significativas para reducir la incidencia de CSE. Las causas de CSE son multifactoriales y están relacionadas con la secuencia del proceso perioperatorio y no solo con lo que sucede en el quirófano. Se espera que el uso regular de listas de verificación para seguridad quirúrgica reduzca la incidencia de CSE y otras complicaciones quirúrgicas.

RECURSOS EN LÍNEA

1. The Joint Commission Center for Transforming Healthcare: www.centerfortransforming healthcare.org
2. Listas de verificación: www.projectcheck.org

BIBLIOGRAFÍA

1. Eappen S, Lane BH, Rosenberg B, et al. Relationship between occurrence of surgical complications and hospital finances. *JAMA*. 2013;309:1599–606.
2. Cleary B. The Death of Jackson. Web blog post. *Opinionator*. The New York Times Company; 2013.
3. Irma Natanson v. John R. Kline and St. Francis Hospital and School of Nursing, Inc. 187 Kan. 186; 354 P2s 670; 1960 Kan. Lexis 398. 1960.
4. Mary Schloendorff v. Society of New York Hospital. 211 N.Y. 125, 105 NE 92. 1914.
5. Centers for Medicare and Medicaid Services. Hospital acquired condition factsheet. http://www.cms.gov/Medicare/Medicare-Fee-for-Service-Payment/HospitalAcqCond/downloads/HACFactsheet.pdf. Accessed 9/12/12.
6. Shah H, Bosch W, Thompson KM, et al. Intravascular catheter-related bloodstream infection. *Neurohospitalist*. 2013;3:144–51.
7. Maki DG, Kluger DM, Crnich CJ. The risk of bloodstream infection in adults with different intravascular devices: a systematic review of 200 published prospective studies. *Mayo Clin Proc*. 2006;81(9):1159–71.
8. O'Grady NP, et al. Guidelines for the prevention of intravascular catheter-related infections. *Am J Infect Control*. 2011;39(4 Suppl 1):S1–34.
9. Gould MK, et al. Prevention of VTE in nonorthopedic surgical patients: antithrombotic therapy and prevention of thrombosis, 9th ed: American College of Chest Physicians Evidence-Based Clinical Practice Guidelines. *Chest*. 2012;141(2 Suppl):e227S–77.

10. Horlander KT, Mannino DM, Leeper KV. Pulmonary embolism mortality in the United States, 1979-1998: an analysis using multiple-cause mortality data. *Arch Intern Med.* 2003;163(14):1711–17.

11. Geerts WH, Code KI, Jay RM, et al. A prospective study of venous thromboembolism after major trauma. *N Engl J Med.* 1994;331(24):1601–6.

12. Kaufman JA, Kinney TB, Streiff MB, et al. Guidelines for the use of retrievable and convertible vena cava filters: report from the Society of Interventional Radiology multidisciplinary consensus conference. *J Vasc Interv Radiol.* 2006;17(3):449–59.

13. Mont MA, et al. Preventing venous thromboembolic disease in patients undergoing elective hip and knee arthroplasty. *J Am Acad Orthop Surg.* 2011;19:768–76.

14. Baglin T. Defining the population in need of thromboprophylaxis—making hospitals safer. *Br J Haematol.* 2010;149:805–12.

15. Kaboli PJ, Brenner A, Dunn AS. Prevention of venous thromboembolism in medical and surgical patients. *Cleve Clin J Med.* 2005;72(Suppl 1):S7–13.

16. Frank C, Hodgetts G, Puxty J. Safety and efficacy of physical restraints for the elderly. Review of the evidence. *Can Fam Physician.* 1996;42:2402–9.

17. Oliver D, et al. Strategies to prevent falls and fractures in hospitals and care homes and effect of cognitive impairment: systematic review and meta-analyses. *BMJ.* 2007;334:82.

18. Cruse PJ, Foord R. The epidemiology of wound infection. A 10-year prospective study of 62,939 wounds. *Surg Clin North Am* 1980;60:27–40.

19. Kaiser CW, Friedman S, Spurling KP, et al. The retained surgical sponge. *Ann Surg.* 1996;224:79–84.

20. National Quality Forum. *Serious Reportable Events In Healthcare—2011 Update: A Consensus Report.* Washington, DC: Author; 2011.

21. Egorova NN, Moskowitz A, Gelijns A, et al. Managing the prevention of retained surgical instruments—what is the value of counting? *Ann Surg.* 2008;247:13–8.

22. Gawande AA, Studdert DM, Orav EJ, et al. Risk factors for retained instruments and sponges after surgery. *New Engl J Med.* 2003;348:229–35.

23. Cima RR, Kollengode A, Garnatz J, et al. Incidence and characteristics of potential and actual retained foreign object events in surgical patients. *J Am Coll Surg.* 2008;207:80–7.

24. Lincourt AE, Harrell A, Cristiano J, et al. Retained foreign bodies after surgery. *J Surg Res.* 2007;138:170–4.

25. AORN Recommended Practices Committee. Recommended practices for sponge, sharps, and instrument counts. *AORN J.* 2006;83:418, 421–6, 429–33.

26. Greenberg CC, Regenbogen SE, Lipsitz SR, et al. The frequency and significance of discrepancies in the surgical count. *Ann Surg.* 2008;248:337–41.

27. Greenberg CC, Diaz-Flores R, Lipsitz SR, et al. Bar-coding surgical sponges to improve safety—a randomized controlled trial. *Ann Surg.* 2008;247:612–6.

28. Fabian CE. Electronic tagging of surgical sponges to prevent their accidental retention. *Surgery.* 2005;137:298–301.

29. Macario A, Morris D, Morris S. Initial clinical evaluation of a handheld device for detecting retained surgical gauze sponges using radiofrequency identification technology. *Arch Surg.* 2006;141:659–62.

30. Steelman VM. Sensitivity of detection of radiofrequency surgical sponges: a prospective, cross-over study. *Am J Surg.* 2011;201:233–7.

31. Radiation-Emitting Products. U.S. Food and Drug Administration. 2013. http://www.fda.gov/Radiation-EmittingProducts/RadiationSafety/ElectromagneticCompatibilityEMC/ucm116647.htm. Accessed 6/9/14.

32. Regenbogen SE, Greenberg CC, Resch SC, et al. Prevention of retained surgical sponges: a decision-analytic model predicting relative cost-effectiveness. *Surgery.* 2009;145:527–535.

33. www.jointcommission.org/sentinel_event.aspx

34. www.kaiserhealthnews.org/stories/2011/june/21/wrong-site-surgery-errors.aspx?p=1

35. Devine J, et al. Avoiding wrong site surgery: a systematic review. *Spine.* 2010;35(9 Suppl):S28–36.

36. Kwaan MR, et al. Incidence, patterns, and prevention of wrong site surgery. *Arch Surg.* 2006;141:353–7.

37. Meinberg EG, Stern PJ. Incidence of wrong site surgery among hand surgeons. *J Bone Joint Surg Am.* 2003;85:193–7.
38. Mody MG, et al. The prevalence of wrong site surgery among spine surgeons. *Spine.* 2008;33:194–8.
39. Jhawar BS, Mitsis D, Duggal N. Wrong sided and wrong level neurosurgery: a national survey. *J Neurosurg Spine.* 2007;7:467–72.
40. Seiden SC, Barach P. Wrong side/wrong site, wrong procedure, and wrong patient adverse events: are they preventable? *Arch Surg.* 2006;141:931–9.
41. Clarke JR, et al. Wrong site surgery: can we prevent it? *Adv Surg.* 2008;42:13–31.
42. www.centerfortransforminghealthcare.org/.../CTH_wrong_site_surgery
43. www.jointcommission.org/sentinel_event_statistics/
44. www.jointcommission.org/facts_about_the_universal_protocol/
45. Weiser TG, et al. Perspectives in quality: designing the WHO surgical safety checklist. *Int J Qual Health Care.* 2010;22:365–70.
46. Haynes AB, et al. A surgical safety checklist to reduce morbidity and mortality in a global population. *N Engl J Med.* 2009;360:491–9.
47. Weiser TG, et al. Effect of a 19-item surgical safety checklist during urgent operations in a global patient population. *Ann Surg.* 2010;251:976–80.
48. Arriaga AF, et al. Simulation-based trial of surgical crisis checklists. *N Engl J Med.* 2013;368:246–53.
49. www.projectcheck.org/checklists.html
50. deVries EN, et al. Effect of a comprehensive surgical safety system on patient outcomes. *N Engl J Med.* 2010;363:1928–37.
51. Stahel PF, et al. Wrong site and wrong patient procedures in the universal protocol era: analysis of a prospective database of physician reported outcomes. *Arch Surg.* 2010;145:978–84.
52. Urbach DR, et al. Introduction of surgical safety checklists in Ontario, Canada. *N Engl J Med.* 2014;370:1029–38.
53. Mahar P, et al. Interventions for reducing wrong site surgery and invasive procedures. *Cochrane Database Syst Rev.* 2012;12:1–51.
54. Vachhani JA, Klopfenstein JD. Incidence of neurosurgical wrong site surgery before and after implementation of the universal protocol. *Neurosurgery.* 2013;72:590–5.
55. Leape LL. The checklist conundrum. *N Engl J Med.* 2014;370:1063–4.
56. Makary MA. The hazard of more reporting in quality measurement: comment on "Wrong site and wrong patient procedures in the universal protocol era." *Arch Surg.* 2010;145:984.

20 Establecimiento de un programa de seguridad del paciente y mejora de la calidad en obstetricia

Kate Mitchell y George A. Macones

VIÑETA CLÍNICA

La Sra. C tenía 22 años en su primer embarazo. Con 38 semanas y 2 días de gestación (determinado por ultrasonido del primer trimestre), fue ingresada para la inducción del parto por preeclampsia grave. En el ingreso, las mediciones de Leopold revelaron un peso fetal estimado de 3 900 g. El embarazo de la Sra. C solo estaba complicado por anemia (deficiencia de hierro y rasgo de células falciformes). Se le indujo el parto con misoprostol y se aumentó con oxitocina, y progresó hasta la dilatación cervical completa. En el momento del nacimiento, se observó que el neonato mostraba el «signo de la tortuga», en el cual la cabeza del recién nacido aparece retraída. En consecuencia, el neonato presentaba distocia de hombros, que duró 1,5 min, la cual se mitigó mediante la maniobra de McRoberts, presión suprapúbica y, por último, con la maniobra de Woods. La Sra. C sufrió una laceración de segundo grado que se reparó en capas con anestesia local. Tuvo una pérdida sanguínea estimada de 400 mL.

El peso del recién nacido fue de 3 245 g y sus puntuaciones Apgar a los 1 y 5 min fueron 7 y 8, respectivamente. Los gases del cordón umbilical del neonato fueron los siguientes: pH 7,2, pCO_2 63 mm Hg, HCO_3 22 mEq/L, y un déficit de base de 5,5 mEq/L. La distocia de hombros se diagnosticó como hombro izquierdo anterior. El equipo pediátrico también observó que el bebé tenía reflejo de Moro asimétrico (derecho < izquierdo) en el momento del nacimiento. Este hallazgo sugiere que se suscitó una lesión del plexo braquial. Se informó de los eventos a la Sra. C, y se redactó un documento de revelación que se adjuntó al expediente.

La tensión arterial (TA) sistólica de la Sra. C era de 130-140 sin profilaxis de magnesio, y fue dada de alta el segundo día de posparto (DPP) sin medicación adicional para la TA y con una visita programada de seguimiento a las 4-6 semanas.

La Sra. C se presentó en el Centro de valoración del embarazo (CVE) en el DPP #5 después de que su TA en casa fuera de 180/90. Inicialmente, tuvo niveles de TA graves en el CVE, pero no hubo síntomas neurológicos y sus pruebas de laboratorio fueron normales. Su TA pasó de normal a levemente hipertensa, por lo que no se inició la administración de magnesio. Se le prescribió nifedipina XL 30 mg para lograr el control de la TA, pasó la noche en el centro y fue dada de alta en el DPP #6.

- ¿Podría haberse hecho algo en la etapa prenatal para evitar la elevación de la TA de la Sra. C que llevó a la inducción del parto?
- ¿Podría haberse hecho algo inmediatamente después del parto para evitar el reingreso?

INTRODUCCIÓN

La seguridad del paciente (SP) y la mejora de la calidad (MC) en obstetricia son únicas no solo porque implican el cuidado de una madre embarazada, sino porque también deben tener en cuenta la seguridad y el bienestar del feto. El tratamiento de un paciente afecta directamente el resultado del otro. A lo largo de los años se han establecido numerosos programas para mejorar el trabajo en equipo y la colaboración de todos los miembros del equipo de atención al parto, incluido el personal de obstetricia, neonatología, anestesiología y enfermería.[1]

El American College of Obstetrics and Gynecology (ACOG) se ha comprometido con la SP y la calidad a través de la atención sanitaria integral. Aunque los asuntos de pacientes hospitalizados en un principio eran prioritarios en EE.UU., en las iniciativas de SP a escala nacional, la SP ambulatoria también ha recibido su propio conjunto de estándares. En 2003, el ACOG desarrolló una serie de principios y objetivos que deben adoptar todos los obstetras-ginecólogos en sus consultas u hospitales.

Los objetivos son:

- Fomentar una cultura de SP.
- Implementar las prácticas recomendadas de seguridad farmacológica.
- Reducir la probabilidad de errores quirúrgicos.
- Mejorar la comunicación con los profesionales sanitarios.
- Mejorar la comunicación con las pacientes.
- Establecer la colaboración con las pacientes para mejorar la seguridad.
- Hacer de la seguridad una prioridad en todos los aspectos de la práctica.[2]

Resultados adversos en ginecología y obstetricia

De acuerdo con el ACOG, la tasa de preeclampsia en EE.UU. se ha incrementado un 25 % en las dos últimas décadas, y este trastorno hipertensivo es la causa principal de mortalidad materna en todo el mundo. En el 2011 Child Health USA informó de que la tasa de muerte materna relacionada con eclampsia y preeclampsia era de 1,5/100 000 nacimientos vivos y, según los Centers for Disease Control and Prevention (CDC), un 9,9 % de todas las muertes relacionadas con el embarazo en EE.UU. entre 2006 y 2009 se debió a eclampsia y preeclampsia. No existe una manera clara de identificar a las mujeres con preeclampsia que tienen mayor riesgo de presentar resultados adversos. Un nacimiento y un tratamiento seguros de la madre y del feto con preeclampsia dependen del tratamiento apropiado de las TA sistólica y diastólica durante los períodos prenatal, intraparto y puerperal. Esto implica la supervisión minuciosa en cada visita prenatal y un tratamiento agresivo de la hipertensión tan pronto como se presente. La única «cura» que existe para la preeclampsia es el nacimiento del feto una vez que se han considerado todos los riesgos para la madre y para la criatura.[3]

Revisión del inventario del estado actual

Un inventario del estado actual es la única manera de evaluar cómo funciona un servicio obstétrico en términos de daño prevenible, seguridad y calidad. Esto permitirá al servicio identificar las medidas que puede tomar para mejorar el programa de SP/MC. La siguiente información sobre los resultados de interés debe ser recopilada y evaluada: datos sobre las quejas de las pacientes, reclamaciones, eventos graves o centinela, remisiones por pares *(peer-review)* de hospitales u otros departamentos, datos del control de infecciones, casos de morbimortalidad (MyM) y criterios de garantía de la calidad o de la MC.

A continuación, el servicio de obstetricia debe evaluar cuál de las siguientes actividades recomendadas ya se ha implementado:

- Comité de revisión por pares para seleccionar los casos de MyM.
- Análisis de eventos de acuerdo con los criterios de SP o MC, o herramientas indicio *(trigger)*.
- Sistema de informes de eventos.
- Informes de errores de medicación.
- Supervisión de infecciones.
- Iniciativas continuadas para promover una cultura de SP y de transparencia.

• Compilación de las percepciones del personal sobre la SP y sugerencias para mejorarla.
• Determinación de la predisposición del personal para informar de los errores.

El departamento puede iniciar un análisis de eventos con su responsable de SP, y siempre debe cooperar y participar en cualquier proceso de análisis de eventos del hospital, como reuniones de revisión y análisis de causas raíz. Al examinar cómo se notifican e investigan los eventos adversos, así como los detalles de la discusión, será posible encontrar sugerencias para implementar mejoras que puedan extenderse a los profesionales sanitarios. Estas sugerencias solo pueden incrementar la comprensión del entorno existente e informar al departamento sobre las intervenciones y los procesos con mayor probabilidad de tener éxito (fig. 20-1).

Infraestructura de SP/MC

Tras determinar las prioridades e identificar las estrategias que ya se estén implementando en el departamento, el reto consiste en proporcionar una estructura para apoyar la recopilación y el análisis de eventos y resultados, y garantizar que los puntos de aprendizaje o la solución se desprenderán de dicho análisis. En cualquier organización de éxito, el liderazgo es clave para establecer el tono, la cultura y el entorno de SP.

Equipo de seguridad del paciente

El ACOG sugiere que el equipo debe tener un representante de cada servicio afectado. Esta recomendación garantiza que las partes interesadas importantes participen en el proceso de identificación, discusión y posible acción para la mejora del proceso. Por ejemplo, un equipo incluiría un profesional de obstetricia, uno de anestesiología obstétrica, uno de neonatología/pediatría, y uno de enfermería obstétrica y pediátrica. Cada uno de estos representantes debe poseer algún componente de liderazgo y experiencia técnica, y participar en el proceso del día a día de la unidad clínica.[4]

Responsable de seguridad del paciente

La dirección del departamento debe asignar a una o dos personas clave como responsables de SP/MC del equipo. Estos profesionales deben contar con formación especializada

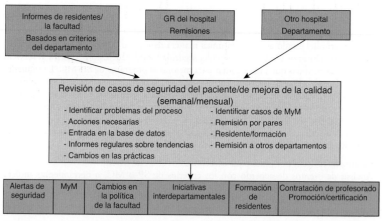

Figura 20-1. Diagrama de mejora del proceso del departamento de obstetricia y ginecología de la Washington University School of Medicine. GR: gestión de riesgos; MyM: morbimortalidad.

en SP para guiar el análisis de los eventos desde un método meramente anecdótico/reactivo hacia una visión más global de los procesos y sistemas; han de ser capaces de afrontar las dificultades y hablar claro cuando sea necesario y, al mismo tiempo, promover que el personal comunique sus preocupaciones, problemas o errores de manera informal. Estos individuos serán respetados dentro del departamento en los ámbitos clínico y académico, así como entre los colegas fuera del departamento. El personal/las personas deben ser creíbles y no emitir juicios, y tienen que saber formular preguntas de forma no acusatoria.[4] El responsable de SP será el punto de partida del equipo de SP/MC que se constituirá dentro del departamento y, por tanto, debe ser capaz de gestionar todos los recursos del equipo implicado, fomentar el trabajo en equipo y, en ocasiones, ayudar a resolver los conflictos dentro de este. Será el portavoz tanto del grupo que esté analizando cada caso como del departamento. Establecerá las bases para el debate permanente de cualquier tema o caso, y marcará el tono para la discusión inicial, el análisis y las conversaciones continuas que resultarán de la identificación de los casos. La dirección del departamento debe apoyar esta figura y comprometerse a promover un ambiente seguro en el cual nadie dude en discutir abiertamente sobre los eventos adversos, los errores y los resultados. Se ha demostrado que el liderazgo claro mejora la SP, lo que beneficia a los profesionales sanitarios, al personal, a la institución médica y, lo que es más importante, a la paciente.[4]

Coordinador de seguridad del paciente

Ser responsable de las propias acciones es una parte vital de la infraestructura de la SP/MC. Esto incluye la responsabilidad de los profesionales de la atención sanitaria, del personal que participó en la atención y del propio paciente. Muchos equipos de seguridad o de calidad pueden incluir un coordinador de SP para ayudar a garantizar la rendición de cuentas. Se trata de un profesional sanitario con conocimientos clínicos o de SP que participa en el análisis del caso y mantiene a cada miembro del comité/equipo en la tarea correspondiente para asegurar que se efectúan las mejoras identificadas en el proceso. Su papel principal es ayudar a identificar e implementar intervenciones a fin de reducir los errores médicos y potenciar la SP mediante un proceso sistemático de atención y evaluación de los resultados en el departamento de obstetricia y ginecología. El coordinador de SP se encarga de fomentar la transparencia y los informes, identifica las oportunidades para mejorar el proceso, actúa de intermediario con socios del hospital y otros departamentos en la misma institución, desarrolla estándares y evalúa la fiabilidad continua de los cambios efectuados. Además, el coordinador de SP da soporte a los investigadores de obstetricia y ginecología en la recopilación y el uso de los datos de SP con fines de investigación.

Pasos para mejorar la SP/MC

Los pasos importantes son determinar cómo reconocer casos de eventos adversos, realizar informes y analizar tales casos, identificar cualquier acción que se deba seguir, divulgar la retroalimentación y, por último, instruir a los profesionales sanitarios para reducir la probabilidad de eventos similares en el futuro. Aunque hay muchos métodos posibles para mejorar la seguridad y la calidad de la atención, aquí se describen algunos de los utilizados en la Washington University School of Medicine en St. Louis (WUSM).

Identificación de casos

Una manera simple de identificar los casos en los cuales la SP/MC eran inadecuadas sería usar los indicadores clínicos del ACOG ya establecidos.[4] Aunque no los incluye todos, estos indicadores abarcan tanto criterios maternos como del neonato y pueden adaptarse para encajar en cualquier escenario obstétrico. La dirección del departamento y el equipo de SP/MC deben fomentar la presentación continua de informes de los casos que cumplen los criterios acordados por el ACOG para SP y calidad. Esto puede hacerse a través del jefe de residentes que se encarga de los partos y nacimientos en un entorno académico, por medio

☐ 1. Mortalidad materna

☐ 2. Paro cardiopulmonar materno

☐ 3. Pérdida excesiva de sangre de la madre (alrededor de >1 500 mL) ¿Laceración de arteria uterina? ☐Sí ☐No

☐ 4. Hemorragia puerperal (>1 000 mL)

☐ 5. Parto de mortinato de un feto vivo en el momento del ingreso (excepto prematurez extrema o anomalías letales)

☐ 6. Cordón umbilical pH <7,00

☐ 7. Eclampsia

☐ 8. Evidencia de depresión neonatal no anticipada

☐ 9. Evidencia de traumatismo neonatal

☐ 10. Diagnóstico erróneo o tardío

☐ 11. Tratamiento tardío o incorrecto

☐ 12. Reentrada puerperal imprevista a la sala de partos o al quirófano para tratamiento

☐ 13. Nacimiento sin presencia del «médico a cargo» (cuando el parto no es de emergencia)

☐ 14. Exceso de base <−12,0

☐ 15. Apgar a los 5 min <3

☐ 16. Reingreso materno imprevisto a los 14 días

☐ 17. Distocia de hombros

☐ 18. Prolapso del cordón umbilical

☐ 19. Nacimiento electivo o no indicado <39 0/7 semanas gestacionales

☐ 20. Otros_____

(Adaptado del formulario para la revisión por pares de obstetricia de la WUSM.)

Figura 20-2. Indicios para la revisión.

del coordinador de SP o del jefe de equipo. La figura 20-2 muestra una lista de indicios para la revisión de casos en obstetricia que se utiliza en la WUSM.

Informes y análisis de casos

Como parte del establecimiento de criterios para los informes, es necesario prestar atención a la creación de una cultura que respalde la presentación de informes. El profesional médico a cargo, los residentes, el personal de enfermería y, en ocasiones, los administradores, pueden presentar informes. En muchos hospitales, los residentes, los facultativos y el personal notifican cualquier caso de forma voluntaria a través del sistema de informes de eventos (ERS, por sus siglas en inglés) en línea. El ERS es confidencial y se revisa dentro del departamento. El caso puede presentarse ante los miembros del equipo para su revisión. Los socios y otros departamentos del hospital también pueden expresar su opinión. Si el hospital u otro departamento detectan un evento de SP o un problema en el proceso, se notifica al equipo de SP/MC del departamento en cuestión. La transparencia y los informes deben fomentarse para identificar las oportunidades que permitan mejorar los procesos y la comunicación con otros socios y departamentos del hospital.

Si un caso cumple los criterios acordados, el jefe de MC o el director del departamento determinarán el marco en el cual se analizará. Las opciones incluyen conferencias MyM, reuniones de sección o división y reuniones de análisis de causas raíz. Algunos grupos establecen un comité multidisciplinario para llevar a cabo una revisión semanal de casos. Esto comprende las aportaciones y el análisis de los encargados de medicina materno-fetal, el personal médico de obstetricia, el de la unidad de cuidados intensivos neonatales (UCIN), el de anestesiología obstétrica, el de SP y la jefa del equipo de enfermería.

El equipo SP/MC aporta apoyo continuo y motivación para la revelación y el aumento de la transparencia. La Joint Commission requiere que se informe a las pacientes de cualquier evento adverso imprevisto que haya tenido lugar bajo la atención de un profesional médico.[5] Este último tiene la obligación ética de comunicarlo de forma franca y honesta. Los estudios han demostrado que, cuando se produce un imprevisto, los pacientes esperan y desean saberlo, y quieren que alguien se haga responsable de lo que les sucedió. Los profesionales médicos disponen de mucho apoyo para buscar ayuda a fin de comunicar los eventos adversos y, revelarlos permitirá aumentar la transparencia de un departamento y fomentar la continuidad de la SP/MC.

Identificar las acciones que conviene emprender

Durante la revisión de los casos, todos los implicados pueden hacer sugerencias para mejorar la SP. Esta revisión se centra en el departamento y no tanto en el individuo. Aunque la retroalimentación se dirija a una persona en concreto, todos aprenderán lo que podría hacerse de modo diferente la siguiente vez.

A menudo, surge la necesidad de remitir la revisión de un caso a otras áreas, lo que puede implicar otra división dentro del propio departamento, otro departamento que puede haber participado en la atención de la paciente, o incluso los socios del hospital. El objetivo de cada remisión realizada es promover el trabajo continuado en equipo con todos los involucrados en la atención de la paciente e incrementar la transparencia en todos los niveles de la organización. Las remisiones no deben ser acusatorias, sino ayudar a crear una conexión entre departamentos a través de la atención integral, y se hacen con miras a mantener el diálogo y la conversación constantes entre todos los implicados. Con frecuencia, la respuesta recibida requerirá mayor información o aclaración, o conducirá a una resolución adicional de problemas.

Divulgar la retroalimentación

La mayoría de los errores en la atención sanitaria son resultado del sistema, no de un solo individuo.[6] Por tanto, los resultados de la revisión y el análisis de casos deben ser claros y concisos para promover la presentación continua, desinhibida y sin obstáculos de informes, así como la mejora de la instrucción y los procesos. Existen varios métodos posibles para garantizar que las personas que participan en la atención cotidiana de los pacientes en las unidades hospitalarias asimilan la información que se trata en las sesiones de revisión de casos.

Alertas de seguridad del paciente

Las *alertas de seguridad del paciente* envían información a todos los profesionales médicos a cargo, los residentes y el personal de enfermería. Estas alertas, que se remiten por correo electrónico, son simples y cortas, y no son específicas para el profesional sanitario. Incluyen un mensaje simple, como un recordatorio sobre un protocolo existente o una técnica clínica. De esta manera, todos pueden aprender del caso.

Comunicación directa con el profesional médico implicado en la atención de un paciente en particular

La *comunicación con el profesional médico implicado en la atención de un paciente en particular* debe provenir directamente del profesional médico responsable de ser el jefe del equipo. Esta comunicación no ha de ser confrontativa ni acusatoria, ya que su objetivo es servir como punto de aprendizaje para avanzar. Si el jefe de equipo cree que hay un problema con un profesional médico en concreto, se debe remitirlo de inmediato al director.

Charlas educativas o conferencias de educación continua

Las *charlas educativas o conferencias de educación continua* son un buen sistema de divulgar la información entre los profesionales sanitarios. Por ejemplo, si se está implementando un nuevo proceso para la clasificación de los pacientes en el servicio de urgencias, todos los profesionales médicos a cargo, los residentes y el personal de enfermería de cada departamento necesitarán estar al corriente. Esto puede requerir más de una ocasión para el aprendizaje e implicar a más de un departamento. Por ejemplo, se puede hacer una presentación en las rondas generales de departamento o en una conferencia educativa para residentes. Es importante que la información se transmita de manera coherente al mayor número posible de profesionales sanitarios. La educación debe centrarse en la modificación e implementación del proceso, y ofrecer la posibilidad a aquellos que trabajan en el proceso de dar su opinión sobre su implementación; esto puede conseguirse con un único encuentro o requerir la retroalimentación constante para tener éxito. El reto sigue siendo cómo se transmite la información presentada en un momento y lugar concretos a los residentes que trabajan a distintos niveles.

Educación continua

Es imprescindible identificar las oportunidades educacionales para ayudar a elevar la línea base del conocimiento sobre SP del departamento. Cuanto más comprenda el equipo médico y el personal el clima general del departamento y la motivación tras la revisión y el análisis del caso, más fácil será crear una cultura más abierta y tolerante hacia la SP/MC. El objetivo debería ser crear una atmósfera de transparencia sin temor a la vergüenza ni a las acusaciones, hacer que la notificación de eventos adversos sea un proceso fácil y comunicar el compromiso con el aprendizaje y la mejora continua.[4] Un proceso transparente ayudará a instaurar una cultura que apoye la presentación de informes y el análisis de casos; esto generará un ambiente más seguro, tanto para los pacientes como para los profesionales sanitarios.

La Joint Commission ha señalado que la mayoría de los eventos adversos perinatales suelen ser resultado de falta de trabajo en equipo y de comunicación efectiva. Recomienda la instrucción de los equipos para facilitar el trabajo conjunto del personal y una comunicación más eficaz.[7] Una forma de educación que ha mostrado mejoras en los resultados maternos y del neonato es la simulación de situaciones de rutina y de emergencia. Estas simulaciones pueden abordar tanto la formación clínica como mejorar el nivel de aprendizaje de SP en un departamento y, además, facilitan la adquisición de conocimientos técnicos necesarios para los residentes, así como la capacidad de comunicación que suelen requerir las situaciones que se presentan en obstetricia. Hay muchas opciones en cuanto a los programas de simulación más adecuados para cada departamento, y estos pueden diseñarse para cubrir necesidades y niveles previamente identificados de la educación médica.[8] Por lo general, las simulaciones incluirán a todos los miembros del equipo de atención obstétrica —obstetricia, neonatología, anestesiología y enfermería—, los cuales colaborarán para resolver el problema clínico que se presente. Estas simulaciones no solo se centran en los aspectos clínicos de la atención, sino también en la comunicación esencial y el trabajo en equipo.

PUNTOS CLAVE

- Al promover la cultura de la SP, el entorno puede cambiar y mejorar la salud y los resultados de las mujeres en el ámbito obstétrico.
- Cuando se trabaja para conseguir la reducción e identificación de errores, se crea un entorno más seguro para los pacientes.
- Si mejora la comunicación entre el equipo de atención sanitaria, se puede lograr un entorno más seguro para pacientes y profesionales sanitarios.
- Mediante el establecimiento del programa de SP en obstetricia, el departamento creará una cultura que busque la seguridad y el bienestar tanto de las pacientes como del equipo de atención sanitaria.

RECURSOS EN LÍNEA

1. Child Health USA 2011: http://mchb.hrsa.gov/chusa11/hstat/hsi/pages/208mm.html
2. Organización Mundial de la Salud: http://www.who.int/en/
3. American College of Obstetrics and Gynecology: http://www.acog.org
4. Preeclampsia Foundation: http://www.preeclampsi.org

BIBLIOGRAFÍA

1. Collaboration between Obstetricians and Neonatologist. Perinatal safety programs and improved clinical outcomes. *Clin Perinatol.* 2010;37:179–88.
2. American College of Obstetrics and Gynecology. Patient safety in obstetrics and gynecology. ACOG committee opinion No. 447. *Obstet Gynecol.* 2009;114:1424–7.
3. American College of Obstetricians and Gynecologists, issuing body. *Hypertension, Pregnancy-Induced—Practice Guideline.* Author.
4. The American College of Obstetrics and Gynecology, Women's Health Care Physicians. *Quality and Safety in Women's Health Care. Committee on Patient Safety and Quality Improvement.* 2nd ed. Washington, DC: American College of Obstetrics and Gynecology; 2010.
5. American College of Obstetrics and Gynecology. Disclosure and discussion of adverse events. ACOG committee opinion. *Obstet Gynecol.* 2012;119(3):686–9.
6. Mulligan MA, Nechodom P. Errors and analysis of errors. *Clin Obstet Gynecol.* 2008;51(4): 656–65.
7. The Joint Commission. *Preventing Infant Death and Injury during Delivery. Sentinel Event Alert Issue No. 30.* Oakbrook Terrace, IL: JC; 2004. http://www.jointcommission.org/sentinel_event_alert_issue_30_preventing_infant_death_and_injury_during_delivery/. Retrieved February 6, 2014.
8. Birsner ML, Satin AJ. Developing a program, a curriculum, a scenario. *Sem Perinatol.* 2013; 37:175–8.

Seguridad del paciente y mejora de la calidad en la anestesia

Andrea Vannucci, Laura F. Cavallone e Ivan Kangrga

VIÑETA CLÍNICA

El Sr. P era un hombre de 75 años de edad con antecedentes de tabaquismo, hipertensión y cardiopatía coronaria que acudió al hospital para una disección en el lado izquierdo del cuello. Unos meses antes, se había sometido a la resección de la base de la boca y la disección del lado derecho del cuello debido a un cáncer oral. A la operación le siguió la radioterapia, la cual no pudo detener el avance de la enfermedad.

El día de la segunda cirugía, el Dr. A., el anestesiólogo, observó que el paciente presentaba apertura bucal limitada y rigidez en el cuello, probablemente secundarias a la fibrosis de los tejidos blandos causada por la radioterapia. Preocupado por la posibilidad de tener dificultades con la ventilación con mascarilla y la laringoscopia, el Dr. A decidió proceder a una intubación fibróptica al tiempo que mantenía la ventilación espontánea del paciente. La intubación se efectuó con éxito y sin complicaciones.

Antes del final de la cirugía, un anestesiólogo subalterno, el Dr. Z, se hizo cargo del caso. Se le informó de que la intubación se llevó a cabo «sin contratiempos», aunque, en la transferencia, no se mencionaba en ningún momento el método fibróptico. Tranquilo al saber que la intubación había ido sin problemas, y por solicitud del cirujano jefe, el Dr. Z acordó extubar al paciente de forma «profunda», con el objetivo de evitar «la tos y los espasmos» al emerger, lo cual podría causar sangrado del sitio quirúrgico. Tras evaluar la reversión total del bloqueo neuromuscular, el Dr. Z insertó una vía aérea lubricada en la narina izquierda con la esperanza de que este dispositivo ayudaría al paciente a mantener la permeabilidad de las vías aéreas superiores después de la extubación. A continuación, el Dr. Z retiró la sonda endotraqueal de la otra narina. Esta maniobra ocasionó un sangrado nasal profuso y el paciente parcialmente aturdido aspiró sangre hacia la vía aérea. De inmediato, el Sr. P dejó de ventilar y su saturación de oxígeno cayó. Los intentos del Dr. Z por ventilar con mascarilla y reintubar por laringoscopia directa fallaron debido al sangrado continuo y a la muy limitada abertura bucal del paciente. El paciente sufrió un paro cardiocirculatorio hipóxico y el cirujano se vio forzado entonces a realizar una cricotirotomía de urgencia que fue un reto debido a la extensa fibrosis de cuello. La oxigenación del Sr. P fue inadecuada durante más de 10 min, lo cual resultó en lesión cerebral hipóxica e isquemia cardíaca. Fue reanimado y luego ingresado en la unidad de cuidados intensivos (UCI). Una semana más tarde, el paciente no había recuperado la conciencia y el equipo médico de la UCI, después de consultarlo con la familia del Sr. P, decidió suspender la atención.

INTRODUCCIÓN

La viñeta ilustra varios elementos cruciales de una gestión segura de la anestesia: una valoración preoperatoria exhaustiva y actualizada, una planificación de la anestesia que tiene en cuenta las características individuales de los pacientes y los procedimientos quirúrgicos, destreza en el uso del equipo de tecnología avanzada para manejar vías aéreas difíciles tanto en la inducción como en estados emergentes de la anestesia, y la capacidad de ser conscientes de la situación en todo momento y mantener una comunicación eficaz continua con todos los miembros del equipo.

¿Qué pasos de la gestión de la anestesia podrían haber ayudado a evitar el desarrollo de los eventos adversos ilustrados en la viñeta?

Evaluación del paciente y planificación

Revisar el historial de tratamiento y los signos físicos del paciente, como la apertura bucal limitada, alertaron adecuadamente al primer anestesiólogo sobre posibles dificultades tanto con la intubación como con la ventilación con mascarilla. Esta identificación llevó a la intubación fibroóptica, al tiempo que se mantuvo la ventilación espontánea del paciente. De hecho, los dos factores principales que contribuyen a un manejo difícil de las vías aéreas después de la radioterapia en cabeza y cuello son la rigidez intensa de cuello debida a la fibrosis y la presencia de edema crónico de vías aéreas.

Manejo avanzado de vías aéreas

Si el Dr. Z se hubiera dado cuenta de los problemas que presentaba la vía aérea, podría haber planificado la extubación por etapas mediante un catéter de intercambio de vía aérea (AEC, por sus siglas en inglés). El AEC es un tubo delgado y hueco de goma que puede usarse en una situación de emergencia, ya sea para proporcionar oxígeno a través de un conector Luer-Lock o para intentar alguna forma de ventilación mediante una bolsa de ambú con un adaptador estándar de sonda endotraqueal. El AEC también puede usarse como guía para reintubar al paciente. En este caso, el AEC debe insertarse en la sonda endotraqueal antes de la extubación, y entonces retirar esta, permaneciendo el AEC en la vía aérea. Este, por lo general, es bien tolerado incluso por pacientes despiertos con respiración espontánea, y puede permanecer colocado, sin peligro, durante horas. La extubación de la vía aérea difícil es un paso muy complejo, y a menudo descuidado, de la atención en la anestesia.[1]

Comunicación y concienciación de la situación

Por desgracia, el Dr. A olvidó explicar sus razones para usar el broncoscopio flexible a su colega más inexperto. En consecuencia, el Dr. Z no consideró adecuadamente los peligros de una extubación «profunda» en un paciente con una anatomía anómala de las vías aéreas. Además, es muy probable que el grado de jerarquía entre el Dr. Z y el cirujano principal desempeñara un papel en este resultado desafortunado. El cirujano principal solicitó una extubación profunda por motivos justificados: sin duda, los espasmos y «luchar» con el ventilador pueden haber incrementado el riesgo de hemorragia de un sitio quirúrgico en el cuello. Aun así, un anestesiólogo con más experiencia probablemente habría anticipado las complicaciones que pueden derivarse de la extubación profunda en un paciente con vías aéreas difíciles y habría tenido la suficiente confianza para recordarle al cirujano que una extubación «profunda» solo es segura en pacientes con vías aéreas «fáciles». Por otro lado, los segundos anestesiólogos podrían mostrarse reacios a objetar las peticiones de los cirujanos principales por temor a parecer inadecuados o por falta de confianza en sí mismos. Este tipo de problema en la comunicación está ampliamente reconocido, y el remedio aceptado es el desarrollo de una cultura organizacional en la cual todos los miembros del equipo, sin importar su nivel jerárquico, se sienten seguros para hablar si perciben que ha surgido una situación peligrosa.

El objetivo de este capítulo es revisar cómo los anestesiólogos han llegado a identificar las amenazas para el paciente en su campo de actividad y han sido capaces de desarrollar estrategias eficaces para prevenir o mitigar el daño al paciente (tabla 21-1). Además, se analizan las preocupaciones emergentes sobre seguridad del paciente para aquellos que se someten a anestesia en esta era caracterizada por un mayor conocimiento médico y por la mejora en la tecnología, pero también por la necesidad de controlar los costes de la atención sanitaria.

TABLA 21-1	Mejoras técnicas y organizacionales que apoyan la seguridad del paciente en la práctica de la anestesia
Categoría	**Aspectos**
Seguridad farmacológica	• Etiquetado y códigos de color en jeringas • Jeringas precargadas • Estandarización de la concentración de fármacos • Bombas de infusión con *software* para la prevención de errores de medicación intravenosa que alertan al usuario cuando la bomba se programa fuera de límites preconfigurados • Antagonistas de fármacos: naloxona, flumazenilo y sugammadex
Equipo	• Conexiones para gases con Pin Index Safety System (cilindros) y Diameter Index Safety System (conductos) que evitan cruces de gases y su sustitución • Códigos de color para oxígeno y otros gases médicos • Dispositivos de monitorización de la presión de oxígeno para prevenir la administración de mezclas hipóxicas de gas • Analizadores de oxígeno y otros gases
Monitores	• Oximetría de pulso • Capnografía • Estimulantes nerviosos para controlar el bloqueo neuromuscular
Dispositivos de asistencia para vías aéreas difíciles	• Fibroscopio, mascarillas laríngeas y videolaringoscopios • Catéter de intercambio de vía aérea
Desarrollo e implementación de estándares clínicos y administrativos	• Directrices clínicas y parámetros de práctica de la American Society of Anesthesiologists (ASA) y otras sociedades de profesionales
Prácticas avanzadas	• Anestesia locorregional en obstetricia • Ecocardiografía transesofágica (ETE) en cirugía cardíaca • Anestesia locorregional guiada por ultrasonido • Acceso vascular guiado por ultrasonido • Simulación clínica
Ayudas cognitivas	• Lista de verificación quirúrgica de la Organización Mundial de la Salud • Directrices para la revisión preanestesia • Protocolo de tratamiento para hipertermia maligna • Sistemas de gestión de la información sobre anestesia con apoyo a las decisiones
Desarrollos continuos	• Recopilación y análisis de información en grandes bases de datos • Tecnología de escaneo de códigos de barras con capacidad de relectura para la administración de fármacos y productos sanguíneos • Formación en competencias no técnicas

SEGURIDAD DEL PACIENTE EN LA ANESTESIA

A efectos de este capítulo, la seguridad del paciente en la anestesia puede definirse como la prevención del daño innecesario a este resultante de la atención en la anestesia.

El campo de la anestesia siempre ha sido pionero en la seguridad del paciente y la calidad en la atención sanitaria. Desde hace mucho tiempo, los profesionales sanitarios reconocen el hecho de que la anestesia es arriesgada y no inherentemente terapéutica.[2] Desde el inicio de la especialidad, esta concienciación ha llevado a la comunidad de la anestesiología a centrar su atención clínica y sus esfuerzos de investigación en la prevención de la mortalidad y las complicaciones relacionadas con la anestesia. Resulta interesante mencionar que es muy probable que los mismos anestesiólogos hayan aportado al campo el propio término de «seguridad del paciente». Un estudio de PubMed revela que ambos vocablos aparecen juntos por primera vez en el título de un artículo publicado en 1960 por el Dr. Kreul, un renombrado anestesiólogo de Wisconsin, quien abogaba por el uso de la anestesia locorregional, en lugar de la general, para procedimientos obstétricos.[3] En 1978, Cooper publicó un influyente artículo que examinaba el error humano y los fallos del equipo en la práctica de la anestesia. Descubrió que el 82 % de los eventos adversos prevenibles se debían al error humano.[4] Con frecuencia, las equivocaciones se producían debido a problemas con el equipo y los suministros, la inexperiencia general de los profesionales sanitarios, el desconocimiento del equipo o los dispositivos, la prisa, la falta de atención, la fatiga, la mala comunicación y la inadecuada formación. Este trabajo original estableció las bases para la futura innovación en la seguridad y la calidad de la anestesia. El enfoque inicial se centró sobre todo en la mortalidad; más tarde, el interés se extendió hasta una categoría progresivamente mayor y articulada de eventos adversos, como lesiones en el sistema nervioso central y periférico, insuficiencia hepática aguda, isquemia perioperatoria en miocardio y paro cardíaco, insuficiencia respiratoria y reacciones alérgicas.

Este esfuerzo clínico y de investigación fue nutrido y estructurado mediante el establecimiento del proyecto de reclamación cerrada de la American Society of Anesthesiologists (ASA) en 1984 y de la Anesthesia Patient Safety Foundation (APSF) en 1985. Los objetivos de este proyecto han sido identificar «las áreas principales de deterioro, los patrones de lesión y las estrategias para la prevención» a través de una investigación en profundidad de las reclamaciones cerradas de mala praxis en la anestesia.[5] La misión de la APSF es mejorar de manera continua la seguridad de la anestesia mediante la promoción de la investigación, la educación y las campañas de seguridad del paciente.[6] Su principal herramienta de comunicación es un boletín trimestral que se distribuye en línea y en copias impresas. Ambas organizaciones han apoyado la adquisición y la difusión del conocimiento sobre la seguridad del paciente y su aplicación en la práctica clínica cotidiana.

Resultados adversos en la anestesia

Desde 1847 se ha informado de muertes relacionadas con la anestesia, apenas unos meses después de que William Morton, un dentista de Boston, demostró por primera vez la posibilidad de inducir anestesia general con éter dietílico en pacientes quirúrgicos.[7] La mayoría de los historiadores consideran este suceso como la fecha inicial de la práctica de la anestesia, incluso aunque ahora se ha establecido que otros dos médicos ya utilizaban el éter desde 1842. Se trataba de William E. Clarke y Crawford W. Long, quienes no informaron a tiempo sobre sus experiencias con este agente de inhalación. En aquellos primeros momentos de la especialidad, la mayoría de los decesos se relacionaba con el uso de éter, cloroformo (descubierto en 1847 por el obstetra escocés James Young Simpson), y otros agentes de inhalación. En los años siguientes a la Segunda Guerra Mundial, Beecher y Todd efectuaron la primera investigación sistemática sobre mortalidad relacionada con la anestesia. Su estudio demostró que en instituciones académicas estadounidenses altamente respetadas, la mortalidad debida a la anestesia era de 64 muertes por cada 100 000 procedimientos, y que los pacientes que recibían curare morían en una proporción mucho mayor de 1:370 *vs.* 1:2 100 en las personas que no se paralizaban.[2] Desde entonces, la mejora en la comprensión de la fisiología cardiovascular y respiratoria; el desarrollo de agentes anestésicos, equipo y monitores más seguros, y la estandarización de la atención clínica han producido una reducción continua en la mortalidad perioperatoria y relacionada con la anestesia (tabla 21-1).

De acuerdo con una revisión reciente, la mortalidad por anestesia se redujo en los países desarrollados de 36 muertes por cada 100 000 procedimientos, antes de la década de 1970, a 34 muertes por cada 100 000 procedimientos en el período de 1990 a 2000 y, en los países en desarrollo, de 1 muerte por cada 100 procedimientos a 1 muerte por cada 1 000 procedimientos en el mismo intervalo de tiempo, sin considerar el gran número de cirugías que se efectúan en los pacientes más comprometidos.[7]

No obstante, cuando están disponibles los datos relacionados con los resultados a los 30 días o 60 días (lo cual permite explicar el riesgo de la anestesia, pero aún más el riesgo quirúrgico y médico), la mortalidad postoperatoria parece ser todavía una carga muy significativa. Un estudio reciente efectuado en Europa[8] demostró que hasta el 4 % de los pacientes muere en un período de 60 días tras su cirugía inicial, y se presentaron resultados semejantes para EE.UU.[9] Cabe destacar que en este estudio europeo, incluso después de ajustar las variables de confusión, las tasas brutas de mortalidad variaban ampliamente entre países (desde el 1,2 % para Islandia hasta el 21,5 % para Latvia). Esta gran discrepancia en la mortalidad perioperatoria observada[8] sugiere que los modelos de atención hospitalaria, el personal y las prácticas médicas generales nacionales de la atención sanitaria pueden tener un papel determinante en los resultados en los pacientes. Esta interpretación de los resultados del estudio requiere la implementación de proyectos de mejora que tengan impacto directo en el resultado perioperatorio más importante: la morbimortalidad de los pacientes.

Además de a la mortalidad, la anestesia puede asociarse a múltiples complicaciones. En anestesiología, los problemas respiratorios y en las vías aéreas, las complicaciones cardiovasculares, los eventos relacionados con fármacos y las lesiones neurológicas son responsables de los resultados adversos más graves, junto con las complicaciones relacionadas con la anestesia y los fallos de los dispositivos.[10,11] Los pacientes en especial riesgo de complicaciones graves asociadas a la anestesia son aquellos con comorbilidades significativas (como muestra la puntuación de estado físico de la ASA), aquellos en los extremos de edad, las mujeres embarazadas, los pacientes sometidos a anestesia bajo vigilancia en localizaciones remotas y los pacientes sometidos a procedimientos para dolor crónico.[10-12] Recientemente, se han tomado en creciente consideración nuevos aspectos, incluyendo la morbimortalidad cardíaca a largo plazo, el delirio, la disfunción cognitiva postoperatoria, la conciencia, el dolor crónico postoperatorio, la satisfacción del paciente con la experiencia perioperatoria y otros parámetros de evaluación de resultados en pacientes.[13]

Han surgido investigaciones que se centran en la posibilidad de resultados desfavorables a largo plazo, secundarios a la administración de la anestesia y al manejo perioperatorio. El desarrollo continuo en esta área puede tener un impacto significativo en cómo se gestionará la seguridad del paciente en la anestesia en un futuro cercano.

En los últimos años, la atención de los investigadores y del público en general se ha dirigido hacia la posibilidad de que la anestesia general pueda causar daño cerebral. Una preocupación es que, en niños pequeños, la neurotoxicidad relacionada con la anestesia puede causar neuroapoptosis y una deficiencia de los procesos del desarrollo como la neurogénesis y la sinaptogénesis, lo cual puede llevar a deficiencias permanentes en la conducta y el aprendizaje, lo suficientemente graves como para afectar los logros futuros en el curso de toda la vida.[14] En pacientes mayores, puede haber consecuencias graves como delirio y disfunción cognitiva postoperatoria. Ambos trastornos pueden ser secundarios a la respuesta inflamatoria inducida por procedimientos quirúrgicos mayores y están asociados a estancias hospitalarias más prolongadas y al incremento de la mortalidad.

Además de los problemas cognitivos, la idea de que la atención en la anestesia puede influir en el resultado del paciente mucho después de haber sido dado de alta es recurrente en otras áreas clínicas: en 1996, Mangano[15] informó de que la administración hospitalaria de atenolol estaba asociada a una disminución de la mortalidad general y por causas cardíacas tras una cirugía no cardíaca hasta en dos años. En la actualidad, los resultados de ese estudio (al igual que el uso perioperatorio de β-bloqueantes) se consideran bastante polémicos, pero la hipótesis de que el manejo perioperatorio puede tener un impacto sobre los resultados a largo plazo aún parece plausible. También están bajo discusión las hipótesis de que las transfusiones sanguíneas intraoperatorias pueden incrementar la tasa de recurrencia de cáncer y que el uso de anestesia locorregional puede, en cambio, tener un efecto preventivo en el desarrollo de metástasis tumorales.[16,17]

Problemas continuos de seguridad en la anestesia: fallos de dispositivos y errores de medicación

Otra preocupación actual es que aún prevalecen los problemas de seguridad con el equipo de anestesia y en la administración de fármacos, a pesar de todas las mejoras tecnológicas que se han logrado en estas áreas. En la actualidad, algunos de los problemas presentes con las máquinas de anestesia son «la otra cara» de la evolución de la tecnología. En la actualidad, las máquinas de anestesia con circuito cerrado y los ventiladores son más potentes, pero también más complejos, debido al gran número de componentes y a los controles informáticos. Es esencial que los proveedores de anestesia estén familiarizados con las máquinas de anestesia en su centro, ya que pueden diferir en los ajustes específicos previos al uso, en la modalidad de este y en el mantenimiento. La ASA ha creado una biblioteca muy útil de listas de verificación previas al uso de las máquinas.[18]

Las bombas externas de infusión también se han asociado a eventos de seguridad del paciente. Estos dispositivos médicos administran líquidos y fármacos a los pacientes con una velocidad controlada y, por tanto, reducen los errores de medicación y mejoran la atención de los pacientes. Por desgracia, debido a aspectos mecánicos o de *software*, son comunes los problemas de infusión excesiva o reducida, lo cual conlleva tratamientos erróneos, ausentes o tardíos.[19] La Food and Drug Administration de EE.UU. observó, en fecha reciente, un número creciente y una mayor gravedad de las retiradas de las bombas de infusión. Después de reconocer que en la actualidad ninguno de los dispositivos disponibles es totalmente seguro, la Food and Drug Administration ha promovido estrategias para ayudar a reducir el riesgo relacionado con estas bombas debido a deficiencias en el diseño o a errores de *software*, y ha apoyado el desarrollo de pruebas eficaces previas a la comercialización de estos dispositivos.

Los errores de medicación son una causa reconocida y relativamente común de morbimortalidad por anestésicos. Se estima que la tasa de errores en la administración de medicación está alrededor de 1 caso por cada 133 anestésicos.[20] Los errores más frecuentes son dosis incorrectas y sustitución de fármacos. Estos errores también son prevalentes porque, por lo general, los proveedores de anestesia prescriben, obtienen y administran los fármacos directamente a los pacientes sin controles adicionales ni pasos intermedios que puedan ayudar a detectar los errores. Como lo sugiriera en 2010 la APSF, las estrategias preventivas deben ser multimodales e incluir la estandarización. En concreto, se han propuesto las siguientes estrategias y cada vez se adoptan de manera más extensa: la estandarización de la concentración de fármacos; la administración mediante dispositivos de infusión que contienen una biblioteca de fármacos con intervalos preestablecidos de dosis (aunque, como se señala anteriormente, también puede haber problemas con los dispositivos de difusión, por tanto, la vigilancia siempre es imperativa); el uso de etiquetas que incluyan las abreviaturas estandarizadas y el uso de mayúsculas (p. ej., escribir parte del nombre de un medicamento en mayúsculas para subrayar las letras diferentes entre dos fármacos cuyos nombres suenan igual y tienen el mismo aspecto, para ayudar así a los profesionales sanitarios a distinguir entre ambos); la adopción de tecnología avanzada (lectores de códigos de barras con capacidad de relectura); los fármacos de la farmacia/precargados/premezclados; la estandarización de los carros de anestesia dentro de cada institución, y una cultura de la seguridad (informes, cooperación).[21]

Finalmente, en los últimos años, la escasez de fármacos ha surgido como un problema nuevo y significativo que afecta a la seguridad del paciente en el medio perioperatorio. La escasez de fármacos se define como «la ausencia de suministros disponibles, lo que provoca un cambio en la forma en que el fármaco es preparado por la farmacia o la necesidad de cambiar el tratamiento del paciente, lo cual requiere que la persona que realizó la prescripción seleccione una alternativa terapéutica».[22] La falta de fármacos con frecuencia afecta a medicación intravenosa; como resultado, a menudo se ve afectada la manera en que se practica la anestesia y cada año se informa de cientos de errores atribuidos a esta escasez, a pesar de que los departamentos de farmacología de los hospitales han desarrollado cada vez más experiencia y competencia en la gestión de estas situaciones. El sitio web de la American Society of Health-Systems Pharmacists[23] proporciona una página donde es posible encontrar una lista de la escasez de fármacos actual y de los ya resueltos, así como de políticas y de buenas prácticas para afrontar estos retos cuando se presentan.

MEJORA DE LA CALIDAD EN LA ANESTESIA

En la práctica de la anestesia, aunque la seguridad del paciente y la calidad de la atención están estrechamente relacionadas, es difícil encontrar las principales medidas de resultados que sean lo bastante sensibles respecto a la calidad de la provisión de cuidados.[24,25] Por ejemplo, en la actualidad la mortalidad es tan rara que se ha convertido en un mal indicador de calidad. Incluso las complicaciones médicas no están relacionadas de manera lineal con la calidad de la atención en la anestesia, y estos resultados perioperatorios indeseables, con frecuencia, son secundarios a los factores quirúrgicos y del paciente.

En EE.UU., los Centers for Medicare and Medicaid Services (CMS), en un esfuerzo por evaluar y controlar la calidad de la atención, lanzaron el Physician Quality Reporting System (PQRS; Sistema de informes de la calidad del médico), un programa de informes que usa una combinación de pagos de incentivos y de ajustes de pagos para alentar a los profesionales de la atención sanitaria a presentar informes de medidas específicas de calidad.[26]

En 2015, los CMS requerían que la mayoría de los proveedores elegibles (PE) de anestesia informara de nueve medidas relacionadas con tres dominios de la National Quality Strategy (Estrategia nacional de calidad). Estos dominios incluyen la participación del paciente y su familia, la seguridad del paciente, la coordinación de la atención, la salud pública y poblacional, y el uso eficiente de los recursos de atención sanitaria y procesos/efectividad clínicos.

Aunque la mayoría de los PE pueden identificar e informar de las medidas de calidad específicas para su ámbito de práctica, las medidas «tradicionales» para los profesionales de anestesiología incluyen las siguientes: β-bloqueante preoperatorio en pacientes con cirugía de injerto de derivación de arteria coronaria aislado, prevención de infecciones sanguíneas asociadas a catéteres y control de la temperatura perioperatoria.

Recientemente, el Anesthesia Quality Institute propuso la definición y la adopción de conjuntos de indicadores integrales y específicos para evaluar la seguridad intraoperatoria, postoperatoria y tras la recuperación del paciente, y los resultados de la calidad de la atención (figs. 21-1 a 21-3), y está desarrollando un proceso para reunir sistemáticamente todos los datos a escala nacional.

El objetivo de esta iniciativa es superar dos de las dificultades históricas que, hasta ahora, han evitado la medición consistente y precisa del riesgo de la anestesia y del impacto de las complicaciones sobre los resultados en los pacientes: la ausencia de *1)* definiciones inequívocas de la morbimortalidad relacionada con la anestesia, y *2)* datos poblacionales adecuados y fiables.

De hecho, hasta hace poco, los datos nacionales completos no se habían recopilado sistemáticamente en la mayoría de países, con excepción de Australia y Nueva Zelanda. La mayor parte de los conocimientos aceptados en la actualidad sobre la seguridad de la anestesia se basa en la extrapolación de resultados de las investigaciones efectuadas basándose en números relativamente pequeños de pacientes, con datos a menudo reunidos durante períodos limitados de tiempo y en localizaciones geográficas específicas, lo cual limita una comprensión exacta de la incidencia y de los mecanismos de las complicaciones. En el futuro próximo, los grandes registros de casos de anestesia proporcionarán mayor información y conocimientos sobre el campo.

Mejora de la calidad intraoperatoria de la anestesia

Información del caso		Tipo de anestesia	
Fecha		Identificación del anestesista	
RM n.°		Identificación del personal de enfermería certificado anestesista	
Clase ASA		Personal sanitario adicional	

NO HAY EVENTO INAPROPIADO	☐	Muerte (excluye a pacientes ASA VI que se presentan para toma de muestras)	☐		
Caso cancelado	☐	Ingreso imprevisto en la UCI	☐	Intervención en el sitio incorrecto	☐
Caso retrasado	☐	Ingreso imprevisto de paciente ambulatorio	☐	Intervención en el paciente equivocado	☐
Procedimiento incorrecto	☐				
Edema pulmonar	☐	Paro cardíaco	☐	Broncoespasmo que requiere tratamiento	☐
Hipotensión que requiere terapia imprevista con infusión continua o agentes presores	☐	Nuevas CVP, bradicardia, fibrilación atrial u otras arritmias que requieran tratamiento anticipado	☐	Isquemia de miocardio, indicada por cambios en el segmento ST o en ecocardiografía	☐
Vía aérea difícil inesperada	☐	Reintubación imprevista	☐	Aspiración	☐
Incapacidad para asegurar la vía aérea	☐	Parada respiratoria inesperada	☐	Laringoespasmo	☐
Anafilaxia	☐	Reacción a la transfusión	☐	Emergencia tardía	☐
Otra reacción adversa inesperada debida a la medicación	☐	Uso de fármacos para la reversión de sedación/narcóticos	☐	Incapacidad para revertir bloqueo neuromuscular	☐
Hipertermia maligna	☐	Error de medicación	☐		
Espinal elevada	☐	Fracaso de la anestesia regional	☐	Punción dural accidental	☐
Complicación en el acceso vascular/lesión de vasos	☐	Complicación en el acceso vascular-neumotórax	☐	Toxicidad sistémica por anestesia local	☐
Crisis convulsiva	☐	Fuego quirúrgico	☐	Lesión por posición	☐
Fallo del equipo	☐	Lesión por quemadura	☐	Caída de la mesa de operaciones	☐
Equipo no disponible	☐	Transfusión inesperada >10 unidades de cualquier producto sanguíneo	☐	Activación del código llamada/localización/equipo de respuesta rápida	☐
Documentación PQRS/SCIP	☐				
Antibióticos	☐	Paquete *(bundle)* de línea central	☐	Continuación de β-bloqueantes	☐
Normotermia	☐			Profilaxis para TVP	☐
Especificar otros:					

Figura 21-1. Hoja de registro de los indicadores de calidad en la anestesia (intraoperatorios). ASA, American Society of Anesthesiologists; CVP, contracciones ventriculares prematuras; PQRS, Physician Quality Reporting System; RM, registro médico; SCIP, Surgical Care Improvement Project; TVP, trombosis venosa profunda. (De: National Quality Institute. Quality Measurements Tools. Disponible en: http://www.aqihq.org/files/AQI_Clincical_Outcomes_Data_Capture_Sheet_Intraop.docx. Accesibilidad verificada el 5 de diciembre de 2015.)

La tabla 21-2 muestra un ejemplo reciente de la información relevante sobre las complicaciones y las muertes relacionadas con la anestesia que se ha reunido casi en tiempo real y ha sido analizada por el Anesthesia Quality Institute. Desde sus inicios en 2010, el National Anesthesia Clinical Outcomes Registry (NACOR) ha reunido información sobre la administración y los resultados de la anestesia de más de 32 millones de casos (y en la actualidad recopila el 25 % del total de casos de anestesia efectuados en EE.UU.). Esta adquisición capilar y sin precedentes de la información electrónica es posible gracias a la conexión mediante sistemas de facturación, de gestión de la calidad, y los registros médicos hospitalarios y sobre anestesia[26] de muchas instituciones, y servicios de anestesia. Una limitación

Mejora de calidad en el alta de la UCPA

Información del caso		Tipo de anestesia	
Fecha		Identificación del anestesista	
RM n.º		Identificación del personal de enfermería certificado anestesista	
Clase ASA		Personal sanitario adicional	

	Sí	No
El paciente está despierto y es capaz de contribuir a la valoración		

Examen físico del paciente	Sí	No	Puntuación de dolor (escala EVA de 10 puntos):		
Estado mental inicial (S/N)			en el ingreso en UCPA		
Signos vitales iniciales (S/N)			Mayor puntuación de dolor		
Permeabilidad de vía aérea inicial (S/N)			Puntuación de dolor en el momento de la evaluación		

Náusea o vómito que requiere tratamiento			Cualquier aparición de vómito		

¿Presentó el paciente algún evento inesperado durante la atención perioperatoria?				Sí	No
Ingreso imprevisto en la UCI			Anafilaxia		
Hospitalización imprevista			Otra reacción a la medicación		
Concienciación intraoperatoria			Emergencia tardía		
Hematoma epidural			Parada respiratoria		
Déficit neurológico periférico			Reintubación		
Abrasión en córnea			Traumatismo dental		
Agitación que requiere tratamiento			Aspiración		
Crisis convulsiva			Paro cardíaco		
Glucosa en sangre descompensada (alta o baja)			Hipotensión que requiere tratamiento		
Enfisema subcutáneo			Transfusión imprevista		
Complicación del acceso vascular			Regreso imprevisto al quirófano		
Edema pulmonar			Muerte		
Estancia prolongada en UCPA (estado del paciente)			Estancia prolongada en la UCPA (sin relación con la condición del paciente)		
Nuevas CVP, bradicardia, fibrilación atrial u otras arritmias que requieran tratamiento			Uso de fármacos para la reversión de sedantes/narcóticos		
Especificar otros:					

Figura 21-2. Hoja de registro de los indicadores de calidad en la anestesia (alta de la unidad de cuidados postanestésicos, UCPA). ASA, American Society of Anesthesiologists; CVP, contracciones ventriculares prematuras; RM, registro médico; UCI, unidad de cuidados intensivos. (De: National Quality Institute. Quality Measurements Tools. Disponible en: http://www.aqihq.org/files/AQI_Clincical_Outcomes_Data_Capture_Sheet_PACU_Discharge.docx. Accesibilidad verificada el 5 de diciembre de 2015.)

actual es que el sistema aún no se ha ajustado para recopilar resultados de 30 días o de un año, por lo cual se ha dejado pasar la oportunidad de lograr una mejor perspectiva de las consecuencias clínicas a largo plazo de la anestesia.

Los dos estudios siguientes proporcionan un ejemplo significativo de la información única que investigadores y administradores pueden adquirir con la exploración de grandes bases de datos.

En 2009, Kheterpal revisó el registro electrónico de más de 50 000 casos de anestesia y fue capaz de estimar que la tasa de la ventilación imposible con mascarilla, tras la inducción de la anestesia, es del 0,15 %. Esta situación implica una amenaza significativa para los pacientes anestesiados, cuando han perdido la capacidad de ventilar tras la administración de fármacos de inducción y el anestesista es incapaz de ventilar con un reanimador bolsa--válvula-mascarilla (p. ej., bolsa de ambú). En el marco de una intubación difícil o imposible, la incapacidad de proporcionar oxigenación al paciente que no respira de manera espontá-

Evaluación de anestesia por paciente tras abandonar la UCPA

Información del caso		Tipo de anestesia	
Fecha		Identificación del anestesista	
RM n.º		Identificación del personal de enfermería certificado anestesista	
Clase ASA		Personal sanitario adicional	

	CALIFICACIÓN DE CALIDAD					
	Muy positiva	Algo positiva	Neutra	Algo negativa	Muy negativa	No sabe
¿Cuán satisfecho se sintió con la atención de la anestesia?						
¿Cuán probable es que recomiende el centro, al personal, y a la técnica de anestesia a la que se le sometió?						
Tras dejar la sala de recuperación o de volver a casa...						
¿Sufrió náuseas?	Sí	No				
¿Vomitó alguna vez?	Sí	No				
¿Cómo calificaría su dolor en una escala del 1 al 10? (1 = sin dolor; 10 = el mayor dolor que he sentido nunca)						
¿Ha sido eficaz su medicación para el dolor?	Sí	No				
¿Sufrió algún evento inesperado relacionado con su operación o su anestesia?	Sí	No				
Si es así, expóngalo(s)						

Figura 21-3. Hoja de registro de la satisfacción del paciente (tras la recuperación). ASA, American Society of Anesthesiologists; RM, registro médico; UCPA, unidad de cuidados postanestésicos. (De: National Quality Institute. Quality Measurements Tools. Disponible en: http://www.aqihq.org/files/AQI_Clincical_Outcomes_Data_Capture_Sheet_PACU_Discharge.docx. Accesibilidad verificada el 5 de diciembre de 2015.)

TABLA 21-2	Registro nacional de resultados clínicos de la anestesia en EE.UU.		
Categoría	**Subcategoría**	**N**	**%***
Mayor	Anafilaxia	127	0,0103
	Conciencia	134	0,0097
	Lesión del sistema nervioso central (SNC)	282	0,0183
	Inestabilidad hemodinámica	1414	0,0769
	Infección	48	0,0205

(Continúa.)

TABLA 21-2	Registro nacional de resultados clínicos de la anestesia en EE.UU. (cont.)		
Categoría	Subcategoría	N	%*
	Hipertermia maligna	11	0,0015
	Error de medicación	29 060	2,4622
	Paciente equivocado, sitio, caída, quemadura	58	0,0053
	Lesión nerviosa periférica	175	0,0151
	Respiratoria	2 134	0,1176
	Reanimación	2 198	0,263
	Bloqueo espinal/epidural/nervioso	75	0,0058
	Prolongación de la atención	4 554	0,2756
	Acceso vascular	227	0,0159
	Pérdida visual	10	0,004
	Eventos totales	40 507	3,3017
Menor	Vía aérea/intubación	4 493	0,286
	Cualquier náusea y vómito postoperatorios	144 141	9,6597
	Sangre (vascular)	154	0,0358
	Problema en línea central/intravenosa	196	0,0315
	Dental/oral/diente/boca	790	0,0428
	Dural/punción húmeda/cefalea	580	0,0373
	Equipo/monitor	471	0,0537
	Ojo/ocular/corneal	2 291	0,1331
	Inestabilidad hemodinámica	53 499	3,7004
	Control postoperatorio inadecuado del dolor	52 142	5,8053
	Neurológica (cualquiera)	570	0,0671
	Problema de anestesia regional	342	0,0352
	Respiratoria (pulmonar)	809	0,0729
	Reversión de narcóticos	262	0,065
	Fármacos para la reversión de bloqueantes neuromusculares	806	0,1288
	Prolongación inesperada de la atención	1 658	0,1287
	Total de eventos	263 204	20,2833
Mortalidad	Mortalidad	577	0,033

Esta tabla fue amablemente proporcionada por el Anesthesia Quality Institute y se basa en los datos disponibles el 26 de agosto de 2013. «Los datos que se presentan son compilaciones aproximadas de lo que ha reunido NACOR, se basa en un número mínimo de centros que informan de ese resultado. Las definiciones varían de un centro a otro, en especial en la categoría menor». *No todos los centros informan de todos los resultados. Esto crea denominadores variables para los cálculos de porcentajes. En consecuencia, algunos resultados podrían tener un recuento mayor (N), pero un porcentaje menor (%), comparados con otros.

nea puede conllevar graves consecuencias, como daño cerebral hipóxico o muerte. Este estudio fue el primero en evaluar con fiabilidad la incidencia de la ventilación imposible con mascarilla en personas anestesiadas.

Además, en esta investigación se identificaron y validaron diversos factores de predicción de ventilación imposible con mascarilla, como radioterapia previa en el cuello, el sexo masculino, la apnea del sueño, Mallampati III o IV y la presencia de barba. Estos factores clínicos de predicción pueden evaluarse con facilidad durante la valoración preoperatoria de los candidatos a cirugía, lo cual permite a los anestesistas ajustar la administración del anestésico de acuerdo con las características del paciente y, posiblemente, mejorar la seguridad de la inducción de la anestesia.[27]

En 2013, Bateman, al revisar el conjunto de datos de más de 140 000 pacientes quirúrgicos y obstétricos reunidos por el Multicenter Perioperative Outcomes Group, pudo estimar una incidencia de hematomas epidurales que requirieron evacuación quirúrgica después de la cateterización epidural que variaba entre 1 evento por cada 4 300 y 1 evento por cada 22 000 colocaciones de catéter epidural.[28] Esta información es valiosa tanto para guiar el tratamiento anestésico como para promover la toma de decisiones compartida con el paciente.

La experiencia del paciente es un componente cada vez más importante de la calidad de la anestesia: abarca el espectro completo de la atención de esta, desde la valoración preoperatoria hasta el proceso del alta. En la actualidad, hay numerosos cuestionarios válidos que miden la satisfacción del paciente con la atención de la anestesia que pueden aplicarse en diferentes entornos clínicos y con diferentes poblaciones de pacientes[29]; tales mediciones pueden proporcionar información adecuada para dirigir y evaluar los resultados de las iniciativas de mejora, si se emplean de modo sistemático.

Para darle sentido a esta recopilación de datos de calidad e impulsar las iniciativas de mejora continua, se necesita un método estadístico riguroso. El control estadístico de procesos es el método de control de calidad que se aplica con este propósito. Asimismo, cada vez se buscan más métodos estadísticos para reconocer a los proveedores o los rendimientos «atípicos».[30] Cabe señalar que es conocido que la retroalimentación de los profesionales sanitarios respecto a los datos de su rendimiento es esencial para incrementar su comprensión de la práctica y promover la aceptación de cambios destinados a mejorar la calidad de la atención sanitaria.[24]

Por último, la calidad de la atención en la anestesia se basa en la aplicación sistemática de estándares clínicos mínimos, directrices basadas en la evidencia y recomendaciones promovidas por sociedades profesionales. En EE.UU., la ASA publica y actualiza de forma periódica los parámetros de práctica para orientar a los clínicos hacia conductas de alta calidad. En 2007, la European Society of Anaesthesiology publicó sus *Directrices para la seguridad y calidad de la práctica de la anestesia en la Unión Europea*.[31] Ambas sociedades tienen perspectivas y objetivos muy similares; las dos apoyan los siguientes conceptos:

• Todo el trabajo médico anestesiológico debe ser dirigido y supervisado personalmente por un profesional de anestesiología.
• Los pacientes deben someterse a la valoración y optimización preoperatorias; el equipo debe estar disponible y ser consistente con los estándares y directrices mínimas.
• Las jeringas que contengan fármacos deben tener códigos de color.
• La documentación clínica y administrativa debe ser completa e inteligible.

Cabe subrayar que las directrices europeas ponen el mayor énfasis en el hecho de que los anestesistas tienen la obligación de minimizar la fatiga en el contexto en el cual trabajan, mientras que el equipo directivo tiene la obligación de optimizar los turnos y las condiciones de trabajo/descanso para minimizar el riesgo de fatiga en estos profesionales. Estos principios también se recibieron en una directiva europea de tiempo de trabajo.[31] En EE.UU., la Joint Commission ha reconocido la relación entre la fatiga, los eventos de la seguridad del paciente y la calidad de la atención (alerta de evento centinela 48[32]), pero no se han promovido limitaciones en las horas de trabajo por parte de los cuerpos gubernamentales de especialidades,

TABLA 21-3 Campaña «Choosing Wisely»

La American Society of Anesthesiologists (ASA) propuso las cinco recomendaciones siguientes:

1. No solicite estudios iniciales de laboratorio en pacientes sin enfermedad sistémica significativa (ASA I o II) que se someterán a cirugía de bajo riesgo, especialmente hemograma, panel metabólico básico o completo, estudios de coagulación cuando se espere que la pérdida de sangre (o los cambios de fluidos) sea mínima.

2. No solicite pruebas de diagnóstico cardíaco iniciales (ecocardiografía transtorácica [ETT]/esofágica [ETE]) ni de estrés cardíaco en pacientes asintomáticos estables con enfermedad cardíaca conocida (p. ej., cardiopatía coronaria, enfermedad valvular) que se someterán a cirugías no cardíacas de riesgo bajo o moderado.

3. No utilice catéteres de arteria pulmonar (CAP) de rutina para cirugía cardíaca en pacientes con bajo riesgo de complicaciones hemodinámicas (en especial con el uso concomitante de herramientas diagnósticas alternativas [p. ej., ETE]).

4. No administre concentrado de hematíes en un paciente joven y sano sin pérdida de sangre continua y con hemoglobina ≥ 6 g/dL a menos que sea sintomático o hemodinámicamente inestable.

5. No administre coloides de rutina (dextranos, hidroxietil almidón, albúmina) para reanimación con líquidos sin las indicaciones apropiadas.

(http://www.choosingwisely.org/doctor-patient-lists/american-society-of-anesthesiologists/)

con la excepción del Accreditation Council for Graduate Medical Education que restringió la jornada laboral de los residentes de todas las especialidades.

Por último, la ASA recientemente se unió a la campaña «Choosing Wisely» (Elección inteligente),[33] una iniciativa de la American Board of Internal Medicine Foundation, cuya finalidad es fomentar el que «médicos, pacientes y otros implicados en la atención sanitaria piensen y hablen sobre pruebas y procedimientos médicos que pueden ser innecesarios y, en algunos casos, causar daño». Las cinco medidas identificadas por la ASA se presentan en la tabla 21-3.

PROMOCIÓN DE LA SEGURIDAD DE LOS PACIENTES EN LA PRÁCTICA DE LA ANESTESIA

La ciencia de la complejidad ha aclarado que los accidentes y los resultados adversos son probables en sistemas complejos donde múltiples agentes realizan varias tareas simultáneas generando interacciones y resultados no lineales y, por tanto, impredecibles en gran medida.[33]

El trabajo clínico de los anestesistas es ciertamente complejo, ya que implica el manejo de pacientes vulnerables debido a la edad y/o a comorbilidades, los procedimientos quirúrgicos que alteran la fisiología normal, la condición de emergencia y el apremio del tiempo, mientras lidian con el mantenimiento de la eficiencia, las múltiples tareas simultáneas, y la cooperación con muchos cirujanos y consultores con diferentes prioridades y mentalidades.

En este contexto, el objetivo de evitar el daño al paciente debe basarse en los principios derivados de la psicología cognitiva, los factores humanos y el pensamiento sistémico. En consecuencia, el equipo directivo de cualquier unidad anestésica o departamento académico debe ocuparse de construir y mantener un sistema resiliente y altamente fiable, capaz de minimizar la probabilidad de errores médicos y mitigar las consecuencias adversas que dichos errores pueden generar en los resultados de los pacientes.

Un primer paso importante en esta dirección es diseñar e implementar un itinerario organizado para el flujo del paciente entre las diferentes fases del período perioperatorio, desde la evaluación preoperatoria hasta su alta hospitalaria, para garantizar un tratamiento eficiente del paciente y evitar la fragmentación de la atención. Asimismo, la programación de casos electivos y de urgencia debe asegurar la presencia de personal de primera línea y supervisión adecuados, y ayudar a minimizar la fatiga del profesional sanitario.

Los directivos deben apoyar y evaluar el rendimiento del profesional sanitario, cuya capacitación se puede promover a través de la educación, la formación continua y el mantenimiento de las sesiones de competencias. Además, existe en la actualidad un fuerte consenso de que la buena comunicación y el trabajo en equipo son esenciales para promover la seguridad del paciente. Una evolución interesante en esta área consiste en adoptar las simulaciones médicas para mantener las competencias clínicas, así como para promover las habilidades no técnicas.[33] Al igual que en la aeronáutica, la simulación se ha convertido en un método estándar empleado para transmitir aptitudes no técnicas (la concienciación de la situación, la comunicación, el trabajo en equipo, el liderazgo, etc.) a los profesionales sanitarios.[32] Cabe señalar que la Joint Commission requiere y regula la evaluación del desempeño de los profesionales sanitarios con propósitos de acreditación (evaluación continua y dirigida del desempeño del personal sanitario).

Una medida adicional y esencial de la seguridad y la calidad en la práctica clínica consiste en estandarizar la atención según los protocolos clínicos basados en la evidencia. Es más, la adopción e implementación sistemáticas de listas de verificación en cirugía, como la propuesta por la Organización Mundial de la Salud, han sido efectivas para reducir las complicaciones perioperatorias y la mortalidad.[29] Actualmente, está aceptado que las listas de verificación son más eficaces cuando se «ajustan» a las realidades locales y cuando todo el equipo de atención sanitaria participa en su ejecución, con «voz activa» y «relectura». Es importante señalar que una «reunión de revisión de rutina» al final del procedimiento es una herramienta muy eficaz para alcanzar una visión conjunta de «qué salió bien y qué salió mal», para establecer las siguientes prioridades clínicas y planificar los pasos posteriores del tratamiento del paciente.

Otro componente crucial de proporcionar la atención puntera en la anestesia es la disponibilidad de monitores y equipo adecuados (máquinas de anestesia, mesa para vías aéreas difíciles, ultrasonido para el acceso vascular y la anestesia regional, sistemas de infusión rápida, bombas de infusión con biblioteca de fármacos y límites). Los sistemas de gestión de información sobre anestesia pueden apoyar la práctica segura cuando están configurados para desplegar recordatorios electrónicos (p. ej., para la administración de antibióticos), para proporcionar apoyo a la toma de decisiones (p. ej., listas de verificación para las crisis en quirófano), y para facilitar la notificación de eventos adversos y cuasi errores. Es probable que, en el futuro cercano, la integración y el análisis de señales fisiológicas provenientes de diferentes monitores permita a los clínicos detectar a tiempo los patrones de situaciones de riesgo de resultados adversos,[33] desencadenando así las intervenciones apropiadas.

Aunque la tecnología de la información puede ser una herramienta importante en el apoyo de las iniciativas de seguridad del paciente y de la calidad, es fundamental mantener una perspectiva equilibrada y realista de sus limitaciones actuales. En concreto, si esta tecnología no considera el flujo de trabajo del personal médico, puede ser un factor de distracción y representar una carga adicional para el desempeño clínico y la seguridad del paciente.[31]

Un último paso necesario para fomentar la seguridad del paciente es establecer un proceso consistente para informar de los eventos adversos y los cuasi errores. Este esfuerzo debe incluir dedicar suficiente personal y recursos para recopilar y analizar los datos de desempeño y revisar los casos complicados (en un marco de revisión efectuada por pares o conferencias de morbimortalidad). Para asegurar que no se olviden las enseñanzas extraídas, los conocimientos obtenidos en el proceso de revisión deben finalmente traducirse en mejoras del sistema y en el aumento de la capacitación de los profesionales sanitarios.

También es imperativo garantizar que, en caso de complicaciones en el paciente, los eventos adversos se revelen adecuadamente al paciente y a los miembros de la familia. Con frecuencia, la revelación es más eficaz si se realiza en colaboración con otros servicios implicados en la atención del paciente. En el campo de la anestesia, el desarrollo e implementación de mejoras eficaces de los sistemas a menudo depende de la capacidad del profesional para cooperar con otros servicios hospitalarios implicados en la atención perioperatoria de los pacientes.

En conclusión, es en bien de la sociedad lograr que la medicina sea más eficaz y segura, pero también asequible y accesible para todos. Con este objetivo, es vital eliminar el despilfarro en la atención sanitaria y «disminuir la curva del coste de la asistencia sanitaria».[35] Es un reto vigente garantizar que los procesos clínicos de la anestesia sean seguros y eficaces, y, al mismo tiempo, económicamente sostenibles. El método que adoptará cada institución para afrontar esta prioridad financiera tendrá un impacto en cómo se proporcionará la atención en la anestesia e influirá en la distribución de funciones y responsabilidades entre los miembros del equipo de anestesia: personal médico, profesional de enfermería anestesista y ayudantes de anestesia.

RESUMEN

- Los profesionales de la anestesiología han contribuido a crear la disciplina de la seguridad del paciente y se han erigido en líderes e innovadores en esta área.
- Los resultados perioperatorios han mejorado debido al desarrollo de los estándares de atención, a una mejor formación de los profesionales sanitarios y al progreso técnico y organizacional.
- Han surgido nuevas preocupaciones sobre un posible impacto negativo a largo plazo de la anestesia en los resultados neurológicos de los pacientes, como disfunción cognitiva postoperatoria en pacientes mayores y discapacidad adquirida para el aprendizaje en niños pequeños.
- La adquisición de información de grandes bases de datos electrónicos y su análisis proporciona un número creciente de oportunidades para comprender los factores de predicción y medir los resultados de los eventos adversos relacionados con la anestesia.
- El desarrollo continuo de los sistemas de gestión de la información sobre la anestesia, incluido el apoyo a las decisiones y la capacidad para informar de eventos adversos, puede desempeñar un papel importante para favorecer la seguridad del paciente y la calidad de la atención en primera línea.
- La promoción de la concienciación de la situación, la toma de decisiones y las habilidades comunicativas pueden mejorar el desempeño clínico de los trabajadores de primera línea.

BIBLIOGRAFÍA

1. Cavallone LF, Vannucci A. Extubation of the difficult airway and extubation failure. *Anesth Analg.* 2013;116(2):368–83.
2. Beecher HK, Todd DP. A study of the deaths associated with anesthesia and surgery: based on a study of 599, 548 anesthesias in ten institutions 1948-1952, inclusive. *Ann Surg.* 1954;140(1):2–35.
3. Kreul W. Regional anesthesia for increasing obstetrical patient safety. *Wis Med J.* 1960;59: 370–3.
4. Cooper JB, et al. Preventable anesthesia mishaps: a study of human factors. *Anesthesiology.* 1978;49(6):399–406.
5. Closed Claim Project and U.M. Center. *Closed Claims Project and Its Registries.* December 5, 2015. http://depts.washington.edu/asaccp/
6. Mission Statement of the Anesthesia Patient Safety Foundation. December 5, 2015. http:// apsf.org/about.php
7. Bainbridge D, et al. Perioperative and anaesthetic-related mortality in developed and developing countries: a systematic review and meta-analysis. *Lancet.* 2012;380(9847):1075–81.
8. Pearse RM, et al. Mortality after surgery in Europe: a 7 day cohort study. *Lancet.* 2012;380(9847):1059–65.
9. Sigakis MJ, Bittner EA, Wanderer JP. Validation of a risk stratification index and risk quantification index for predicting patient outcomes: in-hospital mortality, 30-day mortality, 1-year mortality, and length-of-stay. *Anesthesiology.* 2013;119(3):525–40.

10. McNicol L, Mackay P. Anaesthesia-related morbidity in Victoria: a report from 1990 to 2005. *Anaesth Intensive Care.* 2010;38(5):837–48.
11. Metzner J, et al. Closed claims' analysis. *Best Pract Res Clin Anaesthesiol.* 2011;25(2):263–76.
12. Haller G, Laroche T, Clergue F. Morbidity in anaesthesia: today and tomorrow. *Best Pract Res Clin Anaesthesiol.* 2011;25(2):123–32.
13. Anesthesia Quality Institute. Outcomes of anesthesia. December 5, 2015. http://www.aqihq.org/files/Outcomes_of_Anesthesia_Summer_2013.pdf
14. IARS. *Smart Tots.* December 5, 2015. http://smarttots.org/
15. Mangano DT, et al. Effect of atenolol on mortality and cardiovascular morbidity after non-cardiac surgery. Multicenter Study of Perioperative Ischemia Research Group. *N Engl J Med.* 1996;335(23):1713–20.
16. Kavanagh T, Buggy DJ. Can anaesthetic technique effect postoperative outcome? *Curr Opin Anaesthesiol.* 2012;25(2):185–98.
17. Snyder GL, Greenberg S. Effect of anaesthetic technique and other perioperative factors on cancer recurrence. *Br J Anaesth.* 2010;105(2):106–15.
18. American Society of Anesthesiologists. ASA recommendations for pre-anesthesia checkout: sample procedures. [cited December 5, 2015]. https://www.asahq.org/resources/clinical-information/2008-asa-recommendations-for-pre-anesthesia-checkout
19. US Food and Drug Administration. Medical devices—infusion pumps. December 5, 2015. http://www.fda.gov/MedicalDevices/ProductsandMedicalProcedures/GeneralHospitalDevicesandSupplies/InfusionPumps/default.htm
20. Webster CS, et al. The frequency and nature of drug administration error during anaesthesia. *Anaesth Intensive Care.* 2001;29(5):494–500.
21. Merry AF, et al. Multimodal system designed to reduce errors in recording and administration of drugs in anaesthesia: prospective randomised clinical evaluation. *BMJ.* 2011;343:d5543.
22. De Oliveira GS, Jr., Theilken LS, McCarthy RJ. Shortage of perioperative drugs: implications for anesthesia practice and patient safety. *Anesth Analg.* 2011;113(6):1429–35.
23. American Society of Health-System Pharmacists. Drug shortages: current drugs. December 5, 2015. http://www.ashp.org/DrugShortages/Current/
24. Benn J, et al. Using quality indicators in anaesthesia: feeding back data to improve care. *Br J Anaesth.* 2012;109(1):80–91.
25. Haller G, et al. Quality and safety indicators in anesthesia: a systematic review. *Anesthesiology.* 2009;110(5):1158–75.
26. Dutton RP, Dukatz A. Quality improvement using automated data sources: the anesthesia quality institute. *Anesthesiol Clin.* 2011;29(3):439–54.
27. Kheterpal S, et al. Prediction and outcomes of impossible mask ventilation: a review of 50,000 anesthetics. *Anesthesiology.* 2009;110(4):891–7.
28. Bateman BT, et al. The risk and outcomes of epidural hematomas after perioperative and obstetric epidural catheterization: a report from the Multicenter Perioperative Outcomes Group Research Consortium. *Anesth Analg.* 2013;116(6):1380–5.
29. Barnett SF, et al. Patient-satisfaction measures in anesthesia: qualitative systematic review. *Anesthesiology.* 2013;119(2):452–78.
30. Jones HS, Spiegelhalter DJ. The identification of "unusual" health-care providers from a hierarchical model. *Am Statistician.* 2011;65(3):154–63.
31. Eur-Lex. Access to European law. December 5, 2015. http://eur-lex.europa.eu/LexUriServ/LexUriServ.do?uri=CELEX:32003L0088:EN:NOT
32. Sinha A, Singh A, Tewari A. The fatigued anesthesiologist: A threat to patient safety? *J Anaesthesiol Clin Pharmacol.* 2013;29(2):151–9.
33. ABIM Foundation Choosing Wisely. December 5, 2015. http://www.choosingwisely.org/
34. Sessler DI, et al. Hospital stay and mortality are increased in patients having a "triple low" of low blood pressure, low bispectral index, and low minimum alveolar concentration of volatile anesthesia. *Anesthesiology.* 2012;116(6):1195–203.
35. Berwick DM, Hackbarth AD. Eliminating waste in US health care. *JAMA.* 2012;307(14):1513–6.

22 Cuidados intensivos

Charl de Wet, Douglas J. E. Schuerer
y Michael H. Wall

VIÑETA CLÍNICA

Un hombre de 35 años de edad y 180 kg de peso con antecedentes de apnea obstructiva del sueño e hipertensión se somete a la colocación laparoscópica de una banda gástrica sin problemas. Abandona la sala de recuperación y pasa a la unidad de cuidados intensivos con analgesia controlada por el paciente (ACP) de morfina como analgesia postoperatoria y monitorizado con oximetría de pulso intermitente. A las 02:00, lo encuentran inconsciente y sin respuesta, con paro del tipo actividad eléctrica sin pulso (AESP). Lo reaniman con éxito, pero presenta lesión neurológica devastadora y los cuidados se suspenden 10 días después.

- ¿La unidad de cuidados intensivos con telemonitorización podría haber evitado esta complicación?
- ¿Cuál es el papel de un equipo de respuesta rápida (ERR) en los pacientes con descompensación?
- ¿Cómo podrían aplicarse los paquetes de medidas o los protocolos para prevenir complicaciones o cuasi errores?

INTRODUCCIÓN

Por su naturaleza, en cualquier hospital las unidades de cuidados intensivos atienden a los pacientes más graves y la mayoría de ellos tienen una o varias insuficiencias orgánicas que se tratan a la vez. Los pacientes a menudo dependen por completo de un apoyo farmacológico o mecánico, están conectados a numerosos monitores de vigilancia continua o intermitente de las funciones fisiológicas y se les somete a constantes pruebas y evaluaciones. Estos pacientes también reciben atención de un equipo amplio, compuesto por intensivistas, consultores, personal médico, farmacéuticos clínicos, fisioterapeutas y terapeutas ocupacionales. Debido a la naturaleza compleja de los pacientes, la enfermedad y el equipo sanitario, las actividades para la seguridad del paciente y la mejora de la calidad son un requisito indispensable en la unidad de cuidados intensivos (UCI). Este capítulo revisa de forma breve el papel de la telemonitorización o tele-UCI, las herramientas indicio *(trigger tools)* y los ERR, y el uso de paquetes de medidas y protocolos en la UCI.

TELEMONITORIZACIÓN / TELE-UCI

La telemonitorización o tele-UCI designa numerosas cosas diferentes para muchas personas distintas.[1] Podría ser algo tan simple como un técnico de telemetría cardíaca que vigila una planta de telemetría cardíaca en un hospital, o tan complejo como un emplazamiento de monitorización remota cuyo personal está compuesto por un equipo de teleintensivistas y personal médico de tele-UCI que custodian de manera continua a más de 100 pacientes en diversas UCI de muchos hospitales; todo ello mediante la comunicación robótica con audio y vídeo bidireccionales y continuos en tiempo real, y herramientas informatizadas complejas para apoyar la toma de decisiones clínicas.

Esta sección se centrará en el modelo de tele-UCI más integral (y costoso). En 2010, se estimó que los programas de tele-UCI se usaban en más de 40 sistemas de atención sanitaria de EE.UU. y que abarcaban más de 4 900 camas de adultos en las UCI de varios cientos de hospitales. Un sistema de tele-UCI hospitalario consiste normalmente en un emplazamiento de monitorización, que puede ser remoto o *in situ*, cuyo personal está formado por teleintensivistas y profesionales médicos con capacidad para emplear la comunicación de audio y vídeo bidireccionales en tiempo real. Por lo general, cada intensivista vigila hasta 150 pacientes y cada profesional médico de tele-UCI observa de 30 a 45 pacientes.[2] Diversos estudios han evaluado la eficacia de la telemedicina. Cabe señalar que todas estas investigaciones son estudios de tipo antes y después y están sujetos a sesgo. Lilly *et al.* presentaron los resultados de la implementación de un sistema de tele-UCI en 7 UCI con más de 6 000 pacientes de una única institución académica durante 17 meses. Determinaron que, después de la implementación, hubo reducciones significativas en la mortalidad ajustada (13,6 % *vs.* 11,8 %, razón de probabilidades ajustada [OR] 0,4, intervalo de confianza del 95 % [IC] 0,31 a 0,52), la neumonía asociada a la ventilación (NAV) (13 % *vs.* 1,6 %, OR 0,15, IC del 95 % 0,09 a 0,23), las infecciones asociadas a catéteres y las estancias hospitalarias. También observaron un cumplimiento superior de las buenas prácticas y de los protocolos.[3] Willmitch *et al.* examinaron los resultados tipo antes y después en 10 UCI de adultos en un sistema comunitario de atención sanitaria con cinco hospitales durante un período de 4 años que abarcaba a más de 24 000 pacientes. Demostraron que la tele-UCI estaba asociada a una disminución del 23 % en el riesgo relativo de mortalidad ajustada (IC del 95 % = 0,69 a 0,87; $p < 0,001$), una reducción del 14 % en la duración de la estancia (DE) hospitalaria ajustada ($p < 0,001$) y una disminución del 13 % en la DE en la UCI ($p < 0,001$).[4] Young *et al.* efectuaron una revisión sistemática y un metanálisis del impacto de la tele-UCI en el resultado de los pacientes. Incluyeron 13 estudios de 35 UCI que abarcaron a más de 41 000 pacientes. La tele-UCI se asoció con una reducción de la mortalidad en la UCI (OR 0,8, IC del 95 % 0,66 a 0,097; $p = 0,02$) y DE en la UCI (–1,2 días, IC del 95 % –7,21 a –0,03; $p = 0,01$). Sin embargo, no hubo diferencia en la mortalidad hospitalaria (OR 0,82, IC del 95 % 0,65-1,03; $p = 0,08$) ni en la DE hospitalaria (reducción media de 0,64 días; IC del 95 % –1,52 a 0,25; $p = 0,16$).[5] Los autores comentaron las diversas limitaciones graves en los estudios de tele-UCI hasta la fecha, en las que se incluían las grandes diferencias entre los modelos de tele-UCI y su implementación, el diseño del estudio tipo antes y después, y el hecho de que la mayoría de los estudios habían sido financiados por los proveedores de dichos sistemas.

Estos sistemas son caros. Los costes iniciales varían entre 2 y 5 millones de USD por UCI y los costes operativos anuales para cada UCI pueden sobrepasar 1 millón de USD.[6] Franzini *et al.* evaluaron los costes y la costo-efectividad del sistema de tele-UCI de más de 4 000 pacientes en 6 UCI en un sistema de cinco hospitales. Mostraron que la tele-UCI incrementaba los gastos hospitalarios diarios (de 4 302 a 5 340 USD), los gastos hospitalarios por caso (de 21 967 a 31 318 USD) y el coste por paciente (de 20 231 a 25 846 USD). Este estudio constató que, en pacientes con una puntuación simplificada de fisiología aguda (SAPS II, por sus siglas en inglés), la tele-UCI no cambiaba el índice de la mortalidad hospitalaria, ya que no eran costo-efectivas. En cambio, en pacientes con SAPS II > 50, la mortalidad disminuía del 30,7 % al 19,3 % y la tele-UCI era costo-efectiva. Kumar efectuó una revisión sistemática y el análisis de ocho estudios en una red de siete hospitales de la Veteran's Health Administration. Se determinó que la implementación y los costes del primer año eran de entre 50 000 y 100 000 USD por cama. Los costes hospitalarios eran todavía más difíciles de predecir y variaban desde una reducción de hasta 3 000 USD por paciente hasta un aumento de 5 600 USD. Los autores señalan algunas limitaciones en estos datos, incluida la falta de información sobre resultados y costo-efectividad, los distintos métodos de cálculo de la amortización y la dificultad de saber los costes reales de implementación.[7]

En conclusión, no se han realizado estudios definitivos que constaten el resultado y la costo-efectividad de las tele-UCI. Sin embargo, como comentaron Marcin *et al.* en una revisión reciente de tele-UCI pediátrica, «la telemedicina, en sí misma y por sí misma, no generará una mejor atención. Más bien, la tele-medicina es un instrumento tecnológico que permite a los profesionales sanitarios proporcionar una mejor atención».[8]

HERRAMIENTAS INDICIO

La seguridad del paciente se ha convertido en la máxima prioridad en la atención sanitaria. Se han sugerido e implementado muchos cambios y nuevos protocolos para su mejora desde la publicación en 1999 del informe original sobre muertes resultantes de errores médicos prevenibles del Institute of Medicine. Se ha propuesto que el seguimiento de eventos adversos (EA) o del daño a los pacientes se utilice para evaluar el éxito o el fracaso de los procesos de seguridad.

Hay diversas maneras de seguirle la pista a los EA. Los informes voluntarios de los profesionales sanitarios suelen ser incompletos. La Agency for Healthcare Research and Quality definió los indicadores de seguridad del paciente (ISP) mediante códigos de diagnóstico CIE-9 de los datos del alta administrativa, la revisión de la literatura, los paneles clínicos y el análisis empírico, mientras que el Institute of Healthcare Improvement (IHI) utiliza una lista de herramientas indicio con un proceso sistemático de revisión de historiales (http://www.qualityindicators.ahrq.gov/modules/psi_resources.aspx. Consultado el 12/10/15). De acuerdo con el IHI, el uso de indicios *(triggers)* para identificar los EA es un método eficaz para medir el grado general del daño provocado por la atención médica en una organización sanitaria. El enfoque de estos indicios es algo diferente, ya que están diseñados para localizar el daño relacionado con la atención médica, sea o no el resultado de un error.[9]

El daño está clasificado en categorías según el National Coordinating Council for Medication Error Reporting and Prevention (NCC MERP). Para una lista completa de las clasificaciones de errores del NCC MERP, *véase* el capítulo 13.

A. Daño temporal que requirió intervención.
B. Daño temporal que requirió el reingreso en la UCI u hospitalización prolongada.
C. Daño permanente.
D. Intervención requerida para preservar la vida.
E. Muerte del paciente (sin relación con la atención médica).

Los esfuerzos tradicionales para detectar los EA se han centrado en los informes voluntarios y en la monitorización de errores. No obstante, solo se informa de un 10 % a un 20 % del total de errores y, de esos, del 90 % al 95 % no causa daño a los pacientes. La herramienta indicio de los EA en la UCI se basa en la *Global Trigger Tool* (GTT) del IHI. Hay diversas herramientas disponibles en ihi.org para su uso en diferentes medios: la GTT para medir EA, la herramienta indicio para calibrar EA farmacológicos en entornos generales o específicos, como en un hospital infantil, una institución de salud mental o residencias de ancianos. Las herramientas indicio también están disponibles para su utilización en algunas poblaciones o durante períodos concretos, como en la población quirúrgica perioperatoria, durante el período perinatal, o en la UCI neonatal.

De acuerdo con el IHI, estas herramientas indicio proporcionan un método fácil de usar para identificar de manera precisa los EA y medir con exactitud las tasas de estos en el tiempo. El proceso está estandarizado: revisores especializados seleccionan al azar los expedientes de todo el año y, para maximizar la eficiencia, el tiempo se limita a 20 min por expediente. En lugar de una revisión página a página del expediente, la herramienta indicio emplea una lista de verificación de indicios previamente definida. Se analizan áreas específicas del expediente para buscar pistas y, si se detecta alguna, se busca más información relevante en el expediente con el fin de llevar a cabo un juicio informado y determinar si el indicio da lugar a un EA. El indicio «hemocultivo positivo» llevará al revisor a buscar en la sección del resumen de microbiología, mientras que «naloxona» se buscará en el registro de administración de fármacos (RAF). Los registros electrónicos ofrecen la posibilidad de mejorar la eficiencia del proceso de búsqueda, algunos de los cuales puedes ser automatizados.

La herramienta indicio de los EA en la UCI está diseñada para reconocer eventos dañinos en la UCI y usa registros de pacientes que han permanecido en la UCI por lo menos dos días. Esta herramienta no monitoriza errores que no provoquen daños. La GTT tiene una tasa de detección muy alta. No obstante, dado que el registro médico no se examina de principio a fin y que no existe un estándar de oro para detectar los EA, aún se desconoce la sensibilidad y la especificidad verdaderas de estas herramientas.

En la actualidad hay pocos datos publicados sobre la utilidad y la validez de estas herramientas. Landrigan et al. usaron la GTT durante su estudio retrospectivo de una muestra aleatoria estratificada de 10 hospitales en Carolina del Norte (EE.UU.) y observaron que, durante el período de enero de 2002 a diciembre de 2007, no hubo ningún cambio significativo en la tasa de daño total. Cuando usaron la GTT, encontraron una muy buena fiabilidad interna, pero muy poco consenso entre los revisores externos.[10] Mattsson *et al.* emplearon la GTT en un servicio de oncología de alto volumen en Dinamarca. Ambos equipos de revisión detectaron una media de 32 a 37 EA por cada 1 000 días de estancia. Concluyeron que cada equipo de revisión identificó EA diferentes y llegó a distintas conclusiones en referencia al proceso de seguridad. Demostraron que solo el 31 % del total de EA fue identificado por ambos equipos con una sola concordancia moderada entre evaluadores ($\kappa = 0,45$) de los equipos. Esto dio lugar a diferentes conclusiones sobre el proceso de seguridad. Otro problema es que hay poco consenso entre equipos en la categorización de los EA identificados, en especial cuando se relacionan con daño temporal. También señalaron que los valores promedio de las tasas de daño se encontraban dentro de las medidas de error de la GTT. En consecuencia, los cambios en la tasa de daño son casi imposibles de detectar a menos que se dupliquen los EA.[11]

Es evidente que los diversos métodos de detección identifican distintos EA. Algunos proponen combinar estas diferentes metodologías de medición de la seguridad de los pacientes para mejorar la calidad interna (tabla 22-1).

Está claro que la incidencia de los EA sigue siendo muy alta. Es habitual que los EA pasen desapercibidos o no se notifiquen. Aunque se han propuesto e implementado muchas iniciativas de seguridad desde el histórico informe del Institute of Medicine (IOM), aún no hay evidencias de un efecto beneficioso espectacular en la mejora de los resultados en la seguridad

TABLA 22-1 Razones de los indicios *(triggers)* en los pacientes de la UCI	
Indicios en la UCI	**Razón del indicio o mecanismos posibles**
Hemocultivos positivos	Medida de calidad, con frecuencia iatrogénica, asociada a malos resultados
Disminución abrupta de Hgb > 4 g/dL	Indicio de posible hemorragia o complicación quirúrgica, o problemas de anticoagulantes
Positivo para *Clostridium difficile*	Uso inadecuado de antibióticos o dosis/duración inapropiadas
Tiempo de tromboplastina parcial activado (TTPa) > 100 s	Relación con anticoagulantes, error en las muestras de ensayo, coagulación intravascular diseminada (CID)
Índice internacional normalizado (INR) > 6	Asociado a anticoagulantes (muy común)
Glucosa < 50 mg/dL	Asociada a una interrupción de insulina o de la nutrición enteral
↑ Nitrógeno ureico en sangre (NUS) y/o creatinina a 2× basal	Posiblemente debido a fármacos (medio de contraste intravenoso (i.v.), antibióticos, etc.)

(Continúa.)

TABLA 22-1 Razones de los indicios *(triggers)* en los pacientes de la UCI *(cont.)*

Indicios en la UCI	Razón del indicio o mecanismos posibles
Pruebas radiológicas para émbolos o coágulos	Inmovilidad en la UCI, o profilaxis de trombosis venosa profunda inadecuada o inexistente
Difenhidramina (Benadryl®)	Reacción alérgica o uso como somnífero (posible delirio)
Vitamina K	Reversión de warfarina en anticoagulación excesiva o hemorragia
Flumazenilo	Reversión de sedantes. A menudo, por letargo o hipotensión
Naloxona	Complicaciones relacionadas con analgesia o depresión respiratoria
Astringentes/laxantes	Puede indicar infección por *Clostridium difficile* o estreñimiento
Antieméticos	Con frecuencia, debido al uso de narcóticos
Poliestireno sódico	Hiperpotasemia asociada a fármacos o insuficiencia renal
Código	Revisar con cuidado. No todos los códigos implican daño
Neumonía intrahospitalaria	Las neumonías intrahospitalarias son eventos adversos y una medida de calidad
Reingreso en la UCI	Alta prematura o problema que pasa desapercibido en la UCI
Nuevo inicio de diálisis	Posibles problemas quirúrgicos perioperatorios o eventos en la UCI
Procedimientos en la unidad	Evaluar la razón para el procedimiento: p. ej., línea arterial para hipotensión o septicemia. Sonda torácica para neumotórax iatrogénico
Intubación o reintubación	Por lo general, relacionado con un evento adverso
Suspensión abrupta de la medicación	A menudo se debe a los efectos secundarios de la medicación o a complicaciones
Sedación excesiva, letargo o hipotensión	Suele ir asociado a un evento adverso farmacológico
Otros	Evento revelado que no encaja en ninguna de las categorías anteriores

UCI, unidad de cuidados intensivos. (Adaptado de: Institute for Healthcare Improvement ICU Adverse Event Trigger Tool. © VHA/Institute for Healthcare Improvement, enero 2002. Disponible en www.IHI.org)

del paciente. Es posible que algunas de estas iniciativas de seguridad sean insuficientes o puedan tener efectos negativos imprevistos o desconocidos. Press *et al.* examinaron el impacto de la reforma de los horarios laborales del personal médico sobre la tasa de reingresos hospitalarios, así como la muerte durante el ingreso o a los 30 días de ser dados de alta, y no observaron cambios asociados a la reforma en las horas trabajadas por el personal médico.[12]

EQUIPOS DE RESPUESTA RÁPIDA PARA PACIENTES EN DESCOMPENSACIÓN

La supervivencia hasta el alta hospitalaria tras la reanimación cardiopulmonar intrahospitalaria por los denominados *equipos de código* solo es del 7-26 %.[13] Este fracaso a la hora de rescatar a los pacientes, y la evidencia que sugiere que los EA más graves van precedidos de signos de advertencia clínicamente observables, han llevado a desarrollar el equipo de respuesta rápida (ERR). El ERR es un grupo multidisciplinario de personal hospitalario que responde de manera rápida a un paciente con deterioro agudo fuera de la UCI. El sistema de respuesta rápida emplea varios términos y definiciones como ERR (encabezado por un profesional de enfermería, con o sin la disponibilidad de personal médico de consulta), un equipo de urgencias médicas, un equipo de respuesta médica de emergencia (un profesional médico dirige el equipo) o equipos de extensión de atención crítica (equipos adscritos a la UCI que dan seguimiento a los pacientes en salas generales).[14] Hay una heterogeneidad considerable en la aplicación de estos términos. Para los propósitos de este debate, se usará el término ERR.[15]

Los ERR fueron ampliamente implementados después de la publicación de cinco estudios en un solo centro que hicieron comparaciones tipo antes y después. Estos estudios mostraron una reducción en la tasa de paros cardíacos y un aumento en los cuidados proporcionados a los pacientes por el ERR. No obstante, la eficacia del ERR aún es controvertida.[15] En el gran ensayo multicéntrico, controlado y aleatorizado en grupos, llamado *Intervención y tratamiento de respuesta médica rápida*, no se logró demostrar ningún beneficio directo.[16] Aunque se ha evidenciado que los ERR reducen los paros cardiopulmonares fuera de la UCI, los metanálisis subsiguientes han sido incapaces de demostrar una reducción significativa de la mortalidad hospitalaria en pacientes adultos tras la implementación del ERR. Beitler *et al.* fueron de los primeros en demostrar un beneficio. En un estudio de cohorte a largo plazo desde 2003 a 2008, donde se dio seguimiento a más de 150 000 pacientes ingresados en una institución terciaria, demostraron que los ERR se debían a una reducción significativa en los códigos de mortalidad sin ajustar de todo el hospital, y en la mortalidad y en el paro cardiopulmonar ambos fuera de la UCI. La disminución en la mortalidad hospitalaria se mantuvo estadísticamente significativa incluso tras el ajuste para la tendencia en el tiempo de la mortalidad de los pacientes hospitalizados.[17]

Los ERR se introdujeron de manera generalizada sin evidencia de nivel 1 que mostrara eficacia. Los clínicos deben comprender las controversias que los rodean y, aunque tienen muchos beneficios potenciales como tratamiento de «rescate», el objetivo principal debería ser dar prioridad a la prevención de estos eventos y fomentar una cultura de seguridad del paciente.

USO DE PAQUETES DE MEDIDAS Y PROTOCOLOS PARA MEJORAR LA ATENCIÓN

Los paquetes de medidas, los protocolos y las directrices son importantes en el cuidado del paciente en la UCI, también para estandarizar la atención con el fin de mejorar la calidad y los resultados. Con frecuencia, la nomenclatura de estos elementos es confusa y se solapa. Para esta revisión, las directrices se basan en la evidencia sobre cómo proporcionar atención óptima en una enfermedad concreta del paciente, como el tipo de antibióticos que debe usarse de forma habitual para la NAV no diferenciada. Los protocolos son una extensión de las directrices, y se centran sobre todo en el flujo de la atención del paciente o en cómo «hacer operativa» una directriz a partir de la estructura de la propia UCI. En muchas organizaciones, los términos *protocolo* y *directriz* se usan de manera indistinta, probablemente debido a la percepción de las ramificaciones legales del uso de unos términos frente a otros. Un paquete de medidas de la UCI es un conjunto de objetivos de tratamiento (por lo general, de tres a siete) que, cuando se agrupan y se logran en un plazo de tiempo determinado, promueven resultados óptimos.[18]

En un principio, los paquetes de medidas de atención fueron promulgados por el Institute for Healthcare Improvement.[19] La atención guiada por estos paquetes se fundamenta en la medicina basada en la evidencia. Varios estudios han constatado que los diversos componentes de estos paquetes son eficaces, aunque es posible que no todos los componentes de los paquetes individuales tengan el respaldo de la evidencia de primer nivel (esto es, dos o más ensayos aleatorizados controlados). Hay paquetes de medidas para muchos patrones de enfermedad, como la NAV, la prevención de infecciones del sitio quirúrgico o el tratamiento de la septicemia. La figura 22-1 muestra un paquete típico para septicemia. Numerosos estudios han probado que los paquetes de medidas mejoran los resultados.[20-22] Por desgracia, la mayoría de estos ensayos han sido de naturaleza retrospectiva y se han basado en controles históricos. Es probable que la principal ayuda de los paquetes de medidas sea la de promover la consistencia en la atención de las enfermedades.[23] Los críticos con los paquetes de medidas señalan que no hay datos en ensayos aleatorizados, que es posible que algunos elementos de un paquete exitoso no contribuyan a obtener resultados positivos y que, incluso, pueden ser perjudiciales; la medicina no es «una receta de libro» que sirva para todos los pacientes, y las entidades reguladoras y financiadoras pueden usar el cumplimiento de los paquetes como una medida incorrecta de la calidad.[24]

Los protocolos tienen muchos más datos prospectivos con buena información general, desde la retirada de la ventilación mecánica hasta garantizar el seguimiento de la propia lista de buenas prácticas.[25,26] Por lo habitual, los protocolos se desarrollan en la institución o en la unidad, ya sea como respuesta a un evento de seguridad o para estandarizar la atención sanitaria brindada basada en nuevas investigaciones o en guías de práctica clínica basadas en la evidencia. En el pasado, a pesar de la buena evidencia, las directrices no siempre se aplicaron en la atención a la cabecera del paciente. Los protocolos siguen una ruta para que esa atención sanitaria basada en la evidencia se aplique de forma coherente en el correcto escenario clínico del paciente, y el cumplimiento de los protocolos pueda ser fácilmente medido como un indicador de calidad. Al estandarizar la atención, también disminuyen los costes gracias a una mejora de los resultados y a una reducción de la variabilidad. Se ha demostrado que, al reducir la variabilidad, desciende el número de pruebas realizadas, como la eliminación de estudios de laboratorio diarios, lo que supone costes inferiores.

PAQUETE DE MEDIDAS DE LA CAMPAÑA «SOBREVIVIR A LA SEPTICEMIA»

COMPLETAR EN 3 H:

1) Medir el nivel de lactato
2) Realizar hemocultivos antes de administrar antibióticos
3) Administrar antibióticos de amplio espectro
4) Administrar 30 mL/kg de cristaloides para hipotensión o lactato ≥4 mmol/L

COMPLETAR EN 6 H:

5) Aplicar vasopresores (para la hipotensión que no responde a la reanimación inicial con líquidos) para mantener la tensión arterial media (TAM) ≥ 65 mm Hg
6) En caso de hipotensión arterial persistente a pesar de la reanimación con líquidos (shock séptico) o lactato inicial ≥4 mmol/L (36 mg/dL):
  - Medir la presión venosa central (PVC)*
  - Medir la saturación de oxígeno venosa central (ScvO$_2$)*
7) Reevaluar el lactato si el valor inicial era elevado*

*Los objetivos para la reanimación cuantitativa incluidos en las directrices son PVC ≥ 8 mm Hg, ScvO$_2$ ≥70% y la normalización del lactato.

Figura 22-1. Paquetes de medidas de la campaña «Sobrevivir a la septicemia». (De: Dellinger RP, Levy M, Rhodes A, et al. Surviving sepsis campaign: international guidelines for management of severe sepsis and septic shock, 2012. *Intensive Care Med.* 2013;39(2):165–228.)

En la práctica, todas estas herramientas deben utilizarse teniendo en cuenta sus beneficios y deficiencias. No todos los pacientes pueden recibir la atención basándose en un protocolo, pero hay un gran componente de la atención diaria que puede regirse por la información de estudios bien validados. El personal médico de la UCI debe formar parte del equipo que desarrolla los protocolos de esta unidad y los organizacionales, a partir de directrices basadas en la evidencia y patrones de prácticas locales. Cuando varios de estos patrones se relacionan con un solo proceso de enfermedad, se incluyen en un paquete de medidas de atención sanitaria. Estas prácticas aportarán consistencia y reducirán la variabilidad en estos pacientes; permitirán la recopilación de datos y dilucidarán el cambio si el protocolo resulta ineficaz. El equipo médico también debe detectar cuando un paciente no encaja en un protocolo determinado o cuando el tratamiento prescrito no es efectivo. En esos casos, el verdadero arte de la medicina, contando con la experiencia y el juicio, debe prevalecer por encima de la atención estandarizada. En otras palabras, debemos usar estas herramientas para garantizar que se aplican elementos de atención sanitaria bien probados, dejando margen para los dilemas verdaderamente difíciles que se presentan en la UCI a diario. Con referencia a la viñeta clínica, es probable que un protocolo de detección de posibles pacientes con apnea del sueño y un paquete de medidas que incluyera la monitorización centralizada continua y limitara los narcóticos (todas ellas directrices recomendadas) podría haber prevenido un evento tan devastador.

PUNTOS CLAVE

- La telemedicina es una herramienta que permite a los médicos proporcionar mejor atención.
- Las investigaciones sobre la telemedicina están limitadas por los estudios de diseño tipo antes y después, la heterogeneidad y los sesgos potenciales.
- La telemedicina es costosa y los estudios de costo-efectividad están restringidos.
- Se han desarrollado herramientas indicio para procurar un método fácil de identificación de los EA relacionados con la atención médica. Actualmente, hay poca información publicada sobre la utilidad y la validez de estas herramientas.
- Se elaboraron ERR multidisciplinarios para responder con prontitud a un deterioro agudo de pacientes internados fuera de la UCI. Estadísticamente, su efectividad sigue siendo polémica.
- Los paquetes de medidas son un conjunto de objetivos de tratamiento que se agrupan para facilitar una atención óptima al paciente.
- Los protocolos son extensiones de las directrices basadas en la evidencia que aportan consistencia y ayudan en la recopilación de datos de calidad.
- Los paquetes de medidas y los protocolos no son perfectos, necesitan evolucionar y nunca deben sustituir la toma de decisiones clínicas.

BIBLIOGRAFÍA

1. Lilly CM, Fisher KA, Ries M, et al. A national ICU telemedicine survey: validation and results. *CHEST J.* 2012;142(1):40–7.
2. Ward NS, Afessa B, Kleinpell R, et al. Intensivist/patient ratios in closed ICUs: a statement from the society of critical care medicine taskforce on ICU staffing. *Crit Care Med.* 2013;41(2):638–45.
3. Lilly CM, Cody S, Zhao H, et al. Hospital mortality, length of stay, and preventable complications among critically ill patients before and after tele-ICU reengineering of critical care processes. *JAMA.* 2011;305(21):2175–83.
4. Willmitch B, Golembeski S, Kim SS, et al. Clinical outcomes after telemedicine intensive care unit implementation. *Crit Care Med.* 2012;40(2):450–4.

5. Young L, Chan PS, Lu X, et al. Impact of telemedicine intensive care unit coverage on patient outcomes: a systematic review and meta-analysis. *Arch Intern Med.* 2011;171(6):498–506.

6. Franzini L, Sail KR, Thomas EJ, et al. Costs and cost-effectiveness of a telemedicine intensive care unit program in 6 intensive care units in a large health care system. *J Crit Care.* 2011;26(3):329.

7. Kumar G, Falk DM, Bonello RS, et al. The costs of critical care telemedicine programs: a systematic review and analysis. *CHEST J.* 2013;143(1):19–29.

8. Marcin JP. Telemedicine in the pediatric intensive care unit. *Pediatric Clin North Am.* 2013;60(3):581–92.

9. Griffin FA, Resar RK. *IHI Global Trigger Tool for Measuring Adverse Events.* 2nd ed. Cambridge, MA: Institute for Healthcare Improvement; 2009.

10. Landrigan CP, Parry GJ, Bones CB, et al. Temporal trends in rates of patient harm resulting from medical care. *N Eng J Med.* 2010;363(22):2124–34.

11. Mattsson TO, Knudsen JL, Lauritsen J, et al. Assessment of the global trigger tool to measure, monitor and evaluate patient safety in cancer patients: reliability concerns are raised. *BMJ Qual Saf.* 2013;22(7):571–9.

12. Press M, Silber J, Rosen A, et al. The impact of resident duty hour reform on hospital readmission rates among medicare beneficiaries. *J Gen Intern Med.* 2011;26(4):405–11.

13. Ehlenbach WJ, Barnato AE, Curtis JR, et al. Epidemiologic study of in-hospital cardiopulmonary resuscitation in the elderly. *N Eng J Med.* 2009;361(1):22–31.

14. DeVita MA, Bellomo R, Hillman K, et al. Findings of the first consensus conference on medical emergency teams. *Crit Care Med.* 2006;34(9):2463–78.

15. Jones DA, DeVita MA, Bellomo R. Rapid-response teams. *N Eng J Med.* 2001;365(2):139–46.

16. Hillman K, Chen J, Cretikos M, et al.; MERIT Study Investigators. Introduction of the medical emergency team (MET) system: a cluster-randomised controlled trial. *Lancet.* study date: 2005;365(9477):2091–7.

17. Beitler LN, Bails DB, et al. Reduction in hospital-wide mortality after implementation of a rapid response team: a long-term cohort study. *Crit Care Med.* 2011;15:R269.

18. Dellinger RP, Townsend SR. Point: are the best patient outcomes achieved when ICU bundles are rigorously adhered to? yes. *CHEST J.* 2013;144(2):372–4.

19. Resar R, Griffin FA, Haraden C, Nolan TW. Using care bundles to improve health care quality. *IHI Innovation Series White Paper.* 2012. http://www.ihi.org/knowledge/Pages/IHIWhitePapers/UsingCareBundles.aspx. Accessed 10/1/13.

20. Pronovost P, Needham D, Berenholtz S, et al. An intervention to decrease catheter-related bloodstream infections in the ICU. *N Eng J Med.* 2006;355(26):2725–32.

21. Hasibeder WR. Does standardization of critical care work? *Curr Opin Crit Care.* 2010;16(5):493–8.

22. Levy MM, Dellinger RP, Townsend SR, et al. The surviving sepsis campaign: results of an international guideline-based performance improvement program targeting severe sepsis. *Crit Care Med.* 2010;38(2):367–74.

23. Levy MM, Pronovost PJ, Dellinger RP, et al. Sepsis change bundles: converting guidelines into meaningful change in behavior and clinical outcome. *Crit Care Med.* 2004;32(11):S595–7.

24. Marik PE, Raghunathan K, Bloomstone J. Counterpoint: are the best patient outcomes achieved when ICU bundles are rigorously adhered to? no. *CHEST J.* 2013;144(2):374–8.

25. Kress JP, Pohlman AS, O'Connor MF, et al. Daily interruption of sedative infusions in critically ill patients undergoing mechanical ventilation. *N Eng J Med.* 2000;342(20):1471–7.

26. Byrnes MC, Schuerer DJE, Schallom ME, et al. Implementation of a mandatory checklist of protocols and objectives improves compliance with a wide range of evidence-based intensive care unit practices. *Crit Care Med.* 2009;37(10):2775–8.

27. Dellinger RP, Levy M, Rhodes A, et al. Surviving sepsis campaign: international guidelines for management of severe sepsis and septic shock, 2012. *Intensive Care Med.* 2013;39(2):165–228.

23

Seguridad del paciente en el servicio de urgencias

Richard T. Griffey, Ryan Schneider y Robert F. Poirier

VIÑETA CLÍNICA

La Sra. Martín lleva 20 h en la cama número 7 en el pasillo del servicio de urgencias (SU). En la tercera transferencia de su atención, se informa a los profesionales sanitarios que se incorporan que tiene neumonía, por lo que queda hospitalizada y a la espera de una habitación. El localizador de trauma se activa y un profesional de enfermería le solicita al doctor saliente una prescripción para un paciente que ha sido dado de alta. El trámite finaliza rápidamente y mientras el equipo termina de responder al traumatismo, un profesional de enfermería dice: «Necesito su ayuda. La Sra. Martín en la cama 7 del pasillo presenta hipotensión, taquicardia y dificultad respiratoria». Al revisar su expediente, se observa que no se le administró una de las dosis de antibióticos y que tampoco recibió el tercer litro de reposición de líquidos. Ahora presenta septicemia y requerirá intubación, reanimación e ingreso en la unidad de cuidados intensivos (UCI).

* ¿Qué elementos del sistema contribuyeron a este escenario y a otros similares?
* ¿Qué medidas pueden evitar tales casos?

INTRODUCCIÓN: EL CAMPO DE MINAS DEL SERVICIO DE URGENCIAS

El servicio de urgencias (SU) es un medio único y dinámico cuya misión principal es la estabilización crítica y la distribución de los pacientes, lo que en ocasiones se denomina la *gestión del caos*. En la actualidad, el SU es responsable de cerca de un tercio de los 354 millones de visitas de atención aguda en EE.UU., de prácticamente toda la atención aguda proporcionada fuera del horario de atención y en fines de semana, además de la proporcionada a las personas sin seguro médico en todos los demás campos combinados, y de cerca del 50 % de los ingresos hospitalarios en EE.UU. El SU es, cada vez más, el último recurso de los pacientes más vulnerables y con menos recursos.[1,2] Muchas de las características del trabajo en el SU (ilustradas en la tabla 23-1) se combinan para que esta sea un área propensa a la probabilidad de errores.

Se debe prestar atención a la organización del trabajo, al liderazgo en la defensa de los pacientes y del personal del SU, a las líneas abiertas de comunicación para colaborar con otros servicios y garantizar así un entorno adecuado para la atención de emergencia. Aunque los principios de la seguridad del paciente analizados en otras secciones de este manual se aplican al SU, en este capítulo se tratan ciertas áreas de esa disciplina que son de especial importancia para este ámbito.

MASIFICACIÓN, DEMORA EN LOS INGRESOS Y SUS EFECTOS

Si se le pidiera al personal médico de urgencias que identificara la mayor amenaza para los pacientes en el SU, la mayoría diría que su preocupación principal es la demora en hospitalizar a los pacientes y la saturación que esto implica. En muchos sentidos, el SU es el

TABLA 23-1	Características que contribuyen al error en el ámbito del servicio de urgencias

- Complejidad y volumen de pacientes crecientes.
- Obligación de no pasar por alto los trastornos de riesgo elevado.
- Alta densidad de decisiones y presión de producción.
- Funcionamiento continuo 24/7/365.
- Falta de control en el ingreso o egreso de los pacientes.
- Coordinación de la atención con muchos otros proveedores.
- Interrupciones frecuentes.
- Fatiga.
- Soporte inadecuado del sistema de información sanitaria.
- Numerosos cambios de turnos y transferencias de pacientes.
- Desastres sociales y fallos de la red de pacientes ambulatorios.
- Obligaciones sin financiamiento y sistemas de contabilidad que refuerzan la visión que los administradores del sistema sanitario tienen del servicio de urgencias como el principal foco de pérdidas.

canario en la mina de carbón y es donde primero se manifiestan los problemas en el sistema sanitario. Uno de los retos, y de los problemas, más grandes de seguridad en el SU es la falta de flujo de los pacientes. En el caso de los pacientes ingresados, el flujo de pacientes significa cómo estos avanzan desde que se presentan en el SU y se realiza su evaluación inicial hasta que abandonan el SU para pasar a una cama de hospital, después de la evaluación inicial, el tratamiento y la estabilización. La disminución del flujo conlleva una reducción de la capacidad, exceso de pacientes en el SU y numerosas problemas de seguridad de estos. Las figuras 23-1 y 23-2 muestran patrones típicos de llegada al SU según la hora y el día de la semana. A medida que se evalúa la gravedad de las quejas y las afecciones de los pacientes, aquellos que se han clasificado o «diferenciado» y que inician un tratamiento a menudo son menos preocupantes que el paciente indiferenciado que permanece sentado en la sala de

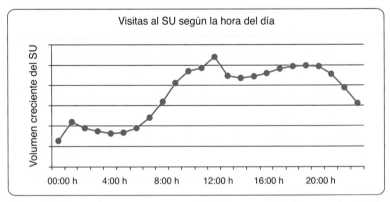

Figura 23-1. Este gráfico muestra un patrón típico del incremento de volumen en el servicio de urgencias (SU) que se produce por la mañana y alcanza su máximo nivel alrededor del mediodía. A partir de este punto, el volumen suele permanecer estable o continuar en aumento desde el mediodía hasta cerca de las 22:00 h. (De: Washington State Hospital Association. Emergency Room Use. Octubre de 2010. http://www.wsha.org/files/127/ERreport.pdf. Consultado el 19/6/15.)

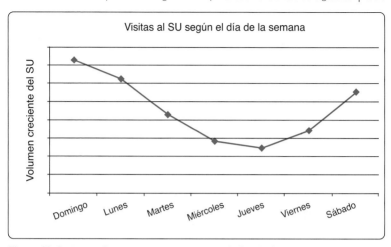

Figura 23-2. Este gráfico muestra un patrón típico de llegada al servicio de urgencias (SU) según el día de la semana. El volumen aumenta el viernes, y tiende a alcanzar el máximo el domingo o el lunes por la noche. El volumen llega a su mínimo el jueves por la mañana. (De: Washington State Hospital Association. Emergency Room Use. Octubre de 2010. http://www.wsha.org/files/127/ERreport.pdf. Consultado el 19/6/15.)

espera con una emergencia oculta. El personal de urgencias por fuerza debe estar preparado para el próximo desastre que entre por la puerta y, con frecuencia, carecen de tiempo, formación y experiencia para atender de manera continua a los pacientes hospitalizados y a los recién llegados al SU. Aunque la demora en la hospitalización de los pacientes ingresados en el SU y la consecuente masificación han atraído la atención nacional en las últimas dos décadas, la mejora de las condiciones ha sido escasa.[3] El American College of Emergency Physicians (ACEP) define a un paciente que sufre una «demora en ingreso» como aquel que «permanece en el SU después de ser ingresado en la institución, pero no ha sido transferido a la unidad hospitalaria». Los estudios han demostrado que mantener a los pacientes ingresados en el SU conlleva un mal control del dolor y una disminución de la satisfacción; retrasa la administración de antibióticos; incrementa los tiempos de espera y el número de pacientes que abandona el SU (del área de espera para triaje) antes de que los visite un profesional sanitario; aumenta la frecuencia de los errores médicos, el número de eventos centinela, la mortalidad del paciente, y las denuncias por mala praxis; y además tiene graves consecuencias financieras.[4-7] Aunque las políticas relacionadas con la saturación parecen asumir que el SU tiene una capacidad de expansión ilimitada, la realidad es que los profesionales médicos de urgencias siempre deben centrarse en los pacientes indiferenciados que están en la sala de espera y que pueden tener daños ocultos potencialmente fatales, por lo que las camas en los pasillos en el área de tratamiento son un sitio muy peligroso para pacientes que requieren ingreso, ya que pueden recibir una atención poco satisfactoria. Los equipos médicos y de enfermería del SU están especializados, pero esto no incluye la atención prolongada del paciente de UCI o del paciente médico/quirúrgico. El fallo en administrar la medicación a tiempo y en realizar las pruebas de laboratorio, así como estancias hospitalarias prolongadas, están asociadas a la demora en el traslado desde el SU.[6,8]

Las estrategias con éxito que emplean los hospitales para abordar esta demora en el SU incluyen el traslado de los pacientes desde el pasillo del SU al pasillo del hospital hasta que haya camas disponibles cuando la saturación alcanza ciertos umbrales. Aunque se ha demostrado que esta práctica es segura, supone un incremento en la rotación de las camas y mayor satisfacción de los pacientes, y es rentable económicamente, no suele usarse demasiado, pues la administración del hospital y de enfermería creen que es una práctica insegura, inaceptable y poco provechosa.[3,9] Por lo general, esta es una de las intervenciones de mayor calado que forman parte de los protocolos de sobrecarga, que consisten en respuestas escalonadas, transparentes y viables asociadas a niveles específicos de masificación en el SU. Otras estrategias incluyen la reorganización del trabajo con un enfoque más centrado en el paciente, tratando de equiparar la demanda de los pacientes a la disponibilidad de servicios, teniendo en cuenta la programación de los casos quirúrgicos electivos para eliminar los picos en los requerimientos de camas tras la cirugía y evitar los días en que se prevé una sobrecarga y sobre los cuales un hospital tiene menos control.[3]

Una medida común respecto a la masificación o la demora en el traslado de los pacientes ha sido aumentar el número de camas y, por tanto, la capacidad. No obstante, a menos que mejoren los procesos, se ha comprobado que un incremento en el espacio disponible para el SU o en el número de camas tiene como resultado una mejora temporal, seguida de un problema de sobrecarga todavía mayor.[10] La demora en el traslado y la saturación del SU pueden causar una tensión significativa en su capacidad física y sus recursos, y en el tiempo del personal. Aunque mejorar el flujo es el objetivo final, la meta no debe ser trabajar más rápido. En lugar de ello, los esfuerzos deben orientarse a un funcionamiento más inteligente y eficiente del hospital y del sistema de atención sanitaria como un todo. El flujo adecuado en el SU es una condición previa para lograr una atención segura y de alta calidad de los pacientes.

DIAGNÓSTICOS DONDE EL TIEMPO ES UN FACTOR CLAVE

Atender afecciones en las que el tiempo es un factor crucial es una misión fundamental de la medicina de urgencias. Esta tarea requiere un alto grado de coordinación de servicios para generar con rapidez y aplicar con intensidad los recursos para el diagnóstico y las intervenciones terapéuticas. Las situaciones y cargas que amenazan la capacidad para realizar estas tareas, como la masificación del SU, o los incentivos que desvían estos recursos dependientes del tiempo, dificultan esta misión central.

En 2005, los Centers for Medicare and Medicaid Services (CMS) comenzaron a hacer públicos informes del proceso «central» de medidas de atención orientadas a la insuficiencia cardíaca, infarto, neumonía y atención quirúrgica. Muchas de estas medidas se centraron en los diagnósticos y tratamientos en tiempo crítico. Los ejemplos para el infarto agudo de miocardio (IAM) incluyen prescripción de ácido acetilsalicílico a la llegada del paciente, trombolíticos administrados en un lapso de 30 min después de la llegada o intervención cardíaca percutánea (IPC) a los 90 min de esta. Los ejemplos para la neumonía integran el tiempo de administración de antibióticos desde la llegada y la elección correcta de estos fármacos. Una medida temprana de neumonía, que requiere la administración de antibióticos en las cuatro primeras horas desde la llegada, revela la posibilidad de estímulos adversos en la medición de la calidad. Cuando los profesionales médicos y los hospitales vieron que se les penalizaba por un diagnóstico tardío de neumonía en pacientes con síntomas leves a los que solo se diagnosticaba después de exhaustivas evaluaciones, se incentivó a los administradores para «clasificar de forma prioritaria» a estos pacientes —probablemente a expensas de pacientes más enfermos—, administrar antibióticos a pacientes que no los requerían o realizar otras actuaciones para satisfacer el sistema. Las consecuencias inesperadas de estas medidas basadas en la evidencia tenue supuso un escándalo en la comunidad médica, por lo que se modificaron las medidas y, por último, se retiraron.[11,12]

Otras situaciones acreditadas en las que el tiempo es clave son los traumatismos graves, donde hace mucho tiempo se estableció la «hora de oro» después de la lesión para el éxito de la reanimación. En fecha más reciente, los datos que avalan el beneficio de la trombólisis en el tratamiento de accidente cerebrovascular en pacientes que ingresan en las primeras 3 h han generado discusiones sobre regionalización de la atención y priorización de estos pacientes cuando se presentan para lograr la mejor atención y la mayor rapidez posible en la reperfusión del tejido cerebral.

ERROR DE DIAGNÓSTICO

Desde el informe del Institute of Medicine (IOM), áreas como el error de medicación y la seguridad quirúrgica han acaparado más atención. Aunque se piensa que es una de las mayores áreas donde se producen eventos adversos y despilfarro debido a la infrautilización y el uso excesivo de los servicios, el error de diagnóstico sigue siendo una caja negra, y mucho más difícil de identificar y prevenir que otras áreas de la seguridad del paciente. En consecuencia, el error de diagnóstico ha sido un parte de la seguridad del paciente en gran medida descuidada, y se considera «la siguiente frontera de la seguridad del paciente».[13] Aunque la misión del SU no es realizar diagnósticos finales, sino más bien excluir aquellas enfermedades con peligro de muerte o de pérdida de extremidades, hay algunos diagnósticos, en especial aquellos en los que el tiempo es un factor crucial, que no deben pasarse por alto. Los diagnósticos erróneos de fracturas y de infarto de miocardio se encuentran de forma tradicional entre los errores de diagnóstico más comunes y más costosos, respectivamente, en la medicina de urgencias. Muchas de las situaciones mencionadas se «confabulan» para provocar una toma de decisiones que se ve afectada por el sesgo cognitivo común. Aunque aún se está evaluando su efectividad, la formación en medicina de urgencias implica un enfoque en técnicas de corrección del sesgo para ayudar a evitar errores de diagnóstico comunes. Esto conlleva educación continuada sobre las clásicas enfermedades imitadoras de dolencias comunes como, por ejemplo, que el IAM semeje una gastroenteritis, el aneurisma aórtico abdominal se presente como dolor en el costado, la fractura de cadera parezca un dolor de rodilla, etc. La educación también se centra en no fiarse en exceso al considerar los resultados de pruebas como medios binarios de sí o no para descartar enfermedades, sino, más bien, examinarlos desde una perspectiva bayesiana según la cual la probabilidad de enfermedad aumenta o se reduce.

SEGURIDAD EN LOS PROCEDIMIENTOS

El SU es, cada vez más, el marco para muchos procedimientos que con anterioridad se hubiesen realizado en otros ámbitos. Procedimientos como la colocación de catéteres venosos centrales, el drenaje de abscesos, la reducción de fracturas o luxaciones, la aspiración de líquidos de articulaciones y cavidades, y la sedación procedimental intravenosa (i.v.) favorecen la comodidad y la seguridad del paciente. A pesar de que, tradicionalmente, la seguridad de los procedimientos se ha focalizado sobre todo en el quirófano, el volumen de intervenciones de cabecera implica una mayor atención en la seguridad en áreas como el SU. Aunque la literatura sobre la seguridad de los procedimientos en el SU es escasa, en los últimos años se han creado varios modelos conceptuales y recomendaciones en otras áreas clínicas, como el quirófano. Algunos de estos principios y prácticas se pueden aplicar, por lo menos en parte, en el entorno del SU.

Existe un sinfín de diferencias entre los procedimientos basados en el SU y los que tienen lugar en el quirófano. La mayoría de las intervenciones que se practican en el SU implican a pacientes despiertos y alertas (si no están sedados) con patología externa evidente. Aunque esto puede hacer que ciertos riesgos, como los procedimientos en el lado equivocado, sean menos probables, otros factores, como la gravedad del paciente, las condiciones ambientales desfavorables, el apremio del tiempo y la variabilidad del proveedor, incrementan el riesgo procedimental.[14] Algunos ejemplos incluyen situaciones con peligro de muerte o de pérdida de extremidades, la disponibilidad del equipo necesario, la disposición física, los cambios de turno de los profesionales de enfermería o del equipo médico, y la necesidad de intervenir a pacientes que posiblemente tengan el estómago lleno.

Muchos procedimientos habituales en el SU son de bajo riesgo (p. ej., la inserción de una vía i.v., la reparación de laceraciones). No obstante, la atención de emergencia requiere que los profesionales sanitarios se formen para adquirir competencias que les permitan realizar procedimientos poco frecuentes y de alto riesgo, tales como la cricotirotomía, toracotomía y pericardiocentesis. El ancestral método de enseñanza de «ver uno, hacer uno, enseñar uno» ya no es un método aceptable. En lugar de ello, la formación ahora debe incluir las simulaciones y la competencia clínicas en el uso de tecnologías avanzadas, como el ultrasonido portátil antes de permitir a los profesionales sanitarios llevar a cabo de forma independiente intervenciones de alto riesgo. Asimismo, en la actualidad, la Joint Commission establece que todos los procedimientos de cabecera empleen el mismo protocolo universal que el utilizado en el quirófano. Las intervenciones específicas recomendadas que pueden incrementar la seguridad del paciente (SP) en el entorno del SU son la adopción de protocolos clínicos y de listas de verificación de procedimientos, el uso de tecnologías en constante evolución y la educación de los equipos.[14]

Por desgracia, no se ha diseñado específicamente una aplicación patrón que pueda usarse para la seguridad de los procedimientos en el SU. Por tanto, la seguridad de las intervenciones en el SU debe incorporar un modelo híbrido que abarque elementos definidos en la lista de verificación quirúrgica de la Organización Mundial de la Salud (OMS), el protocolo universal de la Joint Commission, y los modelos conceptuales y recomendaciones actuales.

SEGURIDAD DEL PERSONAL

La violencia contra los profesionales sanitarios en EE.UU. aumenta cada año. Se sabe que un 53 % de los ataques en hospitales tiene lugar en el SU. Estudios actuales han mostrado que el 80 % del personal del SU conoce a un miembro que ha sufrido lesiones por el ataque de un paciente violento en los últimos cinco años, mientras que el 43 % notificó que los ataques físicos al personal se producen, como mínimo, una vez al mes en su SU. En una encuesta reciente, más del 10 % de los hospitales constataron que el personal sanitario recibe cada mes alguna amenaza con arma. Los profesionales sanitarios sufren ataques violentos en el puesto de trabajo con una frecuencia cuatro veces superior al promedio de otros sectores. El 75 % de los médicos de urgencias comunicó haber recibido amenazas el año anterior y el 28 % notificó haber sido atacado en el trabajo en el pasado. A pesar de estas cifras, es bien sabido que sólo se notifica una pequeña parte de los ataques violentos en el SU. Algunos creen que los profesionales sanitarios deben aceptar que la violencia en el trabajo forma parte de su empleo.

Las visitas al SU de pacientes con trastornos de conducta o problemas relacionados con las drogas o el alcohol van en aumento. La violencia contra los profesionales sanitarios prevalece más en entornos donde se atienden trastornos graves de salud mental y asociados a drogadicción. Muchos son los efectos negativos que afectan a los profesionales sanitarios que han sufrido ataques en el puesto de trabajo. Esto incluye estrés postraumático, temor a su lugar de trabajo, sentimientos de impotencia y culpa, depresión y disminución de la productividad.

La mejora de la seguridad comienza con la educación y la formación, la toma de conciencia, y el aumento del apoyo del hospital a su equipo sanitario. Las alarmas de pánico, los detectores de metales y el personal de seguridad las 24 h han reducido la violencia en entornos de alto riesgo en la atención sanitaria. Reconocer los signos de violencia inminentes y contar con la formación y los conocimientos para contrarrestar la situación es esencial. Se ha demostrado que el trabajo rápido en equipo y altamente coordinado efectuado por profesionales médicos y de enfermería, y personal de seguridad, hace que el lugar de trabajo sea más seguro. Los informes de denuncia activa sobre eventos violentos en el trabajo junto con directrices para informar a la policía y a los fiscales estatales ayudan a establecer una cultura de «tolerancia cero» frente a la violencia. Estas medidas reducen la impotencia que sienten algunos trabajadores sanitarios en su entorno. Por desgracia, solo algunos países aplican penas estrictas en casos de ataques a los profesionales sanitarios.

Los programas de prevención de la violencia en el puesto de trabajo tienen éxito cuando hay una participación de los empleados y un compromiso de la administración del hospital. Los programas integrales que incluyen la formación en seguridad para el personal de vigilancia y de atención sanitaria, además de las reuniones informativas de incidentes, son componentes importantes. Los entornos donde los profesionales sanitarios se sienten seguros y protegidos fomentan una mayor calidad en la atención a los pacientes, un mejor estado de ánimo y un incremento en la productividad.

EQUIPOS Y TRABAJO EN EQUIPO

Cuando los términos *equipo* y *trabajo en equipo* vienen a la mente, la mayoría de las personas piensa en su equipo favorito de baloncesto o fútbol. En el complejo entorno de la atención sanitaria, los equipos y el trabajo en equipo son esenciales para proporcionar una atención segura y óptima al paciente. Aplicar el trabajo en equipo a la práctica clínica puede resultar bastante complejo y es todavía un concepto relativamente nuevo. Pero, a pesar de ser un reto, el ámbito de la atención sanitaria es un medio excelente para formar equipos, dado que ya está compuesto por grupos de individuos.

¿Cómo influyen los equipos en el funcionamiento del SU? Primero hay que fijarse en la diferencia entre un grupo y un equipo: el grupo puede concebirse como un número de personas sin un enfoque compartido en ciertos valores, mientras que un equipo, por lo general, consta de individuos que tienen en común un mismo propósito. Para que el equipo tenga éxito, los miembros deben compartir una comprensión conjunta de los objetivos propuestos y ser conscientes del papel y la responsabilidad de cada integrante.[15] Un equipo típico en el SU puede constar de un profesional de enfermería diplomado de cabecera, el técnico en cuidados auxiliares, el profesional médico de urgencias, el trabajador social, el coordinador de casos y los equipos de médicos especialistas.

Aunque contar con un jefe es importante para el funcionamiento de un equipo, la capacidad de minimizar las diferencias jerárquicas es esencial para el éxito y para evitar riesgos.[16] Dar la facultad al personal de primera línea de que exprese su preocupación por la seguridad marca la diferencia entre el alto rendimiento y el fracaso. Este tipo de cambio de cultura puede ser difícil, y requiere que todo el personal participe. Los datos demuestran que los sitios de trabajo con niveles superiores de trabajo en equipo superan en rendimiento a aquellos con niveles inferiores.[17,18] En general, los equipos médicos de alto rendimiento constan de individuos con objetivos y modelos mentales conjuntos, que trabajan de manera fluida para ofrecer una atención sanitaria segura y efectiva.

COMUNICACIÓN

No es de extrañar que una parte significativa de eventos y resultados adversos en el SU sean producto directo de una comunicación deficiente. Esto es particularmente evidente en comunicaciones que tienen lugar durante las transiciones de la atención del paciente (p. ej., cambios de turno, ingreso de pacientes, consultas a especialistas). Los proveedores de medicina de urgencias afrontan retos diarios como interrupciones frecuentes, elevadas presiones de producción y la toma de decisiones de gran impacto que contribuyen en general a una comunicación difícil. Por lo tanto, es esencial que el personal de urgencias incorpore estrategias de comunicación en su práctica diaria. Algunos ejemplos estas estrategias son el uso de herramientas estandarizadas para la transición de pacientes, protocolos o técnicas de relectura.[19] La seguridad del paciente en el SU solo podrá mejorar una vez que se aprecie una concienciación general de la importancia de una comunicación eficaz.

COORDINACIÓN DE LA ATENCIÓN

Se sabe que una minoría de pacientes hacen un uso excesivo de los recursos sanitarios generando un coste desproporcionado. Según el Center for Medicaid and Children's Health Insurance Program (CHIP) Services, el 5 % de los beneficiarios de Medicaid son responsables del 54 % de los gastos totales del programa y el 1 % constituye el 25 % del total.[20] Un informe financiado por la Agency for Healthcare Research and Quality determinó que el 5 % de la población es responsable del 49 % de los gastos en atención sanitaria.[21] Además, entre los pacientes de Medicare ingresados en el hospital, cerca del 20 % debe ser reingresado a los 30 días de ser dados de alta, y casi el 75 % de esos ingresos puede ser prevenible.[22] Si a esto se le añade la creciente población de personas mayores, la prevalencia de conocimientos sanitarios limitados, una red muy débil de atención primaria, y el gran porcentaje de pacientes sin seguro médico, es más importante que nunca que el sistema sanitario tome medidas sin precedentes para coordinar la atención de los pacientes que intentan abrise paso por el fragmentado sistema de atención sanitaria. Esto es fundamental para proporcionar a las personas la atención adecuada y oportuna, y mantenerlas fuera del hospital y del SU. Para lograrlo es necesaria la implicación de los departamentos hospitalarios, de los terceros pagadores, del personal de los consultorios locales y de los pacientes a la hora de compartir la información en una red de atención comunitaria. En fecha reciente, un sinfín de iniciativas se han concentrado en confirmar si el paciente está en condiciones para ser dado de alta, la concertación de visitas de seguimiento y los servicios de asistencia médica domiciliaria y de transporte. Varios SU han establecido programas de seguimiento mediante llamadas de profesionales de enfermería, programación de visitas y otras intervenciones para ayudar a optimizar la coordinación de la atención. Facilitar alternativas para visitas sin programar de casos graves, incluidos servicios como ampliar el horario de consultas de los médicos de cabecera, visitas de emergencia y servicios de terapia de infusión a domicilio, son vitales para ayudar a mantener a los pacientes sanos y fuera del hospital.

DAR DE ALTA SIN PELIGRO A LOS PACIENTES DEL SERVICIO DE URGENCIAS

La salida del paciente del SU se reconoce cada vez más como una transición de la atención de alto riesgo con una importante pérdida potencial de información. La prevalencia de una cultura sanitaria limitada entre los pacientes del SU es muy alta y los materiales impresos para pacientes suelen utilizar un lenguaje difícil de entender para la mayoría de personas. Aunque los profesionales sanitarios creen en la eficacia de las técnicas para mejorar la comunicación, rara vez las utilizan[23], y muy pocos verifican la confirmación de las instrucciones dadas con el alta.[24] Se recomienda proporcionar al paciente una comunicación escrita y verbal sobre su visita al SU, que explique en lenguaje llano su diagnóstico, la información sobre las pruebas y el tratamiento realizados, los cuidados en casa, la medicación, las instrucciones de seguimiento y las razones por las que debería volver al SU. Al dar de alta al paciente, se debe confirmar que la persona ha comprendido las instrucciones pidiéndole que repita esas directrices y realizar comentarios aclaratorios si fuese necesario.[19] La mayoría de los pacientes que son dados de alta del SU debería recibir instrucciones para concertar una cita con su médico de cabecera (MC). Desafortunadamente, muchos pacientes no cuentan con un MC o las visitas de seguimiento no pueden programarse para semanas más tarde. La coordinación de la atención, incluida la atención primaria y las opciones de visitas de emergencia no programadas fuera del SU, son componentes de la red de seguridad de la atención sanitaria en extremo necesarias. La falta de opciones ambulatorias puede tener como resultado peores resultados y nuevas visitas al SU.

PUNTOS CLAVE

En resumen, la medicina de urgencias es un área emocionante y de asistencia crucial en la atención de los pacientes; sin embargo, el SU también puede ser un lugar peligroso para los pacientes si no se han implementado estructuras y procesos que garanticen sistemas adecuados y fiables para solventar los problemas que puedan surgir. Esto incluye:

- Atención a la seguridad y la organización del trabajo.
- Liderazgo para resolver asuntos como la demora en la hospitalización de pacientes y la masificación del servicio.
- Comunicación clara y trabajo en equipo para atender a los pacientes con diagnósticos en los que el tiempo es un factor clave.

Cuando el SU funciona bien en el sistema de atención sanitaria, se consigue una mejor coordinación de la atención y resultados más beneficiosos para los pacientes.

BIBLIOGRAFÍA

1. Schuur JD, Venkatesh AK. The growing role of emergency departments in hospital admissions. *N Engl J Med.* 2012;367:391–3.
2. Pitts SR, Carrier ER, Rich EC, Kellermann AL. Where Americans get acute care: increasingly, it's not at their doctor's office. *Health Aff (Millwood).* 2010;29:1620–9.
3. Rabin E, Kocher K, McClelland M, et al. Solutions to emergency department 'boarding' and crowding are underused and may need to be legislated. *Health Aff (Millwood).* 2012;31:1757–66.
4. Hollander JE, Pines JM. The emergency department crowding paradox: the longer you stay, the less care you get. *Ann Emerg Med.* 2007;50:497–9.
5. Walsh P, Cortez V, Bhakta H. Patients would prefer ward to emergency department boarding while awaiting an inpatient bed. *J Emerg Med.* 2008;34:221–5.
6. Liu SW, Thomas SH, Gordon JA, et al. A pilot study examining undesirable events among emergency department-boarded patients awaiting inpatient beds. *Ann Emerg Med.* 2009;54:381–5.
7. Forster AJ, Stiell I, Wells G, et al. The effect of hospital occupancy on emergency department length of stay and patient disposition. *Acad Emerg Med.* 2003;10:127–33.
8. Liu SW, Chang YC, Weissman JS, et al. An empirical assessment of boarding and quality of care: delays in care among chest pain, pneumonia, and cellulitis patients. *Acad Emerg Med.* 2011;18:1339–48.
9. Viccellio A, Santora C, Singer AJ, et al. The association between transfer of emergency department boarders to inpatient hallways and mortality: a 4-year experience. *Ann Emerg Med.* 2009;54:487–91.
10. McHugh M, VanDyke K, McClelland M, et al. Improving Patient Flow and Reducing Emergency Department Crowding. Rockville, MD: AHRQ; 2011. Report No.: 11(12)-0094.
11. Fee C, Weber EJ, Sharpe BA, et al. When is a scarlet letter really a red badge of courage? the paradox of percentage of pneumonia patients receiving antibiotics within 4 hours in accordance with JCAHO and CMS core measures. *Ann Emerg Med.* 2007;50:205–6.
12. Walls RM, Resnick J. The joint commission on accreditation of healthcare organizations and center for medicare and medicaid services community-acquired pneumonia initiative: what went wrong? *Ann Emerg Med.* 2005;46:409–11.
13. Wachter RM. Why diagnostic errors don't get any respect—and what can be done about them. *Health Aff (Millwood).* 2010;29:1605–10.
14. Pines JM, Kelly JJ, Meisl H, et al. Procedural safety in emergency care: a conceptual model and recommendations. *Jt Comm J Qual Patient Saf.* 2012;38:516–26.
15. Croskerry P, Cosby KS, Schenkel SM, et al. *Patient Safety in Emergency Medicine.* Philadelphia, PA: Wolters Kluwer Health; 2009.
16. Wachter RM. *Understanding Patient Safety.* 2nd ed. New York, NY: McGraw Hill Medical; 2012.
17. Makary MA, Sexton JB, Freischlag JA, et al. Operating room teamwork among physicians and nurses: teamwork in the eye of the beholder. *J Am Coll Surg.* 2006;202:746–52.
18. Pronovost PJ, Berenholtz SM, Goeschel C, et al. Improving patient safety in intensive care units in Michigan. *J Crit Care.* 2008;23:207–21.
19. DeWalt DA, Callahan LF, Hawk VH, et al. *Health Literacy Universal Precautions Toolkit.* Rockville, MD: Agency for Healthcare Research and Quality; 2010.
20. CMCS Informational Bulletin. In: Services: DoHaH ed. Baltimore, MD: CMCS Informational Bulletin. 2013:1–39.
21. Conwell LJ, Cohen JW. Characteristics of people with high medical expenses in the U.S. civilian noninstitutionalized population, 2002. In: Quality AfHRa, ed. Rockville, MD: Quality AfHRa; 2005.
22. MPAC (MEDPAC). Payment Policy for Readmissions Report to the Congress: Promoting Greater Efficiency in Medicare. Washington, DC: MEDPAC; 2007:103–20.
23. McCarthy DM, Cameron KA, Courtney DM, et al. Self-reported use of communication techniques in the emergency department. *J Emerg Med.* 2012;43:E355–E61.
24. Vashi A, Rhodes KV. "Sign right here and you're good to go": a content analysis of audio-taped emergency department discharge instructions. *Ann Emerg Med.* 2010;57:315–22 e1.

24 Seguridad del paciente en pediatría

Ahmed S. Said, Kara Kniska, Matthew I. Goldsmith,
y Nikoleta S. Kolovos

VIÑETA CLÍNICA

MT es un niño de 12 años de edad (pesa 60 kg y mide 156 cm de estatura) cuyo historial médico es significativo por la recaída de leucemia linfocítica aguda (LLA). Fue ingresado en la unidad de cuidados intensivos pediátricos (UCIP) con shock séptico grave secundario a colitis por *Escherichia coli*. Su curso se complicó con el desarrollo del síndrome compartimental abdominal, insuficiencia renal e insuficiencia respiratoria, la cual requirió ventilación mecánica prolongada. Cuando se recuperó, se le retiró el tubo con éxito, pero, debido a la habituación a narcóticos, requirió la infusión de hidromorfona proporcionada mediante una bomba computarizada de administración ambulatoria de fármacos. La noche del evento, el paciente mostraba signos de agitación y malestar. Se registró en el sistema informático la prescripción de un bolo de 0,016 mg/kg de hidromorfona intravenosa, pero se le administró una dosis de 0,16 mg/kg por accidente. Treinta minutos después, se reconoció el error de dosificación, al observar que el paciente estaba hipopneico, con pupilas puntiformes e incremento en el letargo. Se trató con naloxona con la consiguiente mejoría en su sintomatología, y la infusión de hidromorfona se reinició 3 h después sin incidente. El error en la dosificación fue revelado a la familia, la cual comprendió las circunstancias y la planificación. Se volvió a revisar la prescripción y se escribió correctamente en el sistema informático de introducción de prescripciones.

Preguntas

- La utilización de bombas inteligentes ha demostrado una reducción en los errores de medicación en la UCIP.
  a. Verdadero
  b. Falso
  Verdadero. Larsen et al. observaron una reducción del 73 % en los errores asociados a la medicación después de la implementación de dispositivos y concentraciones de fármacos estándar.

Larsen GY, Parker HB, Cash J, *et al.* Standard drug concentrations and smart-pump technology reduce continuous-medication-infusion errors in pediatric patients. *Pediatrics.* 2005;116(1):e-21-5.[1]

- La revelación total de los errores médicos incrementa el número de demandas legales.
  a. Verdadero
  b. Falso
  Falso. Boothman y Hoyler demostraron una reducción en las demandas después del desarrollo de un programa de revelaciones tempranas.

Boothman R, Hoyler MM. The University of Michigan's early disclosure and offer program. *Bull Am Coll Surg.* 2013;98(3):21-5.[2]

INTRODUCCIÓN

Los niños no son adultos pequeños. Este hecho implica retos únicos respecto a la seguridad del paciente y la calidad en pediatría. Las tasas de errores médicos son similares en adultos y en niños, pero la probabilidad de eventos adversos debidos a fármacos en la población pediátrica hospitalizada es casi tres veces mayor que en los adultos hospitalizados.[3]

ASPECTOS ÚNICOS DE SEGURIDAD EN PEDIATRÍA

El incremento en la vulnerabilidad de los niños en el ámbito de la atención sanitaria se ha atribuido a varios factores.[4]

- Muchos entornos de atención sanitaria están estructurados para atender a pacientes adultos, y carecen de personal especializado en la atención pediátrica, de protocolos y garantías, y de equipo pediátrico actualizado y fácilmente accesible; además, no disponen de materiales de referencia como manuales de dosificación de fármacos, parámetros de los signos vitales y libros de texto de hallazgos físicos comunes. Los servicios de urgencias pueden ser espacios especialmente peligrosos para los niños.[5]
- Los niños pequeños tienen menos capacidad que los adultos para comunicar los efectos adversos que pueden experimentar en un momento determinado.
- Los sistemas hepático, renal e inmunitario de los niños son más inmaduros y más proclives a sufrir los efectos adversos fisiológicos de los errores de medicación.
- La mayoría de los fármacos comercialmente disponibles se preparan y se envasan para adultos, por lo que es normal que tales fármacos tengan que prepararse en volúmenes y concentraciones diferentes antes de administrarse a pacientes pediátricos. La necesidad de alterar la presentación original del fármaco y/o su dosis requiere una serie de tareas y cálculos específicos para pediatría, cada uno de los cuales incrementa de manera significativa la posibilidad de error.

LA TECNOLOGÍA EN PEDIATRÍA

En respuesta al informe de 1999 del Institute of Medicine y a las iniciativas pioneras en la atención sanitaria, muchos hospitales comenzaron a implementar diversa tecnología disponible para mejorar la seguridad del paciente. Estas tecnologías incluían innovaciones como la introducción de recetas informatizadas, bombas de infusión inteligentes y dispositivos para códigos de barras. Aunque todos están diseñados para minimizar los errores, cada uno de ellos tenía la probabilidad de introducir resultados imprevistos. Por ejemplo, la introducción de las recetas informatizadas en un gran hospital pediátrico se diseñó para reducir los errores relacionados con la dosificación y la escritura poco legible, pero se asoció paradójicamente a un incremento en la mortalidad.[6] Se ha demostrado que las bombas de infusión inteligentes reducen el número de fallos en la población pediátrica;[1] no obstante, la incidencia de eventos graves debidos a fármacos no cambió con el uso de la misma tecnología en otro estudio.[7] El código de barras y la identificación positiva de los pacientes también parecen prometedoras en la prevención de errores por la administración de fármacos y por la toma de muestras para laboratorio al paciente equivocado; sin embargo, la investigación ha señalado resultados conflictivos en cuanto a su eficacia. En neonatos, se ha observado una reducción del 47 % en eventos adversos por fármacos,[8] aunque estos datos no se han replicado ni en niños ni en adultos.

Un problema particular con toda la tecnología es el fenómeno de los métodos «alternativos», ya que estos dispositivos pueden incrementar la carga de trabajo de los profesionales sanitarios. Por ejemplo, seleccionar las excepciones *(charting by exception)* es un atajo mediante el cual el profesional sanitario de cabecera transfiere los valores previos del expediente con la intención de ahorrar tiempo. Los cuidadores también pueden encontrar maneras para reducir el tiempo que lleva registrar los nombres de los fármacos, por ejemplo, retirando sus etiquetas de identificación, combinándolas y escaneándolas todas al mismo tiempo. Si se descubren métodos alternativos, la clave para mejorar la cultura de la seguridad es preguntar a los profesionales sanitarios de primera línea qué hizo necesarias tales acciones. Los recursos como los comités de seguridad de las unidades, y los comités de supervisión de calidad de los hospitales, son útiles para estudiar y analizar los eventos a fin de buscar soluciones prácticas que mejoren la atención.

Aunque la tecnología es importante para optimizar los sistemas, los programas diseñados con el objeto de perfeccionar la capacidad de evaluación también son cruciales en la atención pediátrica, en especial en aquellos pacientes que son incapaces de comunicarse como consecuencia de un retraso del desarrollo o por su fragilidad médica. Se han desarrollado y se han validado sistemas de alerta temprana en pediatría, que emplean criterios objetivos del estado neuroconductual del paciente, de su sistema cardiovascular, y de sus parámetros respiratorios para generar una puntuación que indique la necesidad de incrementar la monitorización o una intensificación de la atención.[9,10] El Institute of Healthcare Improvement también ha abogado por los equipos de respuesta rápida, pero los datos, tanto en niños como en adultos, no han sido concluyentes en cuanto a la mejora de los resultados. No obstante, los equipos de respuesta rápida representan una buena práctica clínica y promueven la cultura de la seguridad, sobre todo entre el personal médico en prácticas y los profesionales con menos experiencia.

COMUNICACIÓN CON PROGENITORES Y FAMILIAS

Atención centrada en la familia

Es habitual que los niños no sean capaces de hablar por sí mismos y, por ello, sus progenitores y cuidadores no solo actúan como defensores, sino que también toman las decisiones. Los progenitores (y tutores, incluidos los abuelos) son los únicos que comprenden al niño; por lo tanto, para los niños que tienen que interactuar frecuentemente con el entorno de atención sanitaria, esta información es esencial. La American Academy of Pediatrics ha establecido algunas directrices y recomendaciones respecto al concepto de la atención centrada en la familia. La presencia de esta en las rondas de los médicos debe considerarse una práctica estándar y hay que ofrecer a los progenitores la oportunidad de estar presentes durante los procedimientos.[11] Una preocupación típica es el impacto que tal estructura puede tener tanto en la familia como en los estudiantes. Cuando se preguntó a los progenitores, la mayoría de ellos respondió que asistir a las rondas reducía su inquietud e incrementaba su confianza en el equipo sanitario; los médicos en prácticas no estaban muy de acuerdo con esta estructura porque pensaban que la atención y las oportunidades de aprendizaje se obstaculizaban cuando las familias estaban presentes.[12]

Consentimiento, permiso y aprobación

Un aspecto clave en la atención de los niños es la relación entre el personal médico, los pacientes y las familias en el proceso de toma de decisiones, no solo en el ámbito clínico, sino también en el campo de la investigación. Los conceptos de permiso de los progenitores y aprobación del paciente son complementarios a la obtención del consentimiento informado. A menudo un progenitor o el tutor del niño asume la responsabilidad de dar el *consentimiento informado*, lo cual, aunque parezca raro, puede resultar problemático cuando las creencias de los adultos no se corresponden con lo que es mejor para el niño. El concepto de *permiso del progenitor* significa que las decisiones referentes al cuidado del menor implican una responsabilidad compartida entre el equipo médico y la familia. La *aprobación del paciente* supone que los niños con edad suficiente para comprender una situación determinada deben estar presentes en las discusiones que conciernen a los protocolos de la atención o de la investigación.[13]

SEGURIDAD FARMACOLÓGICA

Los errores de medicación son uno de los eventos adversos más frecuentes en los medios de atención sanitaria. El riesgo de error es mayor en los pacientes pediátricos que en los adultos, con una probabilidad más elevada de sufrir daños.[14] La verdadera incidencia de los errores de medicación se desconoce, ya que depende de la presentación de informes precisos; con el uso de herramientas indicio *(trigger tools)* la tasa promedio de eventos adversos por fármacos fue del 11,1 % en pacientes pediátricos.[15] Un estudio publicado en 2003 destinado a caracterizar los errores de medicación en pediatría concluyó que la mayoría de ellos se producían en la orden de pedido. Los fallos potencialmente dañinos tenían más probabilidad de ser debidos a equivocaciones en la dosis, las alergias o la frecuencia.[16] Un estudio reciente en un hospital universitario determinó que los errores de medicación por una dosificación 10 veces mayor o menor de lo indicado eran una fuente significativa de riesgo para los pacientes pediátricos. La medicación de la cual se informaba más veces era la morfina, y la clase de fármacos que aparecía con mayor frecuencia en los informes eran los opioides. Las presentaciones intravenosas, las prescripciones en papel y las bombas de administración de fármacos eran factores que propiciaban los errores. El cálculo erróneo de las dosis, la documentación con decimales y la confusión con los ceros eran causas comunes para las dosificaciones de 10 veces por encima o por debajo de la dosis correcta.[17]

Hay numerosas razones por las cuales el paciente pediátrico es más susceptible a los errores de medicación. Al contrario de la mayoría de los fármacos empleados en adultos, las dosis pediátricas se calculan en función del peso, lo cual introduce un paso añadido en el que se puede producir el error. Asimismo, las dosis pediátricas se calculan mediante el sistema métrico, y la mayoría de los progenitores y pacientes de países anglosajones están familiarizados con el peso corporal medido en libras, no en kilogramos. Según la talla del paciente, las dosis pueden contener decimales, lo que predispone a un paciente a un posible error de dosificación con un factor de 10. Para minimizar este riesgo, la Joint Commission recomienda usar un cero antes de la coma decimal y no utilizar nunca un cero final detrás de la cifra a la derecha de la coma decimal.[14] Otra fuente de errores de dosificación en pediatría es el fallo a la hora de reconocer la dosis para adultos del fármaco. Muchos pediatras y estudiantes de pediatría conocen la dosis basada en el peso para fármacos específicos; no obstante, para un niño mayor o adolescente, esta dosis puede ser superior a la del adulto.

Otro reto de los fármacos pediátricos es la preparación dosificada disponible comercialmente. Las formas de dosificación sólidas u orales, como comprimidos y cápsulas, no son, por lo general, la dosis correcta para un niño. Incluso si la dosis es la adecuada, los lactantes, bebés y niños pequeños no pueden deglutir este tipo de formas. La disponibilidad de preparaciones líquidas es limitada (en especial en zonas remotas), las farmacias que elaboran fórmulas tienen problemas para mantener la estabilidad de las preparaciones líquidas, y es posible que no estén disponibles los datos para saber cómo preparar dichas fórmulas. Además, los fármacos intravenosos no se envasan pensando en el paciente pediátrico. Con frecuencia, las concentraciones disponibles no puedan emplearse en pediatría, y los fármacos deben diluirse primero para obtener la dosis correcta. Asimismo, los fabricantes pueden indicar que la dosis para adulto se incorpore en un cierto volumen (p. ej., 100 mL) para su administración. En neonatos y niños con enfermedad cardíaca congénita o adquirida, este volumen podría llevar a la sobrecarga hídrica. Se recomienda que la medicación para pacientes pediátricos se prepare con una concentración estándar para reducir la probabilidad de una dilución equivocada o un error de cálculo y con la menor cantidad de concentraciones posibles.[4]

Un último desafío en el uso seguro de fármacos en el paciente pediátrico es la falta de estudios farmacológicos en esta población. La mayoría de los fármacos se desarrolla, se testa y se certifica para su uso en adultos, y una vez que se aprueban, pueden usarse fuera de lo indicado para otros trastornos, incluso en pacientes pediátricos. En la línea del reto comentado anteriormente de dosificación de las presentaciones, si se cree que el fármaco es beneficioso en pacientes pediátricos, determinar la dosis correcta puede ser problemático. Según la edad del paciente, los niños tienen parámetros farmacocinéticos diferentes a

TABLA 24-1	Medidas para minimizar los errores en el proceso de administración de fármacos

- Establecer un sistema que incluya una lista farmacológica pediátrica para la evaluación, la selección y el uso de fármacos[18]
- Estandarizar el tiempo de las prescripciones (p. ej., día 0 o día 1)
- Limitar el número de concentraciones de fármacos de alerta máxima a un mínimo
- Estandarizar el volumen y la concentración de los fármacos orales compuestos y la nutrición parenteral total tanto para el uso hospitalario como doméstico
- Usar jeringas estandarizadas para la medicación oral

los de los adultos, lo que puede afectar al volumen de distribución, metabolismo, depuración y exposición total a los fármacos. Esto también cambia durante las etapas de desarrollo; por tanto, hay que analizar los fármacos en todos los tramos de la edad pediátrica. El desarrollo del «síndrome del bebé gris» por cloranfenicol y de kernícterus por sulfamidas son ejemplos de reacciones adversas por fármacos, las cuales pueden presentarse en neonatos debido a sus diferencias farmacocinéticas relacionadas con la edad. Es indispensable valorar los nuevos fármacos en el paciente pediátrico para determinar la seguridad y la eficacia, así como tener precaución cuando se inicie un medicación que no se haya estudiado a fondo en pediatría.

Las tablas 24-1 a 24-3 muestran un resumen de las recomendaciones para minimizar los errores de medicación pediátrica.

TABLA 24-2	Recomendaciones para la gestión de la farmacia

- Un profesional médico con formación en pediatría debe formar parte de los comités responsables de supervisar la gestión de fármacos
- La información pediátrica específica actualizada ha de estar disponible en todo momento para el personal hospitalario, incluidos los materiales de referencia para fármacos, tablas de crecimiento pediátrico, parámetros normales para los signos vitales, cálculos de dosis de emergencia y datos de estudios de investigación
- El nuevo personal de farmacia debe recibir orientación sobre los servicios especializados de farmacia para neonatos/pediatría en cada institución[19]
- Preparar la hoja de cálculo de dosis para pacientes de cuidados intensivos,[20] en la que se incluyan tanto los fármacos de emergencia como los de uso común[19]
- Elaborar recetarios previamente impresos para la prescripción de fármacos y protocolos clínicos con el fin de indicar el método estandarizado de prescripción, preparación y administración de fármacos
- Garantizar la disponibilidad de información sobre parámetros de control
- Las farmacias pediátricas satélite o los farmacéuticos y técnicos con formación pediátrica deben estar presentes en las unidades de cuidados intensivos y de oncología para recién nacidos/pediatría[3,19]
- Los fármacos pediátricos y para adultos tienen que almacenarse y prepararse en áreas diferenciadas

TABLA 24-3	Gestión práctica y procedimental para reducir los errores de medicación

- Asegurar la capacidad de medir con precisión los aditivos para soluciones intravenosas, incluida la nutrición parenteral total
- Garantizar la disponibilidad de *software* para verificar los intervalos de dosis en los sistemas de información de hospitales y farmacias programados para mostrar alertas en caso de dosis incorrectas
- Se debe limitar los fármacos en los dispensadores automatizados a aquellos que sean necesarios para emergencias o a fármacos bajo supervisión médica autorizada
- Formar a los proveedores que deban manipular bombas de infusión inteligentes
- Reforzar la monitorización fisiológica, incluida la oximetría de pulso, mientras los niños reciben sedación para procedimientos[21]
- Se debe fomentar el desarrollo de la tecnología de códigos de barras con capacidad pediátrica en las instituciones de atención sanitaria, incluida la posibilidad de proporcionar un código legible para etiquetas de volúmenes pequeños y dosis específicas de pediatría

PUNTOS CLAVE

- Muchos entornos de atención sanitaria están diseñados para el paciente adulto, lo que supone un riesgo para los niños.
- La mayoría de los fármacos comercializados se prepara, envasa y dosifica pensando en los adultos.
- La innovación tecnológica puede tener consecuencias imprevistas en los niños, ya que la tecnología puede no haberse optimizado para ellos.
- Se anima a las organizaciones de atención sanitaria infantil a desarrollar una tecnología con capacidad pediátrica.
- Las destrezas básicas de valoración física son fundamentales para la atención de un niño.
- Los progenitores y cuidadores son un componente esencial del equipo de atención sanitaria infantil.
- La comunicación clara entre los miembros del equipo de atención sanitaria es clave para elaborar planificaciones y dilucidar los cambios en pacientes que, quizá, no sean capaces de expresarse por sí mismos.

RECURSOS EN LÍNEA[22]

1. Safer Health Care for Kids: https://www2.aap.org/visit/patientsfty.htm
2. Children's Hospital Association: www.childrenshospitals.org
3. Institute for Safe Medication Practices: www.ismp.org
4. National Initiative for Children's Healthcare Quality: www.nichq.org

BIBLIOGRAFÍA

1. Larsen GY, Parker HB, Cash J, et al. Standard drug concentrations and smart-pump technology reduce continuous-medication-infusion errors in pediatric patients. *Pediatrics.* 2005;116(1):e-21–5.
2. Boothman R, Hoyler MM. The University of Michigan's early disclosure and offer program. *Bull Am Coll Surg.* 2013;98(3):21–5.

3. Kaushal R, Bates DW, Landrigan C, et al. Medication errors and adverse drug events in pediatric inpatients. *JAMA.* 2001;285(16):2114–20.

4. The Joint Commission. Preventing pediatric medication errors. *Sentinel Event Alert.* Issue 39, April 11, 2008.

5. Institute of Medicine. *Emergency Care for Children: Growing Pains.* Washington, DC: National Academies Press; 2007.

6. Han YY, Carcillo JA, Venkataraman ST, et al. Unexpected increased mortality after implementation of a commercially sold computerized physician order entry system. *Pediatrics.* 2005;116(6):1506–12.

7. Rothschild JM, Keohane CA, Cook EF, et al. A controlled trial of smart infusion pumps to improve medication safety in critically ill patients. *Crit Care Med.* 2005;33(3):533–40.

8. Morriss FH, Jr., Abramowitz PW, Nelson SP, et al. Effectiveness of a barcode medication administration system in reducing preventable adverse drug events in a neonatal intensive care unit: a prospective cohort study. *J Pediatr.* 2009;154(3):363–8.

9. Egdell P, Finlay L, Pedley DK. The PAWS score: validation of an early warning system for the initial assessment of children in the emergency department. *Emerg Med J.* 2008;25(11):745–9.

10. Parshuram CS, Duncan HP, Joffe AR, et al. Multicentre validation of the bedside paediatric early warning system score: a severity of illness score to detect evolving critical illness in hospitalised children. *Crit Care.* 2011;15(4):R184.

11. Committee on Hospital Care, American Academy of Pediatrics. Family-centered care and the pediatrician's role. *Pediatrics.* 2003;112(3):691–6

12. Grzyb MJ, Coo H, Ruhland L, et al. Views of parents and health care providers regarding parental presence at bedside rounds in a neonatal intensive care unit. *J Perinatol.* 2014;34(2):143–8.

13. Committee on Bioethics, American Academy of Pediatrics. Informed consent, parental permission, and assent in pediatric practice. *Pediatrics.* 1995;95(2):314–7.

14. The Joint Commission. Facts about the official "do not use list." June 18, 2013.

15. Takata GS, Mason W, Taketomo C, et al. Development, testing, and findings of a pediatric-focused trigger tool to identify medication-related harm in US children's hospitals. *Pediatrics.* 2008;121(4):e927–35.

16. Fortescue EB, Kaushal R, Landrigan CP, et al. Prioritizing strategies for preventing medication errors and adverse drug events in pediatric inpatients. *Pediatrics.* 2003;111(4):722–9.

17. Doherty C, McDonnell C. Tenfold medication errors: 5 years' experience at a university-affiliated pediatric hospital. *Pediatrics.* 2012;129(5):916–24.

18. Committee on Drugs and Committee on Hospital Care, American Academy of Pediatrics. Policy statement—prevention of medication errors in the pediatric inpatient setting. *Pediatrics.* 2003;112(2):431–6.

19. Levine SL, Cohen MR. Preventing medication errors in pediatric and neonatal patients. In Cohen MR, ed. *Medication Errors.* 2nd ed. Washington, DC: American Pharmacists Association; 2007:469–92.

20. Hazinski MF. Reducing calculation errors in drug dosages: the pediatric critical information sheet. *Pediatr Nurs.* 1986;12(2):138–40.

21. Cote CJ. Sedation disasters in pediatrics and concerns for office based practice. *Can J Anesth.* 2002;49(90001):R10.

22. Steering Committee on Quality Improvement and Management and Committee on Hospital Care, American Academy of Pediatrics. Principles of pediatric patient safety: reducing harm due to medical care. *Pediatrics.* 2011;127:1199–210.

25 Imagenología médica

James R. Duncan y Andrew Bierhals

VIÑETA CLÍNICA

Se obtiene una radiografía de tórax con un dispositivo portátil para evaluar las causas de la mala oxigenación en un paciente ingresado en una unidad de cuidados intensivos (UCI). La imagen se invierte cuando la cargan en el sistema de archivo de imágenes y de comunicación (PACS, por sus siglas en inglés). La distorsión de la anatomía hizo posible que el error no se detectara durante la interpretación inicial de la imagen. Como resultado, se concluyó que el nuevo neumotórax del paciente se encontraba en el lado izquierdo en vez de en el derecho. El equipo de la UCI recibió rápidamente notificación de un nuevo neumotórax izquierdo, y el error no se detectó hasta que ya se había colocado una sonda torácica.

INTRODUCCIÓN

La imagenología se ha convertido en una herramienta indispensable para la atención sanitaria moderna, ya que con frecuencia complementa el historial médico y la evaluación de laboratorio. La imagenología no solo ha reducido la necesidad de procedimientos invasivos, sino que también se usa para guiar un número creciente de procedimientos mínimamente invasivos. Estos avances han llevado a un diagnóstico, un tratamiento y una recuperación más rápidos. La desventaja es un sistema complejo y segmentado en el cual los pasos clave (como la selección del diagnóstico por imagen más apropiado, la adquisición de imagen, la interpretación de estudios y las decisiones de tratamiento) se distribuyen entre diferentes individuos y equipos.[1] Dichas complejidad y segmentación pueden reducir el rendimiento del sistema a menos que se añadan conceptos de fiabilidad como verificaciones, redundancias y estrategias de recuperación de errores. Las organizaciones altamente fiables reconocen que los errores pueden producirse en cualquier paso.[2] Garantizar la imagenología médica segura y de alta calidad requiere una evaluación sistemática de múltiples procesos.

MÉTODO SISTEMÁTICO DE LA IMAGENOLOGÍA MÉDICA

Los pasos necesarios para que la imagenología sea un valor añadido se han comparado con los cinco derechos de la administración de medicamentos. El sistema ideal de imagenología incluye cinco pasos: estudio correcto, solicitud correcta, manera correcta, informe correcto y acción correcta. Este proceso se inicia con una pregunta clínica. Se recopilan y analizan datos para responder a la pregunta. Los resultados obtenidos se usan como guía para las decisiones de tratamiento. En este proceso, la información también está disponible en otras fuentes como el historial, el examen físico, la evaluación de laboratorio y las visitas previas. La información de estas fuentes puede ayudar en la elección del diagnóstico por imagen más apropiado o a centrarse en el diagnóstico más probable. En algunos casos, esta información permite descartar por completo la necesidad de un diagnóstico por imagen. Dados los riesgos, demoras y costes de reunir los datos, el sistema ideal recopilará solo datos suficientes para responder a las preguntas formuladas.[3] Se deben evitar situaciones en las que se recaban datos para satisfacer la propia curiosidad o para confirmar un diagnóstico establecido. En este sistema ideal, las actividades de recopilación de datos están estrechamente ligadas a las decisiones de tratamiento.

El estudio correcto

La elección del estudio o diagnóstico por imagen correcto empieza con la determinación de si la imagenología es la mejor fuente de información y termina con la elección de un método en concreto. Lamentablemente, solo se han desarrollado directrices basadas en la evidencia para la toma de decisiones en imagenología en algunos cuadros.[4] La observación frente a la tomografía computarizada (TC) de cabeza para niños con traumatismo craneal menor es un ejemplo bien estudiado. Un estudio amplio reciente confirmó que, cuando se cumplen ciertos criterios, la probabilidad de descubrir un problema clínicamente importante antes de la prueba con la TC es baja en extremo.[5] A menos que la observación continua durante las horas siguientes revele nueva información, debe notificarse a los progenitores que el conjunto de datos disponible indica una recuperación completa. Desde la perspectiva de la teoría de la información,[6] los datos adicionales proporcionados por la TC de cabeza son redundantes. Aun así, muchos progenitores ansiosos suelen pedir que se realice esa prueba «solo para estar seguros». No obstante, en medios donde la probabilidad de una lesión grave previa a la prueba es extremadamente baja, el riesgo de la radiación ionizante, así como el riesgo de estudios falsos positivos o falsos negativos, debe formar parte del proceso de toma de decisiones.[1] Cualquier resultado que no sea el «normal» mina la seguridad que los progenitores sienten al recibir los resultados. Además, el beneficio de cualquier estudio diagnóstico anómalo está vinculado con la capacidad del sistema sanitario para actuar sobre el resultado y promover la recuperación. Sin duda, hay quien ha sugerido que no saber sobre una enfermedad potencialmente grave, como el cáncer de próstata, tiene beneficios porque el tratamiento puede ser peor que la enfermedad.[7] Los modos de fallo para seleccionar el estudio correcto se muestran en la tabla 25-1.

Este enfoque bayesiano para la toma de decisiones médicas requiere que los equipos de primera línea busquen patrones en los datos, antes de determinar si un diagnóstico por imagen supondrá un valor adicional para el conjunto de datos existente. En muchos casos, el tiempo y la energía invertidos en reunir el historial adicional, los exámenes de imagenología previos y los resultados de laboratorio resolverán más fácilmente la incertidumbre diagnóstica y guiarán las intervenciones terapéuticas mejor que un estudio adicional de imagenología. La importancia de obtener y revisar estudios previos de imagenología no puede enfatizarse lo suficiente. El «estudio correcto» suele ser el que se efectuó la semana anterior en el consultorio de un médico o una hora antes en el centro ambulatorio. Aunque la mayoría de los datos integrados en los registros médicos electrónicos no pueden compartirse entre instituciones, la imagenología médica emplea un formato estandarizado

TABLA 25-1	**El estudio correcto**	
Subtarea	**Modo de fallo**	**Ejemplo**
Valoración del paciente	Evaluación inadecuada	Diagnóstico por imagen solicitado antes de la evaluación del paciente
Elegir un diagnóstico por imagen en vez de una alternativa mejor	La alternativa proporciona un beneficio equivalente con menor riesgo	Observación frente a tomografía computarizada de cabeza para niños con traumatismo craneal menor

(DICOM) que permite el envío de *gigabytes* de información de manera rápida y fiable al punto de atención. Los sistemas de información pueden mejorar claramente su capacidad de apoyar a los equipos de primera línea gracias al aprovechamiento de la cantidad siempre creciente de datos capturados en formatos electrónicos.

Una vez que se toma la decisión de que se requiere un nuevo diagnóstico por imagen para orientar la atención sanitaria, la pregunta pasa a ser: ¿qué diagnóstico por imagen entre las numerosas opciones de imagenología es el «estudio correcto»? Esta cuestión puede compararse con un problema común de navegación. Por lo general, se confía en la experiencia personal para viajar del punto A al B, pero cuando se carece de esa experiencia, las ayudas para la navegación resultan fundamentales. Es frecuente que los profesionales de la imagenología sirvan como guías que trazan el curso a seguir mediante el uso de su conocimiento del terreno y del destino deseado del viajero. Los algoritmos para la toma de decisiones que utilizan estos guías cada vez se incorporan más en sistemas informáticos. De la misma manera en que los sistemas de navegación GPS no solo ayudan a trazar el itinerario sino que también actualizan las indicaciones de orientación a medida que se desarrolla el viaje, los sistemas de apoyo para la toma de decisiones clínicas pueden usar la información acerca de la condición actual del paciente y los objetivos del tratamiento para actualizar sus recomendaciones. La gama en continuo crecimiento de estudios diagnósticos como el ultrasonido, la TC, la imagen por resonancia magnética (IRM) y la tomografía por emisión de positrones (TEP) pueden considerarse como diferentes hitos en el camino en un itinerario que conduce al tratamiento y la recuperación. A pesar de que la consulta con un experto en imagenología aún podría ser necesaria para discernir el itinerario más adecuado en una situación clínica única, la regla de 80/20 sugiere que el 80 % de las decisiones de imagenología sigue un número relativamente limitado de itinerarios. Las herramientas automatizadas de apoyo a las decisiones prometen ayudar a los equipos de primera línea a encontrar estos itinerarios óptimos en situaciones comunes con una disponibilidad de 24/7.

La solicitud correcta

Las solicitudes de diagnósticos por imagen con frecuencia no logran comunicar la información necesaria (tabla 25-2). Estas peticiones deben recibir la misma diligencia que se usa para garantizar la precisión con las prescripciones de fármacos. Aunque ningún proveedor sensato presentaría una prescripción de «antibiótico para neumonía», aún es demasiado común encontrar solicitudes vagas para diagnósticos por imagen como «escaneo de cerebro para descartar patología». A medida que las solicitudes para los diagnósticos por imagen se hacen más específicas, los departamentos de imagenología trabajan para conciliar la solicitud de estudio con la prueba más apropiada. Un ejemplo común es la TC de tórax para la cual, con frecuencia, se piden los estudios sin y con contraste intravenoso. Estos estudios duales o de combinación rara vez son necesarios, pero hay una tendencia humana natural para creer que «más es mejor».

TABLA 25-2	La solicitud correcta	
Subtarea	Modo de fallo	Ejemplos
Solicitar examen	Solicitud poco precisa	La petición dice «escaneo cerebral»
	Solicitud incorrecta	Solicitar radiografías de pie para paciente con traumatismo en tobillo
	Solicitud excesiva	Tomografía computarizada de tórax con y sin contraste intravenoso por posible embolia pulmonar
Proveer historial	Historial inadecuado	El historial indica «Desc. patología»

Elegir el examen más apropiado incluye comunicar el sitio y la naturaleza del problema clínico. Es frecuente que se soliciten radiografías de pie para la evaluación de lesiones en el tobillo, y el sitio de mayor dolor no suele especificarse en la petición. Aunque el técnico que realiza el examen generalmente corrige estos errores, se necesita trabajo adicional para comunicarse con el médico que emitió la petición, cancelar el examen existente y solicitar el estudio correcto.

Es común que se soliciten exámenes múltiples para abordar el mismo interrogante clínico. Una estrategia más razonable sería seleccionar primero la prueba de diagnóstico por imagen más apropiada y evaluar el resultado antes de proceder a la siguiente. Aunque el «método del escopetazo» podría parecer más eficiente en ocasiones, es equivalente a prescribir múltiples fármacos para el mismo síntoma con la esperanza de que alguno sea eficaz. Hay quien podría objetar que a menudo se administran de modo concomitante múltiples antibióticos cuando no se conoce exactamente qué organismo es la causa de una infección grave; sin embargo, la diferencia es que, a pesar de que es posible administrar diversos antibióticos al mismo tiempo, por lo general no es posible realizar múltiples diagnósticos por imagen de modo simultáneo. Por tanto, hay que decidirse por una secuencia de diagnósticos por imagen, por lo general manteniendo el equilibrio entre el rendimiento diagnóstico y el acceso, la invasividad y el coste.

La manera correcta

Es típico que el servicio de imagenología controle si el estudio se realiza de la «manera correcta», y los modos de fallo seleccionados se encuentran en la tabla 25-3. Las elecciones se inician con la selección del equipo y de los ajustes «adecuados» para maximizar la probabilidad de responder a la pregunta clínica al mismo tiempo que se minimiza el riesgo. Aunque los detalles de este proceso de optimización están fuera del alcance de este capítulo, la imagenología en niños representa un buen ejemplo.

TABLA 25-3	**La manera correcta**	
Subtarea	**Modo de fallo**	**Ejemplo**
Selección de equipo de imagenología	Equipo inapropiado	Se usa un fluoroscopio sin dispositivo de control de tasa de dosis para realizar un procedimiento complejo[8]
Selección de protocolo de imagenología	El protocolo adecuado no está disponible	La institución carece de protocolos pediátricos específicos para el tamaño
	No se selecciona el protocolo apropiado	El protocolo pediátrico está disponible, pero no se usa
Imagen de acuerdo con el protocolo	Variación respecto al protocolo	El volumen escaneado durante un examen de TC se extiende por encima y por debajo de la región especificada (escaneo excesivo de eje-Z)
Los datos de imagenología se procesan para su revisión	Imágenes mal etiquetadas	El marcador de la izquierda se coloca en una imagen del brazo derecho

(Continúa.)

TABLA 25-3	La manera correcta *(cont.)*	
Subtarea	**Modo de fallo**	**Ejemplo**
Verificar las imágenes diagnósticas	Fallo al verificar que el examen incluya todo el volumen de interés	Las radiografías abdominales obtenidas para un posible cuerpo extraño intraoperatorio no incluyen todas las profundidades de la cavidad peritoneal
	La verificación lleva a imágenes adicionales innecesarias	El paciente se movió durante una parte de un examen de TC. En lugar de repetir solo las imágenes seleccionadas, se repite el estudio completo
Almacenamiento de datos de imagenología	Almacenamiento inadecuado	No se envían las imágenes clave al sistema de archivo de imágenes y de comunicación (PACS)

TC, tomografía computarizada.

La mayor parte de los aparatos de imagenología se ha diseñado para servir al mercado adulto, en el cual hay más demanda. Como resultado, el equipo de imagenología incluso en los centros pediátricos especializados es idéntico o casi idéntico al utilizado en adultos. Sin embargo, las marcadas diferencias entre la talla de los pacientes neonatos, los niños pequeños y los adolescentes han llevado a los centros pediátricos a desarrollar protocolos de imagenología específicos para el tamaño.[9] Al igual que se ajustan las dosis de fármacos según el peso del niño, los ajustes de los aparatos de imagenología pediátrica deben adecuarse a la talla del paciente. Esto es de especial importancia para los escaneos de TC y las radiografías, ya que la penetración de los rayos X cae de forma geométrica a medida que aumenta el diámetro de las partes del cuerpo. La cantidad de radiación ionizante necesaria para obtener una imagen adecuada de un abdomen de 15 cm de grosor es típicamente una décima parte de la necesaria para lograr la imagen de un abdomen de 30 cm de grosor.

Para los diagnósticos por imagen, la «manera correcta» incluye hacer que las imágenes más informativas sean accesibles para todos los implicados en el tratamiento del paciente. A pesar de que parecería ideal hacer que el estudio entero estuviera disponible de inmediato, se presentan problemas con el ancho de banda de la red cuando se intenta compartir diagnósticos por imagen que exceden un *gigabyte*. Es más, localizar las imágenes clave dentro de los estudios que constan de varios cientos de imágenes lleva un tiempo. Para preservar el ancho de banda, reducir los costes de almacenamiento y mejorar el flujo de trabajo del personal médico, con frecuencia se sube al PACS solo un subconjunto del total del diagnóstico por imagen. El sistema PACS también se usa para identificar estudios previos y facilitar que sean accesibles para su comparación.

El informe correcto

Los radiólogos juegan un papel central en la adquisición e interpretación de la mayoría de los diagnósticos por imagen. Ellos revisan grandes cantidades de datos de imagenología y resumen los hallazgos clave en un informe que idealmente acaba dando respuesta a la pregunta clínica. La interpretación de la imagen puede considerarse un tipo de compresión de esta, donde *gigabytes* de datos de imagenología se destilan en *kilobytes* de texto. Cuando los datos de imagenología pueden describirse de forma sucinta como «normal» o «sin cambios respecto al estudio anterior», se consiguen altos niveles de compresión. Las anomalías y los cambios de intervalo en los datos de imagenología, por lo general, pueden resumirse refiriéndose a la fisiopatología responsable y a los detalles pertinentes, por ejemplo, «absceso diverticular de 5,0 cm en el cuadrante inferior izquierdo». Los modos de fallo múltiple minan los esfuerzos por generar el informe correcto (tabla 25-4).

TABLA 25-4	El informe correcto	
Subtarea	**Modo de fallo**	**Ejemplo**
Revisión de estudios previos	Estudios previos sin revisar	Aunque el estudio se utiliza para evaluar la respuesta al tratamiento, el examen actual no se compara con estudios previos porque estos no están disponibles o no se realiza la comparación
Detección de hallazgos clave	No se detectan hallazgos clave	Los hallazgos están por debajo del umbral de percepción del revisor Múltiples resultados conducen a una terminación prematura de la búsqueda
Los hallazgos se usan para formular un diagnóstico diferencial	Los hallazgos se malinterpretan y, como resultado, no se incluye el diagnóstico correcto Las declaraciones de calificación llevan a un diagnóstico diferencial excesivamente largo	Se cree que los hallazgos reflejan una variante normal más que una patología «Probable variante normal, pero no es posible descartar proceso neoplásico»
Resultado importante que requiere ponerse en contacto con el proveedor	No se considera que el resultado requiera notificación inmediata La notificación se retrasa porque se desconoce al proveedor o este no está disponible	Nódulo pulmonar indeterminado Sin información de contacto del médico que solicitó la prueba o este no contesta la llamada
Se genera un informe	Informe de errores	El informante dice «izquierda» cuando quiere decir «derecha»
Informe disponible para distribución	Los errores no se corrigen cuando se revisa el informe Retraso en la distribución del informe	No se corrige el error de izquierda en vez de derecha El informe no está disponible hasta después de la toma de decisiones para el tratamiento

Las imágenes de estudios previos deben revisarse como parte de la interpretación del examen actual. La fisiopatología es un proceso dinámico y, a menudo, la pregunta no es si la enfermedad está presente, sino si esta responde al tratamiento. Estas evaluaciones son imposibles sin estudios previos, los cuales, si se realizaron en la misma institución, se recuperan fácilmente del propio PACS. Cada vez es más frecuente que las subespecialidades y las segundas opiniones pidan a los pacientes que traigan sus diagnósticos por imagen previos en discos compactos. Muchos sitios ahora cargan estos estudios en sus PACS, de manera que puedan compararse con estudios previos o subsiguientes. Se están desarrollando soluciones más avanzadas para facilitar la transferencia rápida de la información de imagenología a larga distancia.[10]

La interpretación de imágenes comienza con el enfoque de la atención visual. Tanto la atención como la percepción subsiguiente de patrones están fuertemente influenciadas por las expectativas a los niveles consciente e inconsciente. Como dice el dicho, «solo se ve aquello que se conoce». Cuando están presentes múltiples anomalías, la detección de cada una de ellas requiere una búsqueda exhaustiva. La satisfacción de los fenómenos de búsqueda describe la terminación prematura de dicha búsqueda, ya que el hecho de encontrar varias anomalías al principio del patrón de la búsqueda puede hacer que la atención se desvíe hacia la interpretación en lugar de completarla.[11]

Una vez detectados los patrones, la interpretación de imágenes avanza hacia la caracterización de patrones. Los hallazgos se clasifican como normales o anómalos, aunque las variantes normales y los hallazgos incidentales crean una latitud sustancial para la clasificación. El análisis de patrones lleva al diagnóstico diferencial. A continuación, se toman decisiones respecto a dónde se coloca cada posibilidad en esta lista. En condiciones ideales, la entidad más probable se coloca al inicio, y la lista solo contiene posibilidades razonables. La generación de listas exhaustivas de 10 o más diagnósticos posibles podría mejorar la sensibilidad diagnóstica, pero a expensas de la especificidad.

Los hallazgos críticos y urgentes exigen atención inmediata, y activan la notificación al equipo primario. Lamentablemente, la notificación de hallazgos críticos se ve obstaculizada por múltiples modos de fallo. El intérprete de las imágenes y el equipo primario pueden tener un concepto diferente de lo que constituye un «resultado crítico y urgente». Aunque todos pueden estar de acuerdo en que un neumotórax por tensión y la ruptura de un aneurisma aórtico abdominal exigen la notificación inmediata, no sucede lo mismo con lo que atañe a los nódulos pulmonares o anomalías similares se refiere. Decidir si una anomalía es clínicamente importante requiere tener una visión del modelo mental del equipo primario.[12] De nuevo, el radiólogo debe intentar encontrar un equilibrio entre sensibilidad y especificidad. Un desencadenante demasiado sensible podría provocar que se llame al equipo primario frente a cualquier anomalía. Por otro lado, establecer un umbral demasiado alto para el desencadenante casi con toda seguridad conllevará quejas del tipo: «Me tendrían que haber llamado en referencia a este informe». Mientras que la notificación crítica de los resultados de laboratorio se activa al comparar resultados con un umbral objetivo, el proceso es mucho más subjetivo para los diagnósticos por imagen.

El informe ideal de radiología es preciso, puntual, sucinto, completo y fácil de comprender, e incluye información auxiliar como la técnica, la exposición a radiación, y comentarios respecto a quién fue notificado y cuándo se produjo la notificación. El informe también podría incluir copias de las imágenes clave con anotaciones. El informe se distribuye a los equipos que lo soliciten y se archiva una copia de este.

La acción correcta

El último paso de esta secuencia es que la información de imagenología tenga una repercusión en la atención del paciente. La acción correcta significa que el profesional sanitario recibe la información, la revisa, la comprende y ejecuta la acción adecuada de forma oportuna. Numerosos modos de fallo pueden minar este paso (tabla 25-5). Muchos pacientes tienen varios médicos, y no es raro que algunos de ellos, aunque no todos, reciban una

TABLA 25-5	La acción correcta	
Subtarea	**Modo de fallo**	**Ejemplo**
Enviar el informe al profesional médico	El informe se envía al profesional equivocado	El resultado de la biopsia se envía al médico consultar en lugar de al médico a cargo
Recibir el informe	Fallo a la hora de revisar el informe	El informe incluye el resultado clave, pero el equipo médico cree que les notificará personalmente cualquier resultado clave
Comprender el informe	Malinterpretar el informe	Un informe de trombosis venosa femoral *superficial* no desencadena el tratamiento estándar para la trombosis venosa profunda
Acción apropiada	Se comprende el informe pero no se lleva a cabo ninguna acción	La prueba de TC ambulatoria muestra hidronefrosis y el equipo primario intenta ponerse en contacto con el paciente. Este comunica y la llamada es olvidada porque se presenta otro asunto urgente antes de realizar la segunda llamada
	Se comprende el informe pero la acción llevada a cabo es errónea	La TC de cabeza muestra un hematoma subdural derecho. A pesar de un informe preciso y de la correcta planificación de un tratamiento, un lapsus deriva en la cirugía en el lado izquierdo

TC, tomografía computarizada.

copia del informe. Incluso con sistemas electrónicos en los que todos los informes están disponibles, la señal puede perderse debido a la fatiga de la atención o si no está claro qué médico es el responsable de revisar los resultados y tomar las decisiones. Sin duda, una consecuencia no deseada de la notificación de hallazgos críticos es que algunos equipos han desarrollado la expectativa de que esta les informará de cualquier resultado importante.

Los fallos de comunicación pueden derivar en una comprensión errónea de lo que implica un informe de radiología. Un ejemplo habitual es la ausencia de un modelo mental común tanto para el emisor como para el receptor del mensaje. El informe podría describir una pancreatitis grave sin mejora en el cuerpo y la cola del páncreas, pero es posible que el equipo primario no reconozca esto como una descripción de pancreatitis necrosante ni comprenda del todo las implicaciones de este diagnóstico.

Incluso en casos donde se comprende el diagnóstico, la acción llevada a cabo puede ser errónea. Esto incluye la voluntad de actuar, pero también ser interrumpido durante el proceso y después olvidar reanudar la secuencia planificada. Además, esto sucede cuando se produce un desliz o un lapsus durante la acción deseada.

Aspectos de calidad y seguridad en radiología

Exposición de los pacientes a radiación ionizante

Con excepción de los estudios de ultrasonido e IRM, la imagenología médica requiere exponer a los pacientes a radiación ionizante (tabla 25-6). Esta radiación es en forma de rayos X para radiografías, pruebas de TC y procedimientos fluoroscópicos. Para estudios de medicina nuclear, la radiación ionizante incluye rayos γ y la emisión de partículas cargadas. La radiación ionizante daña el tejido biológico, predominantemente al causar la ruptura de la doble cadena de las moléculas de ADN.[14] En algunos casos, el daño en el ADN conlleva la muerte celular inmediata, pero, en otros, induce una mutación, la cual pasa a la progenie de la célula. Dado que la inducción del cáncer está ligada con las mutaciones en el ADN, la radiación ionizante está clasificada como un carcinógeno.[15] Este tipo

TABLA 25-6	Dosis estimada de radiación para procedimientos comunes[a]
Procedimiento	**Dosis efectiva (mSv)**
Densitometría ósea	0,001
Radiografía dental intraoral	0,005
Serie de rodilla	0,005
Radiografía de tórax (1 vista)	0,02
Mastografía (4 vistas)	0,4
Radiografía abdominal	0,7
Serie de columna lumbar	1,5
TC de cabeza sin contraste	2
Colangiopancreatografía endoscópica retrógrada	4
Esofagografía con bario	6
Gammagrafía ósea (Tc-99m MDP)	6
TC de tórax sin contraste	7
Angiografía coronaria (diagnóstica)	7
Prueba de reposo-estrés cardiacos (Tc-99m sestamibi)	9
Angiografía abdominal (diagnóstica)	12
TEP/TC (F-18 FDG)	14
TC de abdomen y pelvis con contraste	14
TC hepática (triple fase)	15
Intervención coronaria (angioplastia, *stent* o ablación por radiofrecuencia)	15
Derivación portosistémica intrahepática transyugular (TIPS)	70

[a]Las dosis efectivas variarán ampliamente entre pacientes e instituciones.[13] En los procedimientos fluoroscópicos las variaciones son incluso mayores, como en la angiografía coronaria y la TIPS. TC, tomografía computarizada.

de radiación debe verse como un fármaco con una ventana terapéutica estrecha. Su sub-utilización incrementa la probabilidad de fracaso del tratamiento debido a la escasez de la información diagnóstica; su uso excesivo no mejora la precisión diagnóstica y, en cambio, aumenta la probabilidad de efectos secundarios como lesiones cutáneas y futuros neoplasmas.

La conexión entre la exposición a radiación ionizante y la inducción de cáncer está bien aceptada con niveles elevados de exposición, pero la controversia es considerable en lo que respecta a los riesgos de los niveles bajos. La mejor evidencia disponible señala hacia un modelo lineal sin umbral, en el cual el riesgo de sufrir un futuro cáncer atribuible a la exposición a radiación aumenta proporcionalmente al incremento de la exposición (fig. 25-1). Los modelos actuales también predicen que los riesgos no se disipan con el tiempo.

Se utilizan diferentes unidades para expresar la exposición a la radiación y sus riesgos relativos. Esta exposición se expresa en miligray (mGy), donde el mGy es la medida de la cantidad de energía que se depositó en el tejido. Dado que los distintos tejidos varían en su probabilidad de desarrollar cáncer, una unidad diferente, el milisievert (mSv), se usa para estimar la probabilidad de inducción de cáncer. Dicho de otra manera, la exposición a la radiación ionizante se mide en mGy y el resultado utilizado para calcular la probabilidad de un impacto biológico se mide en mSv. Como se observa en la figura 25-2, para cualquier exposición, la probabilidad de inducción de cáncer es sustancialmente superior en neonatos que en sus abuelos.

Por lo general, el riesgo de inducción de cáncer en el futuro se estima como 1 de cada 1 000 para una exposición de 10 mSv, y el tiempo entre la exposición a la radiación y la

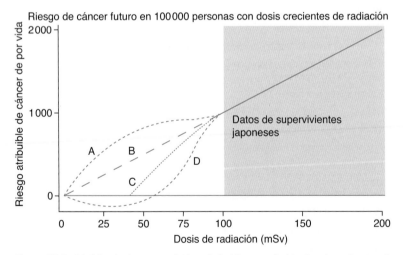

Riesgo de cáncer futuro en 100 000 personas con dosis crecientes de radiación

Figura 25-1. Modelos de riesgo para el cáncer inducido por radiación. Los datos de supervivientes japoneses de la bomba atómica se representan con una *línea continua* y el *recuadro*. Por debajo de 100 mSv, los datos no son tan claros y, aunque el modelo lineal sin umbral (*B, línea de trazos largos*) es el preferido actualmente por la National Academy of Sciences[14] de EE.UU., se han propuesto por lo menos otros tres modelos (*A, C* y *D*). En el modelo *A*, las dosis bajas se consideran más cancerígenas. En el modelo *C*, se propone un umbral. En el modelo *D*, las dosis bajas se consideran protectoras, ya que desencadenan la activación de los mecanismos de reparación del ADN. Básicamente, todos los procedimientos diagnósticos y casi todos los procedimientos de intervención usan dosis < 100 mSv.

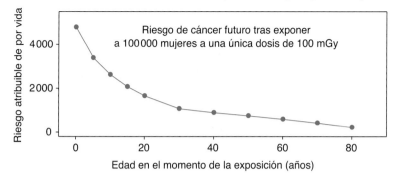

Figura 25-2. Los niños son una población especialmente vulnerable porque son mucho más sensibles a los efectos dañinos de la radiación ionizante. El riesgo de desarrollar cáncer después de la exposición a la radiación ionizante se ha estimado en múltiples ocasiones. Un informe reciente realizado por el comité de la National Academy of Sciences, para evaluar los riesgos para la salud de la exposición a niveles bajos de radiación ionizante, proporcionó estas estimaciones.[14] El riesgo de mutaciones en líneas germinales que se transmiten a las generaciones futuras y el riesgo de disfunción orgánica inducida por radiación se suman a estas estimaciones del riesgo de cáncer.

inducción al cáncer se mide en décadas. La evaluación de este riesgo tan distanciado en el tiempo se complica aún más con la incapacidad para diferenciar entre el cáncer producido por exposición a la radiación y el debido a cualquier otra causa. Los riesgos de la exposición médica a la radiación ionizante deben considerarse en el contexto de la exposición a radiación de fuentes naturales y la probabilidad inicial de desarrollar cáncer de por vida. El ser humano está expuesto a fuentes naturales de radiación ionizante todos los días de su vida. Una gran parte de la exposición resulta de la degradación de isótopos naturales como el radón y el potasio. La exposición a la radiación cósmica varía de acuerdo con la altitud. El resultado es una exposición basal anual cercana a 3 mSv de fuentes naturales. Aunque la exposición a dosis bajas de radiación es ubicua, el cáncer también es prevalente. Se calcula que el riesgo de desarrollar cáncer a lo largo de la vida es del 30 % o más. Aunque la imagenología médica ha producido un incremento rápido y notorio en la exposición per cápita (fig. 25-3), será difícil detectar un incremento pequeño en la tasa de cáncer.

Seguridad de la IRM

El potente campo magnético empleado para la IRM crea un entorno de riesgo. El campo magnético está presente incluso cuando el escáner no está tomando imágenes. Puede interferir con marcapasos, bombas i.v. y otros dispositivos electrónicos. Asimismo, puede transformar los objetos metálicos en proyectiles. Los pacientes y el personal deben ser examinados antes de poder entrar sin peligro en este entorno. Los eventos (códigos) de reanimación son situaciones especialmente peligrosas, ya que es frecuente que el personal entre de repente en la habitación sin haber sido examinado previamente en un intento por rescatar al paciente. Las tragedias resultantes impulsaron a la Joint Commission a recomendar que nunca se intentara la reanimación en la sala de IRM.[17]

Los fuertes gradientes de radiofrecuencia necesarios para la IRM también pueden inducir corrientes en cables eléctricos y objetos metálicos. En algunos casos, el calentamiento resultante ha causado quemaduras en la piel. Otros peligros son el nitrógeno y el helio líquidos utilizados para que los imanes puedan alcanzar las bajas temperaturas necesarias para la superconductividad. Se han producido daños graves debido a una ventilación inadecuada que dio pie a la acumulación y la asfixia como consecuencias del desplazamiento del oxígeno.

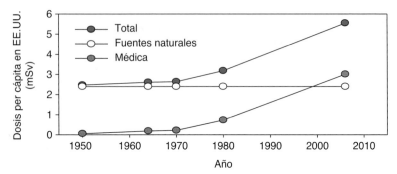

Figura 25-3. Tendencias en la exposición per cápita a la radiación ionizante en EE.UU. Antes de 1970, las fuentes predominantes de radiación ionizante eran las naturales, pero, desde entonces, ha habido un rápido aumento en la imagenología médica que ha duplicado la exposición per cápita. La tomografía computarizada (TC) es la mayor contribuyente debido al marcado incremento en su número y a la dosis sustancial de radiación necesaria para crear las 10-300 imágenes en un estudio típico de TC. La multiplicación de los estudios de medicina nuclear y las intervenciones fluoroscópicas también han contribuido. (Adaptado de: Mettler FA Jr, Bhargavan M, Faulkner K, et al. Radiologic and nuclear medicine studies in the United States and worldwide: frequency, radiation dose, and comparison with other radiation sources—1950–2007. *Radiology*. 2009;253(2): 520–31.[16])

Procedimientos guiados por imágenes

La imagenología se emplea en un número creciente de procedimientos, incluyendo los guiados por ultrasonido (como el acceso venoso central), las biopsias guiadas por TC y los procedimientos fluoroscópicos (como las intervenciones vasculares). En todos ellos, el operador usa las imágenes como ayuda para guiar herramientas largas y delgadas (agujas o catéteres) hacia objetivos específicos, al tiempo que evita obstáculos. La información visual crea un bucle de retroalimentación en el cual el curso y la distancia hasta el objetivo y la localización de los obstáculos que interfieren se transmiten de vuelta al operador.

Los procedimientos fluoroscópicos proporcionan un ejemplo claro de cómo las imágenes de baja calidad contienen suficiente información para servir de guía en las decisiones procedimentales. Aunque cada fotograma de fluoroscopía se obtiene típicamente con una radiación entre 20 y 100 veces inferior que su imagen correspondiente de rayos X, el sistema visual humano aún es capaz de procesar estas imágenes con una relación señal-ruido baja y de reconocer patrones clave (fig. 25-4).

La radiación ionizante que se emplea para los procedimientos fluoroscópicos genera una situación en la que los operadores tienen un interés personal en la seguridad del paciente. Su dosis de radiación está vinculada con la exposición del paciente. Este hecho lleva al operador a intentar continuamente que la cantidad de información fluoroscópica necesaria para completar con éxito el procedimiento sea mínima. Dado que, con frecuencia, estos procedimientos se realizan fuera de radiología, a continuación se revisan brevemente los pasos que pueden reducir la dosis sobre el paciente y el operador.

El método más simple para reducir la dosis es reducir el número de imágenes. Para procedimientos dinámicos, esto suele implicar reducir la frecuencia de las imágenes. Aunque es posible que en fluoroscopía se necesiten frecuencias de 30 fotogramas por segundo en situaciones de movimiento rápido, muchas unidades de fluoroscopía son capaces de captar imágenes por pulsos con 7,5 fotogramas por segundo o menos. Esta reducción en la resolución temporal proporciona una reducción de cuatro veces en la dosis del operador y el paciente.

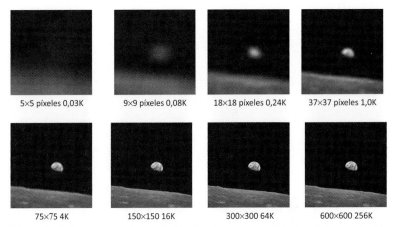

5×5 píxeles 0,03K   9×9 píxeles 0,08K   18×18 píxeles 0,24K   37×37 píxeles 1,0K

75×75 4K   150×150 16K   300×300 64K   600×600 256K

Figura 25-4. Demostración de una relación sigmoidea entre precisión diagnóstica y resolución de imagen.[3] A baja resolución, pocos observadores reconocerían correctamente la imagen como la Tierra que aparece sobre la superficie lunar. Aunque las imágenes de alta resolución pueden ser más atractivas a la vista, una vez que se supera cierto nivel, los datos adicionales no mejoran la precisión diagnóstica.

Múltiples métodos reducirán la dosis por imagen. Las imágenes pueden adquirirse con una relación señal-ruido inferior (fig. 25-4). Los operadores deben hacer todo lo posible por reducir la distancia entre el paciente y el detector de imágenes (fig. 25-5). Dado que la atenuación incrementa geométricamente con el diámetro del objeto, las imágenes oblicuas y laterales del abdomen tienden a tener una proporción dosis/imágenes de 2 a 10 veces por encima de las imágenes anteroposteriores (fig. 25-5).

Los equipos que efectúan estos procedimientos pueden reducir su exposición incrementando la distancia entre ellos y el paciente. La dosis del operador procede sobre todo de los fotones, que se dispersan desde el paciente, y la mayor dosis se encuentra, por lo general, en el mismo lado que el generador de rayos X (inferior a la mesa en la fig. 25-5A).

Los procedimientos fluoroscópicos complejos en las partes más gruesas de los pacientes de gran talla pueden llevar a dosis sustanciales sobre la piel. Las lesiones cutáneas pueden ir desde un eritema transitorio hasta una necrosis con pérdida total del grosor de la piel; sin embargo, casi siempre pueden evitarse mediante una combinación de precaución y control de las dosis.[18,19] Dado que el haz de rayos X se atenúa al pasar a través del tejido, estas lesiones se producen en la piel más cercana al generador de rayos X y es típico que tengan una forma (circular o rectangular) que concuerde con el campo visual.

CONSULTA DE RADIOLOGÍA

Los avances en las técnicas de imagenología han hecho que solicitar diagnósticos por imagen sea un proceso complicado, ya que estos, por lo general, se ajustan para responder a una pregunta clínica específica. Por ejemplo, los ajustes que se emplean para llevar a cabo una TC de tórax varían dependiendo de si la región de interés son las arterias coronarias, los grandes vasos, el árbol traqueobronquial o el parénquima pulmonar. Solicitar una «TC de tórax» equivale a derivar al paciente a un especialista con un historial de «problemas en el pecho». Idealmente, la radiología debe verse como cualquier otro servicio de consultoría, en el cual se pide al consultor que evalúe al paciente y se le proporcionan a este los datos pertinentes. En el caso de la radiología, esto incluye solicitudes formales para la consulta que se introducen en el registro médico o llamadas/visitas a la sala de lectura.

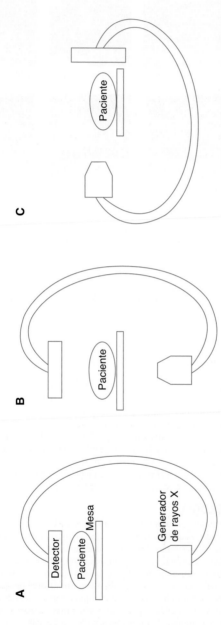

Figura 25-5. Consideraciones sobre dosis para diferentes geometrías de arco en C durante procedimientos fluoroscópicos. La configuración (**A**) minimiza la dosis para el paciente y el equipo que realiza el procedimiento. En esta configuración, la dispersión es más elevada por debajo de la mesa. En (**B**), la distancia entre el paciente y el detector implica una dosis mayor. En (**C**), la dosis aumenta porque debe penetrar más tejido antes de alcanzar el detector.

PUNTOS CLAVE

• La imagenología es un proceso complejo que consta de múltiples pasos. Numerosos factores pueden deteriorar el rendimiento del sistema.
• La radiación ionizante empleada en las TC, las radiografías, los procedimientos fluoroscópicos y los estudios de medicina nuclear conlleva riesgos de inducción de cáncer y lesiones cutáneas. En la mayoría de los casos, los beneficios de estos diagnósticos por imagen superan en gran medida a sus riesgos. Sin embargo, la radiación debe verse como una medicación de alto riesgo con una ventana terapéutica estrecha.
• Aunque la IRM evita los riesgos asociados a la radiación ionizante, los fuertes campos magnéticos y la energía de radiofrecuencia necesarios para crear estas imágenes generan un entorno peligroso. Antes de entrar en este entorno, los pacientes y el personal deben ser examinados en busca de implantes metálicos, marcapasos y otros dispositivos que no estén preparados para soportar campos magnéticos potentes.

RECURSOS EN LÍNEA

1. Choosing Wisely: http://www.choosingwisely.org/
2. Image Gently: http://www.imagegently.org/
3. Image Wisely: http://www.imagewisely.org/
4. Criterios de adecuación del American College of Radiology (ACR): http://www.acr.org/Quality-Safety/Appropriateness-Criteria

BIBLIOGRAFÍA

1. National Academies of Sciences, Engineering, and Medicine. *Improving Diagnosis in Health Care*. Washington, DC: The National Academies Press; 2015.
2. Ebeling CE. *An Introduction to Reliability and Maintainability Engineering*. New York, NY: McGraw Hill; 1997.
3. Duncan JR, Evens RG. Using information to optimize medical outcomes. *JAMA*. 2009;301(22):2383–5.
4. American College of Radiology. Appropriateness Criteria. 2013. http://www.acr.org/Quality-Safety/Appropriateness-Criteria. Accessed 11/6/13.
5. Kuppermann N, Holmes JF, Dayan PS, et al. Identification of children at very low risk of clinically-important brain injuries after head trauma: a prospective cohort study. *Lancet*. 2009;374(9696):1160–70.
6. Pierce JR. *An Introduction to Information Theory: Symbols, Signals & Noise*. 2nd rev. ed. New York, NY: Dover Publications; 1980.
7. Welch HG, Schwartz L, Woloshin S. *Overdiagnosed: Making People Sick in the Pursuit of Health*. Boston, MA: Beacon Press; 2011.
8. National Council on Radiation Protection and Measurements. *Radiation Dose Management for Fluoroscopically Guided Interventional Medical Procedures*. Bethesda, MD: National Council on Radiation Protection and Measurements; 2011.
9. Strauss KJ, Goske MJ, Kaste SC, et al. Image gently: ten steps you can take to optimize image quality and lower CT dose for pediatric patients. *AJR Am J Roentgenol*. 2010;194(4):868–73.
10. Radiological Society of North America. Image share. 2013. http://www.rsna.org/Image_Share.aspx. Accessed 11/6/13.
11. Berbaum KS, Franken EA Jr. Satisfaction of search in radiographic modalities. *Radiology*. 2011;261(3):1000–1001; author reply 1001–2.
12. Senge PM. *The Fifth Discipline: The Art and Practice of the Learning Organization*. Rev. and Updated ed. New York, NY: Doubleday/Currency; 2006.
13. Smith-Bindman R, Lipson J, Marcus R, et al. Radiation dose associated with common computed tomography examinations and the associated lifetime attributable risk of cancer. *Arch Intern Med*. 2009;169(22):2078–86.

14. National Research Council (U.S.), Committee to Assess Health Risks from Exposure to Low Level of Ionizing Radiation. *Health Risks from Exposure to Low Levels of Ionizing Radiation: BEIR VII Phase 2*. Washington, DC: National Academies Press; 2006.

15. World Health Organization. Medical radiation exposure. 2013. http://www.who.int/ionizing_radiation/about/med_exposure/en/index.html. Accessed 11/6/13.

16. Mettler FA Jr, Bhargavan M, Faulkner K, et al. Radiologic and nuclear medicine studies in the United States and worldwide: frequency, radiation dose, and comparison with other radiation sources—1950–2007. *Radiology*. 2009;253(2):520–31.

17. The Joint Commission. Preventing accidents and injuries in the MRI suite. 2008. http://www.jointcommission.org/assets/1/18/SEA_38.PDF. Accessed 11/6/13.

18. Stecker MS, Balter S, Towbin RB, et al. Guidelines for patient radiation dose management. *J Vasc Interv Radiol*. 2009;20(7 Suppl):S263–73.

19. Balter S, Hopewell JW, Miller DL, et al. Fluoroscopically guided interventional procedures: a review of radiation effects on patients' skin and hair. *Radiology*. 2010;254(2):326–41.

26 Seguridad del paciente y calidad en la atención ambulatoria

Emily Fondahn y Michael Lane

VIÑETA CLÍNICA

La Sra. R es una mujer de 45 años de edad que acudió a su médico de cabecera (MC) para su revisión anual. Le mostró al médico un nuevo lunar en su brazo derecho y otro en su muslo derecho, y este la derivó a un dermatólogo local. En el consultorio del dermatólogo, le hicieron una biopsia de ambos lunares. Después de dos semanas, llamó al consultorio del especialista para pedir los resultados de las pruebas y le indicaron que la lesión era benigna. Al año siguiente, volvió a su MC para su revisión anual. Gracias al registro médico electrónico compartido con el dermatólogo, el MC descubrió que la lesión del brazo derecho era un melanoma y que la del muslo derecho sí era benigna. Más tarde, se descubrió que el informe patológico de la lesión del brazo derecho se archivó accidentalmente de forma incorrecta, y que, como consecuencia, el personal de enfermería solo informó de los resultados de la lesión benigna.

- ¿Cuáles son algunas de las diferencias clave entre la seguridad de los pacientes hospitalizados y la de los ambulatorios?
- ¿Cuáles son los tipos más comunes de errores en el entorno ambulatorio?
- ¿Qué métodos se emplean para reducir el margen de error en la comunicación de resultados a los pacientes?

INTRODUCCIÓN

La mayor parte de la investigación sobre la seguridad del paciente y la calidad se ha centrado en los pacientes hospitalizados, provocando una falta de investigación de estos campos basada en intervenciones en el ámbito ambulatorio. Se calcula que en 2010 se produjeron 1 100 millones de consultas ambulatorias en EE.UU., y se espera que este número aumente debido al cambio en la atención de pacientes hospitalarios a ambulatorios y al envejecimiento de la población.[1] Según estas cifras, el daño potencial en la medicina ambulatoria es inmenso. De acuerdo con el Colorado and Utah Medical Practices Study, cerca de 75 000 hospitalizaciones al año se deben a eventos adversos prevenibles en el entorno ambulatorio. Los tipos más comunes de eventos adversos ambulatorios fueron aquellos debidos a fármacos, cirugías o diagnósticos.[2] Los principios de seguridad y calidad, como la cultura justa, la prevención de infecciones, la identificación y el análisis de eventos, y la comunicación y la seguridad farmacológica, se han estudiado para los pacientes hospitalizados y pueden modificarse para el ámbito ambulatorio. Por otra parte, las diferencias entre la atención de los pacientes hospitalarios y la de los ambulatorios pueden hacer que otra metodología de seguridad sea menos relevante (tabla 26-1).

La atención ambulatoria abarca una amplia gama de pacientes, la gravedad de la atención y los ámbitos de atención sanitaria. Los consultorios ambulatorios pueden estar formados por un único profesional sanitario o por un gran grupo multidisciplinar, con o sin

TABLA 26-1	Diferencias en la atención de pacientes hospitalarios y ambulatorios
Hospitalarios	**Ambulatorios**
Atención episódica, de alta intensidad	Atención longitudinal
Tecnológicamente compleja	Mayor volumen de pacientes
Un registro médico	Múltiples registros médicos frecuentemente con la información relevante
Atención integral del paciente	Atención difusa que requiere intercambio de información
Personal de calidad y seguridad contratado por el hospital	Menos recursos con más tareas para cada miembro del personal
Servicios y proveedores de fácil acceso	Laboratorios y proveedores externos
El equipo médico se encarga de la coordinación de la atención	Los pacientes son los responsables de la coordinación de la atención
Más agencias reguladoras	Mayor diversidad de pacientes

afiliación hospitalaria. Dada la variedad de los entornos ambulatorios, existe igualmente un extenso abanico de programas e iniciativas de calidad y seguridad.

Tipos de ámbitos ambulatorios:

1. Consultorios médicos y clínicas.
2. Centros de cirugía ambulatoria.
3. Instituciones de atención urgente.
4. Servicios de urgencias.
5. Centros de diálisis.
6. Centros de diagnóstico por imagen.
7. Centros de oncología.
8. Centros de endoscopia.
9. Centros de rehabilitación.
10. Clínicas del sueño.

Existen múltiples barreras para la iniciación y el mantenimiento de los programas de calidad y seguridad en el ámbito ambulatorio. Dentro de un gran grupo médico, puede haber una amplia gama de políticas administrativas, recursos, y uso de registros médicos electrónicos, en especial si el grupo médico es una fusión de centros médicos más pequeños y relativamente independientes. Los centros afiliados a hospitales pueden contar con recursos de seguridad y calidad proporcionados por el hospital. Los centros pequeños pueden enfrentarse a más dificultades a la hora de obtener y mantener las medidas de calidad debido a restricciones económicas y de personal.[3] Es posible que los miembros del equipo, incluido el personal médico, no tengan ni la formación ni el tiempo suficientes para las tareas de seguridad y calidad. Además, con la llegada de los hospitalistas, muchos profesionales sanitarios de cabecera no atienden a pacientes en el ámbito hospitalario, lo que provoca una disminución de la interacción con otros profesionales y un mayor aislamiento. No obstante, dado el continuo aumento de la atención ambulatoria, estas barreras deben solucionarse para mejorar la atención de los pacientes.

En el entorno hospitalario, la atención médica se administra a través de un equipo multidisciplinar que incluye personal médico y de enfermería, terapeutas respiratorios y ocupacionales, y fisioterapeutas, lo que permite la coordinación de todos los aspectos de la atención. En el ámbito ambulatorio, los pacientes con frecuencia son los responsables de coordinar la mayor parte de su atención sanitaria sin ese tipo de apoyo; la carga de la atención recae en el paciente y en sus cuidadores externos (familia, amigos, etc.). Los malos resultados y los eventos adversos en los pacientes pueden presentarse debido al aumento en la responsabilidad del paciente para gestionar su salud y tomar decisiones sobre su tratamiento. Por ejemplo, los pacientes con insuficiencia cardíaca congestiva asumirán numerosas decisiones para controlar su salud día a día, como tomar su medicación de acuerdo con la prescripción, seguir una dieta baja en sal, pesarse con regularidad y consultar a su médico si los síntomas empeoran. Sin embargo, si los pacientes no siguen o no comprenden las instrucciones sobre su cuidado, puede haber un mayor riesgo riesgo de que su enfermedad se agrave y presenten un mal resultado.

SEGURIDAD DEL PACIENTE EN LA ATENCIÓN AMBULATORIA

La atención ambulatoria también puede considerarse como más segura dada la menor gravedad de la enfermedad en los pacientes más sanos. No obstante, el daño al paciente aún puede ocurrir y, de hecho, ocurre. Es frecuente que no se informe de los errores en el entorno ambulatorio. Las consultas ambulatorias superan en número a las altas hospitalarias en una proporción superior a 30:1. De promedio, una persona realizará cada año unas cuatro visitas a un centro de atención ambulatoria; sin embargo, solo aproximadamente el 10 % de la población tendrá una estancia hospitalaria en un año dado.[1] A pesar de que la mayor parte de la atención médica se proporciona en el entorno ambulatorio, solo el 4,1 % de los eventos centinela notificados a la Joint Commission se produjeron en este entorno.[4] Es difícil informar de los errores en el ámbito ambulatorio debido a las breves interacciones con los pacientes, los diferentes profesionales sanitarios en distintos entornos, la falta de consenso sobre la definición de los errores y la falta de sistemas para informar de errores ambulatorios.[5] Una mejor clasificación de los errores ambulatorios puede ayudar a crear categorías para estudios futuros.[6] En 2011, la American Medical Association (AMA) publicó una revisión de 10 años titulada *Research in the Ambulatory Patient Safety (Estudio de la seguridad del paciente ambulatorio)*, la cual identificaba los seis errores principales realizados en este ámbito y las brechas actuales en la investigación.[7] Los seis errores principales identificados son:

• Errores de medicación.
• Errores de diagnóstico.
• Errores de conocimiento clínico.
• Errores de comunicación.
• Errores de laboratorio.
• Errores administrativos.

Comprender estos errores ayuda a reconocer un error cuando este ocurre y a prevenir errores futuros. Algunos de estos temas se tratan con mayor detalle en otras secciones (Seguridad farmacológica, Errores de diagnóstico).

ERRORES DE MEDICACIÓN

Los errores de medicación son muy comunes en el área ambulatoria. Esta sección subraya algunas de las dificultades específicas de la seguridad farmacológica en este entorno. En el ámbito hospitalario, el personal médico puede suponer que el paciente recibe lo que está indicado en la lista de fármacos en los horarios y las dosis correctas, y puede monitorizar estrechamente los eventos adversos y las concentraciones de fármacos. Sin embargo, como el bucle de retroalimentación en los pacientes ambulatorios tarda más en completarse, los médicos pierden gran parte de este control y confían más en que los pacientes puedan informar con precisión sobre las dosis de todos los fármacos que toman. El número de pacientes que sufre errores de medicación en el entorno ambulatorio es abrumador; un informe del Institute of Medicine del 2006 estimó que 530 000 beneficiarios de Medicare en clínicas ambulatorias sufrieron ese año un error relacionado con la medicación.[8,9]

Conciliación de la medicación

La conciliación de la medicación debe producirse en cada traspaso de la atención del paciente y en cada visita. No obstante, es frecuente que los pacientes no conozcan los nombres o las dosis de los fármacos, y no hay tiempo para revisar toda la lista de estos. Se ha estimado que un proceso completo de conciliación de la medicación dura entre 15 min y 30 min.[10] Dados los ajustados tiempos de los clínicos en el entorno ambulatorio, no es sorprendente que esta conciliación no se pueda realizar habitualmente. Existe un riesgo significativo de que se produzca un daño potencial, ya que a partir del alta hospitalaria el 23 % de los pacientes no tomaba su medicación y el 29 % de ellos presentaba una discrepancia entre la lista de fármacos que se les proporcionó con el alta y lo que en realidad estaba tomando.[11]

Adherencia del paciente

Es posible que los profesionales sanitarios no logren apreciar la contribución de la falta de adherencia en la salud de un paciente y su patología. De las 195 000 recetas electrónicas recientes examinadas en un estudio, solo se despachó el 72 %.[12] La medicación para los trastornos crónicos, tales como la diabetes, la hipertensión y la hiperlipidemia, tenía mayor probabilidad de presentar baja adherencia. El personal sanitario puede sobrestimar la comprensión que los pacientes tienen respecto a los fármacos. En un estudio de 359 adultos que esperaban para una visita ambulatoria, la comprensión de las instrucciones de la etiqueta de prescripción fluctuaba entre el 53 % y el 89 %.[13] Las herramientas para ayudar a los pacientes a comprender el tratamiento y a cumplir con sus fármacos incluyen proporcionar una lista de fármacos en cada cita, fomentar el que los pacientes traigan sus fármacos a todas las consultas, proporcionarles un pastillero, usar un lenguaje llano en las instrucciones de las prescripciones e instruir a los pacientes y a sus cuidadores sobre la importancia de los efectos secundarios y las interacciones.

Monitorización de la medicación

Muchos fármacos requieren un control riguroso en el entorno ambulatorio. Los clínicos ambulatorios deben crear procesos fiables para monitorizar con precisión la medicación. Los errores más comunes son no llevar a cabo ninguna acción frente a la información disponible como signos, síntomas o valores de laboratorio de la toxicidad de fármacos (p. ej., fracaso a la hora de responder con prontitud a sistemas que sugieren toxicidad por digoxina) y control de laboratorio inadecuado del tratamiento farmacológico (p. ej., revisar el índice internacional normalizado [INR, por sus siglas en inglés] para un paciente que recibe warfarina).[9]

Prescripción farmacológica

Los errores de prescripción son algunos de los más comunes en la medicina ambulatoria. En un estudio que evaluaba 1879 recetas, se observó que el 7,6 % de ellas contenía un error en la prescripción de la medicación que era letal, grave o significativo.[14] La receta electrónica ha demostrado reducir la cantidad de estos errores, ya que requiere prescripciones completas y legibles, y se verifican las interacciones y las alergias. Un pequeño estudio de 15 proveedores demostró una reducción de la tasa de error en las prescripciones del 42 % al 6 % tras la implementación de un sistema electrónico de recetas con el apoyo a las decisiones clínicas, incluyendo las recomendaciones de dosificación y la verificación de las interacciones farmacológicas, las alergias de los pacientes y el tratamiento duplicado.[15]

ERRORES DE DIAGNÓSTICO

Los errores de diagnóstico se definen como diagnósticos tardíos, omitidos o incorrectos. Dada la naturaleza breve y episódica de la atención ambulatoria, los errores de diagnóstico son una amenaza para los profesionales sanitarios y para los pacientes. En una serie de

307 demandas por mala praxis cerradas, el cáncer fue el diagnóstico omitido más común (el 24 % cáncer de mama, el 7 % de cáncer colorrectal y el 8 % cáncer de piel), seguido por infecciones (el 5 %), fracturas (el 4 %), e infartos de miocardio (el 4 %).[16] Estos casos desembocaron en resultados adversos físicos graves en el 59 % de los casos y en la muerte en el 30 % de ellos. Los puntos de ruptura del proceso diagnóstico se muestran en la tabla 26-2.

El entorno ambulatorio es vulnerable a los errores de diagnóstico por un gran número de razones. Es posible que el médico reciba información imprecisa o insuficiente por parte del paciente o de otros médicos, y puede que disponga de información inadecuada o desmedida contenida en el registro médico del paciente. La naturaleza ajetreada y apresurada de la atención ambulatoria se presta a un cierre prematuro y a otros sesgos cognitivos por parte del profesional sanitario. Es frecuente que los médicos confíen en el paciente para realizar el seguimiento de una prueba de laboratorio o diagnóstica con el objetivo de hacer una valoración y de que este cumpla el plan de tratamiento.

Los métodos para mejorar el proceso de diagnóstico se centran en la visita médico-paciente y en el registro médico electrónico.[17] Los portales web que permiten al paciente y al médico contar con la transmisión electrónica de los resultados de las pruebas de laboratorio y las diagnósticas, las recomendaciones y las comunicaciones son estrategias de futuro prometedora. Asimismo, equipar los registros médicos electrónicos (RME) con indicios *(triggers)*, reglas mnemotécnicas o listas de verificación puede ayudar a los profesionales sanitarios a evaluar un diagnóstico en su totalidad. Siempre que sea posible, el empleo del diagnóstico en el punto de atención permite la comunicación inmediata de los resultados y el establecimiento de una planificación de la atención.

TABLA 26-2 Puntos de ruptura del proceso de diagnóstico	
	% de casos
Retraso inicial del paciente a la hora de buscar atención	9
Fracaso en la obtención de un historial médico o un examen físico adecuados	42
Fallo a la hora de solicitar las pruebas de diagnóstico o de laboratorio apropiadas	55
Las pruebas de diagnóstico o de laboratorio se solicitan pero no se realizan	9
Las pruebas de diagnóstico o de laboratorio se efectúan de modo incorrecto	8
Interpretación incorrecta de las pruebas de diagnóstico o de laboratorio	67
El profesional médico responsable no recibe los resultados de las pruebas de diagnóstico o de laboratorio	13
Los resultados de las pruebas de diagnóstico o de laboratorio no se comunican al paciente	12
Plan de seguimiento inapropiado o inadecuado	45
No se deriva al paciente	26
No se lleva a cabo la derivación solicitada	5
El médico que deriva no envía los resultados relevantes al médico de la derivación	2
El paciente no cumple con el plan de seguimiento	17

ERRORES DE COMUNICACIÓN

Numerosos estudios han demostrado que los lapsus en la comunicación contribuyen a una mala calidad y seguridad del paciente. Como se señaló con anterioridad, los profesionales sanitarios dependen de que los pacientes expresen sus preocupaciones y síntomas, y de que los historiales médicos sean precisos como ayuda para diagnosticar los problemas e identificar los posibles efectos adversos de la medicación. Sin embargo, durante la visita clínica, es frecuente que los profesionales médicos carezcan de la información necesaria. Según una encuesta a 253 clínicos de 32 consultorios de Colorado (EE.UU.), en un 13,6 % de los casos faltaba información en el momento de la consulta.[18] Se calculó que no disponer de toda la información probablemente conllevaría el retraso de la atención o su duplicación en el 59,5 % de los casos. La probabilidad de que faltara información aumentaba a medida que se incrementaba el número de problemas médicos activos (fig. 26-1).

Asimismo, los pacientes esperan que sus médicos les proporcionen la información de los resultados del laboratorio rápidamente y planes claros sobre el seguimiento y el tratamiento. En la actualidad, hay numerosas brechas en el seguimiento de los resultados de laboratorio o de radiología. Las razones para una notificación errónea de los resultados de laboratorio pueden ser tan simples como archivar incorrectamente un papel o no tener un expediente disponible. Si los pacientes no reciben noticias de su médico, pueden asumir de manera equivocada que los resultados se encontraban dentro de los límites normales y que no tener noticias es una buena señal. Según los propios médicos, estos dedican bastante más de 1 h al día a gestionar los resultados de las pruebas (74 min/día), aunque un 83 % declaró que ojalá hubiesen revisado antes, como mínimo, una prueba en los dos últimos meses.[19] Entre los centros médicos ambulatorios encuestados, un 52 % notificó que contaba con un sistema para registrar las pruebas solicitadas, aunque solo el 32 % de ellos tenía sistemas para detectar si los pacientes no habían acudido a las pruebas.

En el entorno ambulatorio, el proceso de derivación es susceptible a fallos y errores. Tanto los especialistas como los médicos de cabecera expresan su frustración respecto al proceso de derivación y la comunicación entre los profesionales del sector. Este proceso puede ser difícil debido a los tiempos ajustados de los médicos, la falta de transparencia respecto a las razones para la derivación, la autoderivación por parte de los pacientes, las limitaciones de los seguros médicos, los diferentes sistemas de registro médico y los planes de seguimiento poco claros (tabla 26-3).[20] En una encuesta a 48 médicos de cabecera, el 63 % expresó sentirse insatisfecho con el proceso de derivación. Además, ni el MC ni el

Paciente ⟷ **Proveedor**

- Síntomas
- Historial médico previo
- Alergias
- Medicación

- Resultados de laboratorio o de pruebas de diagnóstico
- Plan de seguimiento
- Plan de tratamiento

Médico de cabecera ⟷ **Especialista**

- Razón para la derivación
- Estudios previos de laboratorio o diagnósticos
- Problemas de salud del paciente
- Medicación del paciente

- Recomendaciones oportunas
- Resultados de las pruebas y de los procedimientos
- Planificación de la atención futura y papel en el tratamiento médico

Figura 26-1. Lapsus ambulatorios en la comunicación.

TABLA 26-3	Fallos y errores en el proceso de derivación de pacientes ambulatorios

Médicos de cabecera	Especialistas
Puntualidad de la información de los especialistas	Puntualidad de la información del médico de cabecera (MC)
Aspectos redundantes del proceso actual	Tiempo requerido para la aprobación de estudios y procedimientos por el seguro médico
Tiempo requerido para crear una nota adecuada de derivación	Tiempo requerido para la aprobación del control de la medicación
Dificultad para encontrar un especialista	Contenido poco claro de las notas del MC
Falta de conocimiento del papel de la gestión médica	Tiempo requerido para crear una nota adecuada para el MC
Tiempo requerido para la aprobación del control de la medicación	Aspectos redundantes del proceso actual

especialista consideraron que habían recibido la información necesaria del otro profesional sanitario. En el medio ambulatorio, gran parte del proceso de derivación se produce a través de anotaciones y cartas en lugar de conversaciones entre médicos. Esta falta de comunicación clara reduce la utilidad de muchas derivaciones.

ERRORES DE LABORATORIO

Los MC solicitan pruebas de laboratorio en el 29-38 % de las consultas.[21] Estas pruebas pueden contribuir a entre el 15 % y el 54 % de los errores en la atención primaria. Los MC revisan una gran cantidad de resultados de pruebas a la semana (un informe determinó que un médico de cabecera a jornada completa revisa 930 informes de química/hematología y 60 de patología y radiología a la semana).[22] Dado que, por lo general, suele haber un período de tiempo entre visitar al paciente, solicitar la prueba y obtener el resultado de la misma, es fácil olvidar los resultados de la prueba. Los consultorios ambulatorios están desfasados con respecto a los hospitales en el desarrollo e implementación de sistemas para evitar que los errores ocurran. Se suceden múltiples pasos entre la solicitud de la prueba y la acción que se deriva de los resultados; los errores pueden presentarse en cada uno de estos pasos (fig. 26-2). Los tipos de errores incluyen la omisión o el retraso del envío de los resultados de las pruebas al médico, del seguimiento de los resultados por parte del paciente, de la notificación al paciente del resultado de las pruebas, y de errores de laboratorio como etiquetar o procesar de forma incorrecta una muestra. Desafortunadamente, pocos consultorios cuentan con sistemas implementados para controlar con precisión las pruebas de laboratorio, crear el informe de los resultados y notificarlos a los pacientes.[23] Asimismo, una encuesta a médicos de cabecera mostró que el 37 % de los profesionales había atendido en las dos últimas semanas a un paciente al que le faltaban resultados de pruebas.[24] Los estudios diagnósticos no disponibles con más frecuencia incluyen el diagnóstico por imagen (29 %), la patología clínica común (22 %), la patología anatómica (9 %) y otros estudios (40 %). El diagnóstico más común con retrasos en la atención fue el cáncer (34 %). Además de en las etapas del proceso, los errores también pueden producirse si el médico solicita la prueba equivocada o si la prueba solicitada no es la adecuada.[25] La estandarización del proceso de resultados de las pruebas es una herramienta importante para reducir los errores.

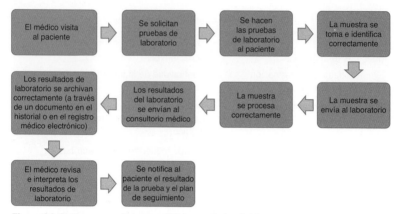

Figura 26-2. Pasos para solicitar y recibir los resultados de laboratorio.

Los consultorios deberían contar con un método estándar para solicitar las pruebas, seguir los resultados, responder y documentar dichos resultados, y notificarlos a los pacientes.[21] Convencer a los pacientes para que participen de forma activa en su cuidado es una estrategia potencial para reducir el riesgo. Aunque muchos pacientes pueden asumir que no tener noticias es una buena señal, hacer que los pacientes se interesen por sus resultados puede ayudar a evitar la falta de resultados de las pruebas. Los sistemas de seguimiento electrónico y los portales del paciente son métodos prometedores para monitorizar los resultados de las pruebas, pero aún se requiere más investigación para determinar las buenas prácticas para la solicitud y el seguimiento de las pruebas anómalas de laboratorio.

ERRORES ADMINISTRATIVOS

En la actualidad, la investigación de los errores administrativos en el ámbito ambulatorio es escasa. No obstante, muchos proveedores experimentarán errores como el extravío de resultados de laboratorio o que el personal de recepción olvide llamar a un paciente para programar una cita; todos estos escenarios comunes pueden conducir a eventos adversos. Crear una cultura de seguridad y diseñar sistemas que incorporen garantías son dos principios importantes para mitigar este tipo de errores. Intervenciones específicas sugeridas por los MC en un estudio incluyeron dejar de usar formularios de prescripción en papel carbón, realizar las pruebas urgentes de laboratorio en el consultorio y emplear sistemas de etiquetado.[26] Las buenas prácticas de la Joint Commission engloban la estandarización de:

- Tipos de archivos, formas, colores y etiquetas.
- El formato de los archivos.
- Usar un proceso de archivado que se vuelva habitual.
- Método para firmar la entrega.
- Metodología de sistemas de archivo sin *software* en todos los ordenadores
- Funciones forzadas integradas en los sistemas de *software* que detecten e intercepten de inmediato algo mal archivado.[5]

Es frecuente que los pacientes formen su primera impresión de un consultorio basándose en el personal administrativo que, a menudo, actúa como puerta de acceso a los profesionales sanitarios. La puntualidad y la accesibilidad son factores importantes para la satisfacción del paciente y pueden determinar cómo funciona el consultorio. Las medidas incluyen el número de interacciones con el paciente, la duración de la consulta, la puntualidad, la programación de las visitas y el acceso telefónico.[27]

Mejorar la comunicación entre el personal del consultorio es otra medida importante para reducir el riesgo de error. Por ejemplo, se podría crear un equipo interdisciplinario (es decir, personal médico y de enfermería, administrador del consultorio, recepcionista) mediante el uso de ciclos PHEA (planificar, hacer, estudiar, actuar)[27] para mejorar la gestión de los mensajes telefónicos, lo cual daría lugar a soluciones colaborativas y sostenibles. Las clínicas ambulatorias pueden beneficiarse de la implementación de reuniones y juntas diarias para mejorar la comunicación entre los miembros del equipo.[27]

SEGURIDAD Y CALIDAD EN LA ATENCIÓN PRIMARIA

Los MC tienen un papel crucial en el seguimiento y el tratamiento de los pacientes. Dada la creciente complejidad de la atención sanitaria, muchos usuarios reciben tratamiento de una gran diversidad de clínicos en muchos ámbitos e instalaciones diferentes. Se supone que el MC es el enlace entre todos estos profesionales. No obstante, los MC soportan una presión cada vez mayor para atender a más pacientes, maximizar la facturación, gestionar las transferencias de la atención y dar seguimiento a la calidad. La agenda en un consultorio ambulatorio está saturada: atender las preocupaciones y los problemas sanitarios de los pacientes, crear y actualizar una lista de problemas, coordinar la medicación, revisar las alergias, documentar los sistemas de revisión, completar un examen físico, solicitar las pruebas, prescribir nuevos fármacos, realizar derivaciones, organizar la logística de las pruebas, reservar tiempo para preguntas, y hacer todo esto centrándose en el paciente. La visita de atención primaria dura alrededor de 17-20 min de promedio y en ella se tratan seis temas.[28,29] Por desgracia, hay poco tiempo para hacer todo lo que sería necesario.

Existe una brecha entre la atención recomendada y la que realmente reciben los pacientes. Por ejemplo, en 2011, solo a entre el 58,4 % y el 65,4 % de los pacientes con diagnóstico de hipertensión se les realizó un control adecuado. La tasa de evaluación para el cáncer de mama varía entre el 50,4 % y el 70,5 %.[30] Otro análisis demostró que solo el 54,9 % de la población recibía la atención preventiva recomendada.[31] Los proyectos habituales de mejora de la calidad para pacientes ambulatorios con frecuencia incluyen atención preventiva y crónica. La Ambulatory Care Quality Alliance (AQA) se inició en 2004 como una colaboración entre la American Academy of Family Physicians (AAFP), el American College of Physicians (ACP), los America's Health Insurance Plans (AHIP), y la Agency for Healthcare Research and Quality (AHRQ) para mejorar la recopilación y la notificación de las medidas de calidad ambulatoria.

Se desarrolló un «paquete inicial» de 26 medidas para la atención ambulatoria que cubría el cribado del cáncer, la vacunación, el tabaquismo y su suspensión, la cardiopatía coronaria, la insuficiencia cardíaca, la diabetes, la depresión, el asma, la atención prenatal y el uso de antibióticos.[32] Este paquete inicial es un posible marco para consultorios que deseen empezar a reunir, analizar y mejorar las medidas de calidad ambulatoria.

La creación de los *Primary Care Medical Homes* (PCMH) es otro posible mecanismo para mejorar la calidad y la seguridad proporcionada a los pacientes. La *Agency for Healthcare Research and Quality (*AHRQ) define los PCMH como un «mecanismo para organizar la atención primaria y proporcionar una atención de alta calidad en toda la serie de necesidades sanitarias del individuo. Se centra en equipos de profesionales de atención sanitaria que proporcionan atención coordinada y accesible a un grupo identificable de pacientes».[33] El objetivo de los PCMH es crear una atención centrada en el paciente, integral, coordinada, accesible y comprometida con la calidad y la seguridad. Cada paciente tiene una relación continua con un médico personal. Los consultorios funcionan como un equipo para atender las necesidades del paciente, y ofrecerle una atención continua y el acceso a los servicios.[34] Una revisión sistemática mostró que los PCMH tienen un reducido efecto positivo en la experiencia del paciente y un efecto positivo de reducido a moderado en la atención preventiva.[33] Este concepto también se está expandiendo a los Patient Centered Medical Home Neighbors para los consultorios de especialidad y subespecialidad con el fin de mejorar la comunicación y la coadministración entre los MC y los especialistas.

CREACIÓN DE UN PROGRAMA DE SEGURIDAD Y CALIDAD AMBULATORIAS

Hasta la fecha, gran cantidad de programas de seguridad y calidad se han centrado en el ámbito hospitalario. No obstante, debido a la creciente importancia de los servicios de calidad y de los informes públicos, las clínicas ambulatorias están sometidas a una presión cada vez mayor para crear y mantener los programas de calidad y seguridad. El programa de incentivos de los registros sanitarios electrónicos (RSE) incluye medidas de calidad clínica sobre las cuales los consultorios tendrán que informar. Se ha cumplido con un conjunto básico de medidas recomendadas en adultos y en pediatría que se centra en los problemas sanitarios de mayor prioridad y en las buenas prácticas, y que incluye el control de la hipertensión, la evaluación del tabaquismo y su suspensión, y el estado de inmunización en la infancia.[35] Se ha requerido que muchos médicos lleven a cabo un proyecto de autoevaluación y mejora de la calidad para sus centros para poder conservar su certificación de la junta médica.

Muchos centros médicos pueden verse desbordados por los proyectos de mejora de la calidad y la declaración de datos. Históricamente, la seguridad y la mejora de la calidad han sido un componente relativamente pequeño en la formación médica, lo cual dificulta que los consultorios existentes creen un programa de seguridad y calidad que logre la implicación de todos aquellos involucrados en una atención médica segura. Como mínimo, los componentes de un programa de seguridad y mejora de la calidad ambulatoria deben incluir lo siguiente:

- Proporcionar formación al personal.
- Identificar las áreas clave de la mejora.
- Identificar y eliminar las barreras para la mejora.
- Crear un sistema de control de problemas de calidad y seguridad.
- Desarrollar objetivos específicos de seguridad y calidad que se revisen regularmente.
- Desarrollar sistemas de medición que evalúen la seguridad y la calidad de la atención.
- Asignar la responsabilidad y fomentar la transparencia del control de las mediciones.
- Apoyar una cultura justa y los informes de errores.
- Hacer partícipes a los pacientes.[36]

Hay múltiples marcos preexistentes para los programas de mejora de la calidad, y algunos de estos programas serán de ayuda en el análisis de datos. Muchas sociedades de especialización diferentes cuentan con programas de calidad con parámetros sugeridos. Las organizaciones nacionales han preestablecido sistemas de mediciones que pueden seguirse en función de la enfermedad, la especialidad y las poblaciones de pacientes. Estos recursos pueden ser beneficiosos para los consultorios que estén dando sus primeros pasos hacia la mejora de la calidad.

RESUMEN

Mejorar la seguridad del paciente y la calidad del ámbito ambulatorio es el siguiente paso imprescindible para el movimiento en pro de la calidad. A medida que una mayor proporción de la atención se transfiere al entorno ambulatorio, la cantidad potencial de daño aumenta. Crear una clasificación para definir los errores es el primer paso, seguido de la creación de una cultura de la seguridad y de sistemas de informes de errores para, finalmente, lograr la creación de soluciones sistemáticas de reducción de errores. Las áreas principales de interés incluyen la comunicación, la seguridad farmacológica, y los errores de diagnóstico, de laboratorio y administrativos. Aunque los procedimientos extraídos del ámbito hospitalario pueden ser útiles para mejorar la atención, estas herramientas deberán adaptarse al entorno ambulatorio. A pesar de todas las dificultades, algunas iniciativas de seguridad y calidad en el entorno ambulatorio pueden ser más factibles ya que los pacientes no presentan una enfermedad tan grave, lo cual les permite una mayor participación. Asimismo, la mayoría de las clínicas ambulatorias tendrán un personal más reducido, lo que puede facilitar la implementación y la comunicación de los cambios. En consecuencia, es posible que herramientas más sencillas o cambios en el sistema a menor escala tengan mayor impacto sin una gran inversión de tiempo o dinero, en comparación con el entorno hospitalario.[4] Los consultorios médicos deben sopesar su relación con los especialistas, los laboratorios, los hospitales y las organizaciones sanitarias locales para garantizar su disponibilidad de métodos para el seguimiento de los pacientes y la comunicación de los resultados.

PUNTOS CLAVE

- La seguridad y la calidad ambulatorias difieren de la atención hospitalaria en el gran volumen de pacientes, la atención longitudinal y la atención más dispersa.
- La amplia gama de entornos y profesionales sanitarios ambulatorios puede hacer que la seguridad y la calidad sean un reto.
- Los consultorios ambulatorios deben identificar maneras de estandarizar los sistemas, identificar los errores y mantener una cultura justa.
- Los fallos tienen su origen en errores de medicación, de diagnóstico, de laboratorio, de conocimientos clínicos, de comunicación y administrativos, entre otros.

RECURSOS EN LÍNEA

1. Herramientas para la seguridad del paciente en el consultorio ambulatorio: http://www.mgma.com/pppsahome/
2. Paquete de medidas iniciales recomendadas por la Ambulatory Care Quality Alliance: The Ambulatory Care Quality Alliance. Mayo de 2005. Agency for Healthcare Research and Quality, Rockville, MD: http://www.ahrq.gov/professionals/quality-patient-safety/quality-resources/tools/ambulatory-care/starter-set.html
3. Patient Centered Primary Care Collaborative: http://www.pcpcc.org/

BIBLIOGRAFÍA

1. *National Ambulatory Medical Care Survey: 2010 Summary Tables*. 2010 [cited 2013 8/18/13]. Available from: http://www.cdc.gov/nchs/data/ahcd/namcs_summary/2010_namcs_web_tables.pdf
2. Woods DM, Thomas EJ, Holl JL, et al. Ambulatory care adverse events and preventable adverse events leading to a hospital admission. *Qual Saf Health Care*. 2007;16(2):127–31.
3. Landon BE, Normand. *National Voluntary Consensus Standards for Ambulatory Care: Measurement Challenges in Small Group Settings*. Washington, DC: National Quality Foundation; 2006.
4. *Summary Data of Sentinel Events Reviewed by the Joint Commission*. 2012. Available from: http://www.jointcommission.org/assets/1/18/2004_4Q_2012_SE_Stats_Summary.pdf
5. The Joint Commission, Fry HM, eds. *A Patient Safety Handbook for Ambulatory Care Providers*. 1st ed. Oakbrook Terrace, IL: Joint Commission Resources; 2009.
6. Pace WD, Fernald DH, Harris DM, et al. Developing a taxonomy for coding ambulatory medical errors: a report from the ASIPS collaborative. In: Henriksen K, Battles JB, Marks ES, et al., eds. *Advances in Patient Safety: From Research to Implementation*. Rockville, MD: Agency for Healthcare Research and Quality; 2005.
7. Lorincz CY, Drazen E, Sokol PE, et al. *Research in Ambulatory Patient Safety 2000–2010: A 10-Year Review*. Chicago, IL: American Medical Association; 2011.
8. Aspden P, Wolcott J, Bootman JL, et al. *Preventing Medication Errors: Committee of Identifying and Preventing Medication Errors*. Washington, DC: Institute of Medicine; 2006.
9. Gurwitz JH, Field TS, Harrold LR, et al. Incidence and preventability of adverse drug events among older persons in the ambulatory setting. *JAMA*. 2003;289(9):1107–16.
10. Gleason KM, Brake H, Agramonte V, et al. *Medications at Transitions and Clinical Handoffs (MATCH) Toolkit for Medication Reconciliation. Prepared by the Island Peer Review Organization, Inc., under Contract No. HHSA2902009000 13C*. Rockville, MD: Agency for Healthcare Research and Quality; 2011.

11. Schnipper JL, Kirwin JL, Cotugno MC, et al. Role of pharmacist counseling in preventing adverse drug events after hospitalization. *Arch Intern Med.* 2006;166(5):565–71.

12. Fischer MA, Stedman MR, Lii J, et al. Primary medication non-adherence: analysis of 195,930 electronic prescriptions. *J Gen Intern Med.* 2010;25(4):284–90.

13. Davis TC, Federman AD, Bass PF III, et al. Improving patient understanding of prescription drug label instructions. *J Gen Intern Med.* 2009;24(1):57–62.

14. Gandhi TK, Weingart SN, Seger AC, et al. Outpatient prescribing errors and the impact of computerized prescribing. *J Gen Intern Med.* 2005;20(9):837–41.

15. Kaushal R, Kern LM, Barrón Y, et al. Electronic prescribing improves medication safety in community-based office practices. *J Gen Intern Med.* 2010;25(6):530–6.

16. Gandhi TK, Kachalia A, Thomas EJ, et al. Missed and delayed diagnoses in the ambulatory setting: a study of closed malpractice claims. *Ann Intern Med.* 2006;145(7):488–96.

17. Singh H, Weingart SN. Diagnostic errors in ambulatory care: dimensions and preventive strategies. *Adv Health Sci Educ Theory Pract.* 2009;14(Suppl 1):57–61.

18. Smith PC, Araya-Guerra R, Bublitz C, et al. Missing clinical information during primary care visits. *JAMA.* 2005;293(5):565–71.

19. Poon EG, Gandhi TK, Sequist TD, et al. "I wish I had seen this test result earlier!": Dissatisfaction with test result management systems in primary care. *Arch Intern Med.* 2004;164(20):2223–8.

20. Gandhi TK, Sittig DF, Franklin M, et al. Communication breakdown in the outpatient referral process. *J Gen Intern Med.* 2000;15(9):626–31.

21. Hickner JM, Fernald DH, Harris DM, et al. Issues and initiatives in the testing process in primary care physician offices. *Jt Comm J Qual Patient Saf.* 2005;31(2):81–9.

22. Poon EG, Wang SJ, Gandhi TK, et al. Design and implementation of a comprehensive outpatient Results Manager. *J Biomed Inform.* 2003;36(1–2):80–91.

23. Smith ML, Raab SS, Fernald DH, et al. Evaluating the connections between primary care practice and clinical laboratory testing: a review of the literature and call for laboratory involvement in the solutions. *Arch Pathol Lab Med.* 2013;137(1):120–5.

24. Wahls TL, Cram PM. The frequency of missed test results and associated treatment delays in a highly computerized health system. *BMC Fam Pract.* 2007;8:32.

25. Dovey SM, Meyers DS, Phillips RL, et al. A preliminary taxonomy of medical errors in family practice. *Qual Saf Health Care.* 2002;11(3):233–8.

26. Dovey SM, Phillips RI, Green LA, et al. Family physicians' solutions to common medical errors. *Am Fam Physician.* 2003;67(6):1168.

27. Webster JS, King HB, Toomey LM, et al. Understanding quality and safety problems in the ambulatory environment: seeking improvement with promising teamwork tools and strategies. In: Henriksen K, Battles JB, Keyes MA, et al., eds. *Advances in Patient Safety: New Directions and Alternative Approaches.* Vol. 3: Performance and Tools. Rockville, MD: Agency for Healthcare Research and Quality (US); 2008:1–15.

28. Tai-Seale M, McGuire TG, Zhang W. Time allocation in primary care office visits. *Health Serv Res.* 2007;42(5):1871–94.

29. Chen LM, Farwell WR, Jha AK. Primary care visit duration and quality: does good care take longer? *Arch Intern Med.* 2009;169(20):1866–72.

30. *Focus on Obesity and on Medicare Plan Improvement; The State of Health Care Quality 2012.* National Committee for Quality Assurance; 2012:1–230.

31. McGlynn EA, Asch SM, Adams J, et al. The quality of health care delivered to adults in the United States. *N Engl J Med.* 2003;348(26):2635–45.

32. Ambulatory Care Quality Alliance. *Ambulatory Care Quality Alliance Recommended Starter Set.* Available from: http://www.ahrq.gov/professionals/quality-patient-safety/quality-resources/tools/ambulatory-care/starter-set.html

33. Jackson GL, Powers BJ, Chatterjee R, et al. The patient-centered medical home a systematic review. *Ann Intern Med.* 2013;158(3):169–78.

34. *Patient-Centered Primary Care Collaborative.* Available from: http://www.pcpcc.org/

35. 2014 Clinical Quality Measures. Available from: https://www.cms.gov/Regulations-and-Guidance/Legislation/EHRIncentivePrograms/2014_ClinicalQualityMeasures.html. Accessed 12/14/15.

36. Guinane C, Davis N. *Improving Quality in Outpatient Services.* Boca Raton, FL: CRC Press; 2011.

27

Aspectos de la seguridad del paciente específicos para psiquiatría

Anne L. Glowinski

VIÑETA CLÍNICA

El Sr. L es un hombre caucásico de 22 años de edad residente en una institución. Sus cuidadores le ayudan diariamente debido a deficiencias funcionales secundarias a su discapacidad intelectual. Se presenta en el servicio de urgencias (SU) tras dos días de cambios agudos en su estado de ánimo y su conducta. Come y duerme mal y se muestra anormalmente irritable «por momentos». El Sr. L sufre epilepsia generalizada de larga duración. No se han observado convulsiones desde que inició tratamiento con topiramato, hace 10 días. Mientras se encuentra en el SU, el Sr. L alterna estados de calma y de agitación. Un breve examen no aporta ninguna información. Su frecuencia cardíaca fluctúa entre 75 y 135. Se consulta a psiquiatría respecto a los «cambios en el estado mental». El psiquiatra consultado indica «delirio» como posible diagnóstico y recomienda identificar y corregir la causa subyacente del delirio para evitar el empeoramiento del curso clínico. En particular, aconseja hablar con el neurólogo del Sr. L ese mismo día sobre el tratamiento de la epilepsia, ya que el topiramato tiene efectos deliriógenos. Tras permanecer 2 h en calma, se le da el alta al paciente con un diagnóstico de «descartar el trastorno psiquiátrico» y la recomendación de concertar el seguimiento con su neurólogo. El Sr. L regresa al SU unas horas más tarde, porque volvió a mostrarse agitado y golpeó con una silla en la cabeza a otro de los residentes de la institución.

- ¿Cuáles son los pasos básicos para diagnosticar y tratar el delirio?
- ¿Qué podría haber evitado las lesiones graves en la otra persona?

INTRODUCCIÓN

La interconexión entre la psiquiatría y la medicina en un hospital general ofrece oportunidades significativas para lograr un impacto positivo y mejorar la calidad y la seguridad de la atención de los pacientes. Esto se debe a que los trastornos psiquiátricos y de conducta, con o sin otras comorbilidades, son ubicuos en todos los entornos de atención sanitaria.[1-3]

Los estudios epidemiológicos a gran escala, como la *National Comorbidity Survey Replication*, han demostrado que aún es improbable que muchas de las personas con problemas de salud mental, incluidos los trastornos graves y crónicos, reciban alguna vez tratamiento para tales problemas.[4] Por tanto, será habitual que el paciente con síntomas psiquiátricos en ámbitos médicos agudos no haya sido previa o longitudinalmente evaluado por un experto en salud mental. Es más, el paciente estará bajo la atención de personal médico con una escasez relativa de conocimientos o experiencia en la identificación y tratamiento de los síndromes psiquiátricos. Este paciente correrá el riesgo de sufrir daño, tanto debido a una atención subóptima de sus trastornos psiquiátricos por la inexperiencia del médico, como por un peor tratamiento de los problemas médicos que se presentan en el contexto de los síntomas comórbidos psiquiátricos o conductuales. ¿Cuán peligroso es esto último para los pacientes? Es muy grave, como lo ilustran diversos estudios que documentan que, cuando se comparan con otros pacientes, aquellos con trastornos psiquiátricos presentan resultados notablemente peores en sus problemas médicos.[5]

No obstante, los trastornos psiquiátricos todavía reciben poca atención en la formación médica, incluso en la residencia para especialidades clínicas donde la contribución psiquiátrica a la morbimortalidad del paciente siempre está presente. Por ejemplo, en 2014, un residente de pediatría debía rotar dos meses en la unidad de cuidados intensivos neonatales y dos meses en la unidad de cuidados intensivos pediátricos (de acuerdo con las directrices del Accreditation Council for Graduate Medical Education [ACGME]), pero no se requería hacer la rotación por el departamento de psiquiatría de niños y adolescentes.[6] Este es solo un ejemplo de un currículo de educación que choca con la realidad, ya que el suicidio es, sistemáticamente, la segunda o tercera causa principal de muerte pediátrica entre los jóvenes de 10 a 18 años y, en 2012, los Centers for Disease Control and Prevention de EE.UU. informaron de una incidencia del 16% de ideación suicida grave entre los estudiantes de bachillerato.[7]

Abordar de manera pragmática la deficiencia en conocimientos en estos ámbitos en los que los pacientes con trastornos psiquiátricos se presentan de forma habitual y normativa es una tarea fundamental para cualquier grupo, proyecto, organización o institución que lleve a cabo iniciativas para mejorar la seguridad de los pacientes y la calidad de la atención médica.

DELIRIO

El sello clásico del delirio (que en ocasiones se denomina también *estado de confusión aguda* fuera del ámbito psiquiátrico) es un trastorno de la conciencia (esto es, reducción de la concentración, su mantenimiento o control) que, de manera característica, dura períodos breves (p. ej., horas o días). Se determina por un curso fluctuante (es decir, trastornos que alternan con períodos de niveles de conciencia normales o menos anómalos). En la tabla 27-1 se detallan los criterios de diagnóstico del delirio que presenta el *Manual diagnóstico y estadístico de los trastornos mentales,* 5.ª ed. (DSM-5).[8] Hay síntomas emocionales asociados que no se consideran criterios centrales y que provoca confusión a la mayoría de los clínicos, como la tendencia al llanto, expresiones de tristeza, decaimiento, depresión o cualquier cambio en el estado de ánimo del paciente o que afecte a su estado usual. De forma notable, la alteración en el nivel de conciencia se puede presentar como agitación o confusión silenciosa, y es muy probable que esta última pase desapercibida en planta o en las unidades de cuidados intensivos (UCI).

TABLA 27-1	*Manual diagnóstico y estadístico de los trastornos mentales,* 5.ª ed.: criterios del delirio

1. Alteraciones de la atención (p. ej., disminución de la capacidad para dirigir, focalizar, mantener y cambiar el foco de atención) y la orientación hacia el entorno.
2. Los trastornos se desarrollan en un período breve (por lo general, de horas a unos cuantos días) y representan un cambio agudo respecto a la situación basal que no es atribuible únicamente a otro trastorno neurocognitivo y cuya gravedad tiende a fluctuar durante el curso del día.
3. Un cambio en un dominio cognitivo adicional, como déficit de memoria, desorientación, alteraciones del lenguaje o trastornos perceptivos que no se explican por otro problema neurocognitivo preexistente, establecido y en evolución.
4. Las alteraciones en los números 1 y 3 no deben producirse en el contexto de un estado grave de conciencia reducida como el coma.

Es fundamental que los equipos médicos y de enfermería entiendan que el delirio no está, por lo general, lo suficientemente reconocido a pesar de ser muy común en el ámbito hospitalario. Este es, en especial, el caso de los pacientes de UCI y de personas mayores de 65 años, en los cuales se estima que las tasas de delirio van del 50 % al 70 %.[9] Una mejor identificación y un tratamiento más sistemático del delirio podrían mejorar potencialmente la morbimortalidad hospitalaria y poshospitalaria sin importar el género, la edad o la raza. El delirio también comporta de manera notoria mayores costes en la atención sanitaria, lo que quizá también podría moderarse.[10]

El delirio comprende un conjunto de síntomas conductuales, emocionales y cognitivos que, irónicamente, los psiquiatras suelen considerar «médicos» y otros profesionales médicos los consideran «psiquiátricos». Esta malinterpretación común incrementa el riesgo, por parte de todos, de proporcionar un tratamiento inadecuado en los pacientes delirantes. El delirio es: *i)* un síndrome grave, con morbimortalidad elevada; *ii)* no es producto directo de trastornos psiquiátricos primarios, y *iii)* es inespecífico, similar a la fiebre. El delirio requiere un examen médico y un tratamiento urgentes y no psiquiátricos debido a sus resultados adversos. Es habitual que se solicite que los psiquiatras evalúen a los pacientes delirantes con agitación o alucinaciones, ya sea porque se piense que padecen trastornos psiquiátricos primarios o porque necesitan un tratamiento sintomático.

La fisiopatología del delirio es compleja y multifactorial; la exploración de las teorías modernas de causalidad excede el alcance de este capítulo. Es común que esta se resuma y se recuerde con la siniestra regla mnemotécnica «I WATCH DEATH» («OBSERVO LA MUERTE», v. tabla 27-2), un impactante recordatorio de la grave naturaleza del delirio y también una guía rápida de un examen exhaustivo para identificar, corregir o mitigar los problemas subyacentes.

La incapacidad para reconocer el delirio incrementa aún más el riesgo de los pacientes. Los resultados adversos incluyen terror o incomodidad, caídas prevenibles, lesiones a sí mismos o a otros y empeoramiento de los trastornos médicos. Una herramienta útil para

TABLA 27-2	**«I WATCH DEATH»: regla mnemotécnica de uso común para recordar las categorías de factores de riesgo del delirio**
I	**I**nfección (en el sistema nervioso central [SNC] o en otro sitio)
W	***W**ithdrawal* (abstinencia de alcohol, benzodiazepinas u otros sedantes)
A	Metabólico **A**gudo (desequilibrio electrolítico, acidemia, alcalosis, hepático o renal)
T	**T**raumatismo (cerebral, cirugía, quemaduras, hiper o hipotermia)
C	SN**C** (tumor, hematoma, ictal o postictal, encefalitis, vasculitis)
H	**H**ipoxia (insuficiencia respiratoria o cardíaca, anemia, hipotensión, envenenamiento por monóxido de carbono)
D	**D**eficiencias: de vitaminas
E	**E**ndocrinopatías (cortisol, glucosa, tiroides, paratiroides)
A	Vascular **A**gudo (accidente cerebrovascular, shock, arritmia, hipertensión)
T	**T**oxinas (pesticidas, disolventes, fármacos legales o ilegales con acción sobre SNC, vitaminas, multitud de fármacos)
H	***H**eavy metals* (metales pesados)

(Adaptado de: Bienvenu OJ, Neufeld K, Needham DM. Treatment of four psychiatric emergencies in the intensive care unit. *Crit Care Med.* 2012;40:2662-70.)

TABLA 27-3 Método de evaluación de la confusión

Inicio agudo

1. ¿Hay evidencias de un cambio agudo en el estado mental respecto a la situación basal del paciente?

Falta de atención

2. A. ¿El paciente tuvo dificultad para centrar su atención, es decir, se distraía con facilidad o le era difícil seguir lo que se decía?

   No estuvo presente en ningún momento de la entrevista/Presente en algún momento de la entrevista, pero de forma leve/Presente en algún momento de la entrevista, de manera marcada/Incierto

   (Si el inciso 2 está presente o es anómalo, continuar con la evaluación de falta de atención, de lo contrario pasar al punto 3.)

   B. ¿Esta conducta fluctuó durante la entrevista, es decir, tuvo tendencia a ir y venir, o aumentó y disminuyó la gravedad?

   Sí/No/Incierto/No aplicable

   C. Por favor, describa esta conducta: _____

Pensamiento desorganizado

3. ¿El pensamiento del paciente era desorganizado o incoherente, como divagaciones o conversación irrelevante, un flujo de ideas confuso o ilógico o un cambio impredecible de un tema a otro?

   Sí/No/Incierto/No aplicable

Nivel alterado de conciencia

4. En general, ¿cómo calificaría el nivel de conciencia de este paciente?

   Alerta (normal)/Vigilante (p. ej., hiperalerta, en extremo sensible a los estímulos ambientales, se sobresalta con mucha facilidad)/Letárgico (p. ej., somnoliento, se despierta con facilidad)/Estupor (dificultad para despertarlo)/Coma (imposible de despertar)/Incierto

Desorientación

5. ¿El paciente se desorientó en algún momento durante la entrevista, es decir, pensó que estaba en otro lugar que no era el hospital, usó la cama equivocada o juzgó erróneamente la fecha o la hora del día?

   Sí/No/Incierto/No aplicable

Deficiencias de la memoria

6. ¿El paciente mostró algún problema de memoria durante la entrevista, como incapacidad para recordar eventos en el hospital o dificultad para recordar instrucciones?

   Sí/No/Incierto/No aplicable

Trastornos de percepción

7. ¿El paciente manifestó alguna evidencia de trastornos en la percepción, es decir, alucinaciones, ilusiones o malinterpretaciones (como pensar que algo se movía cuando no era así)

   Sí/No/Incierto/No aplicable

(Continúa.)

TABLA 27-3	Método de evaluación de la confusión *(cont.)*

Actividad psicomotora

8. A. Agitación

En algún momento de la entrevista, ¿el paciente tuvo algún grado excepcional-mente alto de actividad motora, como inquietud, sujeción de la ropa de cama, tamborileo de dedos o cambios repentinos y frecuentes de posición?

Sí/No/Incierto/No aplicable

B. Retardo

En algún momento de la entrevista, ¿el paciente tuvo un grado excepcional-mente bajo de actividad motora, como lentitud extrema, mirar al vacío, perma-necer en una posición durante mucho tiempo o moverse muy despacio?

Sí/No/Incierto/No aplicable

Alteración del ciclo de sueño y vigilia

9. ¿El paciente manifestó alteraciones en el ciclo de sueño-vigilia, como somnolencia excesiva durante el día e insomnio por la noche?

Diagnóstico de delirio mediante el método de evaluación de la confusión (los incisos 10 y 11 deben ser verdaderos)

10. Hay un inicio agudo de cambio en el estado mental, además de falta de atención y un curso fluctuante

11. Pensamiento desorganizado o un nivel alterado de conciencia

(Adaptado de: Inouye SK, van Dyck CH, Alessi CA, et al. Clarifying confusion: the confusion assessment method. A new method for detection of delirium. *Ann Intern Med.* 1990; 113(12):941-8.)

evaluar de modo metódico el delirio es el método de evaluación de la confusión (CAM, por sus siglas en inglés) (v. tabla 27-3).[10] El CAM es mejor que la perspicacia clínica, ya que, con frecuencia, el equipo médico estará convencido de encontrarse ante un paciente con trastorno mental en vez de uno con problemas médicos. El método ha sido mejor validado que otros instrumentos existentes.[11,12] Los pasos que se deben seguir en el manejo del delirio se esbozan en la figura 27-1. Es importante señalar que el delirio puede ser hipo o hiperactivo y también multifactorial. Además, la recuperación es progresiva y lenta, incluso tras la corrección de los agentes desencadenantes. La morbilidad puede deberse a problemas subyacentes sin corregir, o a la prevalencia de conductas erráticas en los pacientes delirantes.

AGRESIÓN

La agresión por parte de los pacientes o los visitantes en el entorno de la atención sanitaria es un fenómeno común y potencialmente peligroso. Con frecuencia va dirigido al perso-nal de enfermería y también al equipo médico y otros profesionales. La agresión en los hospitales generales y en otras instituciones no solo proviene de pacientes o visitantes con trastornos psiquiátricos. No obstante, varios problemas psiquiátricos, de conducta y de personalidad, predisponen a la agresión en los entornos estresantes de atención crítica. El coste de la agresión, o de las amenazas, es elevado debido al absentismo laboral y al estrés en el trabajo del personal.

Primero cabe señalar que: *i)* la investigación sobre el alcance del problema de la agresión en el ámbito de la atención sanitaria está más avanzada que los estudios sobre su prevención y manejo, y *ii)* la investigación hasta ahora suele agrupar actos agresivos cualitativamente distintos, que van desde el ataque verbal hasta la agresión. Gracias a una revisión sistemática reciente, se sabe que: *i)* de los factores de riesgo conocidos de agresión, ninguno es tan

A. TRATAMIENTO DEL DELIRIO

Paso 1. Tratar la agitación: haloperidol vía oral (v.o.) o intravenosa (i.v.) *(si es intratable, considerar dexmedetomidina para pacientes con ventilación)*

Paso 2. Usar sedantes con mucha precaución y minimizar anticolinérgicos

Paso 3. Tratar cualquier dolor que implique un riesgo de mayor alteración del sueño

Paso 4. Intentar normalizar el ciclo de sueño-vigilia

Paso 5. Si es apropiado, considerar la terapia física y ocupacional

Paso 6. Reducir de forma activa la privación sensorial y la desorientación

B. TRATAMIENTO DEL SÍNDROME NEUROLÉPTICO MALIGNO

Paso 1. Suspender todos los bloqueantes dopaminérgicos

Paso 2. (Solo en casos leves) considerar benzodiazepinas i.v., en particular, en presencia de síntomas catatónicos

Paso 3. Proporcionar tratamiento paliativo, incluidos hidratación, monitorización de anomalías de electrolitos, refrigeración externa para hipertermia grave, y control y tratamiento de cualquier complicación cardiopulmonar, renal o hematológica

Paso 4. Considerar fármacos dopaminérgicos como bromocriptina y amantadina

Paso 5. Considerar dantroleno (excepto si el paciente recibe bloqueantes de canales de calcio)

Paso 6. Considerar la terapia electroconvulsiva (TEC) tras 2 días sin respuesta al tratamiento farmacológico

C. TRATAMIENTO DEL SÍNDROME SEROTONINÉRGICO

Paso 1. Suspender los fármacos serotoninérgicos

Paso 2. Proporcionar tratamiento paliativo que incluya hidratación i.v., control de hipertermia, estabilización de signos vitales, y evitar los β-bloqueantes, ya que incrementan el riesgo de hipotensión en pacientes con inestabilidad del sistema nervioso autónomo

Paso 3. Tratar la agitación y evitar las restricciones, las cuales pueden empeorar la acidosis e hipertermia

Paso 4. Considerar antagonistas serotoninérgicos 2A, evitar bromocriptina y dantroleno

Paso 5. Controlar la inestabilidad autónoma, evitar la dopamina que puede precipitar una respuesta hemodinámica exagerada

Figura 27-1. Pasos clave en el tratamiento del delirio, del síndrome neuroléptico maligno y del síndrome serotoninérgico. (Adaptado de: Bienvenu OJ, Neufeld K, Needham DM. Treatment of four psychiatric emergencies in the intensive care unit. *Crit Care Med.* 2012;40:2662-70.)

predictivo como un historial de agresión; *ii)* la formación del personal parece ser fundamental para la prevención y el manejo de la agresión, en parte porque favorece un mejor funcionamiento del equipo; *iii)* las restricciones químicas se emplean ampliamente con eficacia en ciertos agentes o combinación de estos en pacientes con agresión relacionada con la psicosis, y *iv)* las restricciones mecánicas, si se aplican de modo apropiado, con cuidado y mesura, pueden ser útiles y relativamente seguras en el manejo de la agresión.[13,14] Respecto a la prevención y el manejo de la agresión, debido a la escasez de ensayos clínicos aleatorizados, en la actualidad la evidencia es solo preliminar. Gran parte de la investigación sobre la agresión proviene de medios psiquiátricos intrahospitalarios, lo cual no se extrapola bien a otros ámbitos dadas las diferencias sistemáticas entre sus poblaciones de pacientes y personal. Los hallazgos de la investigación en los entornos no psiquiátricos han documentado bien la falta endémica de preparación de muchos profesionales sanitarios para prevenir o manejar la agresión. En particular, no hay algoritmos de prevención aplicables a todos los ámbitos de la atención sanitaria, dada su gran divergencia en variables clave (p. ej., tipo de pacientes o visitantes, variables espaciales, las comunidades que atienden, los sistemas o los recursos *in situ*) de manera que el establecimiento de equipos multidisciplinarios es muy recomendable cuando un hospital o una unidad da prioridad a las iniciativas de mejora de la calidad en este dominio. Sin embargo, se debe poner énfasis en una recomendación: las armas de fuego o de otro tipo en un hospital, incluidas las que porta el personal de seguridad o la policía, incrementan de manera significativa el riesgo de lesiones muy graves por agresión a los pacientes y a otros.[15]

El uso de restricciones químicas depende en gran medida del entorno, lo cual suele establecer si puede usarse o no con seguridad un fármaco como midazolam. De igual manera, cada situación clínica determinará si es factible utilizar un fármaco oral o si es preferible uno con un inicio de acción menos rápido, como un antipsicótico atípico, o uno de acción relativamente más rápida, como haloperidol o lorazepam. Es fundamental conocer las recomendaciones de dosificación, los posibles efectos secundarios y las interacciones de los fármacos más estudiados empleados para mitigar la agresión (p. ej., droperidol, haloperidol, midazolam, lorazepam). El uso de restricciones mecánicas también está muy extendido, sobre todo en los servicios de urgencia (SU) y en las unidades de cuidados intensivos (UCI) y, cuando se utilizan de manera apropiada y ética, pueden tener un papel importante. Un estudio prospectivo de un año de duración sobre el uso de las restricciones mecánicas, con o sin restricciones químicas adyuvantes, en un SU muy activo y céntrico de una ciudad estadounidense, indicó una tasa del 7 % de complicaciones, en su mayoría de poca importancia. Gran parte de estas se derivaban de que los pacientes se liberaban de las restricciones, aunque hubo pocas autolesiones o daño a otras personas.[16] Cabe señalar que esta tasa baja de complicaciones se dio en el contexto del uso consciente (es decir, con el uso de listas de verificación, monitorización de los pacientes y control del tiempo pasado bajo restricción).

Los expertos señalan la prevención de la agresión en el ámbito de la atención sanitaria como un área apropiada para una mayor investigación de la mejora de la calidad. Por ejemplo, la armonía del personal puede ser más eficaz para prevenir la agresión en estos entornos que una demostración de fuerza por parte de un miembro del personal masculino que intimide con su físico.[13]

SUICIDIO

La Joint Commission define el suicidio como un evento centinela, con el objetivo establecido de cero suicidios en el ámbito de la atención sanitaria. El suicidio dentro y fuera de los hospitales es un problema acuciante: ahora se conocen bien muchos factores de riesgo de suicidio, pero este conocimiento no ha resultado exitoso en la prevención de la población. La *National Strategy for Suicide Prevention* (estrategia nacional para la prevención del suicidio) de 2012 fue en extremo ambiciosa.[17] Este plan reconoce que es necesaria una estrategia que agrupe muchas redes de prevención e intervención, que sean acumulativamente muy sensibles a los factores de riesgo principales, para combatir este enorme problema de salud pública. Este plan también establece de modo explícito que la batalla para la prevención del suicidio solo puede ganarse si se transcienden los límites del tratamiento psiquiátrico: el suicidio necesita soluciones interdisciplinarias.

¿Qué hay del suicidio en el ámbito de la atención sanitaria? A pesar de que se define como un evento centinela, la carga global del suicidio en los entornos médicos aún se desconoce.[18] Hay cierto solapamiento entre los factores de riesgo de suicidio para pacientes psiquiátricos internos y para los pacientes ingresados en hospitales generales, como el género masculino, antecedentes de intento de suicidio —incluido un intento que llevara al ingreso por prescripción médica—, falta de apoyo social o familiar, y depresión. Algunos factores son exclusivos de los pacientes hospitalizados, como ser de mediana edad, ajustarse mal a la enfermedad médica catastrófica o crónica, y delirio agitado que provoque estados de ánimo y conductas erráticas.[19] La prevención del suicidio de estos pacientes requiere métodos multidisciplinarios, incluida la evaluación del entorno, la valoración de la salud mental de los pacientes internos, el tratamiento de la enfermedad psiquiátrica, la formación del personal y el establecimiento de políticas para el control de los riesgos de suicidio.[19] Los informes del éxito tras la atención sistemática de la depresión han sido impresionantes; el Henry Ford Health System observó una reducción del 75% en la tasa de suicidio de los pacientes después de la implementación del «programa perfecto para la atención de la depresión».[20] Se ha demostrado que la formación orientada a la evaluación del riesgo de suicidio (ERS) es viable y puede incrementar la confianza del personal médico no psiquiátrico, pero el despliegue sistemático de ERS (más allá de la atención de la depresión) en muchos entornos hospitalarios podría ser prematuro.[21,22] Se requieren más estudios para comprender la manera de implementar las herramientas de ERS en distintos ámbitos de la atención sanitaria y con poblaciones de pacientes diferentes.

URGENCIAS PSIQUIÁTRICAS RELACIONADAS CON FÁRMACOS

Los equipos médicos de SU y hospitales generales están bastante familiarizados con algunas urgencias psiquiátricas relacionadas con fármacos, como intentos de suicidio y sobredosis equivocada. Algunos hospitales generales emplean equipos especializados en el tratamiento de sobredosis. Estos equipos pueden incluir expertos en toxicología, cuidados intensivos, salud mental o drogadicciones. En particular, las sobredosis de opiáceos de prescripción se han vuelto epidémicas. Cerca de 2 millones de personas en EE.UU. son dependientes o adictos a los opioides, y las muertes debidas a analgésicos de prescripción se han cuadruplicado desde 1999.[23] El examen, control y mejora de las prácticas de prescripción médica, las cuales contribuyen a estas muertes parcialmente iatrogénicas, podrían facilitarse en gran medida mediante registros estatales de prescripción o programas de control de fármacos, ya disponibles en muchos países.

Dos síndromes merecen un análisis más detallado: el síndrome neuroléptico maligno (SNM), que se presenta en pacientes que toman antagonistas de dopamina, como antipsicóticos típicos o atípicos u otros bloqueantes de dopamina, y el síndrome serotoninérgico (SS), que se produce en pacientes bajo tratamiento con fármacos serotoninérgicos, como los inhibidores selectivos de la recaptación de serotonina (ISRS) o inhibidores de la recaptación de serotonina y noradrenalina (IRSN). Estos síndromes son importantes porque son muy letales si no se identifican o se tratan de manera incorrecta y, en cambio, tienen un pronóstico relativamente bueno si se tratan bien y a tiempo. El SNM tiene un inicio agudo variable de unos tres días, mientras que el SS tiende a ser aún más agudo, con un inicio de alrededor de 12 h. Como se señala en una revisión por Bienvenu *et al.*,[12] SNM y SS comparten características idénticas de inestabilidad autónoma grave con hipertensión, taquicardia, taquipnea e hipertermia, hipersalivación grave y diaforesis. Ambos tienen en común estados mentales con alteración variable y manifestaciones musculares anómalas; es típico que los pacientes de SNM presenten rigidez en «tubo de plomo», a diferencia de los pacientes de SS que, por lo general, muestran hipertonía, sobre todo en las extremidades inferiores. Los dos síndromes se distinguen por hiporreflexia, pupilas normales, ruidos intestinales normales o reducidos en el SNM, e hiperreflexia o clono, pupilas dilatadas y ruidos intestinales hiperactivos en el SS. Es vital no confundir ambos síndromes cuando, a pesar de no disponer aún de los resultados toxicológicos, hay que iniciar el tratamiento. La bromocriptina o el dantroleno, que ayudan a tratar el SNM, pueden exacerbar los síntomas o ser letales en pacientes de SS. Los criterios de toxicidad serotoninérgica de Hunter deben usarse para el diagnóstico de SS en pacientes bajo un fármaco serotoninérgico con clono espontáneo o inducible, agitación, diaforesis, temblor, hiperreflexia, temperatura elevada (> 38 °C) e hipertonicidad/rigidez; los criterios tienen una sensibilidad y especificidad excelentes en comparación con el diagnóstico efectuado por un toxicólogo experto.[24] La figura 27-1 ilustra los pasos clave en el tratamiento del SNM y SS.

CONCLUSIÓN

Un trasfondo importante, no desarrollado en este capítulo, es que se recomienda encarecidamente abogar por un mejor acceso a la atención psiquiátrica. Las colaboraciones interdisciplinarias óptimas para mejorar la atención psiquiátrica de los pacientes en todos los ámbitos se beneficiarían en extremo del desarrollo de los indicadores de calidad en salud mental en el campo psiquiátrico. En la actualidad, no se usan estos indicadores de manera habitual para evaluar los servicios psiquiátricos o de salud mental. Los profesionales de la atención sanitaria deben estar preparados para encontrarse frente a pacientes con síntomas psiquiátricos y ser capaces de iniciar su tratamiento. Para algunos trastornos como delirio, agresión y el tratamiento de los efectos adversos de fármacos psiquiátricos, la evidencia empírica sugiere que la atención al paciente y su seguridad mejorarían si la conciencia, el conocimiento, la experiencia y los algoritmos específicos se divulgasen más allá de los círculos psiquiátricos.

PUNTOS CLAVE

- El delirio es un problema médico grave, que suele confundirse con trastornos primarios psicóticos o del ánimo. Se asocia a morbimortalidad elevada y a altos costes de atención sanitaria.
- Es muy recomendable usar el método de evaluación de la confusión para diagnosticar delirio, en especial para personal médico no psiquiatra.
- La formación del personal es fundamental para prevenir y tratar la agresión en el ámbito de la atención sanitaria.
- La *National Strategy for Suicide Prevention* de 2012 aboga por la divulgación de las iniciativas y los conocimientos para prevenir el suicidio más allá de la salud mental.
- Los sistemas médicos que han implementado de manera integral mejores redes para la identificación de la depresión, su tratamiento y atención, han reducido con éxito el número de suicidios entre los pacientes.
- Es necesario desarrollar paradigmas de formación y modelos de colaboración para mejorar la seguridad de los pacientes respecto a los problemas psiquiátricos.

RECURSOS EN LÍNEA

1. AFSP: American Foundation for Suicide Prevention: http://www.afsp.org/
2. AVERT: sistema electrónico de evaluación del riesgo de suicidio: https://www.ert.com/suicide-risk/avert/
3. Center for Aggression Management: http://www.aggressionmanagement.com/

BIBLIOGRAFÍA

1. Ramsawh HJ, Chavira DA, Stein MB. Burden of anxiety disorders in pediatric medical settings. *Arch Pediatr Adolesc Med.* 2010;164:965–72.
2. Mehnert A, Koch U, Schulz H, et al. Prevalence of mental disorders, psychosocial distress and need for psychosocial support in cancer patients – study protocol of an epidemiological multi-center study. *BMC Psychiatry.* 2012;12:70–9.
3. Wu LT, Swartz MS, Wu Z, et al. Alcohol and drug use disorders among adults in emergency department settings in the United States. *Ann Emerg Med.* 2012;60:172–80.
4. Kessler RC, Merikangas KR, Wang PS. Prevalence, comorbidity and service utilization for mood disorders in the United States at the beginning of the twenty-first century. *Annu Rev Clin Psychol.* 2007;3:137–58.

5. Lawrence D, Hancock KJ, Kisely S. The gap in life expectancy from preventable physical illness in psychiatric patients in Western Australia: retrospective analysis of population based registers. *BMJ*. 2013;346:f2539.
6. Accreditation Council for Graduate Medical Education (ACGME) training requirements in Pediatrics. Available at: http://www.acgme.org/acgmeweb/Portals/0/PFAssets/2013-PR-FAQ-PIF/320_pediatrics_07012013.pdf. Cited August 7, 2013.
7. Center for Diseases Control (CDC) suicide briefs. Available at: http://www.cdc.gov/ViolencePrevention/suicide/youth_suicide.html. Cited December 22, 2015.
8. American Psychiatric Association. *Diagnostic and Statistical Manual of Mental Disorders*. 5th ed. Arlington, VA: American Psychiatric Publishing; 2013.
9. Khan BA, Zawahiri M, Campbell NL, et al. Delirium in hospitalized patients: implications of current evidence on clinical practice and future avenues for research – a systematic evidence review. *J Hosp Med*. 2012;7:580–9.
10. Inouye SK, van Dyck CH, Alessi CA, et al. Clarifying confusion: the confusion assessment method. A new method for detection of delirium. *Ann Intern Med*. 1990;113(12):941–8.
11. Wei LA, Fearing MA, Eliezer J, et al. The confusion assessment method (CAM): a systematic review of current usage. *J Am Geriatr Soc*. 2008;56(5):823–30.
12. Bienvenu OJ, Neufeld K, Needham DM. Treatment of four psychiatric emergencies in the intensive care unit. *Crit Care Med*. 2012;40:2662–70.
13. Kynoch K, Wu CJ, Chang AM. Interventions for preventing and managing aggressive patients admitted to an acute hospital setting: a systematic review. *Worldviews Evid Based Nurs*. 2011;8(2):76–86.
14. Hahn S, Muller M, Hantikainen V, et al. Risk factors associated with patient and visitor violence in general hospitals: results of a multiple regression analysis. *Int J Nurs Stud*. 2013;50:374–85.
15. Kelen GD, Catlett CL, Kubit JG, et al. Hospital-based shootings in the United States: 2000 to 2011. *Ann Emerg Med*. 2012;60:790–8.
16. Zun LS. A prospective study of the complication rate of use of patient restraint in the emergency department. *J Emerg Med*. 2003;24:119–24.
17. US DHSS—Department of Health and Senior Services: 2012 National Strategy for Suicide Prevention. Available at: http://www.surgeongeneral.gov/library/reports/national-strategy-suicide-prevention/full_report-rev.pdf. Cited August 7, 2013.
18. Ballard ED, Pao M, Henderson D, et al. Suicide in the medical setting. *Jt Comm J Qual Patient Saf*. 2008;34:474–81.
19. Tishler CL, Reiss NS. Inpatient suicide: preventing a common sentinel event. *Gen Hosp Psychiatry*. 2009;31:103–9.
20. Coffey CE. Building a system of perfect depression care in behavioral health. *Jt Comm J Qual Patient Saf*. 2007;33:193–9.
21. Fallucco E, Hanson M, Glowinski AL. Teaching pediatric residents to assess adolescent suicide risk with a standardized patient module. *Pediatrics*. 2010;125:953–9.
22. Fallucco EM, Colon M, Gale G, et al. Use of a standardized patient paradigm to enhance proficiency in risk assessment for adolescent depression and suicide, 2012. *J Adolesc Health*. 2012;51:66–72.
23. CDC Drug Overdose in Home & Recreational Safety in Injury Center. Available at: http://www.cdc.gov/homeandrecreationalsafety/poisoning/. Cited August 7, 2013.
24. Dunkley EJ, Isbister GK, Sibbritt D, et al. The Hunter Serotonin Toxicity Criteria: simple and accurate diagnostic rules for serotonin toxicity. *QJM*. 2003;96:635–42.

28

Servicios de laboratorio, medicina de transfusión y patología

Charles S. Eby

VIÑETA CLÍNICA

Una paciente hipotensa llegó al servicio de urgencias con hemorragia debida a lesiones internas después de un accidente de tráfico. Recibió múltiples unidades de eritrocitos tipo O hasta que su tipo de sangre fue determinado a partir de una muestra previa a la transfusión. Posteriormente, la paciente recibió eritrocitos B⁺. La hemorragia fue controlada mediante cirugía y la condición de la paciente se estabilizó exceptuando las lesiones renales agudas, la hematuria y la anemia. Después de 72 h, el banco de sangre requirió una muestra sanguínea para repetir la tipificación y, en ella, la sangre de la paciente resultó positiva tanto para eritrocitos A⁺ como B⁺, lo cual indica que su tipo verdadero de sangre es A⁺ y que se le transfundieron eritrocitos B⁺ de manera errónea. Una investigación más profunda demostró que el paciente tratado en la sala de trauma antes de esta paciente era sangre tipo B⁺. La conclusión de un análisis causa raíz fue que un tubo con sangre sin etiquetar del paciente anterior se etiquetó como sangre de la siguiente paciente, lo cual condujo a la liberación de eritrocitos B⁺ incompatibles y a una reacción hemolítica aguda por la transfusión que, quizá, contribuyó a la insuficiencia renal de la paciente. El personal del servicio de urgencias fue informado sobre las consecuencias del error de la muestra sin etiquetar y este participó en la revisión de los procesos y los procedimientos para marcar las muestras de sangre de los pacientes de traumatismo.

- ¿Cómo pueden minimizarse los errores en la toma, el etiquetado y el manejo de muestras de laboratorio y de patología?
- ¿Cuáles son otros aspectos importantes de seguridad y calidad que son exclusivos de un laboratorio clínico, la medicina de transfusión y los servicios de anatomía patológica?

INTRODUCCIÓN

La mayoría de las decisiones médicas de diagnóstico y de tratamiento depende de la información proporcionada por los laboratorios clínicos o los servicios de patología. Con el fin de evitar errores centinela de la seguridad del paciente como el que se describe en la viñeta clínica, se deben implementar, monitorizar y apoyar los sistemas de calidad para minimizar el riesgo de errores preanalíticos, analíticos y postanalíticos. Este capítulo primero revisa cómo se aplican los principios de garantía de calidad a los servicios de laboratorio, y después proporciona orientación específica para la medicina de transfusión y los servicios de patología anatómica.

UN MÉTODO DE SISTEMA DE CALIDAD PARA LOS SERVICIOS DE LABORATORIO CLÍNICO

Los principios de la gestión y la mejora de la calidad que se presentaron en los capítulos del 2 al 6 también se aplican a los servicios de laboratorios clínicos.

TABLA 28-1	Pruebas de laboratorio: un proceso en múltiples pasos

Antes de la llegada de la muestra al laboratorio
    La decisión de solicitar una prueba
    Proceso para solicitar la prueba
    Toma de la muestra
    Transporte de la muestra

Muestra en el laboratorio
    Procesado de la muestra
    Pruebas con la muestra
    Tiempo hasta obtener los resultados
    Informe de valores críticos
    Corrección de informes
    Interpretaciones

Posterior a la entrega de resultados de laboratorio
    Decisiones médicas
    Informar al paciente

Los jefes de laboratorio participan en una amplia gama de actividades principalmente de calidad operacional y de seguridad para garantizar que las pruebas se efectúen de forma correcta[1] (tabla 28-1). No obstante, los indicadores de calidad de la medicina de laboratorio deberían expandirse para incluir todas las actividades, lo cual contribuye a solicitar las pruebas con mayor utilidad clínica y a interpretar los resultados de manera apropiada[2] (tabla 28-2). Hay dos tipos de errores médicos, y el proceso de evaluación del laboratorio es vulnerable a ambos: los errores basados en conocimientos y en reglas, y los errores de ejecución cuando una tarea repetitiva se lleva a cabo de modo incorrecto.

PROCESOS PREVIOS AL LABORATORIO

Decisiones para solicitar pruebas: errores principalmente cognitivos

La forma en que los clínicos deciden qué pruebas solicitar para la patología de un paciente es en extremo compleja, pero existe una amplia aceptación que el número de pruebas soli-

TABLA 28-2	Indicadores generales de calidad de la medicina de laboratorio

Incrementar la formación en medicina de laboratorio en las facultades de medicina y los estudios de posgrado

Validez analítica: documentar los errores y las acciones correctivas, realizar pruebas externas de eficiencia, cumplir con las directrices reconocidas para los ensayos de calibración y unidades de medida de los resultados, controlar la calidad de las pruebas en el punto de atención efectuada por otros profesionales de la atención sanitaria

Utilidad clínica: retirar las pruebas obsoletas, con las aportaciones de los especialistas clínicos; no ofrecer nuevas pruebas que carezcan de utilidad creíble; garantizar la estabilidad de los métodos para la monitorización de enfermedades crónicas; seguir los componentes de laboratorio de las directrices diagnósticas y terapéuticas reconocidas

(Adaptado de: Barth JH. Selecting clinical quality indicators for laboratory medicine. *Ann Clin Biochem.* 2012;49(Pt 3):257–61, con autorización.)

citadas no se relaciona con la calidad de la atención del paciente y puede estar asociado a resultados adversos como la insatisfacción del paciente debido a flebotomías frecuentes, anemia iatrogénica, y pruebas y procedimientos potencialmente dañinos «para dar seguimiento» a resultados inesperados que, a menudo, son falsos positivos. Entre las razones de las pruebas excesivas está la premura del tiempo para evaluar múltiples diagnósticos de manera simultánea en lugar de secuencialmente, hacer pruebas de forma no selectiva debido a deficiencias de conocimiento, e inseguridad, frente a la incertidumbre, para confiar en el juicio clínico y la experiencia. Estos son retos a largo plazo para los educadores médicos y los asesores clínicos, pero las herramientas informáticas pueden proporcionar asistencia inmediata:

- **Beneficios del sistema de introducción de solicitudes informatizadas del proveedor** (**CPOE**, por sus siglas en inglés)
  - El menú estandarizado de pruebas evita las prescripciones realizados por escrito ilegibles y ambiguas.
  - Los grupos de prescripciones «a medida» para afecciones clínicas comunes mejoran la eficiencia.
  - Uso mejorado de pruebas diagnósticas[3]:
    - Asistencia en línea. Manual de pruebas de laboratorio, algoritmos para pruebas secuenciales de itinerarios diagnósticos comunes y herramientas para el apoyo de decisiones (algoritmos de dosificación, directrices basadas en la evidencia e información médica general).
    - Visualización del coste de las pruebas seleccionadas.[4]
    - Alertas y recomendaciones constantes. Por ejemplo, advertencias sobre pruebas duplicadas al tiempo que se proporcionan los resultados más recientes.[5]
    - Alertas emergentes. Se requiere una acción para completar la solicitud: proporcionan indicaciones y laboratorios de contacto para solicitar la exención de las reglas institucionales.
- **Posibles problemas con el CPOE**
  - Fatiga por menús de alerta emergentes: se ignoran o pasan por alto.
  - La facilidad para solicitar pruebas causa un exceso de estas: marcar todos los recuadros en un conjunto de pruebas y pruebas automáticas de rutina.
  - Los grupos de prescripciones requieren mantenimiento para estar al día con los cambios en los estándares de prácticas.[6]
  - Confundir los nombres de las pruebas sin una función de búsqueda por palabras clave supone la selección errónea de las pruebas.[7]
- **Los errores principales ocurren en la toma de muestras y en su procesamiento:** los fallos en la toma de muestras y en el etiquetado son las fuentes principales de los errores de laboratorio.[8]
- **Las lesiones por punción con agujas relacionadas con la flebotomía** son un riesgo importante de trasmisión de enfermedades infecciosas para los profesionales de la atención sanitaria.[9]
  - La Federal Needlestick Safety Prevention Act (NSPA) del 2000 incluía un requisito para los directores sobre proporcionar dispositivos de seguridad para quien realizara actividades como flebotomías, colocación de líneas arteriales y venosas, extracción de muestras de líquidos y tejidos, y procedimientos quirúrgicos.
  - La Occupational Safety and Health Administration (OSHA) se encarga de hacer cumplir la NSPA.
  - Tras la entrada en vigor de la NSPA en 2001, las tasas anuales de lesiones percutáneas (LP) se redujeron a casi la mitad, de 1 a 2,5 por cada 100 trabajadores a tiempo completo.[10,11]
  - En 2002, una encuesta prospectiva del personal institucional señaló una tasa global de LP de 2,9 por cada 100 residentes de primer año al mes. La mayor tasa de LP se dio en los residentes de primer año de ginecología y obstetricia (9,7), cirugía (7,2) y patología (5,3). El 40 % de las LP se debió a punciones con agujas.[12]

- ○ Entre los residentes de primer año, las LP ocurrieron con cerca del doble de frecuencia por la noche o después del turno de noche (horas extraordinarias) y era más probable que se debieran a la fatiga en comparación con las LP que se producían durante el horario habitual.[12]
- **Errores en la toma de muestras**
  - ○ La hemólisis debida a la toma de sangre en una jeringa de una vía i.v.; el acceso a venas distales pequeñas mediante agujas de pequeño calibre (<21).[13]
  - ○ La contaminación de la sangre con líquido i.v., heparina o flora cutánea, lo cual provoca artefactos en la química, la coagulación y la microbiología.
  - ○ Un tubo de extracción de muestras inadecuado, una cantidad insuficiente de muestra (CIM), y una mezcla inadecuada con anticoagulantes, lo que causa la coagulación de la muestra.
- El **etiquetado erróneo de la muestra** es el tipo más grave de error en la toma de muestras. Una encuesta de los laboratorios clínicos en EE.UU. determinó 379 errores de identificación de la muestra por cada millón de pruebas facturables, lo cual es una subestimación debido a métodos de detección poco sensibles.[14]
  - ○ Muchos errores de etiquetado se detectan antes de comunicar los resultados de las pruebas: durante el procesamiento en el laboratorio o cuando los resultados son diferentes de resultados previos del mismo paciente *(delta check)*.
  - ○ Otros errores de etiquetado se identifican después de comunicar los resultados debido a averiguaciones clínicas.
  - ○ Las consecuencias clínicas de los errores no detectados en el etiquetado de muestras son difíciles de cuantificar, excepto por las muertes debidas a errores de etiquetado de tipos sanguíneos, pero dados los miles de millones de pruebas que se efectúan cada año bajo pedido, debe haber consecuencias adversas debidas a decisiones de tratamiento basadas en información incorrecta.
  - ○ La tecnología portátil puede reducir los errores de etiquetado de muestras. Los códigos de barras para la identificación positiva de los pacientes (IDPP) electrónica reduce las tasas de muestras mal etiquetadas.[15] No obstante, el personal puede buscar «atajos» a las mejoras tecnológicas a menos que exista una cultura de apoyo para las mejoras de los procesos, la seguridad de los pacientes y la evaluación regular de competencias.
- **Transporte de muestras:** el tiempo, la temperatura y los traumatismos pueden causar cambios *ex vivo* en los parámetros celulares y químicos.[8] Algunos diseños de sistemas de tubos neumáticos producen fuerzas físicas que activan las plaquetas[16] y la hemólisis, lo que provoca cambios clínicamente significativos en el potasio, fosfato, lactato deshidrogenasa y aspartato aminotransferasa.[17] Los laboratorios deben comparar resultados por separado de muestras transportadas por personas a pie y vía sistemas de tubos neumáticos para descartar estas fuentes de error preanalítico antes de aceptar muestras «en tubo».

Procesos y errores en el laboratorio: principalmente lapsus, rara vez errores analíticos

La automatización de los laboratorios reduce los errores de procesamiento debidos a lapsus y mejora los tiempos de entrega en proporción al número de pasos que se efectúan con las máquinas. Sin embargo, incluso el laboratorio clínico más automatizado depende de procesos manuales para algunos métodos analíticos, gestionar pruebas urgentes (muestras con código), enviar las pruebas menos comunes a laboratorios especializados, y comunicar a los clínicos las alertas por valores críticos y documentar dichos valores.

- **Fase analítica:** para las pruebas de alto volumen se utilizan instrumentos automatizados y reactivos autorizados por la organizaciones oficiales con excelentes especificaciones de precisión y exactitud.[18] Las mediciones de calidad incluyen las siguientes:
- Control de calidad (CC): evaluación frecuente de materiales estables, normales y anómalos, cuyos resultados deben estar dentro de los rangos estrechos establecidos.

- Validación periódica de calibración de instrumentos y linealidad para métodos cuantitativos.
- Pruebas externas de eficiencia: comparar los resultados de los análisis con los resultados de otros laboratorios con muestras idénticas y con el uso de los mismos instrumentos y reactivos (grupo de pares).
- Encuestas sobre exactitud: comparar los resultados analíticos con un método estándar internacional (disponible para un número creciente de pruebas).
- Los valores atípicos esporádicos de CC o las desviaciones inaceptables de los resultados de eficiencia o exactitud en encuestas externas requieren la revisión del proceso y la resolución de problemas con los reactivos o los instrumentos.

- **Informes de los resultados de las pruebas:** los instrumentos automatizados transmiten directamente la mayoría de los resultados al *software* del sistema de información del laboratorio (SIL), que los deriva a los sistemas de registros médicos electrónicos (RME), lo cual reduce los tiempos de procesamiento y el riesgo de errores postanalíticos de transcripción manual. Establecer y validar periódicamente la fidelidad de los instrumentos para las interfaces electrónicas de SIL y de SIL a RME requiere un considerable apoyo informático.
- **Mejoras e interpretaciones de los resultados de las pruebas:** la mayoría de los resultados de las pruebas van acompañados por intervalos de referencia derivados de una pequeña muestra de individuos sanos, y el clínico que solicita las pruebas debe determinar el significado de un resultado «atípico».
  - Para algunas pruebas, los comentarios de interpretación estándar, los intervalos terapéuticos o los cálculos automatizados ayudan a los clínicos con las interpretaciones de pruebas, la monitorización terapéutica de fármacos, la valoración de la función renal o el seguimiento del algoritmo diagnóstico.
  - Las pruebas que requieren interpretaciones personalizadas de un patólogo o de un científico clínico son limitadas: los ejemplos incluyen morfología de frotis sanguíneo, microscopía de sedimento en orina, electroforesis de hemoglobina y proteínas, paneles de hipercoagulación, algunas pruebas de diagnóstico molecular y exámenes de serología en bancos de sangre; estas necesitan la revisión selectiva por pares para garantizar la competencia profesional y minimizar las interpretaciones incorrectas, ambiguas o tardías de las pruebas, lo que puede provocar eventos clínicos adversos.
  - Los laboratorios clínicos publican informes corregidos para los errores preanalíticos, analíticos o de interpretación. Los informes electrónicos e impresos deben revisarse para que muestren claramente el resultado original y el corregido. Controlar la frecuencia y las causas de los informes corregidos y la eficacia de la mejora de los procesos son objetivos fundamentales de la gestión de la calidad.

Errores posteriores a los resultados de las pruebas de laboratorio

Los clínicos pueden cometer errores tanto por lapsus como cognitivos una vez que disponen de los resultados del laboratorio.

- Ignorar los resultados de las pruebas: con la excepción de resultados críticos, los laboratorios no se aseguran de que los clínicos revisen los resultados de las pruebas que se les envían a través de informes electrónicos o impresos. No obstante, ignorar los resultados, no actuar en función de ellos o no informar a los pacientes sobre los resultados de sus pruebas son errores postanalíticos importantes. Una medida de seguridad es proporcionar a los pacientes acceso en línea a algunos de sus resultados de pruebas como lo hacen en la actualidad muchos sistemas de atención sanitaria.
- Los errores cognitivos basados en la interpretación incorrecta de los resultados de las pruebas son difíciles de cuantificar, pero es probable que sean comunes dada la continua expansión en la complejidad del diagnóstico y el tratamiento de las enfermedades humanas. El acceso rápido a los recursos electrónicos de apoyo a las decisiones médicas puede mitigar estos errores y puede integrarse en el RME. Por ejemplo, warfarindosing.org es un algo-

ritmo basado en internet para predecir una dosis terapéutica de warfarina para un paciente según la información clínica, demográfica y, si está disponible, farmacogenética.

SEGURIDAD Y GESTIÓN DE LA CALIDAD DE LAS TRANSFUSIONES SANGUÍNEAS

La extracción, el procesado y la administración de productos sanguíneos de donantes voluntarios están sujetos a un estricto escrutinio con supervisión de todas o de algunas actividades a través de la Joint Commission, la American Association of Blood Banks (AABB), la Food and Drug Administration (FDA) y, si son productos sanguíneos irradiados, de la Nuclear Regulatory Commission and Homeland Security.

Donantes de sangre

Cada año se reciben cerca de 16 millones de donaciones voluntarias de sangre. Estas pueden realizarse en una instalación ambulatoria o en el servicio de transfusión de un hospital. Los procedimientos van desde una simple flebotomía para extraer sangre completa, hasta una aféresis para obtener los componentes individuales. Por lo general, el procesamiento de la sangre completa incluye la eliminación de los leucocitos por medio de la filtración para reducir los patógenos intracelulares como el citomegalovirus (CMV), y disminuir las reacciones febriles a la transfusión y la separación del plasma de los eritrocitos por centrifugación.

Seguridad y satisfacción del donante

Donar sangre implica riesgos (hematomas, reacciones vasovagales, convulsiones, y, en situaciones extremadamente raras, la muerte), se requiere de consentimiento informado y es necesario que el donante cumpla con unos criterios de elegibilidad específicos.[19] Una experiencia positiva del donante lo alienta a repetir las donaciones, las cuales son importantes para mantener una provisión de sangre adecuada y segura.

TABLA 28-3	Pruebas requeridas por la Food and Drug Administration para siete patógenos en la sangre donada con el fin de evitar la transmisión de enfermedades infecciosas a los receptores	
Patógeno	**Métodos de detección**	**Riesgo estimado de transmisión**[21]
VIH-1 o VIH-2	Pruebas de ácido nucleico VIH-1 Anticuerpos frente a VIH-1, VIH-2	1:2 300 000
VHC	Pruebas de ácido nucleico Anticuerpo frente a VHC	1:1 800 000
VHB	Pruebas de ácido nucleico Antígeno de superficie de hepatitis B Anticuerpos frente al antígeno nuclear de hepatitis B	1:352 000
VLTH-I o VLTH-II	Anticuerpos frente a VLTH-I, VLTH-II	1:641 000
Sífilis	Anticuerpo antitreponema o anticuerpos heterófilos	
Virus del Nilo Occidental	Pruebas de ácido nucleico	Variación estacional y regional
Trypanosoma cruzi	Anticuerpos IgG frente a *T. cruzi*	

VHB, virus de la hepatitis B; VHC, virus de la hepatitis C; VIH, virus de la inmunodeficiencia humana; VLTH, virus linfotrópico T humano. (De: Roback J, Grossman B, Harris T, et al., eds. *Technical Manual*. 17th ed. Bethesda, MD: AABB; 2011.)

Protección de los receptores frente al daño

Los donantes se someten a un cuestionario directo para identificar antecedentes médicos y de viaje, así como conductas, que podrían incrementar el riesgo de eventos adversos para un receptor. Los aplazamientos se basan en las regulaciones de la FDA y los estándares de la AABB.[20]

La sangre donada se evalúa para, por lo menos, siete patógenos por medio de métodos serológicos moleculares (tabla 28-3). Las unidades con resultados positivos se destruyen, y se contacta con los donantes para indicarles que no vuelvan a donar y para proporcionarles asesoramiento inicial. Los casos raros de fiebre del dengue y babesiosis en EE.UU. transmitidos por transfusiones son ejemplos de los riesgos de enfermedades infecciosas emergentes que requieren valoración cuantitativa de riesgos antes de tomar decisiones sobre políticas para añadir pruebas y costes adicionales al proceso de extracción de sangre.[22]

El riesgo de transmisión del virus de la inmunodeficiencia humana (VIH), el virus de la hepatitis C (VHC) y el virus de la hepatitis B (VHB) es extremadamente bajo, pero nunca será cero debido a períodos de ventana estrechos (de 7 a 10 días para VIH y VHC, y de 38 días para VHB) cuando las cargas virales están por debajo del umbral de detección y los donantes permanecen asintomáticos.[21]

La contaminación bacteriana de un producto sanguíneo puede darse si el donante tiene bacteriemia y es asintomático o si la bacteria se introduce en la bolsa de recolección. La septicemia y la muerte debidas a productos sanguíneos contaminados son eventos raros.[21] La congelación del plasma evita la multiplicación bacteriana, y la refrigeración de los eritrocitos restringe el crecimiento para ciertos patógenos gramnegativos (por lo general, *Yersinia enterocolitica* y *Serratia marcescens*). Las unidades plaquetarias se almacenan a temperatura ambiente y poseen el mayor riesgo relativo de causar septicemia relacionada con la transfusión, tanto debido a organismos grampositivos como gramnegativos. Para reducir este riesgo, las plaquetas caducan 5 días después de la extracción, y una muestra de la unidad se cultiva pasadas 24 h y se somete a una cuarentena de entre 12 h y 24 h antes de su aceptación.[20]

Los centros de extracción de sangre llevan a cabo la tipificación ABO y de Rh, y la evaluación de anticuerpos sanguíneos de los donantes y descartan las unidades con aloanticuerpos clínicamente importantes para otros antígenos de eritrocitos, los cuales podrían provocar reacciones hemolíticas en un receptor.

TABLA 28-4	Mortalidad relacionada con transfusiones y mecanismos asociados notificados a la Food and Drug Administration (FDA): 2007 y 2011	
Complicación	2007, *N* (%)	2011, *N* (%)
LPART	34 (65)	10 (33)
RTH (no ABO)	2 (4)	6 (20)
RTH (ABO)	3 (6)	3 (10)
Infección microbiana	6 (12)	4 (13)
TACO	5 (10)	4 (13)
Anafilaxia	2 (4)	2 (7)
GVHD	0	1 (3)
Total	52	30

GVHD, enfermedad del injerto frente al huésped; LPART, lesión pulmonar aguda relacionada con la transfusión; RTH, reacción transfusional hemolítica; TACO, sobrecarga circulatoria asociada a la transfusión. http://www.fda.gov/downloads/BiologicsBloodVaccines/Safety Availability/ReportaProblem/TransfusionDonationFatalities/UCM300764.pdf

Receptor de sangre

Alrededor de 5 millones de pacientes reciben transfusiones de sangre cada año. A pesar del bajo riesgo de contraer VIH, hepatitis C o B, u otras infecciones (es decir, la seguridad sanguínea), la transfusión de eritrocitos, plasma y plaquetas implica otros riesgos a corto plazo que son potencialmente fatales (tabla 28-4). La causa más común de mortalidad por transfusión es la lesión pulmonar aguda relacionada con la transfusión (LPART). Es típico que la LPART se presente cuando los pacientes con patologías inflamatorias o infecciosas subyacentes reciban una transfusión con un producto sanguíneo de una donante multípara cuyo plasma contenga anticuerpos HLA (antígeno leucocitario humano) que reconocen a los neu-

TABLA 28-5	Tipos principales de errores relacionados con la transfusión de sangre del donante al receptor	
Localización/ paso	**Error**	**Prevención**
Centro de donación	Extracción de donante infectado	Buenos procesos de manufactura
	Contaminación bacteriana	Pruebas para enfermedades
	Fallo en la leucorreducción	infecciosas
	Falso negativo en prueba de patógenos	Programa de gestión de la calidad
	Tipo ABO/Rh incorrecto	
	Evaluación de falso negativo para otros anticuerpos eritrocitarios	
Decisión de realizar la transfusión	Basada en la rutina o el hábito	Programa integral de gestión de la sangre[a]
	Efecto placebo	Tipo específico de procedimiento quirúrgico
	Beneficios no comprobados	y requerimientos cruzados
	Ignorar las directrices basadas en la evidencia	Fuerte apoyo de la tecnología
Obtención de consentimiento informado	Explicación incompleta de beneficios, riesgos, alternativas	Supervisión por parte del comité de transfusión del hospital
	Integrar la transfusión en el consentimiento para cirugía o procedimientos invasivos	Consentimiento apropiado según el nivel de estudios e información complementaria[a]
		Procesos para identificar y tratar a los pacientes que rechazan la sangre[a]
Extracción de sangre para su tipificación	«Sangre equivocada en el tubo»	Extracción independiente de una 2.ª muestra para confirmar el tipo de sangre[a]
	Tubo equivocado	Sistema de código de barras
	Sangre hemolizada o coagulada	para identificar al paciente, la etiqueta, la prescripción y el profesional flebotomista[a]

(Continúa.)

TABLA 28-5	Tipos principales de errores relacionados con la transfusión de sangre del donante al receptor *(cont.)*

Localización/ paso	Error	Prevención
Laboratorio del banco de sangre	Tipificación confirmatoria incorrecta de la sangre del donante o del paciente Error al identificar aloanticuerpos eritrocitarios clínicamente importantes del paciente Fallo a la hora de proporcionar el producto más seguro a un paciente inmunodeficiente (irradiado, leucorreducido, citomegalovirus [CMV]) Errores de comprobación cruzada Errores de etiquetado de productos Desbloqueo tardío de eritrocitos, plasma y plaquetas sin identificación cruzada para protocolo de transfusión masiva Devolver sangre caducada al inventario	Seguir los estándares de la American Association of Blood Banks (AABB) Programa estricto de gestión de la calidad[a] Sistema informático robusto y apoyo
Transporte y almacenamiento	Temperatura inadecuada de almacenamiento	Control de inventario Almacenamiento satélite + puntos de distribución
Transfusión	«Transfusión de sangre equivocada al paciente» Infusión rápida Monitorización inadecuada No sospechar una reacción a la transfusión	Identificación del paciente, de la unidad y del infusionista por código de barras y bloqueos físicos en las unidades sanguíneas que requieran la identificación positiva del paciente para abrirse[a] Formación y auditoría del personal de enfermería[a]

[a]Indica la función del responsable de la seguridad sanguínea.

trófilos del receptor e inducen la lesión pulmonar mediada por citocinas. Los bancos de sangre ya no proporcionan plasma de estas mujeres y han reducido la exposición a plaquetas que contenían anticuerpos HLA, lo cual ha hecho disminuir las muertes por LPART (tabla 28-4).

Los errores pueden ocurrir en muchos puntos desde la extracción de sangre del donante hasta la transfusión al receptor (tabla 28-5). Se le presta especial atención a las decisiones dudosas para la transfusión, al proceso subóptimo de consentimiento informado, a las muestras de sangre mal etiquetadas para su tipificación y a la transfusión del producto sanguíneo equivocado al paciente.

Gestión de la sangre

Evitar las transfusiones sanguíneas innecesarias optimiza la seguridad de los pacientes, por lo cual la decisión de llevar a cabo la transfusión es un paso de importancia fundamental. Los programas integrales de gestión de la sangre se centran en la corrección y prevención de la anemia antes de una cirugía mayor (al minimizar la pérdida de sangre en la hemodilución preoperatoria y rescatar los eritrocitos), en la restauración de las coagulopatías durante la cirugía, y en el uso de directrices basadas en la evidencia para los umbrales mínimos de hemoglobina para la transfusión a pacientes médicos anémicos hemodinámicamente estables cuando es apropiado.[23]

Consentimiento informado

Antes de las transfusiones sanguíneas en situaciones no emergentes, es obligatorio obtener el consentimiento informado del paciente. Los estándares mínimos de la AABB son la descripción del riesgo, los beneficios y las alternativas de tratamiento de la transfusión, la oportunidad para hacer preguntas, y el derecho de aceptar o rechazar las transfusiones.[24] No obstante, lo que el personal médico dice y lo que los pacientes comprenden durante el proceso de consentimiento puede ser insuficiente para garantizar un verdadero consentimiento informado.[25] Los comités de transfusión hospitalarios deberían asegurarse de que los formularios de consentimiento para los procedimientos quirúrgicos e invasivos no se sustituyan por un formulario de consentimiento distinto para las transfusiones, de que una persona con un bajo nivel de estudios pueda comprender dicho formulario, y de que otros recursos estén disponibles y se usen para ayudar a los pacientes a comprender los riesgos, los beneficios y las alternativas a la transfusión y deberían auditar el proceso de consentimiento por observación directa.

Tipo y evaluación de muestras mal etiquetadas

Con el fin de proteger a los pacientes de reacciones transfusionales hemolíticas agudas o tardías, al suministrar eritrocitos tipo específicos, plasma y plaquetas, los bancos de sangre tienen tolerancia cero para aceptar un tipo de sangre y una muestra evaluadas mal etiquetadas para el receptor en cuestión, esto es «sangre equivocada en el tubo (SEET)», que ocurre 1 vez por cada 2 000 o 3 000 recolecciones.[26] Requerir una segunda firma en el tipo y el tubo de evaluación del profesional sanitario que estaba presente durante la identificación del paciente, la extracción de sangre y el etiquetado del tubo no evita los incidentes SEET.[27] Algunas medidas que tienen éxito para reducir este error crucial incluyen:

TABLA 28-6 Medidas de calidad para el servicio de medicina de transfusión
Tipificación y evaluación de muestras mal etiquetadas
Reacciones transfusionales
Productos sanguíneos desaprovechados
Proporción de identificación cruzada de cirugías respecto a transfusiones
Tiempo requerido para el protocolo de transfusión masiva
Retroalimentación del usuario
Tendencias de utilización de sangre
Control de la eficacia de las solicitudes del equipo médico y de la transfusión

- La recolección independiente de un segundo tubo de sangre y la exigencia de resultados idénticos de tipificación antes de presentar una solicitud no emergente de sangre.[28]
- Usar el código de barras y la tecnología y el *software* de radiofrecuencia para identificar al paciente, los datos de identificación en la etiqueta del tubo, y a la persona que extrajo la sangre.[26]

Errores en el banco de sangre

Los errores pueden ocurrir en muchos fases dentro del banco de sangre, pero las encuestas muestran consistentemente que la mayoría de los errores de relevancia clínica son preanalíticos y postanalíticos.[29] Los administradores y los directores de los bancos de sangre monitorizan muchas medidas de calidad (tabla 28-6), incluidos los plazos de entrega de los productos sanguíneos a los quirófanos y a los pacientes de traumatología. El *software* autorizado por la FDA es una herramienta clave para un funcionamiento eficiente y seguro de los bancos de sangre, y debe tener la capacidad de conectar los SIL y los RME para proporcionar informes de utilización de sangre en los servicios y por parte de los clínicos, y así apoyar un programa integral de gestión de la sangre.

TABLA 28-7	Tipos de reacciones transfusionales	
Signos o síntomas presentes	**Causa probable**	**Tratamiento o prevención**
Fiebre +/− escalofríos o rigores	Citocinas de leucocitos del donante	Eritrocitos leucorreducidos, paracetamol previo al tratamiento
Urticaria	Reacción alérgica al antígeno en el plasma del donante	Antihistaminas
Anafilaxia	Posible deficiencia de IgA en la primera transfusión	Tratamiento de apoyo Medir el nivel de IgA; si está ausente, obtener productos sanguíneos de un donante deficiente en IgA
Hipotensión, taquicardia, fiebre	Posible contaminación bacteriana	Hacer cultivo de residuos de producto sanguíneo Tratamiento empírico de apoyo con antibióticos
Shock, dolor de espalda, hematuria	Posible reacción aguda al tratamiento hemolítico	Confirmar el tipo del paciente y de la unidad sanguínea Pruebas de hemoglobina en orina y suero Hidratar/diuresis
Disnea, hipoxia, infiltrados pulmonares bilaterales	Posibles TACO o LPART	Evaluar estado cardiaco/de líquidos Terapia de apoyo Alta sospecha de LPART, llamar al proveedor de la sangre (evaluar al donante en busca de anticuerpos HLA)

HLA, antígeno leucocitario humano; LPART, lesión pulmonar aguda relacionada con la transfusión; TACO, sobrecarga circulatoria asociada a la transfusión.

Cuando los productos sanguíneos salen del banco de sangre, existen requisitos específicos de control de calidad en el almacenamiento y el transporte para mantener tanto la seguridad como las óptimas condiciones de dichos productos.

Transfundir a un paciente

Garantizar que se trasfunda el producto sanguíneo correcto al paciente correcto es de importancia vital. No obstante, este es otro paso donde los errores humanos ocurren debido a la identificación equivocada de los pacientes y de las etiquetas de los productos sanguíneos. Las intervenciones exitosas para la reducción de los errores incluyen las tecnologías de etiquetado con códigos de barras y radiofrecuencia para marcar y documentar los pasos necesarios de identificación[26,30] y los envases para las unidades de sangre con sistemas de barreras mecánicas que requieren un código para abrirse.[26]

Las políticas y los procedimientos de enfermería y de medicina de transfusión proporcionan guías e instrucciones para la identificación de los pacientes, la velocidad de la transfusión, los intervalos de control, y la sospecha y el tratamiento de las reacciones transfusionales, empezando por detener la transfusión si no se ha completado y retornar el producto restante al banco de sangre para su tipificación, comprobar una posible hemólisis y, quizá, efectuar cultivos para descartar la contaminación bacteriana. Un patólogo o el director del banco de sangre revisa todas las reacciones transfusionales para determinar las causas probables y los pasos a seguir para prevenir reacciones recurrentes (tabla 28-7).

Gestión de la calidad total

Con el fin de controlar y lograr los objetivos de un tratamiento seguro y de calidad, muchos clínicos y administradores de hospitales:

• Proporcionan liderazgo y recursos para apoyar los programas de gestión de la sangre.
• Nombran responsables de seguridad de la transfusión, por lo general, personal de enfermería con experiencia en tratamiento de transfusión, para orientar, auditar e informar de los indicadores de calidad y seguridad que abarcan toda la cadena de transfusión de sangre.
• Usan indicadores de calidad estandarizados e informes para compartir el rendimiento e identificar las oportunidades para la mejora a través de programas multicentro de hemovigilancia.

Patología anatómica: integridad de las muestras y precisión diagnóstica

Al examinar las muestras de citología, biopsia y resección quirúrgica, los patólogos anatómicos proporcionan información de diagnóstico y de pronóstico para guiar las decisiones de tratamiento del paciente. A diferencia de los datos cuantitativos de otros laboratorios clínicos, los resultados de los patólogos anatómicos derivan de un proceso cualitativo complejo que implica la interpretación de información clínica y morfológica, y que consta de tres componentes: precisión diagnóstica, informes claros y completos, y entregas a tiempo. Los patólogos aplican los sistemas de getión de la calidad para monitorizar las etapas preanalítica, analítica y postanalítica de sus servicios de diagnóstico para prevenir, detectar y corregir tanto los errores individuales como de proceso. Algunas organizaciones obligan a realizar ciertas medidas de calidad[31] mientras que otras están definidas por la combinación del rendimiento de las prácticas locales y de los casos.[32,33]

FUENTES DE ERRORES PREANALÍTICOS

La colaboración y la comunicación entre patólogos y personal clínico son cruciales para identificar y corregir las deficiencias preanalíticas.

• Recolección
  • Los patólogos confían en que sus colegas clínicos obtendrán las muestras adecuadas, etiquetarán correctamente los envases de las muestras y los pedidos, y los dipositarán en el medio de transporte correcto.

- La comunicación directa entre patólogos y clínicos durante la recolección de las muestras minimiza los errores.
- Los patólogos necesitan que la suficiente información anatómica y clínica de parte de los clínicos acompañe a las muestras para proporcionar una óptima información de diagnóstico.
- Entrega: los retrasos o las temperaturas extremas durante el transporte de las muestras desde el paciente hasta el servicio de patología pueden degradar el material biológico y reducir su utilidad diagnóstica.
- Recepción: los errores de manipulación y etiquetado en el servicio de patología durante la identificación y preparación de gran número de muestras para su análisis son escasos, pero graves, ya que la mayoría de las muestras son irremplazables. La introducción de sistemas de seguimiento mediante códigos de barras puede evitar muchos errores en el laboratorio.[34]

FUENTES DE ERRORES ANALÍTICOS

Procesamiento de muestras

Las muestras se someten a múltiples pasos de preparación antes del análisis de los patólogos, que requieren un control de la calidad. Las funciones principales incluyen lo siguiente:

- La preparación de cortes congelados para la consulta intraoperatoria: para distinguir los tumores benignos de los malignos, bordes de tejido o ganglios linfáticos regionales.
- Histología: incluir el tejido en bloques de parafina y posteriormente realizar los cortes y la tinción de las secciones de tejidos.
- Citología: fijación y tinción de un frotis de Papanicoláu, fluido no ginecológico o muestras de aspiración con aguja fina.
- Procesamiento especial: tinción inmunohistoquímica, pruebas de diagnóstico molecular e digitalización total de la preparación histológica.[35]

Precisión diagnóstica

El seguimiento clínico a largo plazo para confirmar múltiples diagnósticos patológicos es inviable.

Los acuerdos a que llegan los patólogos para verificar la concordancia entre diferentes observadores (precisión) son un sustituto aceptable para controlar la precisión de los diagnósticos y son un componente crucial del programa de mejora de la calidad del servicio de patología. Cuando los patólogos revisaron casos de patología quirúrgica que habían avalado hacía > 1 año, la tasa de error mayor, según observadores internos, era del 0,9 %,[35] lo cual puede servir como una referencia para la comparación de las tasas de discrepancia de los observadores entre instituciones.

No hay consenso respecto al sistema óptimo para la revisión por pares de los diagnósticos de patología en citología y cirugía o sobre las definiciones para tipos de discrepancias entre observadores. No obstante, estudios retrospectivos recientes han informado de tasas de discrepancia del 7 % al 9 %[32,33] y una estimación de que el 1 % de las discrepancias diagnósticas podría causar daño al paciente.[33]

Los grupos de patología quirúrgica desarrollan políticas de garantía de calidad de precisión diagnóstica personalizadas de acuerdo con su casuística y sus experiencias pasadas. Los componentes de los programas de garantía de calidad para la precisión del diagnóstico patológico pueden incluir:

- La revisión al azar de un porcentaje del total de casos.
- Revisión emparejada selectiva de la citología ginecológica y los diagnósticos subsiguientes del tejido extirpado, de los diagnósticos emparejados de los cortes obtenidos por criotomía y sección permanente, de todas las muestras de cáncer, de todas las muestras de tejidos con tasas discordantes de diagnóstico más elevadas reconocidas (mama, ginecológico, próstata).
- Revisión enmascarada para evitar que el conocimiento del diagnóstico original provoque sesgos en la opinión del revisor.

- Revisión rápida antes o después de < 48 h de firmar el informe para reducir consecuencias clínicas potenciales.
- Inclusión de casos negativos (normales) para identificar los errores falsos positivos.
- La frecuencia y el tipo de informes patológicos corregidos deben vigilarse. Las razones para las correcciones pueden ser menores (error tipográfico) o mayores (diagnóstico benigno que cambió a maligno después de revisar las manchas adicionales). Se debe tener en cuenta que incluso los errores «menores», como confundir la derecha con la izquierda, pueden tener consecuencias catastróficas para el paciente.

FUENTES DE ERRORES POSTANALÍTICOS

- Exhaustividad de los informes patológicos: esto es fundamental para determinar los estadios del cáncer y debe cumplir con los estándares establecidos por la American College of Surgeons Commission on Cancer. La referencia para la garantía de calidad es que el ≥ 90 % de los informes relacionados con cáncer contendrá todos los elementos requeridos para el diagnóstico patológico óptimo y la determinación del estadio.
- Oportunidad de los resultados: para la revisión de la consulta patológica intraoperatoria de una sección por critotomía, la referencia es completar el 90 % de los casos en un período de 20 min.
- Los tiempos de firma de los informes de patología quirúrgica dependen en gran medida del tipo y complejidad del caso, la necesidad de pruebas especiales (descalcificación, inmunoquímica) y el ámbito de la práctica (privada *vs.* académica). El College of American Pathologists no ha impuesto directrices específicas para los plazos de entrega, pero los diagnósticos deben estar disponibles con tiempo suficiente para proporcionar la atención óptima al paciente para una comunidad médica específica.
- Claridad del informe: los patólogos deben proporcionar información en un formato que no resulte ambiguo para los clínicos.
- Fidelidad de la transmisión electrónica de los resultados de patología anatómica: los servicios de patología deben confirmar periódicamente que los informes almacenados en RME estén completos y sean precisos, así como investigar con prontitud la retroalimentación de los clínicos sobre informes «dados de baja» que indiquen un fallo de la interfaz.
- Las encuestas indican que los clínicos confían en la precisión del diagnóstico de sus colegas patólogos anatómicos, y que las áreas citadas a mejorar incluyen los retrasos en el informe de los resultados.[36]

PUNTOS CLAVE

- Aunque los directores médicos, los administradores y los técnicos de los laboratorios clínicos son responsables únicamente del rendimiento, la interpretación y los informes de las pruebas de laboratorio, también deben abogar por la calidad en la gestión de los procesos preanalíticos y postanalíticos, que es donde se produce la mayoría de los errores, y en la utilización óptima de los recursos de laboratorio.
- Aunque la seguridad sanguínea ha mejorado de forma espectacular gracias a las estrategias de selección de donantes y de evaluación, aún persiste el riesgo para la seguridad de las transfusiones debido tanto a complicaciones biológicas como a los errores humanos (especialmente el etiquetado erróneo del tipo y de la evaluación de las muestras, y la transfusión de productos sanguíneos al paciente equivocado). Aunque los avances tecnológicos han disminuido los errores humanos, la seguridad del paciente se incrementará al minimizar las transfusiones por medio de programas efectivos de gestión de la sangre.
- Además de las medidas de calidad que se aplican a los laboratorios clínicos, los patólogos anatómicos deben vigilar de manera continua la precisión de sus diagnósticos citológicos y patológicos a través de la revisión por pares *(peer review)* de casos seleccionados.

RECURSOS EN LÍNEA

1. Aspectos preanalíticos del laboratorio: http://www.specimencare.com/
2. Información sobre pruebas clínicas de laboratorio para pacientes de la American Association of Clinical Chemistry (AACC): http://labtestsonline.org
3. Recursos para clínicos para la selección de pruebas clínicas de laboratorio de referencia:
   - Mayo Medical Laboratories: http://www.mayomedicallaboratories.com/test-catalog/
   - Associated and Regional University Laboratories (ARUP): http://www.aruplab.com/
4. Mejora del diagnóstico en la atención sanitaria. Informe del Institute of Medicine, septiembre 2015: http://iom.nationalacademies.org/Reports/2015/Improving-Diagnosis-in-healthcare

BIBLIOGRAFÍA

1. Shahangian S, Snyder SR. Laboratory medicine quality indicators: a review of the literature. *Am J Clin Pathol.* 2009;131(3):418–31.
2. Barth JH. Selecting clinical quality indicators for laboratory medicine. *Ann Clin Biochem.* 2012;49(Pt 3):257–61.
3. Baron JM, Dighe AS. The role of informatics and decision support in utilization management. *Clin Chim Acta.* 2014;427:196–201.
4. Feldman LS, Shihab HM, Thiemann D, et al. Impact of providing fee data on laboratory test ordering: a controlled clinical trial. *JAMA.* 2013;173(10):903–8.
5. Nies J, Colombet I, Zapletal E, et al. Effects of automated alerts on unnecessarily repeated serology tests in a cardiovascular surgery department: a time series analysis. *BMC Health Serv Res.* 2010;10:70.
6. Leu MG, Morelli SA, Chung OY, et al. Systematic update of computerized physician order entry order sets to improve quality of care: a case study. *Pediatrics.* 2013;131(Suppl 1): S60–7.
7. Passiment E, Meisel JL, Fontanesi J, et al. Decoding laboratory test names: a major challenge to appropriate patient care. *J Gen Intern Med.* 2013;28(3):453–8.
8. Lippi G, Chance JJ, Church S, et al. Preanalytical quality improvement: from dream to reality. *Clin Chem Lab Med.* 2011;49(7):1113–26.
9. Knapp MB, Grytdal SP, Chiarello LA, et al. Evaluation of institutional practices for prevention of phlebotomy-associated percutaneous injuries in hospital settings. *Am J Infect Control.* 2009;37(6):490–4.
10. Phillips EK, Conaway M, Parker G, et al. Issues in understanding the impact of the needlestick safety and prevention act on hospital sharps injuries. *Infect Control Hosp Epidemiol.* 2013;34(9):935–9.
11. Sohn S, Eagan J, Sepkowitz KA, et al. Effect of implementing safety-engineered devices on percutaneous injury epidemiology. *Infect Control Hosp Epidemiol.* 2004;25(7):536–42.
12. Ayas NT, Barger LK, Cade BE, et al. Extended work duration and the risk of self-reported percutaneous injuries in interns. *JAMA.* 2006;296(9):1055–62.
13. Heyer NJ, Derzon JH, Winges L, et al. Effectiveness of practices to reduce blood sample hemolysis in EDs: a laboratory medicine best practices systematic review and meta-analysis. *Clin Biochem.* 2012;45(13–14):1012–32.
14. Valenstein PN, Raab SS, Walsh MK. Identification errors involving clinical laboratories: a College of American Pathologists Q-Probes study of patient and specimen identification errors at 120 institutions. *Arch Pathol Lab Med.* 2006;130(8):1106–13.
15. Morrison AP, Tanasijevic MJ, Goonan EM, et al. Reduction in specimen labeling errors after implementation of a positive patient identification system in phlebotomy. *Am J Clin Pathol.* 2010;133(6):870–7.
16. Hubner U, Bockel-Frohnhofer N, Hummel B, et al. The effect of a pneumatic tube transport system on platelet aggregation using optical aggregometry and the PFA-100. *Clin Lab.* 2010;56(1–2):59–64.
17. Streichert T, Otto B, Schnabel C, et al. Determination of hemolysis thresholds by the use of data loggers in pneumatic tube systems. *Clin Chem.* 2011;57(10):1390–7.

18. Hawkins R. Managing the pre- and post-analytical phases of the total testing process. *Ann Lab Med.* 2012;32(1):5–16.

19. Shaz BH, Demmons DG, Hillyer CD. Critical evaluation of informed consent forms for adult and minor aged whole blood donation used by United States blood centers. *Transfusion.* 2009;49(6):1136–45.

20. Roback J, Grossman B, Harris T, et al., eds. *Technical Manual.* 17th ed. Bethesda, MD: AABB; 2011.

21. Lindholm PF, Annen K, Ramsey G. Approaches to minimize infection risk in blood banking and transfusion practice. *Infect Disord Drug Targets.* 2011;11(1):45–56.

22. Gallagher LM, Ganz PR, Yang H, et al. Advancing risk assessment for emerging infectious diseases for blood and blood products: proceedings of a public workshop. *Transfusion.* 2013;53(2):455–63.

23. Marques MB, Polhill SR, Waldrum MR, et al. How we closed the gap between red blood cell utilization and whole blood collections in our institution. *Transfusion.* 2012;52(9): 1857–67.

24. AABB. *Standards for Blood Banks and Transfusion Services.* Bethesda, MD: AABB; 2011:41.

25. Friedman M, Arja W, Batra R, et al. Informed consent for blood transfusion: what do medicine residents tell? What do patients understand? *Am J Clin Pathol.* 2012;138(4):559–65.

26. Dzik WH. New technology for transfusion safety. *Br J Haematol.* 2007;136(2):181–90.

27. Ansari S, Szallasi A. 'Wrong blood in tube': solutions for a persistent problem. *Vox Sang.* 2011;100(3):298–302.

28. Goodnough LT, Viele M, Fontaine MJ, et al. Implementation of a two-specimen requirement for verification of ABO/Rh for blood transfusion. *Transfusion.* 2009;49(7):1321–8.

29. Fastman BR, Kaplan HS. Errors in transfusion medicine: have we learned our lesson? *Mt Sinai J Med.* 2011;78(6):854–64.

30. Miller K, Akers C, Magrin G, et al. Piloting the use of 2D barcode and patient safety-software in an Australian tertiary hospital setting. *Vox Sang.* 2013;105(2):159–66.

31. Brainard JA, Birdsong GG, Elsheikh TM, et al. Prospective and retrospective review of gynecologic cytopathology: findings from the College of American Pathologists Gynecologic Cytopathology Quality Consensus Conference working group 2. *Arch Pathol Lab Med.* 2013;137(2):175–82.

32. Renshaw AA, Gould EW. Comparison of disagreement and amendment rates by tissue type and diagnosis: identifying cases for directed blinded review. *Am J Clin Pathol.* 2006;126(5):736–9.

33. Raab SS, Nakhleh RE, Ruby SG. Patient safety in anatomic pathology: measuring discrepancy frequencies and causes. *Arch Pathol Lab Med.* 2005;129(4):459–66.

34. Pantanowitz L, Mackinnon AC Jr, Sinard JH. Tracking in anatomic pathology. *Arch Pathol Lab Med.* 2013;137(12):1798–810.

35. Bauer TW, Schoenfield L, Slaw RJ, et al. Validation of whole slide imaging for primary diagnosis in surgical pathology. *Arch Pathol Lab Med.* 2013;137(4):518–24.

36. Zarbo RJ. Determining customer satisfaction in anatomic pathology. *Arch Pathol Lab Med.* 2006;130(5):645–9.

29 Seguridad farmacológica

Thomas M. De Fer

VIÑETA CLÍNICA

Una mujer delgada y frágil de 76 años de edad con historial de cardiopatía coronaria y colocación previa de un *stent* en otro hospital, es ingresada a través del servicio de urgencias después de un episodio de 25 min de dolor torácico. Se decide que es necesario realizar una cateterización cardíaca. La paciente también informa vagamente de antecedentes de alergia al contraste y no puede dar detalles adicionales debido a mala memoria. Un cardiólogo prescribe el pretratamiento para alergia al contraste, el cual consta de prednisona 50 mg, 13 h, 7 h y 1 h antes del procedimiento, difenhidramina 50 mg y ranitidina 150 mg, también 7 h y 1 h antes del procedimiento, respectivamente. La paciente recibe todos los fármacos previos tal como se prescribió, pero a las 17:00 h se cancela la cateterización debido a una emergencia. Se reprograma a la paciente para el día siguiente a las 10:00 h, por lo que el protocolo de pretratamiento se solicita de nuevo. El profesional encargado del traslado llega a las 10:00 h y encuentra a la paciente tirada en el suelo murmurando que tiene que ir al baño y con una laceración de 5 cm en la frente. Un análisis de mapeo de las causas determina que las dosis múltiples de difenhidramina en un período corto de tiempo fueron el principal factor desencadenante de este evento adverso.

- ¿Qué otros factores contribuyeron a este error?
- ¿Cómo debe clasificarse este error?
- ¿Cómo podría haberse prevenido?

PRINCIPIOS GENERALES

Los **errores de medicación** se definen como «cualquier evento prevenible que puede causar o conducir al uso inapropiado de un fármaco o al daño en el paciente mientras dicho fármaco está bajo el control del profesional sanitario, el paciente o el consumidor. Tales eventos pueden relacionarse con la práctica profesional, los productos, el procedimiento y los sistemas de atención sanitaria, incluidas la prescripción, la comunicación de las peticiones, el etiquetado de productos, su empaquetado y la nomenclatura, combinación, dispensación, distribución, administración, instrucción, vigilancia y uso».[1] Cerca del 1 % de los errores de medicación provoca daño al paciente.[2]

Los **eventos adversos por fármacos** (EAF) son cualquier suceso adverso relacionado con la administración de fármacos, haya ocurrido o no un error. **Los EAF prevenibles son aquellos que afectan al paciente y se deben a errores médicos.** Los **EAF potenciales** son aquellos fallos que se detectaron **antes** de que alcanzaran al paciente. Con frecuencia se les denomina *cuasi errores*.

Los EAF que no se deben a errores médicos ni son prevenibles se conocen normalmente como **reacciones adversas por fármacos** (RAF). Un término coloquial para las RAF es *efectos secundarios*, aunque esto implica que todos son negativos e involuntarios. Las RAF de **tipo A** son las más comunes. Son predecibles, debido a las propiedades farmacológicas del fármaco en cuestión y, a menudo, son dependientes de las dosis. Por ejemplo, los anticolinérgicos causan somnolencia y los fármacos antiinflamatorios no esteroides provocan dispepsia. Las RAF **tipo B** son menos comunes e impredecibles. Las reacciones idiosincráticas y las mediadas inmunológicamente (alérgicas) se incluyen aquí. Hay algunas reacciones idiosincrásicas de las cuales se conoce el mecanismo (p. ej., anemia hemolítica en un paciente tratado con nitrofurantoína debido a deficiencia de glucosa 6-fosfato deshidrogenasa), pero a menudo no está claro (p. ej., agranulocitosis inducida por clozapina). Por lo general, las RAF tipo B producen signos y síntomas que no están relacionados con las propiedades farmacológicas de la medicación. Una excepción, también incluida en este grupo, es la de los pacientes con intolerancia única a un fármaco, incluso a dosis bajas; el ejemplo clásico es el de un comprimido de ácido acetilsalicílico que causa acúfenos. La figura 29-1 ilustra la relación entre los errores de medicación, los EAF y las RAF.[3-9]

La magnitud y el alcance de los errores de medicación son inquietantemente grandes y contribuyen de modo significativo a la tasa global de errores médicos. Se cree que los EAF son responsables de casi 700 000 visitas al servicio de urgencias al año y generan 100 000 hospitalizaciones anuales.[8,9] Durante las hospitalizaciones, se presentan, como mínimo, 400 000 casos de EAF al año con un coste estimado de 3 500 millones de USD (en dólares de 2006).[10,11] La tasa global de EAF prevenibles en pacientes internados oscila entre 2,4 y 6,5 por cada 100 ingresos,[10-12] aunque un estudio determinó una tasa mucho mayor, de 52 por cada 100 ingresos.[13] Las tasas de EAF pueden ser mayores en el ámbito de las unidades de cuidados intensivos.[14] De igual manera, cada año se producen más de medio millón de EAF en el entorno ambulatorio y más de 800 000 en instituciones de cuidados a largo plazo.[10,15,16]

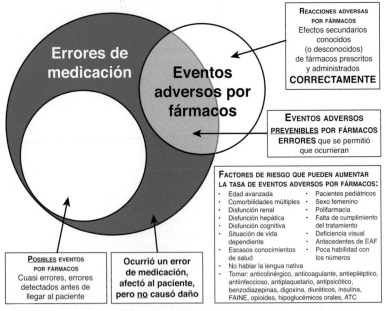

Figura 29-1. Errores de medicación, eventos adversos por fármacos (EAF) y reacciones adversas por fármacos (RAF). ATC, antidepresivos tricíclicos; FAINE, fármaco antiinflamatorio no esteroideo. (Adaptado de: Gandhi TK, Seger DL, Bates DW. Identifying drug safety issues from research to practice. *Int J Qual Health Care.* 2000;12:69–76.)

Una de cada 131 (0,8%) muertes en pacientes ambulatorios y 1 de cada 854 (0,1%) muertes en pacientes hospitalizados se atribuyen a errores de medicación, lo que supone más de 7000 muertes al año.[17] En general, los datos sugieren que la tasa de errores mortales por medicación ha aumentado; esto se aplica en especial al entorno doméstico y en circunstancias en las que están implicados el alcohol y las drogas ilegales.[18] Las tasas pueden aumentar de modo significativo al inicio del año académico en zonas con hospitales universitarios frente a aquellas sin estas instituciones.[19] Se han identificado numerosos factores de riesgo relacionados con el paciente en los EAF, por ejemplo, tener una edad avanzada es un hallazgo frecuente, así como tomar múltiples fármacos. Los fármacos citados más asiduamente incluyen anticoagulantes, antiplaquetarios, insulina e hipoglucémicos orales. Los **fármacos de alto riesgo** designados por el Institute for Safe Medication Practices (ISMP) se presentan en la tabla 29-1.[20] Otros posibles factores de riesgo aparecen en la figura 29-1.[3-9,15,16]

TABLA 29-1	Fármacos de alto riesgo según el Institute for Safe Medication Practices
Clase/categoría/fármaco	**Ejemplos/notas**
Agonistas adrenérgicos (i.v.)	Dopamina, epinefrina (incluyendo subcutánea), norepinefrina, fenilefrina
Antagonistas adrenérgicos (i.v.)	Esmolol, labetalol, metoprolol, propranolol
Anestésicos (inhalados e i.v.)	Etomidato, fentanilo, sufentanilo, remifentanilo, ketamina, propofol
Antiarrítmicos (i.v.)	Amiodarona, bretilio, ibutilida, lidocaína, procainamida
Antitrombóticos	Heparina sin fraccionar y de bajo peso molecular Warfarina Inhibidores directos de trombina (p. ej., argatrobán, bivalirudina, dabigatrán, desirudina) Inhibidores del factor Xa (p. ej., apixabán, edoxabán, fondaparinux, rivaroxabán) Trombolíticos (p. ej., alteplasa, reteplasa, estreptocinasa, tenecteplasa) Inhibidores de glucoproteína IIb/IIIa (p. ej., abciximab, eptifibatida, tirofibán)
Soluciones para cardioplejía	Concentraciones elevadas de magnesio y potasio
Quimioterapia	Oral y parenteral Para uso oncológico y no oncológico Moléculas y compuestos biológicos pequeños
Dextrosa y salina, hipertónicas	Concentraciones de ≥20% o >0,9%, respectivamente
Soluciones para diálisis	Comerciales o preparadas, todas con concentraciones potencialmente peligrosas de solutos (p. ej., sodio, potasio, calcio, magnesio, bicarbonato, glucosa)
Fármacos epidurales e intratecales	Anestésicos, quimioterapia, glucocorticoides
Epoprostenol	Riesgo de descompensación cardiopulmonar súbita con la suspensión repentina

(*Continúa.*)

TABLA 29-1	Fármacos de alto riesgo según el Institute for Safe Medication Practices *(cont.)*
Clase/categoría/fármaco	**Ejemplos/notas**
Hipoglucémicos, oral	Sulfonilurea (p. ej., clorpropamida, gliburida, glipizida, glimepirida, gliclazida) Metformina (acidosis láctica, en particular en pacientes con deficiencia renal e insuficiencia cardíaca aguda o progresiva) Meglitinida (p. ej., nateglinida, repaglinida)
Inotrópicos (i.v.)	Digoxina, dobutamina, milrinona
Insulina	Todas las formulaciones Insulina U-500, riesgo particularmente alto
Presentaciones liposómicas *vs.* presentaciones convencionales	Anfotericina liposómica B *vs.* anfotericina B desoxicolato, bupivacaína, citarabina, daunorubicina, morfina, vincristina
Sulfato de magnesio (i.v.)	Riesgo de sobredosis dañina o fatal
Agentes sedantes (i.v., moderados)	Dexmedetomidina, etomidato, fentanilo, ketamina, midazolam, propofol
Opioides	Todas las presentaciones, oral, i.v., transdérmica Incluye tintura de opio
Oxitocina	El riesgo de daño fetal puede superar los posibles beneficios cuando se usa innecesariamente o en dosis elevadas
Cloruro de potasio (i.v.)	Riesgo de sobredosis perjudicial o fatal
Fosfato de potasio (i.v.)	Riesgo de precipitación de calcio y sobredosis perjudicial o fatal de potasio
Bloqueantes neuromusculares	Atracurio, cisatracurio, pancuronio, rocuronio, succinilcolina, vecuronio
Nitroprusiato	Riesgo de toxicidad de cianuro, particularmente en las personas con insuficiencia renal y/o administración prolongada
Soluciones nutritivas parenterales	Concentraciones potencialmente peligrosas de solutos
Prometazina (i.v.)	Riesgo de lesión grave/gangrena de tejidos, en particular con la extravasación perivascular
Contraste radiológico (i.v.)	Riesgo de reacciones de hipersensibilidad y lesión renal aguda
Agua estéril para inyección	Para inhalación, inyección e irrigación en contenedores ≥ 100 mL (posibilidad de hipotonicidad perjudicial o fatal)
Vasopresina	Riesgo no reconocido ni apreciado de complicaciones típicas de vasoconstricción

i.v., intravenoso. (Adaptado de: Institute for Safe Medication Practices (ISMP). *List of High-Alert Medications in acute Care settings*. Horsham, PA: Institute for Safe Medication Practices; 2014. Disponible en: www.ismp.org. Consultado por última vez el 1/10/15.)

CLASIFICACIÓN DE LOS ERRORES DE MEDICACIÓN

Los errores de medicación pueden clasificarse de múltiples maneras, entre ellas, el dominio psicológico, la valoración del daño, el tipo de error, la fase del proceso afectada, y las causas proximales. Cada una tiene sus ventajas e incovenientes. La **teoría psicológica** intenta explicar la manera en que se producen los eventos adversos y se ha aplicado a una amplia gama de errores médicos.[21] Algunos errores de medicación se denominan **equivocaciones** y son el resultado de los **errores basados en los conocimientos** o **basados en reglas**. Otros son **errores basados en las competencias**, producto de **errores basados en acciones (deslices)** o **errores que se basan en la memoria (lapsus).** Comprender la base psicológica de un error ayuda a reducir su recurrencia.

Un sistema de **valoración del daño** es el del National Coordinating Council for Medication Error Reporting and Prevention. Esta escala (fig. 29-2) abarca desde la probabilidad de error, la ausencia de daño, el daño temporal, el daño permanente hasta la muerte mediante categorías designadas con nueve letras, de la A a la I.[22] El uso regular de un sistema claro, consistente y práctico de clasificación del daño es fundamental para el seguimiento de los errores de medicación.

La administración de cualquier tipo de medicación a los pacientes tiene lugar en muchos **pasos del proceso** (fig. 29-3):

1. **Prescripción.** Este proceso es complejo e implica todo el esfuerzo cognitivo de quien prescribe para determinar si se receta un fármaco (o no), qué prescribir exactamente, la dosis, la formulación, la vía, la hora y la frecuencia del fármaco elegido, así como el

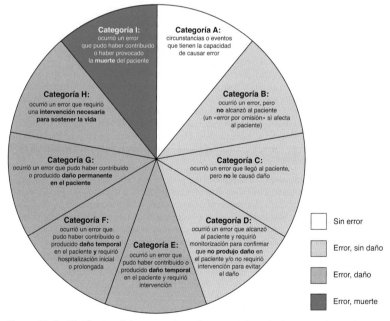

Figura 29-2. Clasificación de los errores de medicación. (Adaptado de: National Coordinating Council for Medication Error Reporting and Prevention. *NCC MERP Index for Categorizing Medication Errors.* 2001. Disponible en: http://www.nccmerp.org/types-medication-errors. Consultado por última vez el 1/10/15.)

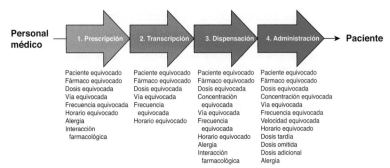

1. Prescripción	2. Transcripción	3. Dispensación	4. Administración
Paciente equivocado	Paciente equivocado	Paciente equivocado	Paciente equivocado
Fármaco equivocado	Fármaco equivocado	Fármaco equivocado	Fármaco equivocado
Dosis equivocada	Dosis equivocada	Dosis equivocada	Dosis equivocada
Vía equivocada	Vía equivocada	Concentración equivocada	Concentración equivocada
Frecuencia equivocada	Frecuencia equivocada	Vía equivocada	Vía equivocada
Horario equivocado	Horario equivocado	Frecuencia equivocada	Frecuencia equivocada
Alergia		Horario equivocado	Velocidad equivocada
Interacción farmacológica		Alergia	Horario equivocado
		Interacción farmacológica	Dosis tardía
			Dosis omitida
			Dosis adicional
			Alergia

Figura 29-3. Los posibles tipos de error en cada paso del proceso.

proceso de plasmar esta información en una prescripción verbal, escrita o electrónica. También deben tenerse en cuenta los factores individuales de los pacientes, como la función renal y hepática, las alergias y las interacciones farmacológicas.

2. **Transcripción.** Esta se da en cualquier punto donde una solicitud o prescripción, ya sea electrónica o manuscrita, es interpretada por otro profesional sanitario y se introduce —de forma manuscrita o electrónica— en un sistema diferente. La escritura ininteligible contribuye en gran medida a errores en este paso.

3. **Dispensación.** Dispensar fármacos es, fundamentalmente, función del personal de farmacia. Este paso implica interpretar las prescripciones, verificar las alergias y las interacciones farmacológicas, extraer el fármaco de su lugar de almacenamiento, contar, envasar, etiquetar y, en ocasiones, formular. En el ámbito de los pacientes hospitalizados, el proceso también puede suponer la disponibilidad de una reserva de fármacos en unidades y de dispositivos de dispensación.

4. **Administración.** Este paso también tiene múltiples facetas. Los profesionales de enfermería deben determinar quién requiere un fármaco en concreto cuando usan el registro de administración de medicación (RAM). La medicación se debe obtener del almacén y transportarse de forma segura al punto de administración. Hay que llevar a cabo la identificación positiva del paciente y de nuevo se presenta la posibilidad de verificar las alergias. A continuación se administra el fármaco al paciente. Si la medicación es intravenosa (i.v.), por ejemplo, se deben realizar más pasos y, en consecuencia, hay más oportunidades para el error.

Cada uno de estos pasos tan complejos del proceso pueden dividirse en múltiples subprocesos (esto es necesario a menudo para diseñar sistemas con menos margen de error). Otros pasos importantes que no tienen por qué encajar en una secuencia cronológica son el almacenamiento, la monitorización y la documentación. **Los problemas en cualquier punto de la cadena del proceso pueden dar como resultado un EAF.**

Los **tipos de errores de medicación** comúnmente aceptados son los siguientes:

• **Dosis omitida**: los estándares varían de una institución a otra respecto a lo que constituye una dosis omitida. Una definición estricta para pacientes hospitalizados sería de > 0,5 h a 1 h después del tiempo de administración programado. Una definición más realista, sobre todo en el ámbito ambulatorio, sería de más de la mitad del intervalo de dosificación prescrito. Algunos fármacos son bastante sensibles al horario, mientras que otros no lo son. Determinadas instituciones contemplan una categoría intermedia llamada **dosis tardía.**

• **Dosis adicional**: por lo general, la dosis adicional se presenta cuando el profesional sanitario no es consciente de que el profesional anterior ya ha proporcionado la dosis en cuestión, lo cual podría deberse a una transferencia del paciente o a un problema de documentación.

- **Dosis equivocada**: se administra la cantidad incorrecta del fármaco.
- **Velocidad equivocada:** es una variación de la dosis equivocada que se aplica a la medicación por vía i.v., que ocurre cuando el volumen equivocado (cantidad) por unidad de tiempo se introduce en la bomba de infusión.
- De igual manera, **la concentración equivocada** también es una variación de la dosis equivocada y puede resultar en infra o sobredosificación.
- **Formulación equivocada:** por ejemplo, se prescribe una orden para morfina i.v. y se introduce gel de morfina oral en una jeringa y se administra por vía i.v.
- **Vía equivocada**: un comprimido de liberación prolongada debe administrarse por vía oral (v.o.); en lugar de ello, se tritura y se administra por vía de una sonda de gastrostomía.
- **Frecuencia u horario equivocados**: se prescribe un antibiótico i.v. cada 18 h, pero se administra cada 24 h.
- **Fármaco equivocado**: un fármaco específico se prescribe a un paciente, pero, a la hora de retirarlo del almacén, se obtiene el fármaco equivocado y se administra al paciente. Es decir, el fármaco equivocado se administra al paciente correcto. Esto puede suceder tanto en el paso de la dispensación como en el de la administración.
- **Paciente equivocado**: se produce cuando se obtiene el fármaco correcto y se quiere administrar al paciente correspondiente, pero, en el punto de administración, el paciente se identifica de manera errónea. Como resultado se administra el fármaco correcto al paciente equivocado.
- **Alergia conocida**: el paciente presenta una alergia documentada a un determinado fármaco y aun así se le administra. Técnicamente, esto excluye una decisión consciente, razonada por parte del clínico de ignorar la alergia, por ejemplo, cefazolina se prescribe a propósito para pacientes con alergia documentada a la penicilina.

Un estudio de la Food and Drug Administration (FDA) determinó que entre 1993 y 1998, los tipos más comunes de EAF fatales fueron las dosis equivocadas (41 %), fármaco equivocado (16 %) y vía equivocada (9,7 %). Casi la mitad de estos eventos fatales se presentaron en pacientes > 60 años.[23] Extrapolar estos datos a los EAF no fatales y a todos los ámbitos de la atención sanitaria es complicado. Los errores más habituales observados dependen de la gravedad del daño y de las características de los profesionales sanitarios y los pacientes en un ambiente dado. Como ejemplo, el error de medicación más común en las unidades de cuidados intensivos es una dosis omitida o tardía, lo cual no supone un daño en el paciente la mayoría de las veces. En entornos ambulatorios, los errores provocados por los pacientes (es decir, dosis omitidas, dosis adicionales, dosis equivocadas) son más relevantes. Los tipos de fallos según el paso del proceso se presentan en la figura 29-3.

CAUSAS DE ERRORES DE MEDICACIÓN

Sin importar el paso del proceso o el tipo de error, el interés principal de los profesionales sanitarios casi siempre son las llamadas **causas proximales**.[24,25] Determinar las causas constituye un reto en situaciones individuales y, casi siempre, hay múltiples causas y factores contribuyentes. Al igual que con cualquier otro tipo de error médico, algunos factores son activos y otros están latentes. Las causas proximales tienen un impacto sobre los pasos del proceso y las funciones del profesional sanitario. La siguiente lista no pretende ser exhaustiva:

- **Falta de conocimiento de un fármaco** y de información precisa, fácilmente disponible, sobre el fármaco y su prescripción. Esto supone una limitación tanto para la persona que prescribe como para la que administra el fármaco. Es evidente que el personal médico, los farmacéuticos y los profesionales de enfermería no pueden estar familiarizados con la multitud de fármacos de prescripción aprobados por las autoridades sanitarias de su país (incluidas las dosis, las formulaciones y los genéricos).[26]

- **Fallo al no tener en cuenta todos los factores específicos del paciente** que alteran la farmacocinética y la farmacodinámica, como la función renal y hepática, la obesidad y la edad. En adultos mayores, la absorción puede ser más lenta, la proporción de grasa respecto a masa magra aumenta, el metabolismo de fase I es más lento y la farmacodinámica de algunos fármacos se altera.
- **Falta de disponibilidad inmediata de información específica sobre el paciente** que puede alterar las prescripciones, como los resultados de laboratorio sobre la función renal y hepática, o parámetros como peso e índice de masa corporal.
- **Identificación errónea o no identificación del paciente.**
- **Falta de monitorización,** por ejemplo, parámetros de coagulación en pacientes que reciben anticoagulantes y ciertos niveles de antibióticos o anticonvulsivos.
- Uso de **abreviaturas ambiguas,** ya sea manuscritas o en formato electrónico (tabla 29-2).[27]
- Los fármacos con **nombres que suenan o se escriben de manera similar** pueden confundirse con facilidad (tabla 29-3).[28]
- **Letra manuscrita ilegible.** Hoy en día aún es un problema, ya que las recetas electrónicas todavía no se han implementado en muchos ámbitos de la atención sanitaria.
- **Fallo en la comunicación** y el trabajo en equipo.
- **Conciliación de medicación equivocada o inexistente** en las transferencias de la atención, momentos propicios para que se produzcan errores de medicación. La conciliación de medicación es «el proceso de crear la lista más precisa posible de todos los fármacos que toma el paciente —incluyendo el nombre, la dosis, la frecuencia y la vía— y comparar dicha lista con las solicitudes de ingreso, transferencia o alta, con el objetivo de administrar al paciente los fármacos correctos en cualquier etapa de la transición».[29] Los estudios han demostrado altas tasas de varianzas inesperadas (cerca del 50-60 %) y EAF potenciales (en torno al 20-30 %).[30-33]
- **Identificación equivocada o no identificación del fármaco.** Muchas pastillas y muchos envases tienen un aspecto muy parecido.
- **Almacenamiento inadecuado.** Por ejemplo, guardar bolsas parecidas de soluciones de dopamina y dobutamina muy cerca físicamente o no refrigerar cuando se requiere.
- **Falta de estandarización,** como carecer de concentraciones estándar de vasopresores i.v. y soluciones de heparina, o no promover el uso de estas.
- **Cambios en la cadena de suministro** que pueden repercutir en cambios de formato de los envases de los fármacos y llevar a confusión durante la dispensación y la administración.
- **Factores ambientales** como ruido, iluminación, disposición física de la farmacia, áreas de trabajo desordenadas, interrupciones, extrema gravedad de los pacientes, y el personal.
- **Factores de los profesionales sanitarios** como fatiga, horarios de trabajo prolongados, estrés, hambre, enfermedad, aburrimiento y consumo de drogas.
- **Falta de competencias o capacitación** para operar dispositivos de administración nuevos o complejos. Los dispositivos de administración más nuevos, sofisticados y caros son inútiles (o peor) sin una formación adecuada.
- **Falta de estandarización de los dispositivos de administración** y **fallo de los dispositivos** de administración. Si, por ejemplo, los dispositivos de administración de analgésicos controlados por el paciente difieren de una unidad de atención a otra en la misma institución, es poco probable que un solo profesional de enfermería sea competente en el funcionamiento de todos ellos.
- Es posible que los **sistemas informáticos inadecuados** o **que funcionan mal** se conviertan en factores más significativos a medida que el sistema de atención sanitaria se hace más dependiente de los sistemas electrónicos de documentación, prescripción y administración de fármacos.
- **Documentación sobre alergias** inadecuada, conflictiva o inexistente.

TABLA 29-2 Abreviaturas prohibidas	
Inaceptable	**Aceptable**
AO, OI, OD	Ambas orejas, oreja izquierda, oreja derecha
h.s.	A la hora de acostarse
cc	mL
AH	Dar de alta, suspender
s.s.	Una mitad, a la hora de acostarse
IY	Inyección
IN	Intranasal
UI	Unidades
μg	Microgramo o mcg
$MgSO_4$	Sulfato de magnesio
MS/MSO_4	Morfina
AO, OI, OD	Ambos ojos, ojo izquierdo, ojo derecho
d	Diarios
ZN	Zumo de naranja
Per os	v.o.
In d	Diario
q.6h, etc.	Diario cada 6 horas
Quotid	Diario
qhs	Por la noche, al acostarse
hor. Som.	Por la noche, al acostarse
Alt. dieb.	En días alternos
SC	Subcutáneo o subcut
SS/SSI	Escala móvil de insulina
1 c/d	1 comprimido diario
t.i.s.	3 veces por semana
U o u	Unidad
ut dict.	Como se indique
Con cero final, 1,0 mg	Sin cero final, 1 mg
Sin cero inicial, ,1 mg	Con cero inicial, 0,1 mg

(Adaptado de: Institute for Safe Medication Practices (ISMP). *List of Error-Prone Abbreviations, symbols, and Dose Designations.* Horsham, PA: Institute for Safe Medication Practices; 2014. Disponible en: www.ismp.org. Consultado por última vez el 1/10/15.)

TABLA 29-3	Fármacos con nombres que suenan o se escriben de manera similar con letras en mayúscula
acetaZOLAMIDA	acetoHEXAMIDA
buPROPión	busPIRona
clorproMAZINA	clorproPAMIDA
clomiFENO	clomiPRAMINA
cicloSERINA	cicloSPORINA
DAUNOrubicina	DOXOrubicina
dimenhiDRINATO	difenhidrAMINA
DOBUTamina	DOPamina
glipiZIDA	gliBURIDA
hidrALAZINA	hidrOXIzina
medroxiPROGESTERona	medroxiPREDNISolona
metilTESTOSTERona	medroxiPROGESTERona
	medroxiPREDNISolona
niCARdipina	NIFEdipina
prednisoLONA	predniSONA
sulfADIAZINA	sulfiSOXAZOL
TOLAZamida	TOLBUTamida
vinBLAStina	vinCRIStina

(Adaptado de: U.S. Department of Health and Human Services, Food and Drug Administration, Office of Generic Drugs. *Name Differentiation Project.* Silver Spring, MD: Food and Drug Administration; 2013. Disponible en: http://www.fda.gov/Drugs/DrugSafety/MedicationErrors/ucm164587.htm. Consultado por última vez el 1/10/15.)

- **Educación pobre o inexistente del paciente.** Vale la pena recordar que los pacientes se autoadministran los fármacos en casa y que ese proceso es análogo a lo que sucede en el hospital y, por tanto, es vulnerable a las mismas causas de error. En este contexto, la educación del paciente es vital.

DETECCIÓN Y SEGUIMIENTO DE ERRORES DE MEDICACIÓN

Los métodos sistemáticos para detectar, monitorizar e investigar los errores de medicación son componentes fundamentales de un plan general para maximizar la seguridad farmacológica. Con el fin de detectar el máximo número posible de este tipo de errores, se pueden utilizar varios métodos, incluidos[25]:

1. **Autoinformes anónimos voluntarios.** Una de las ventajas de este método es que el anonimato resuelve las preocupaciones del informante respecto a acciones disciplinarias o amonestaciones si este ha cometido o presenciado el error. El anonimato impide, en gran medida, el seguimiento y la investigación posteriores del error. Por otra parte, el informe anónimo es mejor que ningún informe. Una cultura sólida de la seguridad debería, en teoría, reducir la necesidad percibida de informes anónimos.

2. **Informes voluntarios no anónimos o informes sobre incidentes.** En una cultura de la seguridad ideal, todos los errores de medicación (incluidos los posibles EAF) deben notificarse de modo voluntario y no anónimo. No obstante, como se señaló anteriormente, este tipo de errores rara vez se comunican. Los informes de errores (incluidos los anónimos) deben contener, por lo menos, información para identificar al paciente, el fármaco implicado, lo sucedido, la teoría de por qué sucedió y la monitorización o evaluación adicionales requeridas, además de cualquier tratamiento adicional necesario para prevenir o tratar el daño al paciente. En la mayoría de las organizaciones, este proceso es electrónico y se ofrece a los informantes la guía de una plantilla estándar.

3. **Monitorización asistida por ordenador.**[34-36] Muchas instituciones emplean sistemas informáticos para monitorizar la presencia de errores en múltiples puntos del proceso, incluidas la prescripción, la verificación de la prescripción, la dispensación y la administración. Por ejemplo, los parámetros de función renal se utilizan como indicios *(triggers)* respecto al uso de fármacos específicos de eliminación renal. Cualquier prescripción de naloxona puede alertar sobre un posible error en la utilización de un opiáceo. De igual modo, cualquier hipoglucemia grave puede indicar un uso inapropiado de insulina o de hipoglucemiantes orales. Se puede realizar el seguimiento de muchas interacciones farmacológicas potenciales de esta manera. Aunque en la actualidad son imperfectas, la monitorización informatizada de EAF detecta más errores que los informes voluntarios y sirve para interceptar EAF significativos.

4. **Revisión de expedientes.** Se suele utilizar más como una técnica de investigación, pero los profesionales que revisan expedientes a diario (p. ej., el personal de facturación/codificación y el de gestión de la información sanitaria) pueden recibir formación para detectar errores de medicación.

5. **Observación directa.** Por lo general, es una técnica de investigación. Puede localizar más errores, pero requiere tiempo y es costosa.

Los datos sobre errores de medicación deben compilarse y analizarse de forma sistemática y, por lo general, esta tarea la realizan los departamentos de seguridad y calidad, junto con el personal de farmacia. También son necesarias líneas muy claras de comunicación e implicación del equipo médico y del personal. Es habitual realizar el seguimiento de la tasa total de errores (es decir, eventos por cada 1 000 días paciente) por medio de gráficos de proceso estándares. Los diferentes gráficos se escalan para que muestren con mayor claridad las tasas y los límites de control de los posibles errores (A), errores sin daño (B, C, D), errores con daño (E, F, G, H), y errores mortales (I). Las tasas pueden variar bastante en el tiempo y, a menudo, se deben a cambios en los informes más que a verdaderas alteraciones en la tasa. Las representaciones gráficas más complejas que muestran los números de los tipos de error (p. ej., dosis omitidas, dosis equivocadas, etc.) en cada paso del proceso suelen ser muy útiles (fig. 29-4). Por ejemplo, es probable que los errores por dosis omitidas debidos a problemas en la dispensación o la administración requieran otras estrategias distintas para mejorar.

ESTRATEGIAS DE MITIGACIÓN

Ninguna estrategia de mitigación individual es capaz de resolver todas las fuentes de error. Por tanto, las reducciones significativas en las tasas de error de medicación requieren estrategias que impliquen a los profesionales sanitarios individuales (personal médico, farmacéutico, técnico farmacéutico, profesional de enfermería, paciente) y al sistema como un todo. Una cultura sólida de la seguridad es una base imprescindible para que estas estrategias tengan su máximo impacto.

Estrategias para los profesionales sanitarios

Los «correctos» de la prescripción segura tienen una relevancia total y se presentan en la tabla 29-4. Estos incluyen al paciente, el fármaco, la dosis, la vía, la frecuencia y la duración

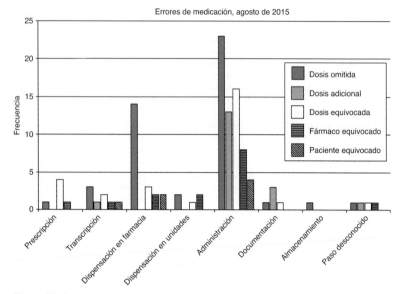

Figura 29-4. Frecuencia de los tipos de error en cada paso del proceso.

correctos. La monitorización adecuada implica, por ejemplo, pruebas de coagulación en pacientes que toman ciertos anticoagulantes, el control del nivel de fármaco cuando sea apropiado, ser conscientes e inspeccionar los efectos secundarios conocidos, etc. El coste correcto hace que quien realiza la prescripción sopese si un fármaco igualmente eficaz está disponible a un precio inferior. Siempre que se prescriba un fármaco designado por el Institute for Safe Medication Practices (ISMP) como **fármaco de alto riesgo** (tabla 29-1), debe prestarse una atención y un control adicionales.[20] Las **interacciones farmacológicas** siempre han de tenerse en cuenta, y la probabilidad de tal interacción incrementa con el número de fármacos prescritos. Las personas que prescriben deben tener conocimientos sobre los fármacos prescritos habitualmente (p. ej., warfarina, antibióticos macrólidos, sul-

TABLA 29-4	Las «C» de la prescripción y la administración correctas
Paciente **c**orrecto	
Fármaco **c**orrecto	
Indicación **c**orrecta	
Dosis y concentración **c**orrectas	
Vía y formulación **c**orrectas	
Frecuencia y velocidad **c**orrectas	
Duración **c**orrecta	
Monitorización **c**orrecta	
Documentación **c**orrecta	
Coste **c**orrecto	

famidas, amiodarona, antimicóticos azoles, inhibidores de proteasas, etc.) y usar el *software* de interacción de forma generalizada. En caso de **disfunción renal y hepática,** se debe ajustar de forma apropiada la dosis si es necesario. Si la prescripción electrónica no está disponible, la responsabilidad de **escribir de manera legible y evitar el uso de abreviaturas prohibidas** (tabla 29-2) recae sobre la persona que prescribe.[27]

Debe prestarse especial atención a la prescripción para niños y adultos mayores. La **dosificación en niños** suele requerir cálculos de dosificación basados en los parámetros específicos de los pacientes (es decir, peso, estatura, índice de masa corporal, área de superficie corporal). Esta información puede estar disponible con facilidad en un formato estándar (p. ej, siempre en kilogramos), y las personas que prescriben deben tener acceso fácil a los métodos para calcular la dosis. Otros profesionales deben verificar los cálculos difíciles o de alto riesgo. Asimismo, muchos fármacos de uso común en adultos no están aprobados ni son seguros para los niños.

Los **adultos mayores** están sujetos a más EAF, por lo que es necesario tenerlo en cuenta a la hora de la prescripción. Ciertos fármacos se han designado como potencialmente inapropiados para adultos mayores, y la lista mejor conocida es la de los **criterios de Beers** de la American Geriatrics Society (tabla 29-5).[37-41] Aunque no están del todo contraindicados en todas las situaciones, deben estudiarse minuciosamente antes de iniciar su administración en pacientes mayores. Los criterios de la *Screening Tool of Older Persons' potentially*

TABLA 29-5	Criterios modificados de Beers de la American Geriatrics Society 2012[a]
Clase/categoría/ fármaco	**Ejemplos/notas**
Anticolinérgicos, no selectivos	Clorfeniramina (en muchos fármacos OTC para alergia/ alivio del resfriado), difenhidramina (en muchos OTC para alergia/resfriado/cinetosis y ayudas para dormir), doxilamina (p. ej., NyQuil™, Unisom®), hidroxizina (p. ej., Vistaril®, Atarax®), prometazina Mayor riesgo de efectos secundarios anticolinérgicos significativos
Fármacos antiparkinsonianos	Benzotropina, trihexifenidilo Hay disponibles fármacos antiparkinsonianos más eficaces y no se recomiendan para la prevención de efectos extrapiramidales con antipsicóticos
Antiespasmódicos	Belladona, clidinio, diciclomina, hiosciamina, escopolamina Muy anticolinérgicos
Dipiridamol, oral de acción corta	Hipotensión ortostática Puede indicarse como liberación prolongada o intravenosa (i.v.) para pruebas de estrés
Nitrofurantoína	Evitar el uso en la supresión a largo plazo o en pacientes con ClCr < 60 mL/min (concentración ineficaz en orina) Riesgo de toxicidad pulmonar
Bloqueantes-α_1	Doxazosina, prazosina, terazosina para tratamiento de hipertensión Tratamientos más eficaces disponibles Riesgo de hipotensión ortostática

(Continúa.)

TABLA 29-5	Criterios modificados de Beers de la American Geriatrics Society 2012 *(cont.)*
Clase/categoría/ fármaco	**Ejemplos/notas**
α-Agonistas, centrales	Clonidina, metildopa Riesgo de efectos secundarios en SNC, bradicardia, hipotensión Fármacos de primera línea más eficaces disponibles
Antiarrítmicos	Amiodarona, disopiramida, dofetilida, dronedarona, flecainida, ibutilida, procainamida, propafenona, quinidina, sotalol Los pacientes mayores se benefician más del control de la velocidad Amiodarona está particularmente asociada a toxicidades múltiples Disopiramida es negativamente inotrópica y muy anticolinérgica
Digoxina >0,125 mg/día	Incremento en el riesgo de toxicidad sin beneficio añadido
Nifedipino, liberación inmediata	Hipotensión ortostática
Espironolactona >25 mg/día	O con complementos concomitantes de AINE, inhibidores ECA, BRA, complementos de potasio Hiperpotasemia
Antidepresivos tricíclicos, terciarios	Amitriptilina, clomipramina, doxepina, imipramina Muy anticolinérgico Hipotensión ortostática
Antipsicóticos	Incremento de mortalidad en personas con demencia; evitar en este tipo de paciente a menos que las terapias no farmacológicas hayan fallado y el paciente suponga un riesgo significativo para sí mismo o para los demás. Aumento del riesgo de un evento cerebrovascular (ECV),[38] efectos anticolinérgicos (p. ej., clorpromazina, tioridazina, clozapina), y prolongación de QT (p. ej., tioridazina, ziprasidona)
Barbitúricos	Butalbital (p. ej., Fiorinal®, Fioricet®), fenobarbital Riesgo de sobredosis y dependencia
Benzodiazepinas	Incrementa el riesgo de delirio, disminución de facultades cognitivas y caídas
Meprobamato	Sedación Riesgo de adicción
Otros hipnóticos	Eszopiclona, zaleplon, zolpidem Incrementa el riesgo de delirio, disminución de facultades cognitivas y caídas
Andrógenos	Testosterona, metiltestosterona Contraindicado en el cáncer de próstata Riesgo de efectos cardiovasculares

(Continúa.)

TABLA 29-5	Criterios modificados de Beers de la American Geriatrics Society 2012 *(cont.)*

Clase/categoría/fármaco	Ejemplos/notas
Estrógenos	Con o sin progestinas Posible incremento del riesgo de cáncer de mama y endometrial Estrógeno vaginal aceptable
Tiroides desecada	Alternativas más seguras
Hormona de crecimiento	Aceptable para reemplazo por resección de la pituitaria posterior
Insulina, escala móvil	Riesgo de hipoglucemia en cualquier entorno de atención sanitaria
Sulfonilureas, acción prolongada	Clorpropamida, gliburida Riesgo de hipoglucemia
Megestrol	Ligeramente eficaz Incremento del riesgo de eventos tromboembólicos y posiblemente de la mortalidad[39,40]
Metoclopramida	Incremento en el riesgo de efectos secundarios extrapiramidales
Aceite mineral, oral	Riesgo de aspiración Múltiples alternativas más seguras
Trimetobenzamida	Tigan® Eficacia limitada para las náuseas Riesgo de efectos secundarios extrapiramidales
AINE no selectivos	Evitar el uso crónico; si se utiliza, considerar la adición de un IBP[40] Aumento del riesgo de hemorragia gastrointestinal, en especial en pacientes de > 75 años o que tomen esteroides, anticoagulantes o fármacos antiagregantes
Meperidina	Demerol® Efecto limitado de analgésico oral Riesgo de neurotoxicidad Alternativas más seguras disponibles
Relajantes musculares	Carisoprodol, clorzoxazona, ciclobenzaprina, metaxalona, metocarbamol Sedación, efectos secundarios anticolinérgicos Carisoprodol es potencialmente más adictivo

[a]Se excluyeron los fármacos de uso poco común. AINE, antiinflamatorios no esteroideos; BRA, bloqueante de los receptores de la angiotensina; ClCr, aclaramiento de creatinina; IBP, inhibidor de bombas de protones; ECA, enzima convertidora de la angiotensina; OTC, fármacos que no requieren receta médica; QT, distancia entre las ondas Q y T en un electroencefalograma; SNC, sistema nervioso central.
(Adaptado de: American Geriatric Society 2012 Beers Criteria Update Expert Panel. American Geriatrics Society updated Beers Criteria for potentially inappropriate medication use in older adults. *J Am Geriatr Soc.* 2012;60:616-31.)

inappropriate Prescriptions (STOPP) son más eficaces para prevenir los EAF evitables.[42] La **medicación excesiva** es un problema específico de los adultos mayores. Los profesionales médicos deben evitar prescribir un fármaco adicional para contrarrestar los efectos secundarios de otro fármaco, lo cual conduciría a una cascada de prescripción.[43] Hay que intentar suspender los fármacos que carecen de una indicación basada en la evidencia o razonablemente válida, en especial cuando los posibles EAF o efectos secundarios no se han sopesado con claridad.[44]

Si no se tiene en cuenta el ámbito ambulatorio, los profesionales de enfermería son los principales protagonistas de la fase de administración del proceso. Es la última oportunidad para interceptar errores que se han producido en los pasos previos a esta fase y que han pasado desapercibidos. Los «correctos» no son menos importantes en esta etapa (es decir, paciente, fármaco, dosis, vía y horarios correctos). En muchos casos, hay otras acciones basadas en las políticas que también deben producirse en el momento de la administración (p. ej., marcar la línea para las infusiones i.v.). Como se ha analizado en el apartado «Causas de errores de medicación», hay muchos factores que influyen en la capacidad del personal de enfermería para actuar de forma impecable en este punto crítico.

Estrategias de sistemas

Los **sistemas de introducción de solicitudes informatizadas del proveedor** (CPOE, por sus siglas en inglés), a menudo acompañados de diferentes grados de sistemas de apoyo a las decisiones clínicas (SADC), son cada vez más comunes. Tales sistemas son un componente de un registro médico electrónico que lo abarca todo; pueden ser grandes proyectos comerciales o desarrollarse a escala local en una sola institución. En cualquier caso, resultan extremadamente costosos, y su implementación y mantenimiento son laboriosos. No obstante, los sistemas CPOE pueden reducir de forma sustancial los EAF. Los estudios individuales de CPOE, con o sin SADC, han constatado disminuciones en la tasa de errores de medicación y, en menor grado, una reducción en los EAF.[45-49] Es posible que los resultados no puedan aplicarse ampliamente en todos los sistemas y ámbitos de la atención sanitaria. Algunos estudios señalan consecuencias negativas imprevistas de los CPOE.[50,51] El adecuado equilibrio entre el número/tipo de alertas y los efectos positivos de estas alertas que percibe el usuario es un aspecto muy importante para un personal sanitario con poco tiempo disponible. Aún hay mucho que aprender sobre cómo maximizar la eficacia de estos sistemas.

De igual manera, las **bombas inteligentes** tienen muchas posibilidades. Estos dispositivos cuentan con un *software* que hace posible las infusiones de fármacos específicos, los cálculos de velocidad en el sitio, las alertas/advertencias (paradas suaves) y las paradas en seco. Algunas bombas inteligentes disponen de escáner para confirmar la identidad de las soluciones i.v. y pueden actualizar de manera inalámbrica las bibliotecas, así como descargar información sobre qué teclas hay que presionar, qué alertas se omitieron, etc. Por desgracia, esta costosa tecnología aún tiene que alcanzar todo su potencial. Las medidas de seguridad se pueden pasar por alto en muchas ocasiones y con facilidad, sobre todo si se ignoran las alertas o paradas suaves. Incluso es posible pasar por alto las paradas en seco, por ejemplo, al programar una bomba para transfundir una solución salina normal en vez de una solución de heparina. Por el momento, la bomba inteligente común no está asignada a un paciente en concreto, y no interactúa con un RAM electrónico. En otras palabras, la bomba solo es lo bastante inteligente como para saber que un profesional sanitario ha indicado qué fármaco debe administrarse y qué pautas generales de administración se han programado para ese fármaco. El fallo a la hora de estandarizar las concentraciones de fármaco i.v., actualizar las bibliotecas de fármacos e implementar las paradas en seco son otros problemas de envergadura.[52] A pesar de esto, las bombas inteligentes conservan su potencial y es necesario continuar trabajando para sacarles el máximo partido.

Códigos de barras. Esta también es una tecnología muy válida en teoría. Como cabría esperar, a los pacientes y los fármacos se les asignan códigos de barras, y estos interactúan con los RAM correspondientes. El paciente y el fármaco se escanean en el punto de administración para confirmar que el fármaco X está en el RAM del paciente Y, y que debe administrarse en ese momento. Un estudio de más de 14 000 administraciones de fármacos demostró una reducción relativa del 41,4 % en los errores de medicación y una reducción relativa del 50,8 % en los EAF potenciales gracias el uso de la tecnología de códigos de barras. Estas tasas excluyeron los errores en el horario, y la reducción absoluta en los EAF potenciales fue del 1,5 %.[53] Un estudio anterior por el mismo grupo también constató disminuciones significativas en los EAF con el uso de esta tecnología durante la dispensación en la farmacia.[54]

Conciliación de medicación. Es bien sabido que los aspectos de conciliación de medicación están asociados a errores de medicación.[30-33] La Joint Commission la incluyó entre sus objetivos actuales para la seguridad del paciente, y solicita a las organizaciones hospitalarias que demuestren que se lleva a cabo de una manera sistemática y eficaz. Este es otro aspecto en desarrollo con grandes posibilidades de reducir los errores. En general, las revisiones sobre este tema coinciden en que los resultados han sido dispares respecto a los resultados clínicamente importantes y que se precisan investigaciones con un diseño más riguroso.[55-59] Es posible que la conciliación de medicación solo sea un componente de las transferencias eficaces de la atención. Contar con un archivo electrónico preciso y de fácil acceso sobre **documentación de alergias** también es imperativo. Lo ideal sería abarcar muchos ámbitos de la atención e interactuar directamente con los sistemas CPOE, los de dispensación y los de códigos de barras para alertar a los profesionales sanitarios en diferentes pasos del proceso. Por desgracia, no es raro que los pacientes reciban de manera accidental un fármaco al cual tienen una alergia documentada.

Es probable que la inclusión de **farmacéuticos clínicos** en los servicios hospitalarios mejore la atención de los pacientes. Más de la mitad de los estudios han demostrado reducciones en los errores, los EAF y las RAF.[60] Aunque es razonable suponer que los farmacéuticos serían las personas ideales para llevar a cabo la conciliación de medicación, un ensayo reciente no ha logrado demostrar esta cuestión.[61] Otras estrategias farmacéuticas son el uso de **letras mayúsculas** para designar fármacos cuyos nombres suenan y se escriben de manera similar (tabla 29-3), sistemas de almacenamiento y recuperación automatizados, sistemas de almacenamiento basados en unidades y de dispensación, sistemas de gestión de flujo de trabajo de los compuestos i.v. y dispositivos robóticos de dispensación de prescripciones.[28]

PUNTOS CLAVE

- Los errores de medicación y los eventos adversos por fármacos son comunes en todos los ámbitos de la atención sanitaria, suponen alrededor de 100 000 hospitalizaciones anuales y son muy costosos.
- Los errores de medicación no se notifican en su totalidad.
- Los errores de medicación pueden clasificarse según la teoría psicológica, el paso del proceso, la causa proximal y el grado de daño al paciente.
- Las organizaciones de atención sanitaria deben contar con métodos funcionales y transparentes para informar, detectar, hacer el seguimiento y analizar los errores de medicación.
- Existen muchas estrategias de mitigación, pero ninguna por sí sola eliminará los errores.

RECURSOS EN LÍNEA

1. Institute for Safe Medical Practices: http://www.ismp.org. Consultado por última vez el 18/11/15.
2. National Coordinating Council for Medication Error Reporting and Prevention: http://www.nccmerp.org. Consultado por última vez el 18/11/15.

3. U.S. Food and Drug Administration MedWatch: http://www.fda.gov/Safety/MedWatch/. Consultado por última vez el 18/11/15.
4. U.S. Department of Health and Human Services, National Action Plan for Adverse Drug Event Prevention: http://health.gov/hcq/ade.asp. Consultado por última vez el 18/11/15.

BIBLIOGRAFÍA

1. National Coordinating Council for Medication Error Reporting and Prevention. *About Medication Errors.* Rockville, MD: National Coordinating Council for Medication Error Reporting and Prevention; 2015. Available at: http://www.nccmerp.org/about-medication-errors. Last accessed 10/1/15.
2. Bates DW, Boyle DL, Vander Vliet MB, et al. Relationship between medication errors and adverse drug events. *J Gen Intern Med.* 1995;10:199–205.
3. Gandhi TK, Seger DL, Bates DW. Identifying drug safety issues from research to practice. *Int J Qual Health Care.* 2000;12:69–76.
4. Leendertse AJ, Egberts AC, Stoker LJ, et al. Frequency of and risk factors for preventable medication-related hospital admissions in the Netherlands. *Arch Intern Med.* 2008;168:1890–6.
5. Davies EC, Green DF, Taylor S, et al. Adverse drug reactions in hospital in-patients: a prospective analysis of 3695 patient-episodes. *PLoS One.* 2009;4:e4439.
6. Al Hamid A, Ghaleb M, Aljadhey H, et al. A systematic review of hospitalization resulting from medicine-related problems in adult patients. *Br J Clin Pharmacol.* 2014;78:202–17.
7. Kaufman CP, Stämpfli D, Hersberger K, et al. Determination of risk factors for drug-related problems: a multidisciplinary triangulation process. *BMJ Open.* 2015;5:e006376.
8. Budnitz DS, Pollock DA, Weidenbach KN, et al. National surveillance of emergency department visits for outpatient adverse drug events. *JAMA.* 2008;296:1858–66.
9. Budnitz DS, Lovegrove MC, Shehab N, et al. Emergency hospitalizations for adverse drug events in older Americans. *N Engl J Med.* 2011;365:2002–12.
10. Institute of Medicine. *Preventing Medication Errors.* Washington, DC: National Academy Press; 2006.
11. Bates DW, Cullen DJ, Laird N, et al. Incidence of adverse drug events and potential adverse drug events. Implications for prevention. ADE Prevention Study Group. *JAMA.* 1995;274:29–34.
12. Classen DC, Pestotnik SL, Evans RS, et al. Adverse drug events in hospitalized patients. Excess length of stay, extra costs, and attributable mortality. *JAMA.* 1997;277:301–6.
13. Nebeker JR, Hoffman JM, Weir CR, et al. High rates of adverse drug events in a highly computerized hospital. *Arch Intern Med.* 2005;165:1111–6.
14. Wilmer, Louie K, Dodek P, et al. Incidence of medication errors and adverse drug events in the ICU: a systematic review. *Qual Saf Health Care.* 2010;19:e7.
15. Gurwitz JH, Field TS, Harrold LR, et al. Incidence and preventability of adverse drug events among older persons in the ambulatory setting. *JAMA.* 2003;289:1107–16.
16. Gurwitz JH, Field TS, Judge J, et al. The incidence of adverse drug events in two large academic long-term care facilities. *Am J Med.* 2005;118:251–8.
17. Institute of Medicine. *To Err Is Human: Building a Safer Health System.* Washington, DC: National Academy Press; 2000.
18. Phillips DP, Barker GE, Eguchi MM. A steep increase in domestic fatal medication errors with use of alcohol and/or street drugs. *Arch Intern Med.* 2008;168:1561–6.
19. Phillips DP, Barker GE. A July spike in fatal medication errors: a possible effect of new medical residents. *J Gen Intern Med.* 2010;25:774–9.
20. Institute for Safe Medication Practices (ISMP). *List of High-Alert Medications in Acute Care Settings.* Horsham, PA: Institute for Safe Medication Practices; 2014. Available at: www.ismp.org. Last accessed 10/1/15.
21. Aronson JK. Medication errors: what they are, how they happen, and how to avoid them. *QJM.* 2009;102:513–21.

22. National Coordinating Council for Medication Error Reporting and Prevention. *NCC MERP Index for Categorizing Medication Errors*. Rockville, MD: National Coordinating Council for Medication Error Reporting and Prevention; 2001. Available at: http://www. nccmerp.org/types-medication-errors. Last accessed 10/1/15.

23. Phillips J, Beam S, Brinker A, et al. Retrospective analysis of mortalities associated with medication errors. *Am J Health Syst Pharm*. 2001;58:1835–41.

24. Leape LL, Bates DW, Cullen DJ, et al. Systems analysis of adverse drug events. ADE Prevention Study Group. *JAMA*. 1995;274:35–43.

25. Cohen MR, ed. *Medication Errors*. 2nd ed. Washington, DC: American Pharmacists Association; 2007.

26. U.S. Department of Health and Human Services, Food and Drug Administration, Office of Medical Products and Tobacco, Center for Drug Evaluation and Research, Office of Generic Drugs. *Approved Drug Products with Therapeutic Equivalence Evaluations*. 35th ed. Cumulative Supplement 8, August 2015. Silver Spring, MD: Food and Drug Administration; 2015.

27. Institute for Safe Medication Practices (ISMP). *List of Error-Prone Abbreviations, Symbols, and Dose Designations*. Horsham, PA: Institute for Safe Medication Practices; 2014. Available at: www.ismp.org. Last accessed 10/1/15.

28. U.S. Department of Health and Human Services, Food and Drug Administration, Office of Generic Drugs. *Name Differentiation Project*. Silver Spring, MD: Food and Drug Administration; 2013. Available at: http://www.fda.gov/Drugs/DrugSafety/ MedicationErrors/ucm164587.htm. Last accessed 10/1/15.

29. Institute for Health Care Improvement. *Medication Reconciliation to Prevent Adverse Drug Events*. Cambridge, MA: Institute for Health Care Improvement; 2015. Available at: http://www.ihi. org/topics/adesmedicationreconciliation/Pages/default.aspx. Last accessed October 1, 2015.

30. Cornish PL, Knowles SR, Marchesano R, et al. Unintended medication discrepancies at the time of hospital admission. *Arch Intern Med*. 2005;165:424–9.

31. Vira T, Colquhoun M, Etchells E. Reconcilable differences: correcting medication errors at hospital admission and discharge. *Qual Saf Health Care*. 2006;15:122–6.

32. Wong JD, Bajcar JM, Wong GG, et al. Medication reconciliation at hospital discharge: evaluating discrepancies. *Ann Pharmacother*. 2008;42:1373–9.

33. Lee JY, Leblanc K, Fernandes OA, et al. Medication reconciliation during internal hospital transfer and impact of computerized prescriber order entry. *Ann Pharmacother*. 2010;44:1887–95.

34. Classen DC, Pestotnik SL, Evans RS, et al. Computerized surveillance of adverse drug events in hospital patients. *JAMA*. 1991;266:2847–51.

35. Jha AK, Kuperman GJ, Teich JM, et al. Identifying adverse drug events: development of a computer-based monitor and comparison with chart review and stimulated voluntary report. *J Am Med Inform Assoc*. 1998;5:305–14.

36. Handler SM, Altman RL, Perera S, et al. A systematic review of the performance characteristics of clinical event monitor signals used to detect adverse drug events in the hospital setting. *J Am Med Inform Assoc*. 2007;14:451–8.

37. American Geriatric Society 2012 Beers Criteria Update Expert Panel. American Geriatrics Society updated Beers Criteria for potentially inappropriate medication use in older adults. *J Am Geriatr Soc*. 2012;60:616–31.

38. Maher AR, Maglione M, Bagley S, et al. Efficacy and comparative effectiveness of atypical antipsychotic medications for off-label uses in adults: a systematic review and meta-analysis. *JAMA*. 2011;306:1359–69.

39. Bodenner D, Spencer T, Riggs AT, et al. A retrospective study of the association between megestrol acetate administration and mortality among nursing home residents with clinically significant weight loss. *Am J Geriatr Pharmacother*. 2007;5:137–46.

40. Thomas DR. Incidence of venous thromboembolism in megestrol acetate users. *J Am Med Dir Assoc*. 2004;5:65–6.

41. Rostom A, Dube C, Wells G, et al. Prevention of NSAID-induced gastroduodenal ulcers. *Cochrane Database Syst Rev*. 2002;(4):CD002296.

42. Hamilton H, Gallagher P, Ryan C, et al. Potentially inappropriate medications defined by STOPP criteria and the risk of adverse drug events in older hospitalized patients. *Arch Intern Med.* 2011;171:1013–9.

43. Rochon PA, Gurwitz JH. Optimising drug treatment for elderly people: the prescribing cascade. *BMJ.* 1997;315:1096–9.

44. Garfinkel D, Mangin D. Feasibility study of a systematic approach for discontinuation of multiple medications in older adults: addressing polypharmacy. *Arch Intern Med.* 2010;170:1648–54.

45. Bates DW, Leape LL, Cullen DJ, et al. Effect of computerized physician order entry and a team intervention on prevention of serious medication errors. *JAMA.* 1998;280:1311–6.

46. Kaushal R, Shojania KG, Bates DW. Effects of computerized physician order entry and clinical decision support systems on medication safety: a systematic review. *Arch Intern Med.* 2003;163:1409–16.

47. Eslami S, Abu-Hanna A, de Keizer NF. Evaluation of outpatient computerized physician medication order entry systems: a systematic review. *J Am Med Inform Assoc.* 2007;14:400–6.

48. Wolfstadt JI, Gurwitz JH, Field TS, et al. The effect of computerized physician order entry with clinical decision support on the rates of adverse drug events: a systematic review. *J Gen Intern Med.* 2008;23:451–8.

49. Georgiou A, Prgomet M, Paoloni R, et al. The effect of computerized provider order entry systems on clinical care and work processes in emergency departments: a systematic review of the quantitative literature. *Ann Emerg Med.* 2013;61:644–53.

50. Koppel R, Metlay JP, Cohen A, et al. Role of computerized physician order entry systems in facilitating medication errors. *JAMA.* 2005;293:1197–203.

51. Strom BL, Schinnar R, Aberra F, et al. Unintended effects of a computerized physician order entry nearly hard-stop alert to prevent a drug interaction: a randomized controlled trial. *Arch Intern Med.* 2010;170:1578–83.

52. Ohashi K, Dalleur O, Dykes PC, et al. Benefits and risks of using smart pumps to reduce medication error rates: a systematic review. *Drug Saf.* 2014;37:1011–20.

53. Poon EG, Keohane CA, Yoon CS, et al. Effect of bar-code technology on the safety of medication administration. *N Engl J Med.* 2010;362:1698–707.

54. Poon EG, Cina JL, Churchill W, et al. Medication dispensing errors and potential adverse drug events before and after implementing bar code technology in the pharmacy. *Ann Intern Med.* 2006;145:426–34.

55. Bayoumi I, Howard M, Holbrrok AM, et al. Interventions to improve medication reconciliation in primary care. *Ann Pharmacother.* 2009;43:1667–75.

56. Mueller SK, Sponsler KC, Kripalani S, et al. Hospital-based medication reconciliation practices: a systematic review. *Arch Intern Med.* 2012;172:1057–69.

57. Christensen M, Lundh A. Medication review in hospitalised patients to reduce morbidity and mortality. *Cochrane Database Syst Rev.* 2013;(2):CD008986.

58. Kwan JL, Lo L, Sampson M, et al. Medication reconciliation during transitions of care as a patient safety strategy: a systematic review. *Ann Intern Med.* 2013;158:397–403.

59. Lehnbom ED, Stewart MJ, Manias E, et al. Impact of medication reconciliation and review on clinical outcomes. *Ann Pharmacother.* 2014;48:1298–312.

60. Kaboli PJ, Hoth AB, McClimon BJ, et al. Clinical pharmacists and inpatient medical care: a systematic review. *Arch Intern Med.* 2006;166:955–64.

61. Kripalani S, Roumie CL, Dalal AK, et al. Effect of a pharmacist intervention on clinically important medication errors after hospital discharge: a randomized trial. *Ann Intern Med.* 2012;157:1–10. Available at: http://www.accessdata.fda.gov/scripts/cder/ob/. Last accessed 10/1/15.

30 Transiciones en la atención y reingresos

Emily Fondahn y Elna Nagasako

VIÑETA CLÍNICA

La Sra. H es una viuda de 72 años de edad con diabetes tipo 2, hipertensión e hiperlipidemia. Inicialmente, acudió al hospital con dolor torácico agudo. Se le diagnosticó un infarto de miocardio sin elevación del segmento ST y se le sometió a una cateterización coronaria con la colocación de dos *stents* liberadores de fármacos. Toleró bien la intervención y no presentó complicaciones durante su estancia en el hospital. Regresó a su casa con una lista de nuevas prescripciones, entre ellas clopidogrel. No pudo conducir hasta la farmacia durante tres días porque se sentía débil y no había nadie que pudiera ayudarla. Cuando fue a recoger la nueva medicación, no pudo pagar el clopidogrel. Le daba vergüenza llamar a su médico para decirle que no estaba tomando el fármaco. Diez días después de que se le diera el alta, comenzó a sentir de nuevo un fuerte dolor en el pecho y regresó al hospital. Fue reingresada y se le diagnosticó infarto de miocardio con elevación del segmento ST y nueva insuficiencia cardíaca debido a estenosis de *stent* causada por no tomar clopidogrel.

- ¿Qué factores provocaron que la paciente fuera reingresada en el hospital?
- ¿Cómo se podría haber evitado su reingreso por infarto de miocardio e insuficiencia cardíaca?

INTRODUCCIÓN

Recientemente, los reingresos hospitalarios han sido un indicador de mala calidad y elevados costes en el sistema de atención sanitaria. En la actualidad, 1 de cada 5 beneficiarios de Medicare es reingresado en los 30 días siguientes al alta, con un coste estimado de 17 500 millones de USD.[1] Aunque algunos reingresos reflejan el empeoramiento de la enfermedad, muchos son resultado de un proceso descoordinado y confuso al dar de alta al paciente o de un tratamiento incompleto de la enfermedad. Cada vez se pone más énfasis en que los hospitales rediseñen sus modelos para la transición de la atención hacia un proceso más centrado en el paciente. Los Centers for Medicare and Medicaid Services (CMS) han comenzado a penalizar a aquellos hospitales con índices excesivos de reingreso. Hoy en día, se penaliza a los hospitales basándose en los índices de reingreso por insuficiencia cardíaca congestiva, neumonía, infarto agudo de miocardio, exacerbación de enfermedad pulmonar obstructiva crónica, artroplastia total de cadera electiva y artroplastia total de rodilla electiva.[2]

Los CMS definen una transición de la atención como «el paso de un paciente de un ámbito de atención (hospital, centro ambulatorio de atención primaria, centro ambulatorio de atención especializada, atención a largo plazo, atención a domicilio, centro de rehabilitación) a otro». Estas transiciones de la atención por lo general significan un cambio de profesionales de atención sanitaria, hecho que predispone a los pacientes a la fragmentación de la atención. En especial, en pacientes mayores o con enfermedad crónica, pueden estar implicados muchos profesionales sanitarios y entornos de atención, y el tener que desenvolverse en este sistema puede resultar confuso y abrumador tanto para los pacientes como para los cuidadores. En la actualidad, los profesionales sanitarios reciben pocos incentivos para hacerse cargo de las tareas de coordinación, y no hay personal específico ni grupos dentro del ámbito de la atención sanitaria que se responsabilicen de coordinar la atención del paciente una vez que este ha sido dado de alta. A menudo los pacientes, al ser dados de alta, entran en una «zona gris» donde ningún profesional sanitario asume la responsabilidad por su cuidado. Las brechas actuales en el sistema pueden verse como problemas en el sistema de atención hospitalaria, o como asuntos relacionados con los pacientes o con los clínicos.[3] Las deficiencias del sistema hospitalario se deben a la mala comunicación con los profesionales que atienden a pacientes ambulatorios, a una información del paciente inadecuada, a errores de medicación, falta de seguimiento oportuno y fallos en los servicios a domicilio. Los factores que atañen al paciente consisten en el desarrollo de nuevos problemas de salud, empeoramiento de problemas previos, problemas de adicción, barreras idiomáticas o culturales, incumplimiento de las pautas farmacológicas, y seguimiento. Los aspectos concernientes al clínico engloban dar de alta inapropiadamente a un paciente, prescribir fármacos inadecuados, servicios a domicilio incorrectos o errores al solicitar, revisar o tomar decisiones en base a los resultados del laboratorio o de otras pruebas. Cada una de estas deficiencias representa un área potencial para mejorar las transiciones de la atención y reducir los reingresos prevenibles.

PACIENTES DE ALTO RIESGO

Identificar a los pacientes con alto riesgo de reingreso y de eventos adversos es un paso crucial para optimizar las transiciones de la atención. Su identificación permite hacer un mejor uso de los recursos y de las intervenciones ajustadas al paciente. Hay disponibles herramientas de evaluación de riesgos, que suelen incluir áreas como reingresos previos, diagnósticos y edad. Los factores sociales y culturales también pueden jugar un papel clave en hacer que un paciente sea de alto riesgo, como contar con una red de apoyo deficiente o no hablar el idioma del país. Asimismo, la discapacidad cognitiva, el escaso nivel cultural y la baja autoeficacia son otros factores de riesgo no clínicos importantes, los cuales no suelen ser reconocidos por los clínicos, pero tienen un impacto en la capacidad de un paciente para recordar y seguir las instrucciones recibidas al ser dado de alta.[4] Es posible que el equipo de profesionales sanitarios califique a estos pacientes de «incumplidores» pero, en realidad, requieren una simplificación de los materiales tradicionales que acompañan al alta y mayor apoyo de sus familiares o cuidadores. El proyecto BOOST (*Better Outcomes for Older Adults Through Safe Transitions* [Mejores resultados en adultos mayores mediante transiciones seguras]), una iniciativa nacional en EE.UU. para mejorar las transiciones de la atención liderada por la Society for Hospital Medicine, ha desarrollado la herramienta de evaluación de las 8P como una manera rápida y fácil de identificar a pacientes de alto riesgo (tabla 30-1).[5] Estos factores de riesgo se utilizan conjuntamente con intervenciones dirigidas.

COMUNICACIÓN DURANTE LAS TRANSICIONES DE LA ATENCIÓN

Comunicación con el médico de cabecera

La comunicación de la evolución hospitalaria con el médico de atención primaria es un paso de importancia fundamental durante el proceso del alta del paciente. El resumen hospitalario del alta es una forma tradicional de comunicación entre los proveedores hospitalarios y los profesionales sanitarios ambulatorios, y debería contener un resumen de la evolución hospitalaria, los hallazgos significativos, los resultados pendientes de pruebas y el estado del paciente (tabla 30-2). No obstante, rara vez se da una comunicación adecuada entre los equipos de ambos ámbitos. En una revisión sistemática, Kripalani *et al.* determinaron que la comunicación directa entre el profesional médico hospitalario y los equipos médicos de atención primaria era poco frecuente y se daba en cerca del 3-20 % de los encuentros, y que los profesionales médicos de atención primaria tenían acceso al resumen del

TABLA 30-1	Herramienta de evaluación de las 8P del proyecto BOOST
Problemas con los fármacos	Anticoagulantes, insulina, hipoglucemiantes orales, tratamiento combinado de ácido acetilsalicílico y clopidogrel, digoxina, narcóticos o polifarmacia (≥ 10 fármacos de rutina)
Psicológicos	Evaluación positiva para depresión o historial de diagnósticos de depresión
Diagnóstico **p**rincipal	Cáncer, accidente cerebrovascular, complicaciones diabéticas, enfermedad pulmonar obstructiva crónica (EPOC), insuficiencia cardíaca
Problemas físicos	Fragilidad, falta de condición física u otras limitaciones que disminuyen la capacidad de participar en sus propios cuidados
Nivel educacional **p**obre	Incapacidad para demostrar lo aprendido
Apoyo social **p**obre	Ausencia de un cuidador para ayudar en el proceso del alta del hospital y la atención a domicilio
Hospitalización **p**revia	Hospitalización no electiva en los seis meses anteriores
Cuidados **p**aliativos	¿Le sorprendería que este paciente muriera el próximo año? ¿Padece este paciente una enfermedad avanzada o progresiva?

(Adaptado de: Project BOOST. http://www.hospitalmedicine.org/Web/Quality_Innovation/Implementation_Toolkits/Project_BOOST/Web/Quality___Innovation/Implementation_Toolkit/Boost/BOOST_Intervention/Tools/Risk_Assessment.aspx. Consultado por última vez el 21/12/2015.)

TABLA 30-2	Componentes de un resumen óptimo del alta

Fechas de ingreso y alta
Razón para la hospitalización
Hallazgos significativos en el historial y el examen
Resultados de laboratorio significativos
Resultados radiológicos significativos
Hallazgos significativos en otras pruebas
Lista de procedimientos efectuados
Resultados del informe de procedimientos
Resultados del informe de patología
Diagnóstico al dar de alta
Estado al dar de alta
Medicación al dar de alta
Aspectos del seguimiento
Resultados pendientes de pruebas
Información proporcionada al paciente o a la familia

(Adaptado de: O'Leary KJ, Liebovitz DM, Feinglass J, et al. Creating a better discharge summary: improvement in quality and timeliness using an electronic discharge summary. *J Hosp Med.* 2009;4:219-25.)[7]

alta solo en el 12-34% de las consultas posteriores a esta.[6] Asimismo, incluso cuando el resumen del alta estaba disponible para el personal sanitario, solía faltar información clave. Mejorar el intercambio de información supone una mejor continuidad de la atención, uso del hospital, estado del paciente y utilización de la atención primaria; también reduce los errores, los cuasi errores o los eventos adversos.[8] Estas brechas en la comunicación generan confusión en el paciente y en los profesionales sanitarios, y podrían ser una causa potencial de eventos adversos y reingresos.

COMUNICACIÓN CON LOS PACIENTES

Instrucciones al ser dado de alta

Las instrucciones tradicionales al ser dado de alta pueden ser confusas y abrumadoras para los pacientes. Incluso es posible que pacientes con un buen nivel de conocimientos sanitarios no sean capaces de procesar toda la información proporcionada debido a la enfermedad, al estrés o a la emoción de regresar a casa. En un estudio con pacientes de 70 años o más que fueron entrevistados tres días después de ser dados de alta, casi la mitad (54,2%) no recordaba que se les hubiera informado sobre cómo cuidar de sí mismos tras la hospitalización y solo un 27% disponía de una persona de contacto o un número de teléfono al que llamar en caso de requerir ayuda después de volver a su domicilio.[9] Por ello, los pacientes dejan el hospital sin tener claro cómo cuidarse cuando llegan a casa. Además, es probable que el ámbito hospitalario no sea el mejor entorno para que el paciente sea el «alumno» ideal. Es imprescindible elegir a la persona más capacitada para el aprendizaje y luego proporcionarle la información necesaria. Es probable que algunos pacientes y cuidadores no comprendan bien las instrucciones por escrito; en estos casos, es importante indagar cómo aprenden mejor estas personas, y ajustar la información sobre el alta de acuerdo a ello. Es más, las instrucciones de alta que se den por escrito deben tener un formato dirigido al paciente. Las pautas generales son utilizar una tipografía grande (por lo menos de 12 puntos), escribir para un nivel de comprensión lectora de sexto grado o menos, emplear letras mayúsculas y minúsculas, listas con viñetas o párrafos cortos, y evitar la sobrecarga de información.[10]

Estos son los componentes clave de las instrucciones para el alta:

- Razón de la hospitalización (expresada en términos comprensibles para el paciente).
- Lista de fármacos.
- Posibles efectos secundarios de los fármacos.
- Nombre y número de teléfono de la persona de contacto en caso de complicaciones.
- Síntomas sobre los que hay que estar alerta.
- Cómo evitar que los problemas de salud empeoren.
- Citas de seguimiento para hacer más pruebas y visitas clínicas con fechas, horas, localización y número de contacto.
- Dieta.
- Nivel de actividad.
- Instrucciones específicas para la enfermedad.

Los errores de medicación son uno de los problemas más comunes cuando los pacientes dejan el hospital. Mientras están internados, a menudo se suspenden, inician o cambian los fármacos. Los pacientes necesitan una lista precisa de sus fármacos cuando se les da el alta. Lo ideal es que esta lista incluya nombres comerciales y genéricos, las dosis de cada fármaco, el horario para tomarlo, la nueva medicación, los cambios en los fármacos y las indicaciones para cada uno de ellos. Una forma eficaz de comunicar esta información es crear una tarjeta o plantilla personalizada de medicación (fig. 30-1).

Verificar lo aprendido

Se ha constatado que verificar lo aprendido es un modelo eficaz para instruir a los pacientes y comprobar su comprensión. Es habitual que estos no entiendan ni recuerden lo que los

Nombre: Sara García **Fecha de creación: 15/12/2015**

Número de teléfono de la farmacia: 123-456-7890

Nombre	Se usa para	Instrucciones	Mañana	Mediodía	Tarde	Noche
Simvasta-tina 20 mg	Colesterol	Tomar 1 pastilla por la noche				
Furosemida 20 mg	Líquido	Tomar 2 pastillas por la mañana y 2 por la tarde				
Insulina 70/30	Diabetes (azúcar)	Inyectar 24 unidades antes del desayuno y 12 unidades antes de la cena	24 unida-des		12 unida-des	

Figura 30-1. Tarjeta personalizada de medicación. (Adaptado de: How to Create a Pill Card. Rockville, MD: Agency for Healthcare Research and Quality; 2008. http://www.ahrq.gov/patients-consumers/diagnosis-treatment/treatments/pillcard/index.html. Consultado por última vez el 21/12/2015.)

clínicos les explican. Básicamente, la verificación ayuda a «cerrar el ciclo» para garantizar que la comunicación sobre la enfermedad y el autocuidado se ha realizado con eficacia con el paciente o con sus cuidadores.[11] El propósito de una verificación es hacer que el paciente explique, con sus propias palabras, lo que el clínico le dijo. No es una evaluación de la comprensión del paciente, sino un método para comprobar la capacidad del clínico para exponer un concepto con claridad al paciente. Si un paciente es incapaz de verbalizar una respuesta correcta, el clínico debe volver a explicarle el concepto. La verificación es más eficaz que preguntarle directamente al paciente: «¿comprende usted?», ya que los pacientes suelen responder que sí, incluso aunque estén confundidos. El personal médico también debe recordar emplear un lenguaje llano, con un tono atento, y frases cortas al dirigirse a los pacientes.

Ejemplos de preguntas de verificación:

• «Quiero que me diga cómo se tomará su medicación, de manera que yo pueda estar seguro de haberle explicado todo correctamente.»

- «Por favor, muéstreme cómo usará el inhalador para el asma, para asegurarme de haberle dado las instrucciones con claridad.»
- «Cuando llegue a casa, su esposa le preguntará qué dijo el doctor, ¿qué va a decirle?»

MEJORA DE LA TRANSICIÓN DE LA ATENCIÓN

Con el foco puesto en la reducción de los reingresos y en mejorar las transiciones de la atención, los sistemas de atención sanitaria han comenzado a realizar un escrutinio del proceso de alta y a implementar nuevos métodos para mejorar dichas transiciones. Se ha empleado una variedad de estrategias, como verificaciones de comprensión, aclaración de las instrucciones del alta, planificación exhaustiva del alta, estandarización del proceso de alta con el uso de plantillas o listas de verificación, y la creación de equipos de atención para la transición. Varios modelos grandes de amplia escala han demostrado que el uso de estas estrategias es eficaz para reducir los índices de reingreso.

PLANIFICACIÓN DEL ALTA

Con los intentos actuales para acortar la duración de la estancia hospitalaria e incrementar la atención proporcionada en el medio ambulatorio, se ha puesto mayor énfasis en la planificación del alta, la cual consiste en crear un plan individualizado para un paciente antes de que este deje el hospital. Una revisión Cochrane reciente informó de que la planificación personalizada del alta disminuye la duración de la estancia y los índices de reingreso de los pacientes.[12] La planificación del alta se inicia en el momento del ingreso y debe revisarse a lo largo de toda la estancia hospitalaria. Un grupo multidisciplinario, con personal médico y de enfermería, trabajadores sociales y gestores de casos puede trabajar conjuntamente para identificar los obstáculos para el alta y buscar soluciones para estos obstáculos potenciales. Los errores comunes cometidos por el equipo de atención en el hospital incluyen tener una mala comprensión de la capacidad del paciente para llevar a cabo el cuidado de sí mismo en el entorno doméstico, no incluir a los pacientes o cuidadores en el proceso de alta, transferir a un ámbito de la atención que no cubre las necesidades del paciente, errores médicos y polifarmacia, empeoramiento del estado clínico y dar de alta al paciente demasiado pronto.[13] Los hospitales suelen emplear gestores de casos, trabajadores sociales o planificadores especializados en altas, que evalúan a los pacientes que necesitan apoyo en la planificación del alta y ayudan a organizar los servicios complejos de este proceso. Los especialistas en altas también buscan diferentes planes de seguros que den cobertura a los servicios y colaboran en la gestión de los servicios a domicilio.

Los componentes para planificar el alta son los siguientes:

- Lugar al que irá el paciente después de ser dado de alta (domicilio, centro de rehabilitación, centro de enfermería especializada).
- Cualquier atención especial que pueda necesitar (atención o fisioterapia en el domicilio, atención paliativa).
- Conciliación de medicación, incluidos los fármacos nuevos y los que se cambiaron, y saber cómo el paciente los conseguirá.
- Equipo médico resistente (andadores, oxígeno suplementario, cama de hospital).
- Nivel de actividad.
- Visitas de seguimiento con médico de cabecera, especialistas y cualquier prueba de laboratorio o de imagenología que sea necesario.
- Transporte a casa y a las visitas de seguimiento (taxis, ambulancias, transporte privado, transporte público).

Algunas instituciones comienzan a incorporar listas de verificación para el alta destinadas al equipo de profesionales sanitarios o al paciente, para garantizar que se cubren todos los puntos clave del alta. Estas listas pueden ser específicas para la enfermedad (p. ej., insuficiencia cardíaca congestiva, infarto agudo de miocardio) o universales, para todos los pacientes dados de alta, sin importar su diagnóstico de ingreso.

EQUIPOS DE ATENCIÓN TRANSICIONAL

Para asistir a los pacientes con una transición sin obstáculos desde el hospital hasta su casa, muchos sistemas sanitarios han creado equipos de atención transicional. Estos equipos pueden ser multidisciplinarios y suelen estar dirigidos por profesionales de enfermería o coordinadores de casos. Los programas están ajustados para identificar y monitorizar a los pacientes de alto riesgo. El profesional de enfermería de atención transicional actúa como la persona de contacto clave para el paciente. Dicho profesional se reúne con el paciente en el hospital, coordina la atención cuando se le da de alta y más tarde realiza el seguimiento en su domicilio a través de llamadas telefónicas. Además, acompañará al paciente a las visitas con su médico y asistirá en la coordinación de la atención entre los diferentes profesionales sanitarios. El objetivo de estos programas es solventar las preocupaciones del paciente y los cambios en su salud mientras se encuentra en el entorno ambulatorio, para evitar visitas innecesarias al servicio de urgencias o su reingreso hospitalario. Asimismo, el profesional de enfermería de atención transicional puede identificar y corregir posibles eventos adversos o errores, como advertir que un paciente no cuenta con uno de los fármacos que necesita. La investigación sobre estos programas, por lo general, ha sido prometedora, pues ha constatado una reducción en los índices de reingreso y un mayor tiempo fuera del hospital para los pacientes.

MODELOS ESPECÍFICOS

La **mejora de las transiciones de la atención** (**mejores resultados en adultos mayores mediante las transiciones seguras** [BOOST, por sus siglas en inglés]) fue desarrollado por la Society for Hospital Medicine para proporcionar una estructura y el apoyo que ayudasen a optimizar las transiciones de la atención.[5] Los objetivos del proyecto BOOST eran las siguientes:

1. Reducir los índices de reingreso a 30 días para los pacientes de medicina interna general.
2. Mejorar la satisfacción del paciente y las puntuaciones de la encuesta de evaluación de proveedores y sistemas de atención sanitaria para usuarios de servicios hospitalarios (HCAHPS, por sus siglas en inglés).
3. Mejorar el flujo de información entre los profesionales sanitarios hospitalarios y los ambulatorios.
4. Identificar a los pacientes de alto riesgo y las intervenciones específicas para estos.
5. Mejorar la preparación del paciente y de su familia para el alta.

El proyecto BOOST ha desarrollado herramientas específicas para identificar pacientes de alto riesgo y estandarizar el proceso del alta. La caja de herramientas BOOST incluye el proceso de estratificación de riesgos (herramienta de las 8P, tabla 30-1), un plan específico para la intervención frente a riesgos, la lista de verificación universal y la evaluación general para el nivel de preparación a fin de evaluar si el paciente está preparado para abandonar el hospital. La herramienta TARGET está diseñada para que la complete un grupo multidisciplinario, pero un individuo en concreto debe tener la responsabilidad final. Los datos iniciales del proyecto BOOST en seis sitios piloto constató una reducción en los índices de reingreso desde un 14,2 % hasta un 11,2 %.[14]

El **proyecto de reingeniería del alta** (**RED**, por sus siglas en inglés) fue creado en la Boston University con apoyo de la Agency for Healthcare Research and Quality (AHRQ) y los National Institutes of Health (NIH).[15] El proyecto RED identificó 12 componentes clave, centrados en el paciente, para dar el alta (tabla 30-3). Los pacientes reciben un «plan de atención poshospitalaria» cuando dejan el hospital, el cual contiene información clave sobre fármacos, seguimiento, contacto del profesional de cabecera y promotor del alta, resultados de laboratorio aún pendientes, motivo de la hospitalización y un calendario con las pruebas y citas programadas. Se creó una «promotora virtual del alta», llamada Louise, para dar asistencia durante el proceso. Louise simula la interacción paciente-profesional de enfermería y ayuda a instruir a los pacientes sobre los fármacos, las citas de seguimiento y

TABLA 30-3	Componentes del proyecto RED

Determinar la necesidad y obtener ayuda con el idioma si se requiere.

Establecer fechas y horas para las visitas de seguimiento médico y los estudios o pruebas de laboratorio después del alta.

Planificar el seguimiento de los resultados de las pruebas de laboratorio o los estudios pendientes en el momento del alta.

Organizar los servicios y el equipo médico ambulatorios posteriores al alta.

Identificar los fármacos correctos y crear un plan para que el paciente los obtenga y los tome.

Reconciliar el plan de alta con las directrices nacionales.

Instruir al paciente con un plan de alta por escrito que este pueda comprender.

Explicar al paciente su diagnóstico.

Evaluar el grado de comprensión del paciente respecto al plan de alta.

Repasar con el paciente qué hacer si se presenta un problema.

Acelerar la transmisión del resumen del alta a los clínicos que aceptaron atender al paciente.

Proporcionar refuerzos telefónicos del plan de alta.

(Adaptado de: Boston University School of Medicine. Project RED [Re-Engineered Discharge]. http://www.bu.edu/fammed/projectred/. Consultado por última vez el 5/3/2013.)

los diagnósticos a través de una pantalla táctil en una cabina con ruedas. En el estudio piloto del proyecto RED, el índice de reingreso se redujo en un 30 % en el grupo de intervención. Los pacientes en este grupo también tuvieron una tasa más elevada de seguimiento con sus médicos de cabecera y notificaron haber estado más preparados para que se les diera de alta.[16]

El **modelo de atención transicional** (**TCM,** por sus siglas en inglés) fue creado por Mary Naylor, R.N., Ph.D., en la University of Pennsylvania.[17] Este modelo utiliza profesionales de enfermería de práctica avanzada, llamados *profesionales de enfermería de atención transicional,* para coordinar la atención previa y posterior al alta en pacientes de alto riesgo y personas mayores con enfermedades crónicas. Estos profesionales están a cargo de la planificación del alta y posteriormente hacen el seguimiento de los pacientes cuando estos regresan a su domicilio, y actúan como enlace entre el ámbito hospitalario y el ambulatorio. También proporcionan apoyo domiciliario y un estrecho seguimiento de los pacientes, además de involucrar al paciente y a su familia en la atención de este. El objetivo es interrumpir los patrones de uso frecuente del hospital o del servicio de urgencias y evitar el deterioro de la salud. Los ensayos aleatorizados para evaluar este modelo han demostrado reducciones significativas en los reingresos hospitalarios, un mayor tiempo transcurrido hasta el primer reingreso y una disminución del coste de la atención.[18]

El **programa de transición de la atención** fue desarrollado por Eric Coleman, M.D., M.P.H. Este modelo es un programa de cuatro semanas, centrado en mejorar la capacidad de autogestión con la ayuda de un asesor de transición. Este hace el seguimiento del paciente desde la hospitalización hasta el ámbito ambulatorio. Su papel es apoyar al paciente en su aprendizaje de habilidades de autogestión y mejorar la comunicación entre este y el profesional sanitario. El asesor de transición enseña al paciente y a sus cuidadores cómo reaccionar frente a los problemas que pueden presentarse durante y después de las transiciones. Este modelo mostró una reducción significativa en los índices de reingreso en personas mayores a los 30, 90 y 180 días posteriores al alta y un tiempo más prolongado hasta el reingreso.

Los cuatro puntos del programa se definen como los cuatro pilares siguientes:

- Autogestión de la medicación.
- Registro centrado en el paciente.
- Seguimiento con un profesional médico.
- Conocimiento de los «focos rojos» o signos/síntomas de alarma y cómo reaccionar frente a ellos.

PUNTOS CLAVE

- Los elevados índices de reingreso son un indicador de mala coordinación de la atención y un área de costes innecesariamente elevados en la medicina.
- La planificación exhaustiva del alta es compleja y requiere un enfoque que implique un equipo multidisciplinario.
- La identificación de los pacientes con alto riesgo de reingreso debe iniciarse en el momento del ingreso.
- Los pacientes de alto riesgo necesitan la planificación del alta a lo largo de toda su estancia hospitalaria, con el objetivo de identificar posibles obstáculos para un alta sin problemas.
- La comunicación con los profesionales sanitarios ambulatorios, los pacientes y los cuidadores es vital.
- Los pacientes necesitan instrucciones claras al ser dados de alta y se benefician de la verificación de su comprensión para asegurarse de que entendieron las instrucciones clínicas recibidas.
- Muchos modelos han demostrado que una planificación multidisciplinaria del alta y el seguimiento reducen los reingresos.

RECURSOS EN LÍNEA

1. Programa de los CMS de reducción de reingresos: https://www.cms.gov/medicare/medicare-fee-for-service-payment/acuteinpatientpps/readmissions-reduction-program.html
2. Proyecto BOOST: http://www.hospitalmedicine.org/Web/Quality_Innovation/Implementation_Toolkits/Project_BOOST/Web/Quality___Innovation/Implementation_Toolkit/Boost/Overview.aspx?hkey=09496d80-8dae-4790-af72-efed8c3e3161
3. Proyecto RED: http://www.bu.edu/fammed/projectred/
4. Modelo de atención transicional: http://www.transitionalcare.info/home
5. Modelo de transiciones de la atención:[19] http://www.caretransitions.org/

BIBLIOGRAFÍA

1. Jencks SF, Williams MV, Coleman EA. Rehospitalizations among patients in the Medicare fee-for-service program. *N Engl J Med.* 2009;360:1418.
2. https://www.cms.gov/medicare/medicare-fee-for-service-payment/acuteinpatientpps/readmissions-reduction-program.html. Accessed 12/21/15.
3. Greenwald JL, Denham CR, Jack BW. The hospital discharge: a review of a high risk care transition with highlights of a reengineered discharge process. *J Patient Saf.* 2007;3:97–106.
4. Coleman EA, Chugh A, Williams MV, et al. Understanding and execution of discharge instructions. *Am J Med Qual.* 2013;28(5):383–91.
5. Project BOOST. http://www.hospitalmedicine.org/Web/Quality_Innovation/Implementation_Toolkits/Project_BOOST/Web/Quality___Innovation/Implementation_Toolkit/Boost/Overview.aspx?hkey=09496d80-8dae-4790-af72-efed8c3e3161. Accessed 12/21/15.

6. Kripalani S, LeFevre F, Phillips CO, et al. Deficits in communication and information transfer between hospital-based and primary care physicians. *JAMA.* 2007;297(8):831–41.

7. O'Leary KJ, Liebovitz DM, Feinglass J, et al. Creating a better discharge summary: improvement in quality and timeliness using an electronic discharge summary. *J Hosp Med.* 2009;4:219–25.

8. Hesselink G, Schoonhoven L, Barach P, et al. Improving patient handovers from hospital to primary care. *Ann Intern Med.* 2012;157(6):417–28.

9. Flacker J, Park W, Sims A. Hospital discharge information and older patients: do they get what they need? *J Hosp Med.* 2007;2(5):291–6.

10. Weiss BD. *Health Literacy and Patient Safety: Help Patients Understand. Manual for Clinicians.* 2nd ed. Chicago, IL: AMA Foundation; 2007.

11. Schillinger D, Piette J, Grumbach K, et al. Closing the loop: physician communication with diabetic patients who have low health literacy. *Arch Intern Med.* 2003;163(1):83–90.

12. Shepperd S, Lannin NA, Clemson LM, et al. Discharge planning from hospital to home. *Cochrane Database Syst Rev.* 2013;(1):CD000313. DOI: 10.1002/14651858.CD000313. pub4.

13. Nielsen GA, Bartely A, Coleman E, et al. *Transforming Care at the Bedside How-to Guide: Creating an Ideal Transition Home for Patients with Heart Failure.* Cambridge, MA: Institute for Healthcare Improvement; 2008. http://www.IHI.org

14. Society of Hospital Medicine. BOOST Fact Sheet. http://www.hospitalmedicine.org/Web/Quality_Innovation/Implementation_Toolkits/Project_BOOST/Web/Quality___Innovation/Implementation_Toolkit/Boost/First_Steps/Fact_Sheet.aspx. Cited 12/21/15.

15. Boston University School of Medicine. Project RED (Re-Engineered Discharge). http://www.bu.edu/fammed/projectred/. Cited 3/5/13.

16. Jack BW, Chetty VK, Anthony D, et al. The re-engineered discharge: a RCT of a comprehensive hospital discharge program. *Ann Intern Med.* 2009;150:178–88.

17. Transitional Care Model. http://www.transitionalcare.info/index.html. Cited 3/5/13.

18. Naylor MD, Brooten D, Campbell R, et al. Comprehensive discharge planning and home follow-up of hospitalized elders: a randomized clinical trial. *JAMA.* 1999;281:613–20.

19. Coleman E. http://www.caretransitions.org/. Cited 3/6/13.

Glosario

Introducción a la terminología de la seguridad del paciente

Tina Doshi, Aaron J. Norris y Andrea Vannucci

VIÑETA CLÍNICA

El Sr. S, un hombre de 78 años de edad con cardiomiopatía isquémica, fue ingresado en el hospital por exacerbación de insuficiencia cardíaca congestiva. En el momento de su evaluación médica inicial, notificó a su equipo médico que deseaba tener un estatus de «no reanimar, no entubar» (NR/NE). De acuerdo con ello, el estatus de NR/NE se registró tanto en el expediente en papel como en el registro médico electrónico (RME). Más adelante esa noche, el RME no funcionaba y se emplearon historiales en papel. Durante ese tiempo, se encontró al Sr. S inconsciente y con dificultad respiratoria. Se llamó al equipo de código y el Sr. S fue reanimado, intubado y transferido a la unidad de cuidados intensivos, donde se le administraron sedantes y recibió soporte respiratorio invasivo mediante un ventilador mecánico. Cuando el equipo médico pudo comunicarse con la familia del paciente, el hijo del Sr. S señaló que «su padre no deseaba estar bajo soporte vital». La familia llegó y solicitó que se retirara la sedación del paciente, se suspendiera el soporte vital y se le proporcionaran medidas paliativas. El Sr. S. murió poco después. Usted forma parte del comité que revisa el caso y se le ha encargado redactar un informe sobre los hechos.

- ¿Cuáles son los términos apropiados para describir este escenario? ¿Error, daño, incidente dañino, evento adverso? ¿Se trata de un evento centinela?
- ¿Hubo un fallo del sistema?
- ¿Qué es un análisis causa raíz?

INTRODUCCIÓN

La seguridad del paciente y el campo relacionado con la mejora de la calidad en la atención sanitaria cuentan con un vocabulario que procede de una gran variedad de disciplinas, incluida la ingeniería, la industria, los negocios, la psicología cognitiva y las agencias reguladoras gubernamentales. Las iniciativas de la seguridad del paciente y de mejora de la calidad en la atención sanitaria también han generado un sinnúmero de términos únicos para esas áreas. El marco conceptual de la Organización Mundial de la Salud (OMS) para la Clasificación internacional para la seguridad del paciente intenta organizar y esquematizar las relaciones entre amplios y diversos conceptos dentro del campo de la seguridad del paciente (fig. G-1).[1] Este marco estructural es parte de un extenso documento técnico que intenta delinear «conjuntos estandarizados de conceptos con definiciones acordadas, términos preferidos y las relaciones entre ellos».[1] Aunque el marco estructural de la OMS proporciona un método sistemático para clasificar los eventos de seguridad del paciente, también subraya la complejidad de muchos conceptos y términos empleados en el ámbito de la seguridad del paciente. Es más, este ilustra la dificultad para alcanzar definiciones estandarizadas para términos específicos que son válidos en diversas disciplinas y fronteras geográficas.

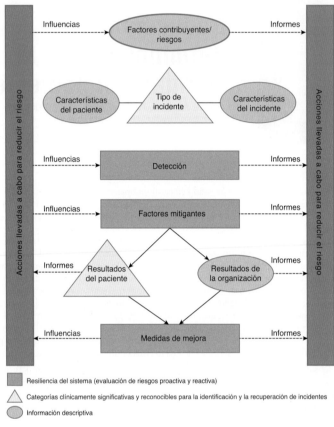

Figura G-1. El marco estructural conceptual para la clasificación internacional de la seguridad del paciente. (Reproducido con autorización de la Organización Mundial de la Salud.)

Un elevado número de grupos ha intentado desarrollar definiciones estándar para los términos de uso más comunes en la seguridad del paciente, pero estas, con frecuencia, varían entre fuentes y pueden ser inconsistentes dependiendo del contexto. Los términos y las definiciones relacionados con la calidad de la atención y la seguridad del paciente provienen de los profesionales sanitarios, las sociedades profesionales, los administradores de la atención sanitaria, las agencias reguladoras y las organizaciones de salud pública a escala local, regional, nacional o internacional, y se emplean en medios médicos, legales, regulatorios, económicos e incluso sociológicos. Este conjunto de fuentes y usos supone un reto considerable al tratar de ofrecer definiciones concisas, ampliamente aceptadas y específicas para muchos términos importantes en la seguridad del paciente y la calidad. Por ejemplo, el término *evento centinela* tiene un gran número de definiciones con distintas implicaciones médicas, legales y éticas (tabla G-1). (Obsérvese que la OMS presenta múltiples definiciones de fuentes diversas para el término de «evento centinela».[1]) Se ha acordado en general que un evento centinela es un evento adverso y, posiblemente, prevenible en el cual se ha producido un daño grave. No obstante, no todas las fuentes concuerdan (o siquiera definen) en lo que constituye un daño grave, en cuáles se considerarían inesperados, en si requiere de una investigación, ni tampoco en si la ocurrencia de un evento centinela es indicativa de «problemas graves en las políticas o los procedimientos actuales». En consecuencia, puede ser difícil determinar la respuesta apropiada a un potencial evento centinela o incluso establecer si se produjo o no este tipo de evento.

Dados los retos descritos anteriormente y las polémicas continuas en torno a las definiciones exactas de muchos términos, este capítulo solo proporciona una breve introducción a los términos comunes empleados en los campos de la seguridad del paciente y de la calidad, comenzando con varios términos «fundamentales» que proporcionan un contexto y un marco estructural para el vocabulario más amplio. Teniendo en cuenta que una lista completa de términos está fuera del alcance de este capítulo, a continuación se presenta una selección de términos y definiciones. Para una lista más extensa de términos y definiciones, se anima al lector a explorar las referencias que se proporcionan al final del capítulo, muchas de las cuales se han utilizado con el objetivo de crear las definiciones de este glosario.

TÉRMINOS FUNDAMENTALES

Seguridad del paciente

Este término apareció por primera vez de manera consistente con su uso moderno en un artículo de 1960 que hablaba de la seguridad relativa de la anestesia local frente a la general en pacientes de obstetricia.[7] Desde entonces, el término ha evolucionado y crecido de forma continua. Si se considera estrictamente, la seguridad del paciente se refiere a estar libre de lesiones prevenibles o accidentales durante el curso de la atención médica.[1,8,9] En un contexto más amplio, la seguridad del paciente también puede denotar la disciplina que aplica la ciencia de la seguridad a los procesos de administración de atención sanitaria para minimizar errores, lesiones y resultados adversos.[1,8–10]

Calidad

Antes de su uso en la atención sanitaria, el concepto de calidad se volvió popular en la industria, sobre todo en la manufactura. W. Edwards Deming se hizo famoso al conceptualizar el término como «Calidad = (Resultados de los esfuerzos laborales)/(Coste)»[8.] En la atención sanitaria, los resultados de los esfuerzos laborales son el diagnóstico y el tratamiento de los pacientes, así como el punto hasta el cual los servicios sanitarios proporcionan los resultados deseados. No obstante, a un nivel más práctico, definir, cuantificar y mejorar la calidad de la atención sanitaria es una fuente de discusión y debate continuos, y se han propuesto múltiples marcos estructurales. El Institute of Medicine (IOM) define la calidad mediante seis cualidades que describen la atención: segura, eficaz, centrada en el paciente, oportuna, eficiente y equitativa.[11] Se han desarrollado múltiples medidas de calidad en la atención sanitaria (parámetros de calidad) en un esfuerzo por cuantificar la calidad de la atención proporcionada. Los parámetros de calidad, con frecuencia, se basan en los datos administrativos y en información clínica fácilmente accesible para evaluar la calidad a todos los niveles de atención, desde la prevención hasta el tratamiento, ambulatorio u hospitalario, o desde el paciente hasta la población. Diversas herramientas empleadas para mejorar estos parámetros en la atención sanitaria se han adaptado de la manufactura e incluyen la gestión de calidad total, el Seis Sigma, la metodología *Lean* y la mejora continua de la calidad.

Sistemas

Los sistemas están integrados por múltiples componentes interconectados, que interaccionan y/o son interdependientes (p. ej., personal, equipo y procesos). Los profesionales sanitarios funcionan dentro y como parte de los sistemas en su trabajo cotidiano. Los componentes individuales pueden afectar las funciones del sistema con un todo, al igual que el funcionamiento de otros componentes. Las características de un sistema incluyen

Tabla G-1	Definición de evento centinela			
	Joint Commission[2]/Committee of Experts on Management of Safety and Quality in Health Care (SP-SQS)[3]/OMS[1]	Agency for Healthcare Research and Quality (AHRQ)[4]	National Quality Foundation (NQF)[5]/OMS[1]	Institute of Medicine (IOM)[6]/OMS[1]
Definición	Un evento centinela es un suceso inesperado que implica la muerte o el daño físico o psicológico grave, o el riesgo de estos. Un daño grave incluye, específicamente, la pérdida de una extremidad o de una función. La frase «o el riesgo de estos» comprende cualquier variación del proceso por la cual una recurrencia implicaría una probabilidad significativa de un resultado adverso serio. Tales eventos se llaman «centinela», porque señalan la necesidad de investigación y respuesta. La Joint Commission requiere que cada organización acreditada defina el evento centinela para sus propios propósitos y que comunique su definición a toda la organización (LD.04.04.05, EP7)	Un evento adverso en el cual se produjo la muerte o un daño grave a un paciente; generalmente, se usa para referirse a eventos que no son en absoluto esperados o aceptables (p. ej., una operación en el paciente equivocado o en la zona errónea del cuerpo). La elección de la palabra «centinela» refleja la notoriedad de la lesión (p. ej., amputación de la pierna equivocada) y la probabilidad de que la investigación de tales eventos revelará problemas graves en políticas o procedimientos en uso	Cualquier evento que haya resultado en una muerte inesperada o en importante pérdida permanente de una función, no relacionada con el curso natural de la enfermedad del paciente o con una patología subyacente	Un suceso inesperado o una variación que implique la muerte o un daño físico y psicológico grave o el riesgo de estos

Aspectos clave de la definición

«Evento adverso»	X	X	No se indica explícitamente	No se indica explícitamente
«Inesperado»	X	X	X	X

Incluye «la muerte»	X	X	X	X
Daño o lesión «grave»	No está definido de forma explícita, pero «incluye» pérdida de extremidades o función» y, además, «lesión física o psicológica, o el riesgo de esta»	No definido de forma explícita; solo se da el ejemplo de «amputación de la pierna equivocada» para reflejar lo «extremo» del incidente	No se indica ni se define de manera explícita, pero incluye «importante pérdida permanente de la función, sin relación con el curso natural de la enfermedad del paciente o de una patología subyacente»	No está definido de forma explícita; no se dan ejemplos, pero incluye «lesión física o psicológica, o el riesgo de esta»
Investigación y respuesta	«Señala la necesidad de una investigación y una respuesta inmediatas»	No se estipula específicamente	No se habla de ellas	No se habla de ellas
Implicaciones	No se habla de ellas	«La investigación [...] revelará problemas graves en las políticas y los procedimientos actuales»	No se habla de ellas	No se habla de ellas
Otros aspectos	Incluye la frase «o el riesgo de estos» para indicar circunstancias que crearían una probabilidad significativa de un resultado adverso grave			No define la frase «o el riesgo de estos»

OMS, Organización Mundial de la Salud.

estructura (los componentes y cómo están organizados), comportamiento (la conversión de entradas en salidas), e interconectividad (las relaciones y conexiones entre componentes). Comprender los resultados de la atención sanitaria, positivos o negativos, como el producto de un sistema representa el alejamiento del modelo tradicional que se centraba casi exclusivamente en los individuos. En el modelo tradicional, las organizaciones solían responder a los resultados negativos y a los errores mediante las represalias a personas que con frecuencia tenían buenas intenciones (es decir, culpa y vergüenza). El pensamiento de los sistemas va más allá de la escala individual y proporciona un marco estructural alternativo con el objetivo de comprender y alterar los factores que contribuyen a la ocurrencia de errores.

Error

Como sucede con muchos términos en la atención sanitaria, la definición del error se superpone a otros términos (p. ej., error, evento adverso o negligencia), y su significado preciso se discute de forma activa. El informe de referencia *To Err is Human (Errar es humano)* define el error médico como el «fracaso a la hora de completar la acción prevista como se deseaba o el uso de un plan equivocado para lograr un objetivo»[9]. Los errores pueden ser resultado de una acción o de una omisión, y pueden dividirse en los siguientes tipos según un enfoque sistemático o cognitivo:

Clasificación basada en los sistemas
* Los *errores activos* son actos peligrosos cometidos por el personal en contacto directo con el paciente o el sistema. Toman una diversidad de formas: deslices, lapsus, «actuar a ciegas» o equivocaciones.
* Los *errores latentes* son atributos del sistema implantados por los diseñadores o administradores que provocan errores adicionales o crean una debilidad inherente en el sistema.

Clasificación cognitiva
* Los *errores basados en las capacidades* son aquellos donde la acción que se lleva a cabo no es la deseada.
* Los *errores basados en las reglas* ocurren cuando la acción y la intención concuerdan, pero no se logra el resultado deseado debido a la aplicación equivocada de un patrón de respuesta predeterminado («si se presenta X, entonces, proceda a Y»).
* Los *errores basados en los conocimientos* son aquellos en los cuales las acciones realizadas son las deseadas, pero no tienen el resultado esperado debido a una deficiencia de información.[9]

TÉRMINOS CLAVE

Acciones mitigantes: pasos seguidos o circunstancias que se alteran para mejorar o compensar cualquier daño después de un incidente.

Análisis causa raíz: proceso sistemático para identificar la causa subyacente o el factor contribuyente de un incidente o evento adverso. (V. también *Causa raíz.*)

Buenas prácticas: conjunto de técnicas, prácticas o métodos con los cuales se ha demostrado que se logran consistentemente mejores resultados que con otras alternativas. Las buenas prácticas también funcionan como parámetros de evaluación comparativa mediante los cuales pueden medirse otros métodos.

Calidad: *véase* el apartado «Términos fundamentales».

Causa raíz: la razón más fundamental por la cual se presentó un evento.

Comunicación de circuito cerrado: diálogo en el cual el receptor de una instrucción repite o aclara la tarea con el fin de confirmar que la ha comprendido, que la completará y que se lo notificará al jefe de equipo una vez que haya finalizado dicha tarea.

Conocimientos sanitarios: la capacidad de un individuo para encontrar, procesar y comprender información básica sanitaria necesaria para actuar con respecto a las instrucciones médicas y poder tomar decisiones sobre la propia salud.

Consentimiento informado: proceso en el cual un médico o representante médico informa a un paciente sobre los riesgos y beneficios de un tratamiento o prueba propuestos y, luego, permite que este decida si se someterá o no al procedimiento analizado. El término también puede usarse para indicar la autorización del paciente para la realización de un tratamiento o prueba propuestos después de dicha discusión.

Cuasi error: evento o situación que podría haber resultado en daño al paciente, pero no lo hizo, ya sea debido a la probabilidad o a una intervención oportuna (también conocido como *cuasi fallo*).

Cuasi fallo: *véase Cuasi error.*

Cultura de la seguridad: patrón integrado de conducta individual u organizacional que busca continuamente minimizar el daño, el cual puede resultar de los procesos de administración de la atención. La cultura de la seguridad impregna todos los niveles de una organización, desde los trabajadores de primera línea hasta los gestores y ejecutivos. Sus características incluyen: *1)* reconocimiento o de la naturaleza propensa al alto riesgo y al error de las actividades de una organización; *2)* un entorno libre de culpabilización donde los individuos tienen la libertad de informar de sus errores o cuasi errores sin represalias; *3)* expectativas de colaboración entre los diferentes niveles jerárquicos a la hora de buscar soluciones para las vulnerabilidades, y *4)* predisposición por parte de la organización para destinar recursos con el fin de abordar las preocupaciones de seguridad.

Cultura justa: un entorno en el que los individuos se sienten cómodos al informar de los errores (incluidos los propios), compensado por la necesidad de mantener la responsabilidad profesional. En dicho entorno, hay un reconocimiento de que incluso los individuos competentes cometen errores, y, además, no debe hacérseles responsables por problemas sistémicos sobre los cuales no tienen control. No obstante, los individuos en una cultura justa siguen siendo responsables de los propios actos, y la conducta temeraria o indebida no será tolerada.

Diseño centrado en las personas, factores humanos e ingeniería de los factores humanos: disciplina que intenta apoyar o mejorar el rendimiento mediante la identificación y resolución de los problemas de seguridad que se producen en las interacciones entre las personas, las herramientas y los equipos que usan, y los entornos en los que viven y trabajan.

Equivocación: un error en el cual la acción deseada se lleva a cabo, pero no se logra el resultado previsto, ya sea debido a una falta de conocimientos o a la mala interpretación (p. ej.: un error basado en los conocimientos) o a la aplicación incorrecta de una regla (p. ej.: un error basado en las reglas). Todas las equivocaciones son errores, pero no todos los errores son equivocaciones. Estas últimas pueden resolverse con una mejora de la educación o una mayor supervisión, pero otros tipos de errores, como los lapsus o el «ir a ciegas» ocasionados por lagunas en la concentración, o los errores latentes del sistema, deben resolverse a través de un mecanismo diferente. (V. también «Error», en ap. «Términos fundamentales».)

Error: *véase* «Seguridad del paciente», en el apartado «Términos fundamentales».

Estándar de atención: término con frecuencia asociado a temas de medicina legal. Implica el grado de capacitación y atención que un médico competente ejercería bajo circunstancias similares. Desde un punto de vista más general, el estándar de atención indica una estrategia o régimen de tratamiento aceptado por expertos médicos como procedimiento apropiado para tratar las enfermedades.

Evaluación comparativa *(benchmark)*: atributo o logro que sirve como punto de referencia o estándar mediante el cual pueden compararse o juzgarse el rendimiento de los profesionales o de las instituciones sanitarias.

Evento adverso: una lesión no deseada derivada de la atención médica (esto es, el diagnóstico o el tratamiento) más que por la enfermedad o la dolencia subyacentes del paciente; esto no implica «error», «negligencia», ni atención deficiente.

Evento centinela: un evento adverso inesperado en el cual se produce la muerte o un daño grave a un paciente (v. tabla G-1).

Factor mitigante: una acción o circunstancia que reduce la probabilidad o evita que un incidente dañe a un paciente.

Factores contribuyentes: una circunstancia, acción o influencia que puede haber incrementado el riesgo o llevado al desarrollo de un incidente. (V. también *Error*.)

Fracaso en el rescate: abreviatura de «fracaso a la hora de rescatar a alguien de una complicación de una enfermedad subyacente o complicación de la atención médica». En otras palabras, es la incapacidad para prevenir o responder de manera adecuada a un deterioro clínico importante, como la muerte o la discapacidad permanente (p. ej., un paro cardíaco en un paciente con infarto agudo de miocardio o una hemorragia profusa secundaria a trombólisis por infarto agudo de miocardio).

Función forzada: un aspecto del diseño que evita que la conducta continúe hasta que se corrija el problema.

Gestión de recursos de la tripulación (**CRM,** por sus siglas en inglés): también denominada *Gestión de recursos en crisis*. Un conjunto de métodos, desarrollados inicialmente en la industria aeronáutica, para instruir a grupos con el fin de que funcionen como equipos más que como grupo de individuos. La CRM enfatiza el papel de los «factores humanos», los estilos de gestión y las culturas organizacionales en los entornos de alto riesgo y con un estrés elevado. (V. también *Diseño centrado en las personas, factores humanos e ingeniería de los factores humanos.*)

Gestión de riesgos: las actividades y estrategias de autoprotección orientadas a evitar las amenazas reales o potenciales de una pérdida financiera debida a los accidentes, las lesiones o la mala praxis médica a través de acciones que minimicen los posibles riesgos que podrían llevar a lesiones en pacientes, miembros del personal o visitantes.[12]

Health Insurance Portability and Accountability Act (**HIPAA**, Acta de portabilidad y responsabilidad del seguro médico): reglamentos federales introducidos por primera vez en EE.UU. en 1966 para incrementar la privacidad del paciente y su seguridad durante la transmisión de «información sanitaria protegida» entre proveedores, ordenantes u otras entidades de atención sanitaria. La «información sanitaria protegida» incluye registros médicos y el historial de pagos de la atención sanitaria.

Heurística: reglas informales (es decir, «reglas empíricas») desarrolladas mediante ensayo y error, que se usan para completar un juicio o tomar una decisión. Aunque la heurística abarca herramientas importantes que permiten a los profesionales sanitarios responder rápidamente a situaciones de emergencia o complejas, estas también pueden estar equivocadas o no aplicarse de manera adecuada, lo cual lleva a errores médicos.

Iatrogénico: relacionado con la enfermedad o la lesión resultante de la atención sanitaria más que de un proceso patológico subyacente.

Lenguaje clave: frases cruciales que comprenden todos los miembros del equipo y que significan: «Deténgase y escuche, es posible que haya un problema». Las frases específicas pueden diferir entre unidades o instituciones.

Medidas básicas: parámetros de calidad que se usan para determinar el rendimiento de una organización de atención sanitaria y comparar la calidad de la administración de esta atención entre instituciones. Las medidas básicas de uso más común son las desarrolladas por la Joint Commission (JC) y los Centers for Medicare and Medicaid Services (CMS), que son indicadores de calidad nacionales y están basados en la evidencia para diversos ámbitos y procesos de enfermedad. Algunos ejemplos de las áreas de medidas básicas son el infarto agudo de miocardio, el tratamiento para el tabaquismo y la inmunización infantil. (V. también «Calidad», en ap. «Términos fundamentales».)

Organizaciones altamente fiables (**OAF**): las organizaciones o sistemas que operan en entornos de alto riesgo y, aun así, tienen menos eventos adversos de los esperados. Las características de las OAF incluyen: *1)* preocupación por el fracaso, lo cual reconoce la naturaleza propensa a errores de las actividades de la organización y los intentos por lograr una seguridad consistente; *2)* compromiso con la resiliencia y el desarrollo de mecanismos dentro del sistema para detectar, contener, mitigar o recuperarse de amenazas inesperadas; *3)* sensibilidad a las operaciones, en las cuales los trabajadores de primera línea están atentos a los posibles problemas y se les da la capacidad de responder a tales amenazas, y *4)* una cultura de la seguridad.

Resiliencia: en el contexto de la ingeniería de sistemas, la capacidad de un sistema para recuperarse o adaptarse a un evento inesperado. Los sistemas resilientes intentan alcanzar la seguridad basándose en el juicio humano para evaluar los problemas de seguridad y en la adaptabilidad humana para gestionar los eventos adversos. Por contra, los sistemas «ultraseguros» se esfuerzan en lograr la estabilidad estableciendo restricciones que simplifican el proceso y limitan la autonomía del trabajador.

Reunión de revisión: conversación para compartir información relevante después de un procedimiento y actividad en la cual se identifica lo que salió bien, lo que podría haberse hecho de un modo diferente y lo que se aprendió.

Reunión informativa: conversación para compartir información relevante antes de un procedimiento o actividad (p. ej., pausa quirúrgica).

Revelación (de errores): notificación de un evento adverso al paciente afectado o al representante del paciente. Los elementos de la revelación pueden incluir la declaración de todos los errores dañinos, una explicación de estos errores, sus posibles efectos, cómo se minimizarán dichos efectos, las acciones llevadas a cabo para prevenir la recurrencia, el reconocimiento de la responsabilidad y/o una disculpa. La revelación con frecuencia es un proceso y no un evento único.

SBAR: significa «situación, antecedentes, evaluación y recomendación» *(Situation, Background, Assessment, Recommendation)*. Técnica estándar de comunicación que proporciona un marco estructural para transmitir información entre miembros de un equipo de atención sanitaria; en particular, entre aquellos que solicitan atención y acción inmediatas.

Seguridad del paciente: *véase* el apartado «Términos fundamentales».

Seis Sigma: un conjunto de técnicas de mejora de la calidad que buscan proporcionar resultados casi perfectos. «Sigma» se refiere a la letra griega que se usa para denominar la desviación estándar de una población con distribución normal; dos desviaciones estándar («2 sigma») abarcan el 95 % de la población que se considera. Los procesos Seis Sigma aspiran a una tasa de 3,4 defectos por millón (99,99966 % de éxito sin defecto); en realidad, esto significa 4,5 sigma, pero se ha introducido en el cálculo una «desviación» de 1,5 sigma para tener en cuenta las variaciones a largo plazo.

Sesgo retrospectivo: la tendencia a considerar los eventos pasados como previsibles y obvios, aunque en tiempo real, es posible que hayan sido inesperados o confusos. En el contexto de la seguridad del paciente, se refiere a la tendencia a juzgar los eventos que conducen a un resultado negativo como errores dado que el resultado negativo ya se sabía. Como resultado, aquellos que analizan un evento adverso después del hecho pueden considerar que un resultado era más predecible y prevenible que si hubieran observado el evento en tiempo real.

Sistemas, método de sistemas, mejora de sistemas: *véase* el apartado «Términos fundamentales».

Trabajo estándar: una descripción de cada actividad laboral, que especifica el tiempo del ciclo, la tasa de demanda para el producto de la actividad, la secuencia de tareas específicas y el inventario mínimo de suministros para completar la actividad.

Transiciones, transferencias, firmas de informes: el proceso de intercambio de información acerca del estado de salud de un paciente (es decir, afección, atención, tratamiento, fármacos, servicios y cualquier cambio reciente o previsto) de un profesional sanitario a otro con el propósito de hacerse cargo de la atención del paciente. En general, las transferencias deben ser precisas, claras y completas, pero esto puede ser un reto debido a la necesidad de ser conciso, los procesos de transferencia poco estructurados y el tener que atender otras exigencias de la atención del paciente. Las transferencias son áreas de especial preocupación en lo que a la seguridad del paciente se refiere, ya que los detalles importantes pueden omitirse o malinterpretarse durante el proceso.

Ultraseguro: *véase Resiliencia.*

EJEMPLOS DE GLOSARIOS

Véanse las referencias 1, 2, 3, 4 y 5.

  Véanse también:

  VA National Center for Patient Safety. *Glossary of Patient Safety Terms* 2013 [actualizado el 18 de julio de 2013; citado el 30 de julio de 2013]. http://www.patientsafety.va.gov/professionals/publications/glossary.asp

  Wachter RM. *Understanding Patient Safety*. New York, NY: McGraw-Hill Medical; 2008.

BIBLIOGRAFÍA

1. World Health Organization. *Conceptual Framework for the International Classification for Patient Safety*. Geneva, Switzerland: World Alliance for Patient Safety. Project to Develop the International Classification for Patient Safety; 2009. http://www.who.int/patientsafety/implementation/taxonomy/icps_technical_report_en.pdf?ua=1. Accessed 12/22/15.
2. Joint Commission on Accreditation of Healthcare Organizations. *Lexicon: Dictionary of Health Care Terms, Organizations, and Acronyms for the Era of Reform*. 2nd ed. Oakbrook Terrace, IL: Joint Commission on Accreditation of Healthcare Organizations; 1998.
3. Committee of Experts on Management of Safety and Quality in Health Care. *Glossary of Terms Related to Patient and Medication Safety—Approved Terms*. Strasbourg, France: Council of Europe; 2005. http://www.who.int/patientsafety/highlights/COE_patient_and_medication_safety_gl.pdf. Accessed 12/22/15.
4. Agency for Healthcare Research and Quality. *Glossary*. [cited July 30, 2013]. https://psnet.ahrq.gov/glossary. Accessed 12/22/15.
5. National Quality Forum. *NQF Patient Safety Terms and Definitions*. 2010 [cited December 22, 2015]. http:// www.qualityforum.org/Topics/Safety_Definitions.aspx
6. Kohn LT, Corrigan J, Donaldson MS. *To Err is Human : Building a Safer Health System*. Washington, DC: National Academy Press; 2000.
7. Kreul W. Regional anesthesia for increasing obstetrical patient safety. *Wis Med J.* 1960;59:370–373.
8. Deming WE. *Out of the Crisis*. Cambridge, MA: Massachusetts Institute of Technology, Center for Advanced Engineering Study; 1986.
9. Reason JT. *Human Error*, Vol. xv. Cambridge, England: Cambridge University Press; 1990:302.
10. Emanuel L, Berwick D, Conway J, et al. *What Exactly Is Patient Safety? Advances in Patient Safety: New Directions and Alternative Approaches*. Rockville, MD: Agency for Healthcare Research and Quality; 2008.
11. Institute of Medicine (U.S.), Committee on Quality of Health Care in America. *Crossing the Quality Chasm : A New Health System for the 21st Century.* Washington, DC: National Academy Press; 2001.
12. Kuhn AM. The need for risk management to evolve to assure a culture of safety. *Qual Saf Health Care.* 2002;11(2):158–162.

Índice alfabético de materias